MAPA
Monitorização Ambulatorial
da Pressão Arterial
MRPA – MAPA 5d
Monitorização Residencial
da Pressão Arterial
6ª edição

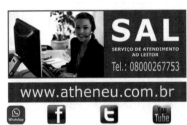

MAPA
Monitorização Ambulatorial da Pressão Arterial
MRPA – MAPA 5d
Monitorização Residencial da Pressão Arterial
6ª edição

EDITORES

Décio Mion Júnior

Fernando Nobre

Wille Oigman

EDITORES ASSOCIADOS

Audes Feitosa

Marco Mota

Weimar Sebba Barroso

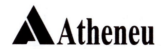

Rio de Janeiro • São Paulo
2020

EDITORA ATHENEU

São Paulo —	*Rua Avanhandava, 126 - 8º andar*
	Tel.: (11)2858-8750
	E-mail: atheneu@atheneu.com.br
Rio de Janeiro —	*Rua Bambina, 74*
	Tel.: (21)3094-1295
	E-mail: atheneu@atheneu.com.br

CAPA: Equipe Atheneu
PRODUÇÃO EDITORIAL: MWS Design

CIP-BRASIL. CATALOGAÇÃO NA PUBLICAÇÃO
SINDICATO NACIONAL DOS EDITORES DE LIVROS, RJ

M254
6. ed.

MAPA – Monitorização ambulatorial da pressão arterial e MAPA – MRPA, 5d – mapa, monitorização residencial da pressão arterial / editores Décio Mion Júnior, Fernando Nobre, Wille Oigman ; editores associados Audes Feitosa, Marco Mota, Weimar Sebba Barroso. - 6. ed. - Rio de Janeiro : Atheneu, 2020.

Inclui bibliografia e índice
ISBN 978-65-5586-008-5

1. Monitorização ambulatorial da pressão arterial. 2. Pressão arterial - Medição. 3. Hipertensão. I. Mion Júnior, Décio. II. Nobre, Fernando. III. Oigman, Wille. IV. Feitosa, Audes. V. Mota, Marco. VI. Barroso, Weimar Sebba.

20-64467	CDD: 612.14
	CDU: 616.12-008.33

Leandra Felix da Cruz Candido - Bibliotecária - CRB-7/6135
20/05/2020   27/05/2020

Nota dos editores:

Métodos que auxiliam no estabelecimento do diagnóstico, na avaliação do tratamento e na definição de prognóstico têm, como a MAPA e a MRPA, grande utilidade.

Como em todo exame, sugere-se ao profissional que o avalia que o faça segundo judiciosa comparação com dados clínicos, sempre soberanos.

Igualmente, conceitos e definições em medicina são, especialmente nos dias atuais, sujeitos a modificações em decorrência de novos estudos e conclusões.

Recomenda-se, pois, que sejam avaliados os dados apresentados neste livro com atenção a eventuais mudanças conceituais advindas após a sua publicação.

MION JR. D.; NOBRE F.; OIGMAN W.; FEITOSA A.; MOTA M.; BARROSO W. S.
MAPA – Monitorização Ambulatorial da Pressão Arterial e MRPA – MAPA 5d, Monitorização Residencial da Pressão Arterial – 6ª edição

© *Direitos reservados à EDITORA ATHENEU – São Paulo, Rio de Janeiro, 2020.*

Editores

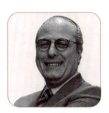

■ **Décio Mion Júnior**

Professor Livre-docente pela Faculdade de Medicina da Universidade de São Paulo – FMUSP. Diretor da Escola de Educação Permanente do Hospital das Clínicas da Faculdade de Medicina da Universidade de São Paulo – HCFMUSP.

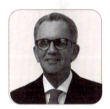

■ **Fernando Nobre**

Doutor em Medicina pela Universidade de São Paulo – USP. Área de Atuação Especializada em Hipertensão Arterial. Professor de Pós-graduação da Faculdade de Medicina de Ribeirão Preto da Universidade de São Paulo – FMRP-USP. Fellow of American College of Cardiology. Fellow of European Society of Cardiology. Coordenador do Serviço de Cardiologia do Hospital Hapvida/São Francisco, Ribeirão Preto.

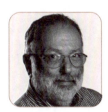

■ **Wille Oigman**

Diretor da Faculdade de Medicina de Valença/RJ – UNIFAA. Fellow in Hypertension of Alton Ochsner Medical Foundation, EUA.

Editores Associados

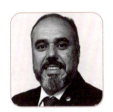

■ **Audes Feitosa**

Presidente do Departamento de Hipertensão Arterial da Sociedade Brasileira Cardiologia (2020-2021) – SBC. Coordenador da Unidade de Hipertensão e Cardiologia Preventiva do Pronto-Socorro Cardiológico Universitário de Pernambuco – Procape-UPE. Coordenador da Cardiologia do Hospital Memorial São José/Rede D'Or São Luiz.

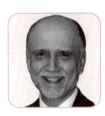

■ **Marco Mota**

Doutor *Honoris Causa* pela Universidade Estadual de Ciências da Saúde de Alagoas – UNCISAL. Especialista em Cardiologia pela Sociedade Brasileira de Cardiologia – SBC. Especialista em Hipertensão pela Sociedade Brasileira de Hipertensão – SBH. Investigador principal do Centro de Pesquisas Clínicas Dr. Marco Mota – Centro Universitário Cesmac/Hospital do Coração de Alagoas. Professor Titular de Cardiologia, aposentado, da UNCISAL. Professor de Cardiologia do Centro Universitário Cesmac.

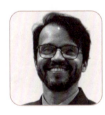

■ **Weimar Sebba Barroso**

Professor Adjunto de Cardiologia da Faculdade de Medicina da Universidade Federal de Goiás – FM-UFG. Coordenador da Liga de Hipertensão Arterial – FM-UFG. Professor do Programa de Pós-graduação em Ciências da Saúde – UFG. Fellow of Hypertension Unit, Barcelona University, Espanha.

Colaboradores

Ana Luiza Lima Sousa

Coordenadora da Liga de Hipertensão Arterial da Universidade Federal de Goiás – UFG. Professora Titular da Faculdade de Enfermagem da Universidade Federal de Goiás – FEN/UFG.

Andréa Araujo Brandão

Professora Titular de Cardiologia da Universidade do Estado do Rio de Janeiro – UERJ.

Annelise Machado Gomes de Paiva

Coordenadora do Centro de Pesquisas Clínicas Doutor Marco Mota do Centro Universitário Cesmac/Hospital do Coração de Alagoas. Docente do Centro Universitário Cesmac.

Bartira Ercília Pinheiro da Costa

Professora Adjunta da Escola de Medicina da Pontifícia Universidade Católica do Rio Grande do Sul – PUCRS.

Bruna Eibel

Pós-doutoranda em Ciências da Saúde: Cardiologia. Docente do Mestrado Profissional em Processos de Pesquisa e Inovação em Saúde e PPG. Acadêmica em Ciências da Saúde: Cardiologia no Instituto de Cardiologia da Fundação Universitária de Cardiologia – IC-FUC – Porto Alegre/RS. Vice-coordenadora do Mestrado Profissional do IC/FUC. Docente do Curso de Fisioterapia do Centro Universitário da Serra Gaúcha – FSG – Caxias do Sul/RS.

Carlos Alberto Machado

Comissão Científica da Sociedade Brasileira de Hipertensão (2015-2016), (2019-2020) – SBH. Diretor de Promoção de Saúde Cardiovascular da Sociedade Brasileira de Cardiologia (2012-2013) – SBC. Presidente do Departamento de Hipertensão Arterial da Sociedade Brasileira de Cardiologia (2002-2003) – SBC.

Carlos Eduardo Poli de Figueiredo

Professor Titular da Escola de Medicina da Pontifícia Universidade Católica do Rio Grande do Sul – PUCRS.

Celso Amodeo

Cardiologista e Nefrologista. Coordenador do Serviço de Monitorização Ambulatorial da Pressão Arterial do Hospital do Coração – MAPA-HCor – Associação Sanatório Sírio. Médico do Serviço de Cardiopatia Hipertensiva e Aterosclerose da disciplina de Cardiologia da Universidade Federal de São Paulo – Unifesp.

Cibele Isaac Saad Rodrigues

Professora Titular do Departamento de Medicina da Faculdade de Ciências Médicas e da Saúde da Pontifícia Universidade Católica de São Paulo – PUC-SP. Diretora do Departamento de Hipertensão Arterial da Sociedade Brasileira de Nefrologia – SBN. Presidente da Sociedade de Nefrologia do Estado de São Paulo – SONESP.

Daniela Moraes

Doutoranda. Programa de Pós-graduação em Medicina e Ciências da Saúde da Pontifícia Universidade Católica do Rio Grande do Sul – PUCRS.

Eduardo Barbosa Coelho

Professor-associado 3 da Disciplina de Nefrologia do Departamento de Clínica Médica da Faculdade de Medicina de Ribeirão Preto da Universidade de São Paulo – FMRP-USP. Coordenador da Unidade Clínica de Hipertensão Arterial do Hospital das Clínicas da FMRP-USP.

Eduardo Costa Duarte Barbosa

Presidente da Artery Latam. Presidente eleito do Colegio Panamericano del Endotelio. Coordenador da Liga de Combate à Hipertensão de Porto Alegre.

Eduardo Couto Carvalho

Médico Cardiologista do Hospital Hapvida/São Francisco, Ribeirão Preto.

Emilton Lima Júnior

Professor Titular de Cardiologia da Pontifícia Universidade Católica do Paraná – PUCPR. Professor Adjunto de Cardiologia da Universidade Federal do Paraná – UFPR. Coordenador do PPG em Medicina Interna e Ciências da Saúde da UFPR. Coordenador do Ambulatório de Hipertensão Resistente do HC-UFPR. Coordenador do Ambulatório de Cardiometabolismo do HC-UFPR.

Fabiana Gomes Aragão Magalhães Feitosa

Mestre em Saúde Materno Infantil pelo Instituto de Medicina Integral Professor Fernando Figueira – IMIP/PE. Cardiopediatra do Hospital Universitário Oswaldo Cruz da Universidade de Pernambuco – HUOC-UPE. Serviço de Ecocardiografia Pediátrica do IMIP/PE.

Fabiana Marques

Mestre em Clínica Médica pela Faculdade de Medicina de Ribeirão Preto da Universidade de São Paulo – FMRP-USP. Médica Assistente do Centro de Cardiologia do HC-FMRP-USP.

Fernando Pinto

Assistente Graduado Sênior de Cardiologia. Diretor do Serviço de Cardiologia do Centro Hospitalar de Entre Douro e Vouga, Santa Maria da Feira – Portugal. Sócio Fundador, Ex-Presidente (2013-2015). Sócio Honorário da Sociedade Portuguesa de Hipertensão. Especialista em Hipertensão Clínica da Sociedade Europeia de Hipertensão.

Geraldo Lorenzi Filho

Diretor do Laboratório do Sono, Disciplina de Pneumologia do Instituto do Coração – InCor. Professor-associado da Disciplina de Pneumologia da Faculdade de Medicina da Universidade de São Paulo – FMUSP. Certificação em Medicina do Sono pela Associação Médica Brasileira – AMB.

Gilberto Campos Guimarães Filho

Professor Adjunto de Cardiologia da Faculdade de Medicina da Universidade Federal de Goiás – FM-UFG. Doutorando em Ciências da Saúde – UFG. Fellow of Hypertension Unit. Minho University, Portugal. Fellow of European Society of Cardiology.

Humberto Benedetti de Paula

Médico Cardiologista do Hospital Hapvida/São Francisco, Ribeirão Preto.

João Soares Felício

Professor Titular de Endocrinologia da Universidade Federal do Pará – UFPA.

José Fernando Vilela Martin

Graduação em Medicina pela Faculdade de Medicina de Ribeirão Preto da Universidade de São Paulo – FMRP-USP. Cardiologista pela Sociedade Brasileira de Cardiologia – SBC. Mestrado e Doutorado em Farmacologia pela Universidade Estadual de Campinas – Unicamp. Docente e Orientador de Pós-graduação em Ciências da Saúde da Faculdade de Medicina de São José do Rio Preto – FAMERP. Coordenador do Ambulatório de Hipertensão Resistente da Clínica de Hipertensão Arterial da FAMERP.

Josiane Lima de Gusmão

Doutora em Enfermagem pela Escola de Enfermagem da Universidade de São Paulo – EE-USP. Docente do Centro Universitário do Vale do Ribeira.

Juan Carlos Yugar Toledo

Livre-docente em Cardiologia pela Universidade de São Paulo – USP. Doutor em Clínica Médica pela Faculdade de Medicina de Ribeirão Preto da Universidade de São Paulo – FMRP-USP. Professor Adjunto da Faculdade de Medicina de São José do Rio Preto – FAMERP. Coordenador da Clínica de Hipertensão da FAMERP. Fellow of American Heart Association.

Luciano Ferreira Drager

Diretor da Unidade de Hipertensão Arterial, Disciplina de Nefrologia do Hospital das Clínicas da Faculdade de Medicina da Universidade de São Paulo – HCFMUSP. Professor-associado do Departamento de Clínica Médica da FMUSP. Médico Assistente da Unidade de Hipertensão do Instituto do Coração – InCor. Certificação em Medicina do Sono pela Associação Médica Brasileira – AMB.

Luiz Aparecido Bortolotto

Diretor da Unidade de Hipertensão do Instituto do Coração – InCor. Professor Livre-docente do Departamento de Cardiologia da Faculdade de Medicina da Universidade de São Paulo – FMUSP. Coordenador Técnico do Programa de Residência Multiprofissional Prevenção e Terapêutica Cardiovascular do InCor.

Marco Antonio Alves

Coordenador do Serviço de Cardiologia do Hospital Esperança – Rede D'Or São Luiz. Representante do Departamento de Hipertensão Arterial da Sociedade Brasileira de Cardiologia – DHA/SBC, em Pernambuco (2020-2021).

Maria Eliane Campos Magalhães

Setor de Hipertensão Arterial e Lípides do Hospital Universitário Pedro Ernesto da Universidade do Estado do Rio de Janeiro – HUPE-UERJ. Coordenadora do Centro de Hipertensão Arterial do Hospital Pró-Cardíaco. Doutorado em Cardiologia. Fellow of European Society of Cardiology.

Maria Teresa Zanella

Professora Titular de Endocrinologia na Escola Paulista de Medicina da Universidade Federal de São Paulo – EPM-Unifesp. Chefe do Setor de Obesidade e Diabetes do Hospital do Rim.

Mariana Bellaguarda de Castro Sepulvida

Especialista em Geriatria pela Escola Paulista de Medicina da Universidade Federal de São Paulo – EPM-Unifesp. Especialista em Geriatria pela Sociedade Brasileira de Geriatria e Gerontologia – SBGG. Mestre em Tecnologias e Atenção à Saúde com foco em Doenças Cardiovasculares no Idoso pela EPM-Unifesp. Médica-assistente do Serviço de Cardiologia da Disciplina de Geriatria e Gerontologia da EPM-Unifesp.

Mario Fritsch Toros Neves

Diretor da Faculdade de Ciências Médicas da Universidade do Estado do Rio de Janeiro – FCM-UERJ. Fellow in Hipertension Research of Institute of Clinical Research of Mount Sinai Hospital.

Mauricio Wajngarten

Professor Livre-docente em Cardiologia pela Faculdade de Medicina da Universidade de São Paulo – FMUSP.

Miguel Gus

Doutor em Cardiologia pelo Instituto de Cardiologia da Fundação Universitária de Cardiologia – IC-FUC. Médico Cardiologista do Hospital Moinhos de Vento/Porto Alegre.

Patricia Teófilo Monteagudo

Professora Adjunta de Clínica Médica da Escola Paulista de Medicina da Universidade Federal de São Paulo – EPM-Unifesp.

Paulo César Brandão Veiga Jardim

Professor Titular de Cardiologia da Faculdade de Medicina da Universidade Federal de Goiás – UFG.

Roberta Borges Figueiredo

Médica Cardiologista do Hospital Hapvida/São Francisco, Ribeirão Preto.

Roberto Dischinger Miranda

Especialista em Cardiologia pela Sociedade Brasileira em Cardiologia – SBC. Especialista em Geriatria pela Sociedade Brasileira de Geriatria e Gerontologia – SBGG. Doutor em Cardiologia pela Escola Paulista de Medicina da Universidade Federal de São Paulo – EPM-Unifesp. Chefe do Serviço de Cardiologia da Disciplina de Geriatria e Gerontologia da EPM-Unifesp. Diretor Clínico do Instituto Longvità, São Paulo/SP.

Rodrigo Pinto Pedrosa

Doutor em Ciências pelo Instituto do Coração do Hospital das Clínicas da Faculdade de Medicina da Universidade de São Paulo – InCor-HCFMUSP. Especialista em Cardiologia pela Sociedade Brasileira de Cardiologia – SBC. Coordenador do Laboratório do Sono e Coração do Pronto-Socorro Cardiológico Universitário de Pernambuco – Procape-UPE.

Rogério Baumgratz de Paula

Doutor em Nefrologia pela Escola Paulista de Medicina da Universidade Federal de São Paulo – EPM-Unifesp. Pós-doutorado pelo Departamento de Fisiologia Renal da University of Mississippi, EUA. Professor Titular da Universidade Federal de Juiz de Fora – UFJF. Professor do Programa de Pós-graduação em Saúde Brasileira da UFJF. Membro do Departamento de Hipertensão da Sociedade Brasileira de Nefrologia – SBN. Membro do Conselho Científico da Sociedade Brasileira de Hipertensão – SBH.

Ronaldo Altenburg Gismondi

Professor Adjunto de Clínica Médica da Universidade Federal Fluminense – UFF. Doutor em Medicina pela Universidade do Estado do Rio de Janeiro – UERJ.

Rui Povoa

Professor da Disciplina de Cardiologia da Universidade Federal de São Paulo – Unifesp. Chefe do Setor de Cardiopatia Hipertensiva da Unifesp.

Sayuri Inuzuka

Mestre em Ciências da Saúde pela Universidade Federal de Goiás – UFG. Doutoranda em Ciências da Saúde na UFG.

Vanildo Guimarães

Especialista em Hipertensão pela Sociedade Brasileira de Hipertensão – SBH. Especialista em Cardiologia pela Sociedade Brasileira de Cardiologia – SBC. Preceptor de Ensino de Graduação e Pós-Graduação – HGV/PE. Coordenador do Departamento de Hipertensão Arterial da Sociedade Brasileira de Cardiologia – SBC – Regional Pernambuco.

Vera H. Koch

Professora Livre-docente do Departamento de Pediatria da Faculdade de Medicina da Universidade de São Paulo – FMUSP. Unidade de Nefrologia Pediátrica I Criança e do Adolescente do Hospital das Clínicas da Faculdade de Medicina da Universidade de São Paulo – HCFMUSP.

Vitor Paixão

Director do Serviço de Medicina Interna do Centro Hospitalar de Vila Nova de Gaia/Espinho, EPE, Portugal. Especialista em Hipertensão Clínica da Sociedade Europeia de Hipertensão. Presidente da Sociedade Portuguesa de Hipertensão.

Wilson Nadruz Junior

Professor-associado de Cardiologia da Universidade Estadual de Campinas – Unicamp. Coordenador do Ambulatório de Hipertensão Arterial do Hospital das Clínicas da Universidade Estadual de Campinas – HC-Unicamp.

Prefácio

Blood pressure (BP) measurement in the doctor's office has been the corner stone of hypertension management for more than a century. Traditionally, BP in the office is assessed with the auscultatory technique, which was first introduced at the beginning of the twentieth century and which is still routinely used in clinical practice. Although, if carefully implemented, this technique can be accurate, in practice its correct implementation depends on the observer's attention to the details of the procedure, and to the care to avoid possible bias.

Moreover, regardless its accuracy, this approach only offers a spot measurement of BP in the office or clinic environment, and thus cannot account for the spontaneous physiological variability of blood pressure, which is a highly dynamic parameter, undergoing continuous fluctuations in the short as well as in the long term. Finally, office BP measurements are usually obtained under circumstances that do not reflect real life conditions and that can themselves influence the level of BP being measured (typical example is the "white coat effect").

To overcome these serious methodological problems, techniques for obtaining automated measurements of BP in office and outside the office have been developed. In particular, progress in technology has now offered BP measuring devices able to obtain profiles of BP over 24 h in ambulatory conditions, and to measure BP repeatedly in the home setting.

Ambulatory Blood Pressure Monitoring (ABPM) has been available for almost 60 years. It was initially developed to explore circadian BP changes and to assess the impact of antihypertensive drugs on the 24-h BP profile. The very first steps were made through a technique for direct intraarterial monitoring of BP in ambulant subjects over the 24-h period, the so -called "Oxford technique". This system was able to provide continuous BP measurements throughout the day and night, and was used in several research projects, to explore the antihypertensive efficacy of a number of drugs, and to provide a first assessment of BP variability over the 24 hours. Indeed, the very first demonstration that an increase in BP variability may represent an independent risk factors for cardiovascular complications, over and above an increase in average BP levels, was provided with this technique, of unique value in describing very short term, beat-by-beat BP fluctuations. However, use of the technique was limited by safety and ethical considerations.

Significant efforts were focused, therefore, on developing non ambulatory non invasive BP monitoring devices. In the 1960s, the semi-automated Remler device was introduced, which was capable of measuring BP intermittently during the daytime period. Its main limitation was related to the fact that, having to be operated by the patient, BP measurement during sleep was not possible. Progress in technology then led to the introduction of fully automated devices that could measure BP intermittently at predetermined intervals over the 24-h period in ambulant subjects. They were first used in research only, but soon they started being adopted also in a clinical setting.

ABPM has indeed raised considerable scientific and clinical interest over the last 60 years, with over 15 000 papers listed on PubMed up to 2020. A reason for such a huge interest is the increasing evidence on its superiority, as compared to office BP measurements, in diagnosing and managing hypertension as well as in predicting outcome in patients with high BP. In 2001, the United States Center for Medicare and Medicaid Services approved ABPM for reimbursement for the diagnosis of white-coat hypertension. Even before that, ABPM was accepted for reimbursement by healthcare providers in many other countries and in 2011, the National Institute for Health and Clinical Excellence (NICE) in the United Kingdom recommended ABPM as a cost-effective technique to confirm the diagnosis of hypertension in case of elevated office BP values. More recently, both the 2017 US Hypertension guidelines and the 2018 ESC/ESH hypertension recommendations have strongly emphasized the importance of out-of-office BP monitoring in refining the diagnostic and therapeutic management of hypertension. This importance has been critically re-assessed also for Latin American Countries in the very recent Latin American Guidelines on Ambulatory BP monitoring, a paper which had critically assessed the usefulness of this technique in this setting.

Indeed, ABPM carries a number of advantages vs Office BP. First, it offers a larger number of readings than the conventional office BP measurement, thus offering a more precise assessment of a subject's usual BP levels. Second, ABPM provides the description of a 24 h BP profile, recorded away from the medical environment, which may allow the identification of individuals with a white coat or masked hypertension. Moreover, ABPM offers the possibility to assess a number of patterns characterizing BP behaviour over 24 h, patterns which have been shown to have clinical relevance. They include nocturnal hypertension, increased overall BP variability, the degree of BP changes between day and night, with the independent quantification of both nocturnal BP dipping and morning BP rise. ABPM gives the possibility to assess the efficacy of antihypertensive treatment throughout the day and night, also allowing to assess the smoothness of 24 h BP control, which may carry clinical implications. Finally, ABPM is a stronger predictor of cardiovascular morbidity and mortality than conventional BP measurements, with night-time BP being probably the most important predictor of cardiovascular outcome.

All these advantages have to be carefully considered vis-à-vis the possible limitations of this approach which include the cost of the technique , not always reimbursed by National health Care systems, the intermittency of readings which do not allow a precise assessment of BPV in case of too low sampling rates, and the fact that ABPM is not always well accepted by patients, due to the need of frequent cuff inflations which may interfere with subjects' quality of sleep.

The present book represents the 6th.Edition of a manual which has guided the application of ABPM in Brazil, and more generally in Latin America, since 1995. In this book, internationally known experts provide an updated and exhaustive description of a number of important issues related to use of ABPM in daily practice, such as blood pressure variability phenomena; the role of ABPM in specific conditions, including elderly, diabetics, children, pregnant women; how to interpret ABP tracings in clinical practice and, last but not least a comparison of the contribution to hypertension management respectively provided by ABPM and by home BPM. For the first time in the history of this book also information on the advantages and limitations characterizing use of HBPM in clinical practice is provided, an issue which has also been recently addressed by a position paper of the Latin American Society of Hypertension.

For all these reasons this book will significantly contribute to a better management of hypertension and should become a reference text for all physicians aimed at achieving a better care of their hypertensive patients.

Gianfranco Parati, MD, FESC

Department of Medicine and Surgery, University of Milano-Bicocca.

Istituto Auxologico Italiano, IRCCS, Department of Cardiovascular, Neural and Metabolic Sciences, S. Luca Hospital, Milan, Italy

■ References and suggested readings

- Agarwal R, Bills JE, Hecht TJ, Light RP. Role of home blood pressure monitoring in overcoming therapeutic inertia and improving hypertension control: a systematic review and meta-analysis. Hypertension. 2011;57:29–38.
- Clement DL, De Buyzere ML, De Bacquer DA, de Leeuw PW, Duprez DA, Fagard RH, Gheeraert PJ, Missault LH, Braun JJ, Six RO, Van Der Niepen P, O'Brien E; Office versus Ambulatory Pressure Study Investigators. Prognostic value of ambulatory blood-pressure recordings in patients with treated hypertension. N Engl J Med. 2003;348:2407–2415.
- Dolan E, Stanton A, Thijs L, Hinedi K, Atkins N, McClory S, Den Hond E, McCormack P, Staessen JA, O'Brien E. Superiority of ambulatory over clinic blood pressure measurement in predicting mortality: the Dublin outcome study. Hypertension. 2005;46:156–161.
- Hansen TW, Li Y, Boggia J, Thijs L, Richart T, Staessen JA. Predictive role of the nighttime blood pressure. Hypertension. 2011;57:3–10.
- Kain HK, Hinman AT, Sokolow M. Arterial blood pressure measurements with a portable recorder in hypertensive patients. I. Variability and correlation with "casual" pressures. Circulation. 1964;30:882–892.
- Kikuya M, Hansen TW, Thijs L, Björklund-Bodegård K, Kuznetsova T, Ohkubo T, Richart T, Torp- Pedersen C, Lind L, Ibsen H, Imai Y, Staessen JA; International Database on Ambulatory blood pressure monitoring in relation to Cardiovascular Outcomes Investigators. Diagnostic thresholds for ambulatory blood pressure monitoring based on 10-year cardiovascular risk. Circulation. 2007;115:2145–2152.
- Mancia G, Bertinieri G, Grassi G, Parati G, Pomidossi G, Ferrari A, Gregorini L, Zanchetti A. Effects of blood-pressure measurement by the doctor on patient's blood pressure and heart rate. Lancet. 1983;2:695–698.
- Mancia G, Ferrari A, Gregorini L, Parati G, Pomidossi G, Bertinieri G, Grassi G, di Rienzo M, Pedotti A, Zanchetti A. Blood pressure and heart rate variabilities in normotensive and hypertensive human beings. Circ Res. 1983;53:96–104.
- Mancia G, Parati G, Pomidossi G, Grassi G, Casadei R, Zanchetti A. Alerting reaction and rise in blood pressure during measurement by physician and nurse. Hypertension. 1987;9:209–215.
- McManus RJ, Mant J, Roalfe A, Oakes RA, Bryan S, Pattison HM, Hobbs FD. Targets and self monitoring in hypertension: randomised controlled trial and cost effectiveness analysis. BMJ. 2005;331:493.
- NICE: National Institute for Health and Care Excellence. Hypertension in adults: diagnosis and management. Clinical guideline [CG127]. Published date: August 2011. Last updated: November 2016. https://www.nice.org.uk/guidance/cg127.
- Ohkubo T, Kikuya M, Metoki H, Asayama K, Obara T, Hashimoto J, Totsune K, Hoshi H, Satoh H, Imai Y. Prognosis of "masked" hypertension and "white-coat" hypertension detected by 24-h ambulatory blood pressure monitoring 10-year follow-up from the Ohasama study. J Am Coll Cardiol. 2005;46:508–515.
- Omboni S, Parati G, Palatini P, Vanasia A, Muiesan ML, Cuspidi C, Mancia G. Reproducibility and clinical value of nocturnal hypotension: prospective evidence from the SAMPLE study. Study on Ambulatory Monitoring of Pressure and Lisinopril Evaluation. J Hypertens. 1998;16:733–738.
- O'Brien E, Asmar R, Beilin L, et al; European Society of Hypertension Working Group on Blood Pressure Monitoring. European Society of Hypertension recommendations for conventional, ambulatory and home blood pressure measurement. J Hypertens. 2003;21:821–848.
- O'Brien E, Parati G, Stergiou G, et al; European Society of Hypertension Working Group on Blood Pressure Monitoring. European Society of Hypertension position paper on ambulatory blood pressure monitoring. J Hypertens. 2013;31:1731–1768.
- O'Brien E, White WB, Parati G, Dolan E. Ambulatory blood pressure monitoring in the 21st century. J Clin Hypertens (Greenwich). 2018 Jul;20(7):1108–1111.

- Palatini P, Reboldi G, Beilin LJ, Casiglia E, Eguchi K, Imai Y, Kario K, Ohkubo T, Pierdomenico SD, Schwartz JE, Wing L, Verdecchia P. Added predictive value of night-time blood pressure variability for cardiovascular events and mortality: the Ambulatory Blood Pressure-International Study. Hypertension. 2014;64:487–493.
- Parati G, Ochoa JE, Bilo G, Agarwal R, Covic A, Dekker FW, Fliser D, Heine GH, Jager KJ, Gargani L, Kanbay M, Mallamaci F, Massy Z, Ortiz A, Picano E, Rossignol P, Sarafidis P, Sicari R, Vanholder R, Wiecek A, London G, Zoccali C; European Renal and Cardiovascular Medicine (EURECA-m) working group of the European Renal Association-European Dialysis Transplantation Association (ERA- EDTA).. Hypertension in Chronic Kidney Disease Part 2: Role of Ambulatory and Home Blood Pressure Monitoring for Assessing Alterations in Blood Pressure Variability and Blood Pressure Profiles. Hypertension. 2016 Jun;67(6):1102-10.
- Parati G, Ochoa JE, Bilo G, Agarwal R, Covic A, Dekker FW, Fliser D, Heine GH, Jager KJ, Gargani L, Kanbay M, Mallamaci F, Massy Z, Ortiz A, Picano E, Rossignol P, Sarafidis P, Sicari R, Vanholder R, Wiecek A, London G, Zoccali C; European Renal and Cardiovascular Medicine (EURECA-m) working group of the European Renal Association–European Dialysis Transplantation Association (ERA- EDTA). Hypertension in Chronic Kidney Disease Part 1: Out-of-Office Blood Pressure Monitoring: Methods, Thresholds, and Patterns. Hypertension. 2016 Jun;67(6):1093-101.
- Parati G, Ochoa JE, Bilo G. Moving Beyond Office Blood Pressure to Achieve a Personalized and More Precise Hypertension Management: Which Way to Go? Hypertension. 2017 Jul 31. Hypertension. 2017;70: e20–e31: HYPERTENSIONAHA.117.08250. doi: 10.1161/HYPERTENSIONAHA.117.08250.
- Parati G, Ochoa JE, Lombardi C, Bilo G. Assessment and management of blood-pressure variability. Nat Rev Cardiol. 2013;10:143–155.
- Parati G, Pomidossi G, Casadei R, Mancia G. Lack of alerting reactions to intermittent cuff inflations during noninvasive blood pressure monitoring. Hypertension. 1985;7:597–601.
- Parati G, Stergiou G, O'Brien E, et al; European Society of Hypertension Working Group on Blood Pressure Monitoring and Cardiovascular Variability. European Society of Hypertension practice guidelines for ambulatory blood pressure monitoring. J Hypertens. 2014;32:1359–1366.
- Parati G, Stergiou GS, Asmar R, et al. European Society of Hypertension guidelines for blood pressure monitoring at home: a summary report of the Second International Consensus Conference on Home Blood Pressure Monitoring. J Hypertens. 2008;26:1505–1526.
- Parati G, Stergiou GS, Asmar R, et al; ESH Working Group on Blood Pressure Monitoring. European Society of Hypertension practice guidelines for home blood pressure monitoring. J Hum Hypertens. 2010;24:779–785.
- Perloff D, Sokolow M, Cowan R. The prognostic value of ambulatory blood pressures. JAMA. 1983;249:2792–2798.
- Ramiro A. Sánchez, José Boggia, Ernesto Peñaherrera, Weimar Sebba Barroso, Eduardo Barbosa, Raúl Villar, Leonardo Cobos, Rafael Hernández Hernández, Jesús Lopez, José Andrés Octavio, José Z. Parra Carrillo, Agustín J. Ramírez, Gianfranco Parati. Ambulatory blood pressure monitoring over 24 h: A Latin American society of hypertension position paper—accessibility, clinical use and cost effectiveness of ABPM in Latin America in year 2020. J Clin Hypertens. 2020; 00:1–17. J Clin Hypertens. 2020;00:1–17. https ://doi.org/10.1111/jch.13816
- Raúl Villar, Ramiro A. Sánchez, José Boggia, Ernesto Peñaherrera, Jesús Lopez, Weimar Sebba Barroso, Eduardo Barbosa, Leonardo Cobos, Rafael Hernández Hernández, José Andrés Octavio, José Z. Parra Carrillo, Agustín J. Ramírez MD, Gianfranco Parati MD, FESC. Recommendations for home blood pressure monitoring in Latin American countries: A Latin American Society of Hypertension position paper. J Clin Hypertens. 2020;00:1–11. https ://doi.org/10.1111/jch.13815.
- Sarafidis PA, Loutradis C, Karpetas A, Tzanis G, Bikos A, Raptis V, Syrgkanis C, Liakopoulos V, Papagianni A, Bakris G, Parati G. The association of interdialytic blood pressure variability with cardiovascular events and all--cause mortality in haemodialysis patients. Nephrol Dial Transplant. 2019 Mar 1;34(3):515-523.
- Sega R, Facchetti R, Bombelli M, Cesana G, Corrao G, Grassi G, Mancia G. Prognostic value of ambulatory and home blood pressures compared with office blood pressure in the general population: follow-up results from the Pressioni Arteriose Monitorate e Loro Associazioni (PAMELA) study. Circulation. 2005;111:1777–1783.
- Sokolow M, Werdegar D, Kain HK, Hinman AT. Relationship between level of blood pressure measured casually and by portable recorders and severity of complications in essential hypertension. Circulation. 1966;34:279–298.
- Staessen JA, Thijs L, Fagard R, O'Brien ET, Clement D, de Leeuw PW, Mancia G, Nachev C, Palatini P, Parati G, Tuomilehto J, Webster J. Predicting cardiovascular risk using conventional vs ambulatory blood pressure in older patients with systolic hypertension. Systolic Hypertension in Europe Trial Investigators. JAMA. 1999;282:539–546.
- Stergiou GS, Palatini P, Asmar R, Bilo G, de la Sierra A, Head G, Kario K, Mihailidou A, Wang J, Mancia G, O'Brien E, Parati G. Blood pressure monitoring: theory and practice. European Society of Hypertension Working Group on Blood Pressure Monitoring and Cardiovascular Variability Teaching Course Proceedings. Blood Press Monit. 2018 Feb;23(1):1-8.

Apresentação

É fato inédito nas publicações sobre medicina no país um livro atingir a 6ª Edição.

Igualmente é inusitado uma publicação ser referência única em determinada área do conhecimento.

MAPA – Monitorização Ambulatorial da Pressão Arterial, a partir desta edição, acrescida de MRPA – Monitorização Residencial da Pressão Arterial, reúne essas duas desejáveis características.

Com a participação de três editores associados – Audes Feitosa, Marco Mota e Weimar Sebba Barroso – foi ampliado o seu conteúdo com a inclusão de novos conhecimentos, como, por exemplo, Pressão Arterial Central e Velocidade de Onda de Pulso, além de sete capítulos sobre MRPA, hoje também identificada no Brasil como MAPA – 5 dias.

Contar com a participação de colegas fortemente envolvidos na prática e na pesquisa em ambos os métodos – MAPA e MRPA – permite que esta publicação guarde um caráter, a um só tempo, pragmático e também calcado nas melhores e mais consistentes publicações (muitas delas geradas pelos próprios autores) científicas.

Desde a primeira Edição deste livro, ocorrida em 1996, até o momento atual, em que é disponibilizada a sua 6ª Edição, houve uma vultosa soma de artigos publicados em revistas de grande impacto científico.

São mais de 70 mil artigos segundo avaliação no *pubmed,* em março de 2020. Metade deles nos últimos cinco anos, refletindo a importância e o significado atual do tema.

Conhecimentos considerados básicos acrescidos de outros recentes fazem desta edição material indispensável para a realização, interpretação e uso da MAPA e da MRPA na clínica e na pesquisa.

Cumpridos esses objetivos, estamos convencidos de que o trabalho valeu a pena.

Décio Mion Júnior
Fernando Nobre
Wille Oigman
Audes Feitosa
Marco Mota
Weimar Sebba Barroso

Agradecimentos

São necessários e justos agradecimentos a todos que com suas *expertises* e conhecimentos contribuíram para a produção das informações constantes neste livro.

Um reconhecimento também necessário a Ana Paula Della Vale Garbelini, Vanessa Dias e Viviane Prado, por suas constantes contribuições durante todo o processo de produção deste livro.

Dedicatória

Este livro é dedicado ao tempo.

É um reconhecimento a mais de duas décadas, nas quais ele foi regularmente publicado, servindo de referência à prática da MAPA no país, agora em sua 6ª Edição.

Ainda mais, nesse tempo atual em que contamos com a participação de três editores associados, do mais alto nível científico, acrescendo a esta publicação informações e conceitos sobre MRPA – MAPA 5 d.

Dedicar, pois a esse tempo de trabalho todo o esforço até aqui desprendido é dever e reconhecimento.

Sumário

■ Parte 1 – Conceitos Fundamentais sobre Variação da Pressão Arterial

1. Variações Circadianas da Pressão Arterial. Variações e Variabilidade, 3
   * *Luiz Aparecido Bortolotto*

2. Registro da Pressão Arterial fora do Consultório: Histórico, Significado Clínico e Indicações para a MAPA, 17
   * *Fernando Nobre*

3. Orientações para Constituição de um Serviço de MAPA, 23
   * *Fernando Nobre* • *Eduardo Barbosa Coelho* • *Josiane Lima de Gusmão* • *Décio Mion Júnior* • *Audes Feitosa* • *Marco Mota*

4. Hipertensão e Efeito do Avental Branco: Conceito, Diagnóstico, Condutas e Prognóstico, 33
   * *Miguel Gus*

5. Hipertensão Mascarada: Conceito, Diagnóstico, Condutas e Prognóstico, 41
   * *Décio Mion Júnior*

■ Parte 2 – Papel da MAPA em Condições Peculiares

6. MAPA nas Crianças e Adolescentes, 53
   * *Vera H. Koch*

7. MAPA nas Grávidas, 67
   * *Carlos Eduardo Poli de Figueiredo* • *Rogério Baumgratz de Paula* • *Daniela Moraes* • *Bartira Ercília Pinheiro da Costa*

8. MAPA nos Idosos , 77
   * *Mauricio Wajngarten*

9. MAPA na Insuficiência Cardíaca, 87
   • *Fabiana Marques*

10. MAPA no Diabetes *Mellitus*, 97
    • *Patricia Teófilo Monteagudo • João Soares Felício • Maria Teresa Zanella*

11. MAPA na Hipertensão Arterial Resistente, 105
    • *José Fernando Vilela Martin • Juan Carlos Yugar Toledo*

12. MAPA na Hipertensão Arterial Secundária, 117
    • *Celso Amodeo*

13. MAPA na Apneia Obstrutiva do Sono, 123
    • *Luciano Ferreira Drager • Geraldo Lorenzi Filho*

14. MAPA na Doença Renal Crônica e em Pacientes com Transplante Renal, 137
    • *Cibele Isaac Saad Rodrigues • Rogério Baumgratz de Paula*

■ Parte 3 – MAPA na Prática Clínica

15. O que Mudou com o Advento da Mapa no Diagnóstico, Tratamento e Prognóstico da Hipertensão Arterial, 155
    • *Paulo César Brandão Veiga Jardim • Fernando Nobre • Décio Mion Júnior*

16. Pressão Arterial Central e Velocidade de Onda de Pulso: Utilidades, Indicações e Limitações, 169
    • *Weimar Sebba Barroso • Eduardo Costa Duarte Barbosa • Gilberto Campos Guimarães Filho • Sayuri Inuzuka*

17. Dados Obtidos com a MAPA e Significados Clínicos, 185
    • *Ronaldo Altenburg Gismondi • Mario Fritsch Toro Neves • Wille Oigman*

18. Produção de Relatórios, 191
    • *Fernando Nobre*

19. Exemplos Interpretados e Comentados de MAPA, 207
    • *Fernando Nobre • Eduardo Couto Carvalho • Fernando Pinto • Humberto Benedetti de Paula • Roberta Borges Figueiredo • Vitor Paixão*

■ Parte 4 – MRPA – MAPA 5d na Prática Clínica

20. Protocolos, Indicações, Vantagens e Limitações, 259
    • *Weimar Sebba Barroso • Ana Luiza Lima Sousa*

21. Diagnóstico da Hipertensão Arterial com o Advento da MRPA (MAPA 5d), 265
   • *Audes Feitosa* • *Emilton Lima Júnior* • *Wilson Nadruz Junior*

22. Tratamento e Prognóstico da Hipertensão Arterial com o Advento da MRPA (MAPA 5d), 273
   • *Eduardo Costa Duarte Barbosa* • *Bruna Eibel*

23. MRPA (MAPA 5d) em Idosos e Crianças, 283
   • *Mariana Bellaguarda de Castro Sepulvida* • *Roberto Dischinger Miranda* • *Fabiana Gomes Aragão Magalhães Feitosa*

24. MRPA (MAPA 5d) na Hipertensão Arterial e Algumas Comorbidades, 293
   • *Annelise Machado Gomes de Paiva* • *Maria Eliane Campos Magalhães* • *Andréa Araujo Brandão*

25. MRPA (MAPA 5d) – como Interpretar e Produzir Relatórios, 301
   • *Marco Mota* • *Annelise Machado Gomes de Paiva*

26. Exemplos Comentados de MRPA (MAPA 5d), 305
   • *Carlos Alberto Machado* • *Emilton Lima Júnior* • *Marco Antonio Alves* • *Rodrigo Pinto Pedrosa* • *Rui Povoa* • *Vanildo Guimarães* • *Wilson Nadruz Junior*

Índice Remissivo, 321

Parte 1

Conceitos Fundamentais sobre Variação da Pressão Arterial

Variações Circadianas da Pressão Arterial. Variações e Variabilidade

Capítulo **1**

• Luiz Aparecido Bortolotto

■ Variações circadianas da pressão arterial

A maioria das funções corporais varia ao longo de um dia, estabelecendo um ritmo circadiano, sendo alguns exemplos, a temperatura corporal, os ciclos sono-vigília, o metabolismo e a pressão arterial (PA). Esses ritmos circadianos são controlados pelo relógio biológico central, situado no núcleo supraquiasmático do hipotálamo e de relógios periféricos localizados em todo o corpo[1]. Alterações no ciclo luz-escuridão e os padrões de alimentação controlam esses relógios para a hora do dia, e essa sincronicidade contribui para a regulação de uma variedade de processos fisiológicos com efeitos sobre a saúde geral. Esses ritmos estão presentes nas funções de diferentes órgãos e há evidências experimentais e clínicas de que o rim, o sistema nervoso central e periférico, os vasos, e o coração são os reguladores do relógio periférico da pressão arterial[1].

O perfil dinâmico dos valores de PA, de um período de 24 horas, foi primeiramente, evidenciado por meio de registros contínuos da PA, por cateter intra-arterial, em indivíduos deambulando normalmente em suas atividades[2-4]. A partir desses registros evidenciou-se que a PA exibe um ritmo circadiano em seres humanos. Na maioria das pessoas, a PA têm valores mais altos durante o dia, valores intermediários no final da tarde e cai à noite durante o sono, além de apresentar um aumento acentuado na parte da manhã (conhecido como "elevação matutina da PA"), e apresenta alguns picos, principalmente relacionados às atividades durante o dia[5] (Figura 1.1). Esse típico padrão circadiano é determinado por ambos fatores endógenos e exógenos, sobretudo, fatores neuro-humorais, e também está presente nos modelos de camundongos e ratos, que são comumente usados para simular a fisiologia cardiovascular humana[1].

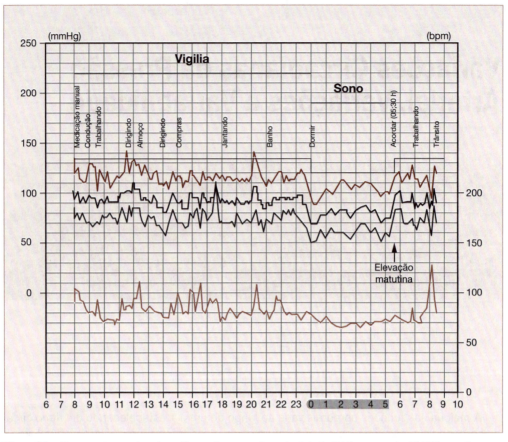

Figura 1.1 – Comportamento circadiano da pressão arterial de 24 horas pela MAPA, onde se destacam os períodos de vigília, sono e elevação matinal.

Um componente intrínseco rítmico nas variações diuturnas das funções cardiovasculares, como a frequência cardíaca, foi sugerido em 1797, por Falconer[5], e em 1881, Zadek[5] reconheceu uma variabilidade da PA humana ao longo do período de 24 horas. Quase 100 anos depois, demonstrou-se que o ritmo da PA estava relacionado a uma endogenicidade periódica não sincronizada com uma fonte de tempo[5]. Posteriormente, a partir de dados obtidos com a monitorização ambulatorial de PA de 24 horas (MAPA), confirmou-se uma periodicidade circadiana da PA em 24 horas, apesar de todas as variações relacionadas às diferentes atividades (posição, atividade, sono e exercício) e que persistiu mesmo após ajustes para essas variáveis[6]. A existência de um mecanismo rítmico intrínseco basal é suportada pela observação validada estatisticamente de que a PA aumenta antes de acordar, e que essa elevação não pode ser explicada pela postura ou atividade. Esse fenômeno reflete, primordialmente, a ativação do sistema adrenérgico e do córtex adrenal preparando para o início das atividades motoras do dia[7].

Com o aumento da utilização da MAPA em estudos clínicos e populacionais, foi possível a melhor compreensão da importância clínica e dos fatores relacionados às diferentes características do ritmo circadiano de 24 horas da PA. O perfil circadiano tem sido observado em indivíduos normotensos e na maioria dos pacientes hipertensos, tratados ou não tratados[8,9]. Por exemplo, há evidência de que um perfil circadiano básico é mantido em diferentes perfis de hipertensão (hipertensão sustentada, hipertensão do avental branco e hipertensão mascarada), de modo semelhante ao observado em normotensos, independentemente dos níveis de PA e frequência cardíaca de 24 horas[10]. As alterações desse padrão têm sido observadas na presença de algumas condições clínicas associadas, como, por exemplo, hipertensão secundária, diabetes, apneia obstrutiva do sono, distúrbios endócrinos, dentre outros[11].

Avaliação do ritmo circadiano da pressão arterial

A MAPA, com registro não invasivo da PA, possibilitou a aquisição de informações dos valores médios e, também, de variações relativamente rápidas da PA durante alguns subperíodos selecionados nas 24 horas, além de identificar flutuações mais lentas da PA, que ocorrem entre os períodos da vigília e do sono. As variações vigília e sono podem sofrer influências significativas das atividades do indivíduo durante o período da vigília, assim como, da qualidade do sono. Dessa maneira, os principais padrões da PA em 24 horas, já descritos acima, podem ser identificados em diferentes situações clínicas, quais sejam, a queda no sono e a elevação matutina da PA. Na população geral, identifica-se uma queda da PA de vigília durante o período de sono, em média de 10%-20% (descenso presente). Quando a redução da PA é maior do que 20% durante o sono, considera-se como padrão de descenso durante o sono acentuado, e quando a queda é menor do que 10% durante o sono, o padrão é de descenso ausente. Em algumas situações, a PA durante o sono pode ser maior que a vigília, sendo considerada como padrão reverso ou mesmo ascensão da PA no sono[12,13].

Algumas situações clínicas associadas à HAS podem modificar o padrão circadiano de 24 horas da PA, tais como, diabetes *mellitus*, hipertensão secundária e apneia obstrutiva do sono[11]. Pacientes hipertensos diabéticos apresentam maior prevalência de alterações no padrão circadiano de 24 horas da PA, sobretudo, no período do sono, onde o descenso é ausente ou até mesmo há elevação da PA podendo ser observados em mais de 30% dos pacientes[14]. Indivíduos com apneia obstrutiva do sono (AOS) também apresentam ausência do descenso no sono, e a presença do padrão reverso em pacientes hipertensos podem indicar, inclusive, a probabilidade da coexistência de apneia do sono, com mais precisão que os questionários padronizados para rastreamento dessa condição clinica[15].

Mecanismos reguladores do ritmo circadiano da pressão arterial

Os principais reguladores e determinantes do perfil circadiano de 24 horas da PA são[9]:

- Ciclos nictemerais da temperatura ambiente, luz, barulho e padrões direcionados por comportamentos alimentares, ingestão líquida e de sal, estresse emocional/mental, postura e intensidade de atividade física;
- Ritmos circadianos de vigília/sono, síntese de melatonina pela glândula pineal, atividade dos sistemas nervoso central e autônomo, adrenal-pituitária-hipotálamo, renina-angiotensina-aldosterona;
- Hemodinâmica renal, função endotelial, peptídeos vasoativos, sistemas opioides.

Os primeiros estudos que avaliaram os padrões de 24 horas da PA focaram nos principais efeitos posturais e concluíram que o sistema nervoso central provavelmente controlava a ritmicidade da PA e outros parâmetros cardiovasculares[16]. Esses achados foram posteriormente corroborados por outros estudos[17]. Um exemplo dessas evidências é o de um pequeno estudo, envolvendo nove indivíduos com hipertensão primária, com descenso durante o sono normal, que demonstrou níveis de norepinefrina plasmática elevados durante o período da vigília, comparada com o sono, e que a PA média de 24 horas se correlacionava com o nível de norepinefrina[18]. Além disso, os autores mostraram que o tratamento desses pacientes com bromocriptina aboliu a variação circadiana da norepinefrina, atenuando o ritmo de 24 horas da PA, fortalecendo a ligação entre o SNS e a PA de 24 horas em humanos. Por outro lado, analisando os hipertensos que não apresentam a queda da PA no sono, verifica-se disfunção autonômica, o que reforça ainda mais, essa participação do SNS no controle circadiano[19]. O sistema nervoso simpático também é o principal mecanismo envolvido na elevação matutina da PA[20,21].

Evidências clínicas também sugerem um papel dos vasos no descenso do sono[22]. Em um estudo com hipertensos tratados e indivíduos normotensos sem tratamento, os autores demonstraram, pela avaliação de dilatação de artéria braquial mediada por fluxo, que a atenuação do descenso do sono foi associada independentemente com diminuição da função da célula muscular lisa vascular[22].

O padrão circadiano da PA também tem sido relacionado ao transporte renal de sódio, e várias publicações tem mostrado que alterações desse padrão de 24 horas estão associadas a modificações da excreção de sódio pelos rins. Dentre essas evidências, destacam-se aquelas que demonstraram a ausência de queda no sono na hipertensão sal sensível[23,24], no aldosteronismo primário[25], e nas que mostraram uma restauração desse padrão, após uso de hidroclorotiazida[26]. Essa relação foi reforçada por um estudo africano que demonstrou que a presença da queda no sono da PA foi associada com maior excreção de sódio na vigília, do que no período noturno[27]. Todos esses dados reforçam um importante papel do rim e do manuseio renal de sódio na manutenção do ritmo circadiano da PA.

Outro mecanismo que parece ter um papel fundamental na fisiopatologia do ritmo circadiano da PA, é a ativação do sistema renina angiotensina aldosterona (SRAA). Recente evidência demonstrou ainda que, mais do que a ativação do SRAA circulante, que tem um claro ritmo circadiano, o SRAA intrarrenal tem forte participação na ritmicidade da PA e também na excreção de albumina pelos rins. Alterações desses mecanismos parecem estar envolvidos no desenvolvimento da lesão renal do paciente hipertenso com doença renal crônica (DRC)[28].

Mais recentemente, pesquisas em diferentes modelos animais e estudos pré-clínicos em humanos demonstraram que o relógio biológico molecular e seus respectivos alvos localizados nos rins, vasos, coração, cérebro e sistema nervoso afetam a regulação circadiana da PA e abrem perspectivas para a obtenção de tratamentos com foco nesses alvos[1].

Importância clínica das alterações do ritmo circadiano da pressão arterial

A importância do padrão circadiano de 24 horas da PA, sobretudo as variações dos períodos vigília-sono tem sido objeto de vários estudos clínicos e populacionais. Pacientes que apresentam atenuação do descenso do sono, a PA durante o sono inferior a 10%, tem maior prevalência de lesões de órgãos-alvo[29,30], maior risco de eventos cardiovasculares[31,32] e de mortalidade[33,34]. Além disso, os pacientes que apresentam ascensão da PA durante o sono ("padrão reverso"), têm ainda, maior risco de apresentar eventos cardiovasculares futuros[35,36].

Entretanto, os dados disponíveis sobre o descenso do sono acentuado da PA não permitem concluir que uma importante redução da pressão arterial afeta de modo significativo o prognóstico cardiovascular na comunidade e na população geral de hipertensos[37].

Apesar dessas fortes evidências, ainda há discussão se o mais importante na determinação de maior risco de eventos cardiovasculares é a ausência do descenso durante o sono da PA durante o sono ou o elevado valor médio absoluto da PA durante o sono[38], visto que, frequentemente o padrão de ausência de descenso durante o sono ou elevação da PA está associado a níveis médios elevados de PA à noite. É importante ressaltar nesse ponto, que é provável que a maior incidência de eventos cardiovasculares em pacientes com descenso durante o sono ausente ou elevação no sono da PA esteja relacionada com as alterações dos mecanismos envolvidos no controle noturno da PA, mais do que aos próprios valores da pressão. Como mencionado anteriormente, o padrão de descenso durante o sono da PA está relacionado com as diminuição da atividade do SNS e também da produção de cortisol, epinefrina, renina, dentre outros hormônios, responsáveis pela modulação, tanto do débito cardíaco, quanto da resistência arterial periférica[1]. Assim, os eventos cardiovasculares estariam associados a possível desequilíbrio nesses mecanismos e na modulação inadequada, tanto do débito cardíaco, quanto da resistência periférica, ou ambos.

Além da importância do padrão noturno da PA, tem sido verificado também que a exagerada elevação matutina da PA tem sido associada ao maior risco de eventos cardiovasculares e acidente vascular encefálico e maior mortalidade, independentemente da média de PA de 24 horas[39,40]. Apesar dessas evidências, ainda há dúvida sobre a real importância clínica da elevação matutina da PA, sem levar em conta o padrão da PA durante o sono, visto a dificuldade de se estabelecer um método mais adequado para o cálculo dessa elevação matutina. Estudo em população chinesa, publicado em 2017, mostrou que um índice derivado da diferença entre a PA sistólica matutina e a mais baixa PA sistólica durante a noite, foi melhor preditor que a elevação matutina na predição de risco cardiovascular[41]. Desse modo, ainda faltam estudos que demonstrem que, tratar a elevação matutina previne mais eventos, do que a redução da PA média de um período maior de tempo.

■ Variabilidade da pressão arterial

A variabilidade de PA durante as 24 horas em humanos foi reconhecida há mais de 100 anos atrás e posteriormente confirmada por estudos mais recentes, usando metodologia não invasiva para o registro da PA[42]. A pressão arterial apresenta variações a cada batimento cardíaco, em resposta a comportamentos e atividades do indivíduo, postura, mudanças sazonais de temperatura e outros estímulos externos[42]. O perfil de PA se caracteriza por importantes flutuações observadas nos valores durante o período curto de 24 horas[42]. Essas flutuações incluem os valores de PA que parecem ocorrer aleatoriamente, em segundos ou minutos, e também os valores que seguem o ritmo circadiano de atividades como já descrito anteriormente (vigília, sono, elevação matutina)[42]. Tanto a PA sistólica, quanto a diastólica, em indivíduos adultos, podem variar, em média, 50 mmHg dentro de cada dia[43]. Além dessas variações de curto período, a PA também pode variar significativamente em períodos mais longos, tais como, entre diferentes dias, semanas, meses e mesmo entre as estações do ano[45].

Os mecanismos que influenciam a variabilidade da PA, tanto em curtos períodos, como em períodos mais longos, envolvem complexas interações entre os sistemas intrínsecos de regulação cardiovascular (SNS, sistema nervoso central, endócrino) com fatores extrínsecos ambientais ecomportamentais[42,45]. Cada um desses mecanismos tem um papel maior ou menor, dependendo do período da variabilidade considerada, se de curto prazo ou período mais prolongado.

Existem, atualmente, diferentes modos de avaliação da variabilidade da PA de acordo com o período de tempo de interesse. Nos períodos mais curtos, a análise pode ser feita por medidas contínuas (batimento-a-batimento) ou pela MAPA de 24 horas[44,45]. A variabilidade de período mais longo pode ser avaliada com medidas repetidas da PA no consultório, em uma consulta, ou diferentes consultas ao longo do tempo (visita-a-visita), MAPA de repetição, ou medidas de PA obtidas em domicílio em tempos programados[44]. Há várias evidências de que a maior variabilidade detectada por esses diferentes métodos parece ter relação com pior prognóstico cardiovascular e lesões de órgãos-alvo dos pacientes com hipertensão arterial[45].

Neste tópico do capítulo, descreveremos sucintamente os métodos para quantificar a variabilidade, os fatores e mecanismos envolvidos no seu controle e a importância clínica das alterações da variabilidade, tanto em curto período de tempo, quanto em períodos mais prolongados.

Variabilidade da pressão arterial em curto período de tempo
– Métodos de avaliação[44,45]

A medida de variabilidade de curto prazo pode ser analisada em um período bem curto de tempo (p. ex., 2 min), durante registro contínuo invasivo ou não invasivo por pletismografia digital, ou em um período de até 24 horas, também por registro contínuo, que é menos conveniente ou pela MAPA de 24 horas.

A avaliação da variabilidade no período mais curto com registro contínuo não invasivo tem permitido a avaliação indireta de atividade do sistema nervoso autônomo, principalmente pela análise espectral da variabilidade da PA, assim como, da frequência cardíaca[46]. Esse método tem sido muito utilizado em pesquisa científica, mas por causa da necessidade de aparelhos e programas computacionais específicos não tem tido aplicabilidade clínica[46].

Já a avaliação da variabilidade de 24 horas, embora sem registro contínuo, pode ser feita por meio de cálculos, com as medidas obtidas com a MAPA, levando-se em conta a imprecisão do cálculo, em razão da variação das medidas obtidas intermitentemente[45]. A partir dos registros da MAPA, é possível calcular o desvio-padrão das médias dos valores de PA sistólica, diastólica e média nas 24 horas, assim como, nos subperíodos de vigília e de sono[47,48]. Essas medidas do desvio-padrão podem ser usadas como variabilidade de 24 horas, mas, para a exclusão da contribuição das alterações circadianas da PA na estimativa da variabilidade em todo o período de 24 horas, desenvolveram-se métodos de cálculo para avaliar as flutuações circadianas da PA separadamente[45].

Tradicionalmente, a variabilidade de 24 horas tem sido calculada como o desvio padrão de todas as medidas de PA no período medido. Essa medida, no entanto, reflete somente a PA em relação à média de 24 horas e não considera a ordem na qual essas medidas foram obtidas. Uma maneira que tem sido usada para melhorar a precisão da medida da variabilidade e o cálculo da média entre o desvio-padrão da PA da vigília e o do sono considerando-se o "peso" que cada um tem na correspondência à duração respectiva dos períodos de vigília e de sono[49]. Além disso, tem sido proposta uma outra medida, a variabilidade média real, que

8 ■ PARTE 1 | CONCEITOS FUNDAMENTAIS SOBRE VARIAÇÃO DA PRESSÃO ARTERIAL

considera a média dos valores absolutos das diferenças entre medidas consecutivas da PA, e dessa maneira, captura a verdadeira variabilidade medida a medida[44,50]. Uma análise mais complexa, mas que elimina os componentes cíclicos mais lentos, avalia os componentes espectrais residuais da variabilidade da PA obtidos por meio da análise de Fourier[51].

A variabilidade da PA de 24 horas, calculada pelos métodos descritos acima, mostraram ser mais relacionados a lesões de órgãos-alvo e de eventos cardiovasculares, quando comparados ao cálculo do desvio-padrão das 24 horas convencional[45,49,50,52].

– Mecanismos

Os principais fatores determinantes da variabilidade da PA de curto prazo são fatores humorais, neurais e ambientais[42]. As variações da PA observadas em período de tempo muito curto (batimento-a-batimento) ou curto (em 24 horas) são reflexos de mecanismos neurais centrais que ocorrem, tanto como resposta a estímulos de comportamento, quanto como resultado de ritmicidade originada no sistema nervoso central[42,44,45]. Assim, um aumento da variabilidade da PA, em espaço curto de tempo, pode resultar, tanto de um aumento da atividade do sistema nervoso simpático central, quanto de redução da sensibilidade reflexa dos receptores carotídeos/aórticos e também dos receptores cardiopulmonares[53,54]. Por outro lado, outros estudos tem mostrado evidências do papel de outros determinantes da variabilidade de curto prazo, tais como, efeitos da insulina, angiotensina II, óxido nítrico, endotelina, bradicinina[45], além de alterações nas propriedades elásticas de grandes artérias[55] e também de forças mecânicas geradas pela respiração. Muitos desses mecanismos podem explicar alterações na variabilidade de PA de 24 horas em algumas situações clínicas, como no diabetes, onde a variabilidade da PA aumentada quando comparada a não diabéticos[56], é relacionada aos níveis de glicemia de jejum, aumento da rigidez arterial e a disfunção autonômica[57,58].

– Importância clínica

As evidências de que a variabilidade da PA de curto prazo tem importância clínica tem sido obtidas a partir da análise dos desvios-padrão das médias de PA em 24 horas normalizada pelos valores das médias (coeficiente de variação da PA), e utilizando modelos de análise multivariada para avaliar o impacto da variabilidade da PA na determinação de eventos clínicos[45,47,59].

Os primeiros estudos foram obtidos a partir de dados do registro contínuo intra-arterial em pacientes com atividade normal, e demonstraram que a variabilidade da PA em curto prazo em 24 horas (medida pela análise dos desvios-padrões das medidas de PA em todos os períodos) era maior em pacientes hipertensos que os indivíduos normotensos, em proporção ao aumento das médias das PA[2,45]. A maior variabilidade de 24 horas também foi relacionada à presença e à gravidade de lesões de órgãos-alvo a partir de estudos longitudinais e observacionais com o MAPA de 24 horas[60-63].

Posteriormente, evidências a partir de estudos prospectivos mostraram o valor da maior variabilidade de 24 horas na predição da progressão de lesões subclínicas de órgãos-alvo (desenvolvimento de hipertrofia ventricular esquerda ou espessamento íntima-medial de carótidas)[29,64], e também como preditor de eventos e mortalidade cardiovasculares[40,65-69].

Até há pouco tempo não era conhecido se o método de cálculo da variabilidade poderia influenciar a relação dos índices de variabilidade com o risco cardiovascular[45]. Em recen-

■ CAPÍTULO 1   9

te metanálise e revisão sistemática comparando o valor prognóstico dos diferentes índices usados para medir a variabilidade da PA de 24 horas mostrou que a média de variabilidade real, que calcula a média das alterações absolutas dos registros consecutivos da PA, foi um melhor índice para estimar a variabilidade de 24 horas do que outras medidas[70]. Além disso, esse índice foi um melhor preditor independente de média de PA e de outros fatores de risco para a presença e progressão e lesões em órgãos-alvo, e também de eventos cardiovasculares, embora com menor poder de associação[70].

Assim, as evidências descritas acima reforçam o conceito de que as repercussões cardiovasculares da HAS dependem não somente dos valores médios da PA isoladamente, mas também da variabilidade de curto prazo que pode, de modo independente, acrescentar um maior risco cardiovascular[71].

Variabilidade da pressão arterial em longo período de tempo

– Fatores determinantes

As variações em períodos mais longo de tempo incluem aquelas observadas dia a dia, visita-a-visita ou até de acordo com as estações do ano[45]. Não há muitos estudos avaliando os principais fatores relacionados a variabilidade em períodos mais prolongados de tempo, mas é reconhecido que os mecanismos de controle de curto prazo e variações espontâneas não têm grande influência[72,73]. Um dos fatores relaciona-se ao controle não adequado e irregular da PA em pacientes sob tratamento anti-hipertensivo caracterizado por grandes variações da PA observadas a cada visita médica ambulatorial. Por outro lado, essa maior variabilidade interconsulta pode, adicionalmente, ser reflexo de uma medida não adequada da PA nas diferentes consultas[74]. Assim, a variabilidade em períodos mais longos (dia a dia ou visita-a-visita) pode ser influenciada por fatores relacionados ao controle da PA ambulatorial, tais como adesão terapêutica, ou ainda determinados por erros na medida casual, tanto pela medida inadequada quanto por diferenças nos aparelhos utilizados para medida[45].

– Métodos de avaliação

Variabilidade da PA no dia a dia

A avaliação da variabilidade dia a dia que parece ser mais viável e reprodutiva é obtida por medidas domiciliares realizadas pelos próprios pacientes, em dias subsequentes, seguindo recomendações padronizadas[75]. Essas medidas permitem uma avaliação da variabilidade diária por um período relativamente longo, levando-se em conta o tratamento realizado e também o ambiente no qual o paciente está inserido, proporcionando uma melhor avaliação da variabilidade em longo prazo melhor do que as medidas repetidas de consultório ou pela MAPA[45].

Por sua vez, a realização da MAPA em dias consecutivos, como por exemplo em 48 horas, também pode avaliar a variabilidade no dia-a-dia[45]. Esse tipo de avaliação tem sido empregada com frequência em estudos envolvendo pacientes com doença renal crônica em tratamento dialítico, pois desse modo pode se avaliar o ritmo circadiano no período interdialítico e de uma maneira mais precisa[76].

10 ■ PARTE 1 | CONCEITOS FUNDAMENTAIS SOBRE VARIAÇÃO DA PRESSÃO ARTERIAL

Variabilidade da PA visita-a-visita

Essa variabilidade é obtida a partir dos registros das consultas médicas com intervalos de tempo regulares. Para se ter uma avaliação ideal dessa variabilidade, o recomendado é fazer consultas médicas a intervalos bem regulares de tempo (p. ex., a cada 3 meses por um período de 2 anos), sempre no mesmo ambiente, pelo mesmo profissional e utilizando o mesmo aparelho para as medidas. No entanto, na prática clínica, essas condições são difíceis de serem atingidas plenamente, e assim a definição de uma variabilidade consulta-a-consulta torna-se menos precisa[45].

Por outro lado, a MAPA de 24 horas em diferentes ocasiões poderia ser mais reprodutível para avaliação dessa variabilidade[77], mas o exame não pode ser repetido frequentemente por inaceitação do paciente e também por questões de custo, tornando então essa abordagem ineficaz para avaliar a variabilidade visita-a-visita. No entanto, vários trabalhos tem analisado a variabilidade visita-a-visita mostrando uma importância prognóstica, que será mostrada posteriormente[78].

− Importância clínica

Variabilidade da PA dia a dia

A medida da variabilidade dia a dia obtida pelos registros domiciliares da PA tem mostrado associações significativas com maior prevalência e gravidade de lesões de órgãos-alvo (coração, vasos, cérebro e rins)[79,80] e também com maior risco de eventos cardiovasculares fatais e não fatais em importantes estudos populacionais[81-83] como o japonês Ohasama Study e o finlandês Finn-Home Study.

Em outro estudo populacional mais recente[84], a variabilidade dia a dia da PA sistólica domiciliar foi relacionada a maior risco de eventos cardiovasculares, e a adição da variabilidade a modelos de predição de risco, melhorou o poder deles (sugerimos consulta ao Capítulo 22).

Variabilidade da PA visita-a-visita

A importância clínica da variabilidade visita-a-visita tem sido demonstrada em estudos que utilizaram os valores de medidas de PA obtidos em consulta ambulatorial[45].

A partir desses estudos, observou-se que a variabilidade visita-a-visita é associada a lesões de órgãos-alvo[85-87] de pacientes hipertensos, e também a eventos cardiovasculares, entre os quais acidente vascular encefálico[88], doença coronária[89], e também mortalidade por todas as causas[90]. Essas associações foram todas independentes da média de valores da PA de consultório ou da MAPA.

Mais recentemente, as evidências a partir de estudos envolvendo grande número de pacientes trouxeram alguns resultados conflitantes, embora a maioria reforce a importância clínica da variabilidade visita-a-visita da PA[91,92].

Um desses estudos, realizado em mais de 50.000 indivíduos da população geral na China, mostrou que a variabilidade visita-a-visita foi significativamente associada com eventos cerebrovasculares e cardiovasculares, e também morte por todas as causas[91]. Por outro lado, análise *post hoc* do reconhecido estudo SPRINT, que mostrou benefício do controle intensivo da PA na prevenção de eventos, não evidenciou relação da variabilidade visita-a-visita de consultório com a ocorrência de eventos, sugerindo que no momento, o mais importante é focar no controle da PA de consultório do que na variabilidade[92].

Os dados existentes sobre a variabilidade visita-a-visita reforçam a importância clínica de se observar esse fenômeno no acompanhamento dos pacientes, indicando a necessidade do controle sustentado e estável da PA no período para se atingir a melhor prevenção dos eventos cardiovasculares no paciente com hipertensão arterial sistêmica.

■ Referências

1. Douma LG, Gumz ML. Circadian clock-mediated regulation of blood pressure. Free RadicBiol Med. 2018;119:108–114.
2. Mancia G, Ferrari A, Gregorini L, et al. Blood pressure and heart rate variabilities in normotensive and hypertensive human beings. Circ Res 1983; 53:96–104.
3. Parati G, Pomidossi G, Albini F, Malaspina D, Mancia G. Relationship of 24-hour blood pressure mean and variability to severity of target-organ damage in hypertension. J Hypertens 1987; 5:93–98.
4. Parati G, Omboni S, Rizzoni D, Agabiti-Rosei E, Mancia G. The smoothness index: a new, reproducible and clinically relevant measure of the homogeneity of the blood pressure reduction with treatment for hypertension. J Hypertens 1998; 16:1685–1691.
5. Cornelissen G, Haus E, Halberg F. Chronobiologic blood pressure assessment from womb to tomb. In Touitou Y, Haus E (eds). Biologic rhythms in clinical and laboratory medicine. Springer Verlag, Berlin, 1994, p.428-452.
6. Marler MR, Jacob RG, Lehoczky JP, Shapiro AP. The statistical analysis of treatment effects in 24-hour ambulatory blood pressure recordings. Stat Med 1988; 7: 697-716.
7. Halberg F. Some physiological and clinical aspects of 24-hour periodicity. Lancet 1953; 73: 20-32.
8. Millar-Craig MW, Bishop CN, Raftery EB. Circadian variation of blood pressure. Lancet.1978; 1:795–797.
9. Smolensky MH, Hermida RC, Portaluppi F. Circadian mechanisms of 24-hour blood pressure regulation and patterning. Sleep Med Rev. 2017;33:4–16.
10. Koroboki E, Manios E, Psaltopoulou T, et al. Circadian variation of blood pressure and heart rate in normotensives, white-coat, masked, treated and untreated hypertensives. Hellenic J Cardiol. 2012;53(6):432–438.
11. Imai Y, Abe K, Munakata M, et al. Circadian blood pressure variations under different pathophysiological conditions. J Hypertens Suppl. 1990;8(7):S125–S132.
12. 6ª Diretrizes de Monitorização Ambulatorial da Pressão Arterial e 4ª Diretrizes de Monitorização Residencial da Pressão Arterial. Arq Bras Cardiol 2018; 110(5Supl.1):1-29.
13. Pickering TG, Hall JE, Appel LJ, et al. Subcommittee of Professional andPublicEducation of the American Heart AssociationCouncil on High Blood PressureResearch. Recommendations for bloodpressure measurement in humans andexperimental animals: Part 1: bloodpressure measurement in humans: astatement for professionals from theSubcommittee of Professional and PublicEducation of the American Heart AssociationCouncil on High Blood PressureResearch. Hypertension 2005;45:142–161.
14. Fogari R, Zoppi A, Malamani GD, Lazzari P, Destro M, Corradi L. Ambulatory blood pressure monitoring in normotensive and hypertensive type 2 diabetes. Prevalence of impaired diurnal blood pressure patterns. Am J Hypertens 1993; 6:1–7.
15. Genta-Pereira DC, Furlan SF, Omote DQ, et al. Nondipping Blood Pressure Patterns Predict Obstructive Sleep Apnea in Patients Undergoing Ambulatory Blood Pressure Monitoring. Hypertension. 2018;72(4):979–985.
16. Sindrup JH, Kastrup J, Christensen H, Jorgensen B. Nocturnal variations in peripheral blood flow, systemic blood pressure, and heart rate in humans. Am J Physiol. 1991; 261:H982–988.
17. Chen CW, Kuo TB, Chen CY, Yang CC. Reduced capacity of autonomic and baroreflex control associated with sleep pattern in spontaneously hypertensive rats with a nondipping profile. Journal of hypertension. 2017; 35:558–570.
18. Sowers JR. Dopaminergic control of circadian norepinephrine levels in patients with essential hypertension. J ClinEndocrinolMetab.1981; 53:1133–1137.
19. Liu M, Takahashi H, Morita Y, et al. Non-dipping is a potent predictor of cardiovascular mortality and is associated with autonomic dysfunction in haemodialysis patients. Nephrology, dialysis, transplantation : official publication of the European Dialysis and Transplant Association - European Renal Association. 2003; 18:563–569.
20. Sayk F, Becker C, Teckentrup C, Fehm HL, Struck J, Wellhoener JP, Dodt C. To dip or not to dip: on the physiology of blood pressure decrease during nocturnal sleep in healthy humans. Hypertension. 2007; 49:1070–1076.
21. Lambert EA, Chatzivlastou K, Schlaich M, Lambert G, Head GA. Morning surge in blood pressure is associated with reactivity of the sympathetic nervous system. Am J Hypertens. 2014; 27:783–792.

22. Hodgson JM, Woodman RJ, Croft KD, et al. Relationships of vascular function with measures of ambulatory blood pressure variation. Atherosclerosis. 2014; 233:48–54.
23. Uzu T, Kazembe FS, Ishikawa K, Nakamura S, Inenaga T, Kimura G. High sodium sensitivity implicates nocturnal hypertension in essential hypertension. Hypertension. 1996; 28:139–142.
24. Kimura G, Dohi Y, Fukuda M. Salt sensitivity and circadian rhythm of blood pressure: the keys to connect CKD with cardiovascular events. Hypertension research 2010; 33:515–520.
25. Uzu T, Nishimura M, Fujii T, et al. Changes in the circadian rhythm of blood pressure in primary aldosteronism in response to dietary sodium restriction and adrenalectomy. Journal of hypertension. 199816:1745–1748.
26. Polonia J, Diogo D, Caupers P, Damasceno A. Influence of two doses of irbesartan on non-dipper circadian blood pressure rhythm in salt-sensitive black hypertensives under high salt diet. Journal of cardiovascular pharmacology. 2003; 42:98–104.
27. Bankir L, Bochud M, Maillard M, Bovet P, Gabriel A, Burnier M. Nighttime blood pressure and nocturnal dipping are associated with daytime urinary sodium excretion in African subjects. Hypertension. 2008; 51:891–898.
28. Ohashi N, Isobe S, Ishigaki S, Yasuda H. Circadian rhythm of blood pressure and the renin-angiotensin system in the kidney. Hypertens Res. 2017;40(5):413–422.
29. Sander D, Kukla C, Klingelhöfer J, Winbeck K, Conrad B. Relationship between circadian blood pressure patterns and progression of early carotid atherosclerosis: A 3-year follow-up study. Circulation 2000; 102:1536–1541.
30. Cuspidi C, Macca G, Sampieri L, et al. Target organ damage and non-dipping pattern defined by two sessions of ambulatory blood pressure monitoring in recently diagnosed essential hypertensive patients. J Hypertens. 2001;19(9):1539–1545.
31. Metoki H, Ohkubo T, Kikuya M, et al. Prognostic significance for stroke of a morning pressor surge and a nocturnal blood pressure decline: the Ohasama study. Hypertension 2006; 47:149–154.
32. Pierdomenico SD, PierdomenicoAM, Coccina F, Lapenna D, Porreca E. Prognostic Value of Nondipping and Morning Surge in Elderly Treated Hypertensive Patients With Controlled Ambulatory Blood Pressure. Am J Hypertens. 2017;30(2):159–165.
33. Ohkubo T, Hozawa A, Yamaguchi J, et al. Prognostic significance of the nocturnal decline in blood pressure in individuals with and without high 24-h blood pressure: the Ohasama study. J Hypertens 2002; 20:2183–2189.
34. Hansen TW, Li Y, Boggia J, Thijs L, Richart T, Staessen JA. Predictive role of the nighttime blood pressure. Hypertension 2011;57:3–10.
35. Fagard RH. Dipping pattern of nocturnal blood pressure in patients with hypertension. Expert Rev Cardiovasc-Ther. 2009;7(6):599–605.
36. Salles GF, Reboldi G, Fagard RH, et al. Prognostic Effect of the Nocturnal Blood Pressure Fall in Hypertensive Patients: The Ambulatory Blood Pressure Collaboration in Patients With Hypertension (ABC-H) Meta-Analysis. Hypertension. 2016;67(4):693–700.
37. Cuspidi C, Tadic M, Sala C, Gherbesi E, Grassi G, Mancia G. Extreme dipping: is the cardiovascular risk increased? An unsolved issue. J Hypertens. 2019;37(10):1917–1926.
38. Boggia J, Li Y, Thijs L, et al.; International Database on Ambulatory blood pressure monitoring in relation to Cardiovascular Outcomes (IDACO) investigators. Prognostic accuracy of day versus night ambulatory blood pressure: a cohort study. Lancet 2007; 370:1219–1229.
39. Sogunuru GP, Kario K, Shin J, et al. Morning surge in blood pressure and blood pressure variability in Asia: Evidence and statement from the HOPE Asia Network. J ClinHypertens (Greenwich). 2019;21(2):324–334.
40. Kario K, Pickering TG, Umeda Y, et al.Morning surge in blood pressure as apredictor of silent and clinical cerebrovascular disease in elderly hypertensives:a prospective study. Circulation2003;107:1401–1406.
41. Cheng HM, Wu CL, Sung SH, et al. Prognostic Utility of Morning Blood Pressure Surge for 20-Year All-Cause and Cardiovascular Mortalities: Results of a Community-Based Study. J Am Heart Assoc. 2017;6(12):e007667.
42. Peixoto AJ, White WB. Circadian blood pressure: clinical implications based on the pathophysiology of its variability. Kidney Int. 2007;71(9):855–860.
43. Halberg F, Drayer JI, Cornélissen G, Weber MA. Cardiovascular reference data base for recognizing circadian mesor- and amplitude-hypertension in apparently healthy men. Chronobiologia. 1984;11(3):275–298.
44. Zawadzki MJ, Small AK, Gerin W. Ambulatory blood pressure variability: a conceptual review. Blood Press Monit. 2017;22(2):53–58.
45. Giorgi DMA. Variabilidade da pressão arterial: importância clínica. In Mion Jr D, Nobre F, Oigman W. MAPA. Monitorização ambulatorial da pressão arterial. 5ª. Ed. Atheneu, São Paulo, 2014, pp. 17-24.
46. 46.Casali KR, Schaan BD, Montano N, et al.Correlation between Very Short and Short-Term Blood Pressure Variability in Diabetic-Hypertensive and Healthy Subjects. Arq. Bras. Cardiol. [Internet]. 2018; 110(2): 157-165.
47. Stevens SL, Wood S, Koshiaris C, et al. Blood pressure variability and cardiovascular disease: systematic review and meta-analysis. BMJ. 2016;354:i4098.

48. Mancia G, Di Rienzo M, Parati G. Ambulatory blood pressure monitoring use in hypertension research and clinical practice. Hypertension 1993; 21:510–524.
49. Bilo G, Giglio A, Styczkiewicz K, et al. A new method for assessing 24-h blood pressure variability after excluding the contribution of nocturnal blood pressure fall. J Hypertens 2007; 25:2058–2066.
50. Mena L, Pintos S, Queipo NV, Aizpúrua JA, Maestre G, Sulbar_an T. A reliable index for the prognostic significance of blood pressure variability. J Hypertens 2005; 23:505–511.
51. Parati G, Saul JP, Di Rienzo M, Mancia G. Spectral analysis of blood pressure and heart rate variability in evaluating cardiovascular regulation. A critical appraisal. Hypertension. 1995;25(6):1276–1286.
52. Stolarz-Skrzypek K, Thijs L, Richart T, et al. Blood pressure variability in relation to outcome in the International Database of Ambulatory Blood Pressure in relation to cardiovascular outcome.Hypertens Res 2010; 33:757–766.
53. Mancia G, Parati G, Pomidossi G, Casadei R, Di Rienzo M, Zanchetti A. Arterial baroreflexes and blood pressure and heart rate variabilities in humans. Hypertension 1986; 8:147–153.
54. Parati G, Saul JP, Di RienzoM,Mancia G. Spectral analysis of blood pressure and heart rate variability in evaluating cardiovascular regulation. A critical appraisal. Hypertension 1995; 25:1276–1286.
55. Schillaci G, Bilo G, Pucci G, et al. Relationship between short-term blood pressure variability and large-artery stiffness in human hypertension: findings from 2 large databases. Hypertension 2012; 60:369–377.
56. Ozawa M, Tamura K, Iwatsubo K, et al. Ambulatory blood pressure variability is increased in diabetic hypertensives. Clin Exp Hypertens 2008; 30:213–224.
57. Ruiz J, Monbaron D, Parati G, et al. Diabetic neuropathy is a more important determinant of baroreflex sensitivity than carotid elasticity in type 2 diabetes. Hypertension 2005; 46:162–167.
58. Frattola A, Parati G, Gamba P, et al. Time and frequency domain estimates of spontaneous baroreflex sensitivity provide early detection of autonomic dysfunction in diabetes mellitus. Diabetologia 1997;40:1470–1475.
59. Chadachan VM, Ye MT, Tay JC, Subramaniam K, Setia S. Understanding short-term blood-pressure-variability phenotypes: from concept to clinical practice. Int J Gen Med. 2018;11:241–254.
60. Mancia G, Omboni S, Parati G, Trazzi S. Twenty-four hour blood pressure monitoring and end-organ damage. Blood Press Suppl. 1992;1:38–43.
61. Mancia G, Parati G, Hennig M, et al.; ELSA Investigators. Relation between blood pressure variability and carotid artery damage in hypertension: baseline data from the European Lacidipine Study on Atherosclerosis (ELSA). J Hypertens 2001; 19:1981–1989.
62. Mancia G, Parati G: The role of blood pressure variability in end-organ damage. J HypertensSuppl 2003; 21:S17–S23.
63. Sega R, Corrao G, Bombelli M, et al. Blood pressure variability and organ damage in a general population: results from the PAMELA study (PressioniArterioseMonitorate E LoroAssociazioni). Hypertension 2002; 39:710–714.
64. Tatasciore A, Renda G, ZimarinoM, et al. Awake systolic blood pressure variability correlates with target-organ damage in hypertensive subjects. Hypertension.
65. Kario K, Ishikawa J, Pickering TG, et al. Morning hypertension: the strongest independent risk factor for stroke in elderly hypertensive patients. Hypertens Res 2006; 29:581–587.
66. Verdecchia P, Angeli F, Gattobigio R, Rapicetta C, Reboldi G. Impact of blood pressure variability on cardiac and cerebrovascular complications in hypertension. Am J Hypertens 2007; 20:154–161.
67. Hansen TW, Thijs L, Li Y, et al.; International Database on Ambulatory Blood Pressure in Relation to Cardiovascular Outcomes Investigators. Prognostic value of reading-to-reading blood pressure variability over 24 hours in 8938 subjects from 11 populations. Hypertension 2010; 55:1049–1057.
68. Dawson SL, Manktelow BN, Robinson TG, Panerai RB, Potter JF. Which parameters of beat-to-beat blood pressure and variability best predict early outcome after acute ischemic stroke? Stroke 2000; 31:463–468.
69. Pringle E, Phillips C, Thijs L, et al.; Syst-Eur investigators. Systolic blood pressure variability as a risk factor for stroke and cardiovascular mortality in the elderly hypertensive population. J Hypertens 2003; 21:2251–2257.
70. Mena LJ, Felix VG, Melgarejo JD, Maestre GE. 24-Hour Blood Pressure Variability Assessed by Average Real Variability: A Systematic Review and Meta-Analysis. J Am Heart Assoc. 2017;6(10):e00689.
71. Stolarz-Skrzypek K, Thijs L, Li Y, et al. Short-term blood pressure variability in relation to outcome in the International Database of Ambulatory blood pressure in relation to Cardiovascular Outcome (IDACO). ActaCardiol 2011; 66:701–706.
72. Rothwell PM, Howard SC, Dolan E, et al. Prognostic significance of visit-to-visit variability, maximum systolic blood pressure, and episodic hypertension. Lancet 2010; 375:895–905.
73. Muntner P, Shimbo D, Tonelli M, Reynolds K, Arnett DK, Oparil S. The relationship between visit-to-visit variability in systolic blood pressure and all-cause mortality in the general population: findings from NHANES III, 1988 to 1994. Hypertension 2011; 57: 160–166.
74. Parati G, Bilo G. Calcium antagonist added to angiotensin receptor blocker: a recipe for reducing blood pressure variability? Evidence from day-by-day home blood pressure monitoring. Hypertension 2012; 59:1091–1093.

75. Ohkubo T, Mihailidou AS. Is there a role for day-to-day home blood pressure variability in guiding management of hypertension?.Clin Exp Pharmacol Physiol. 2014;41(1):54–57.
76. Peixoto AJ, Santos SF, Mendes RB, et al. Reproducibility of ambulatory blood pressure monitoring in hemodialysis patients. Am J Kidney Dis. 2000;36(5):983–990.
77. Mancia G, Facchetti R, Parati G, Zanchetti A. Visit-to-visit blood pressure variability in the European Lacidipine Study on Atherosclerosis: methodological aspects and effects of antihypertensive treatment. J Hypertens 2012; 30: 1241–1251.
78. Clark D, Nicholls SJ, St John J, et al. Visit-to-Visit Blood Pressure Variability, Coronary Atheroma Progression, and Clinical Outcomes. JAMA Cardiol. 2019;4(5):437–443.
79. Matsui Y, Ishikawa J, Eguchi K, Shibasaki S, Shimada K, Kario K. Maximum value of home blood pressure: a novel indicator of target organ damage in hypertension. Hypertension 2011; 57: 1087–1093.
80. 80.Oishi E, Ohara T, Sakata S, et al. Day-to-Day Blood Pressure Variability and Risk of Dementia in a General Japanese Elderly Population: The Hisayama Study. Circulation. 2017;136(6):516–525.
81. Kikuya M, Ohkubo T, Metoki H, et al. Day-by-day variability of blood pressure and heart rate at home as a novel predictor of prognosis: the Ohasama study. Hypertension 2008; 52:1045–1050.
82. Johansson JK, Niiranen TJ, Puukka PJ, Jula AM. Prognostic value of the variability in home-measured blood pressure and heart rate: the Finn-Home Study. Hypertension 2012; 59:212–218.
83. 83.Juhanoja EP, Niiranen TJ, Johansson JK, et al. Outcome-Driven Thresholds for Increased Home Blood Pressure Variability. Hypertension. 2017;69(4):599–607.
84. J-HOP Study (Hoshide S, Yano Y, Mizuno H, Kanegae H, Kario K. Day-by-Day Variability of Home Blood Pressure and Incident Cardiovascular Disease in Clinical Practice: The J-HOP Study (Japan Morning Surge-Home Blood Pressure). Hypertension. 2018;71(1):177–184.
85. Masugata H, Senda S, Murao K, et al. Visit-to-visit variability in blood pressure over a 1-year period is a marker of left ventricular diastolic dysfunction in treated hypertensive patients. Hypertens Res 2011;34:846–850.
86. Nagai M, Dote K, Kato M, et al. Visit-to-visit blood pressure variability, average BP level and carotid arterial stiffness in the elderly: a prospective study. J Hum Hypertens. 2017;31(4):292–298.
87. Kawai T, Ohishi M, Kamide K, et al. The impact of visit-to-visit variability in blood pressure on renal function. Hypertens Res 2012; 35:239–243.
88. Hata Y, Kimura Y, Muratani H, Fukiyama K, Kawano Y, Ashida T, Yokouchi M, Imai Y, Ozawa T, Fujii J et al: Office blood pressure variability as a predictor of brain infarction in elderly hypertensive patients. Hypertens Res 2000; 23:553–560.
89. Hata Y, Muratani H, Kimura Y, et al. Office blood pressure variability as a predictor of acute myocardial infarction in elderly patients receiving antihypertensive therapy. J Hum Hypertens 2002; 16:141–146.
90. Muntner P, Shimbo D, Tonelli M, Reynolds K, Arnett DK, Oparil S. The relationship between visit-to-visit variability in systolic blood pressure and all-cause mortality in the general population: findings from NHANES III, 1988 to 1994. Hypertension 2011; 57: 160–166.
91. Dai L, Song L, Li X, et al. Association of visit-to-visit blood pressure variability with the risk of all-cause mortality and cardiovascular events in general population. J ClinHypertens (Greenwich). 2018;20(2):280–288.
92. Chang TI, Reboussin DM, Chertow GM, et al. Visit-to-Visit Office Blood Pressure Variability and Cardiovascular Outcomes in SPRINT (Systolic Blood Pressure Intervention Trial). Hypertension. 2017;70(4):751–758.

Registro da Pressão Arterial fora do Consultório: Histórico, Significado Clínico e Indicações para a MAPA

Capítulo 2

- Fernando Nobre

A primeira publicação referente à avaliação da pressão arterial refere-se à medida feita em 1733, por Stephen Hales, que registrou a pressão arterial sistólica de 190 mmHg na artéria do pescoço de um cavalo (Figura 2.1)[1].

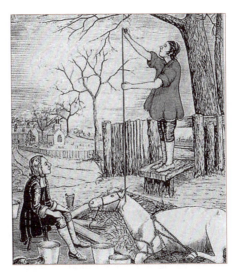

Figura 2.1 – Primeira medida da pressão arterial registrada na história em 1733.
Fonte: Daals Hall, 1996; Illustrated Multiple Choice Question in Hypertension; página 2; Mosby-Wolfe Ed.

A pressão arterial é um parâmetro hemodinâmico que sofre variação circadiana. Tal fato é conhecido desde 1898, quando Hill[2] registrou a variabilidade na vigília e o decréscimo com o sono da pressão arterial.

A pressão arterial sofre variações ao longo do dia e em função de atividades usualmente realizadas (Figura 2.2).

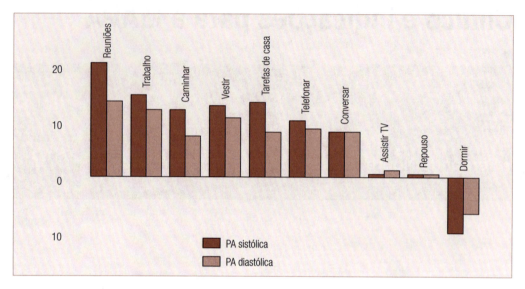

Figura 2.2 – **Variações das pressões arteriais (sistólica e diastólica) de acordo com atividades usuais desempenhadas nas 24 horas.**
Adaptado de Clark et al. Chron Dis, 1987;40(7):671-681.

A ausculta dos ruídos de Korotkoff descritos em 1905[3] e as suas associações à oclusão arterial no braço com o auxílio de um manguito, como descrito por Riva-Rocci[4], é o método, ainda hoje, mais amplamente utilizado para obtenção da pressão arterial.

Há mais de 50 anos reconhece-se a ocorrência de diferentes valores de pressão nas atividades diárias e nas medidas realizadas no consultório médico[5]. Embora as medidas casuais ou de consultório sejam as utilizadas nos trabalhos epidemiológicos que associam pressão arterial ao risco cardiovascular, existe uma tendência crescente para aceitar as medidas, fora do consultório médico, como as mais fiéis para o diagnóstico e prognóstico da hipertensão arterial.

Isso assume importância vital quando se observa que pacientes com pequenos aumentos da pressão arterial estão sob maior risco cardiovascular e que tal risco pode ser reduzido com o tratamento anti-hipertensivo.

Allen Hinman e Maurice Sokolow, em 1960, foram os pioneiros no desenvolvimento de métodos não invasivos ambulatoriais para a medida da pressão arterial. Esses autores, com o gravador Remler (Remler, Brisbane, Califórnia, EUA) introduziram uma versão inicial de um sistema volumoso que necessitava de insuflação manual para seu funcionamento. Com o passar do tempo esses equipamentos foram sendo modernizados e hoje são de pequenas dimensões, menos ruidosos e mais confortáveis (Figura 2.3).

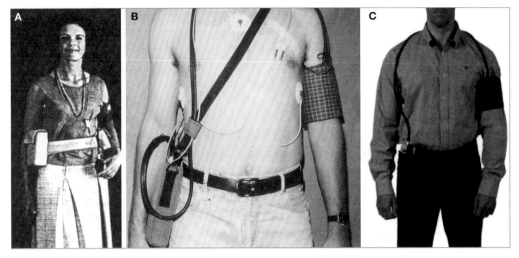

Figura 2.3 – **Evolução dos aparelhos de registro da pressão arterial em 24 horas.**
Fonte: Arquivo do autor.
A = Aparelho na década de 1960; B = Aparelho na década de 1980; C = Aparelho nos anos 2000.

Os mesmos autores, em 1964, publicaram trabalho que descrevia a aplicação do monitor Remler em pacientes hipertensos e mostrava a grande variabilidade da pressão arterial durante o dia. Tal trabalho também demonstrava que, na maioria dos pacientes, as medidas da pressão arterial casuais ou de consultório era maiores que as médias ambulatoriais[7].

Em 1966, por Sokolow demonstrou, pela primeira vez, que as medidas ambulatoriais se correlacionavam melhor com lesões de órgãos-alvo do que as medidas casuais da pressão arterial. Após tal publicação, muitas outras investigações surgiram na literatura mostrando essa melhor correlação[8-10].

A partir dos trabalhos iniciais de Sokolow, com o sistema Remler, vários outros modelos foram desenvolvidos. Em carta resposta ao Dr. Pickering[11], o Dr. Sokolow relata que Allen Hinman, um internista que trabalhou no projeto do monitor ambulatorial da pressão arterial, foi ao Japão e tentou por meio de várias companhias eletrônicas, o aperfeiçoamento de seu projeto com o desenvolvimento de um aparelho de menor tamanho e automático. Cada firma japonesa informou que o custo de tal projeto seria de aproximadamente um milhão de dólares. Durante esse tempo, a NASA utilizou o equipamento Remler para determinar a pressão arterial em seus astronautas. Eles diminuíram o tamanho dos monitores e prometeram doar um ao Dr. Sokolow, que, segundo suas palavras, nunca o recebeu.

Ao mesmo tempo, Frank Stott, trabalhando em Oxford, desenvolveu um sistema automático, porém não portátil, mas que já permitia medidas da pressão arterial com o paciente dormindo[12]. Em vez de prosseguir no desenvolvimento de um sistema portátil, Stott produziu um sistema de medição intra-arterial da pressão arterial denominado Oxford Medilog Recorder[13].

O desenvolvimento de um sistema automático, não invasivo e portátil somente prosseguiu no final dos anos 1970, quando a companhia DelMar Avionics (Irvine, Califórnia, EUA) introduziu o primeiro sistema portátil, totalmente automático e não invasivo, denominado Pressurômetro II, que na realidade era semelhante em tamanho ao sistema Remler. O Pressurômetro II foi sendo aperfeiçoado nas versões III, IV até a mais moderna, o Pressurômetro V.

Hoje dispomos de inúmeros equipamentos de boa qualidade e aplicabilidade clínica incontestável, como pode ser observado na Figura 2.3C.

Com o desenvolvimento tecnológico e o barateamento do custo dos exames, as indicações para MAPA têm sido progressivamente ampliadas. Existem muitas situações que exigem um melhor entendimento do comportamento da pressão arterial, por meio de registros, ao longo das 24 horas.

Segundo a Diretriz Brasileira de MAPA VI[14], muitos pacientes apresentam apenas níveis elevados da pressão arterial no consultório, não reproduzindo o mesmo comportamento quando analisada a sua pressão por meio da MAPA. Na história clínica, podem ou não estar relatados antecedentes familiares de hipertensão arterial, porém os exames físico e laboratorial não demonstram sinais de lesões em órgãos-alvo. Esse padrão de elevação da pressão arterial no consultório, sem uma história natural que sugira alteração sustentada fora dele (caracterizando a Hipertensão do Avental Branco), ou o contrário, com observação sistemática de valores normais na consulta médica, com alterações expressivas durante as atividades da usuais (configurando Hipertensão Mascarada) correspondem as duas mais amplas e úteis indicações para a MAPA.

Na Tabela 2.1, pode-se observar as principais indicações para a MAPA[14].

Tabela 2.1 – Principais indicações para a MAPA[14]

1. Identificação do fenômeno do avental branco (NE: I; GR: A) Hipertensão do avental branco em pacientes não tratados Efeito do avental branco Pseudo-hipertensão resistente devido ao efeito do avental branco
2. Identificação do fenômeno da hipertensão mascarada (NE: I; GR: A) Hipertensão mascarada em pacientes tratados com PA controlada e indícios de persistência ou progressão de lesão de órgãos-alvo Hipertensão mascarada em pacientes tratados
3. Identificação hipertensão resistente verdadeira e pseudo-hipertensão resistente (NE: I; GR: A)
4. Avaliação de sintomas, principalmente de hipotensão (NE: I; GR: C)
5. Disfunção autonômica (NE: IIa; GR: B)

MAPA = monitorização ambulatorial da pressão arterial; NE = nível de evidência; GR = grau de recomendação; PA = pressão arterial.

A Tabela 2.2 expressa algumas limitações relativas para a indicação da MAPA.

Tabela 2.2 – Algumas limitações relativas para a realização da MAPA de 24 horas[14]

Braços com dificuldade do ajuste adequado do manguito
Valores muito elevados da PAS
Situações clínicas associadas a distúrbios do movimento, como Parkinson
Arritmias cardíacas (fibrilação atrial, *flutter* atrial, extrassístoles ventriculares frequentes)
Desconforto do método, principalmente à noite
Custo relativamente elevado
Disponibilidade limitada nos serviços de saúde

MAPA = monitorização ambulatorial da pressão arterial; NE = nível de evidência; GR = grau de recomendação; PAS = pressão arterial sistólica.

Não se pode deixar de analisar, frente ao crescente desenvolvimento dos equipamentos, com monitores menores, menos ruidosos, mais baratos e, consequentemente menos suscetíveis às limitações já discutidas.

A aceitação ao uso da MAPA foi avaliada em estudo cooperativo realizado nos Laboratórios de Monitorização Ambulatorial da Pressão Arterial do Hospital das Clínicas da Faculdade de Medicina de Ribeirão Preto e do Hospital das Clínicas da Universidade de São Paulo, avaliando o grau de incômodo referido por pacientes submetidos à MAPA[15].

Os resultados, após avaliadas variáveis diversas, levaram-nos às seguintes conclusões: significativo número de pacientes idosos (com idade superior a 60 anos) não tiveram queixas de incômodo com a realização do exame, quando comparados a indivíduos não idosos ($x^2 = 10,23$ e p = 0,0014). Quanto ao sexo, os pacientes mostraram maior tolerabilidade ao exame durante a vigília, sono e período de trabalho que as pacientes ($x^2 = 8,3,5,21$ e 10,8, p = 0,0041,0,024 e 0,0015, respectivamente). Alto nível cultural relacionou-se com menor tolerabilidade ($x^2 = 10,14$, p = 0,0015). O resultado que, entretanto, melhor expressa a alta aceitabilidade do exame nos dias atuais parece ser o fato de que 84,5% de todos os pacientes avaliados (n = 195) repetiriam o exame, se solicitado.

A Figura 2.4 sumariza alguns dos resultados obtidos nessa avaliação.

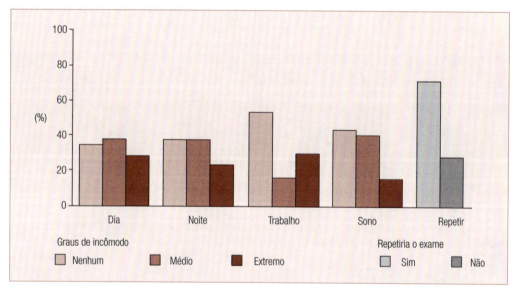

Figura 2.4 – Avaliação de tolerabilidade da MAPA em população não selecionada[15].

Referências

1. Hales S. In: Classics in Arterial Hypertension. Ruskin Aed. Springfield, Charles C Thomas pp5-29,1956.
2. Hill L. Onrest, sleep, and work and the concomitant changes in the circulation of blood. LancetI: 282- 285, 1898.
3. Korotkoff NC. To the questions of methods of determining the blood pressure. Reports of the Imperial Military Academy II:365-367,1905.
4. Riva-Rocci S. Un nuovo sfigmomanometro. Gaz Med Torino 47:981,1896.
5. Aym an D, Goldshin e AD. Blood pressure determinations by patients with essential hypertension: the difference between clinic and home readings before treatment. Am J Med Sci 200: 465-470, 1940.
6. Hinm an AT, Engel BT, Bickford AF. Portable blood pressure recorder: accuracy and preliminary use in evaluating intradaily variations in pressure. Am Heart J 63:663-668,1962.
7. Kain HK, Hinman AT, Sokolow M. Arterial blood pressure measurements with a portable recorder in hypertensive patients I. Variability and correlation with "casual" pressure. Circulation 30:882-892,1964.

8. Perloff D, Sokolow M, Cowan R. The prognostic value of ambulatory blood pressure. JAMA 249:2792-2798,1983.
9. Perloff D, Sokolow M, Cowan RM, Juster RP. Prognostic value ambulatory blood pressure measurements: further analyses. J Hypertens 7(suppl 3):S3-S10, 1989.
10. Perloff D, Sokolow M, Cowan R. The prognostic value of ambulatory blood pressure monitoring in treat hypertensive patients. J. Hypertens 9 (suppl 1):S33-S40,1991.
11. Pickering TG. In: Ambulatory Monitoring and Blood Pressure Variability. Edited by Science Press Ltd, Cleveland Street. London W1P5FB pp 1.1-1.8 ,1991.
12. Richardosn DW, Honour AJ, Fenton GW, Stott FH, Pickering GW. Variation in arterial pressure troughout the day and night. Clin Sci 26 :445 - 460 , 1964.
13. Bevan AT, Honour AJ, Stott FH. Direct arterial pressure recording in unrestricted man. Clin Sci 36:329-344,1969.
14. Nobre F, Mion Jr. D, Gomes MAM, Barbosa ECD, Rodrigues CIS, Neves MFT et al. 6ª Diretriz de Monitorização Ambulatorial da Pressão Arterial e 4ª Diretriz de Monitorização Residencial da Pressão Arterial. Arq Bras Cardiol 2018; 110(2Supl.1):1-29).
15. Lima NKC, Santos LAC, Brega AG, Mion Jr. D, Nobre F. J Hypertension 16(suppl 2): S270, 1998.

Orientações para Constituição de um Serviço de MAPA

Capítulo 3

• Fernando Nobre • Eduardo Barbosa Coelho • Josiane Lima de Gusmão • Décio Mion Júnior • Audes Feitosa • Marco Mota

O conhecimento sobre as técnicas de medida da pressão arterial avançou muito, desde a criação do primeiro esfigmomanômetro, por Riva-Rocci, em 1886[1]. A medida casual, comumente utilizada nas avaliações clínicas, passou a ser questionada, devido à possibilidade de erros[2] inerentes à própria técnica, a descalibração dos equipamentos[3], ao paciente e, principalmente, por sofrer influência do observador e do ambiente durante a realização do procedimento[4]. Além disso, a medida casual fornece um número reduzido de medidas e, por essa razão, não apresenta boa reprodutibilidade em longo prazo[5]. Estudos[6,7] mostraram que a Monitorização Ambulatorial da Pressão Arterial (MAPA) tem custo-efetividade maior do que a medida casual no consultório.

Assim, nas últimas décadas, o uso da MAPA cresceu consideravelmente por permitir a realização de um grande número de medidas da pressão arterial, usualmente em 24 horas, possibilitando o conhecimento do perfil de variações da pressão arterial na vigília e no sono, durante as atividades habituais do indivíduo e sem a influência do observador. Além disso, elimina o viés de registro e possibilita a avaliação da resposta terapêutica durante as 24 horas[5].

Historicamente, Hinman et al.[8], na década de 1960, fizeram a primeira publicação que apresentava a possibilidade de se realizar medidas da pressão por 24 horas, sem a presença de um observador, utilizando equipamentos semiautomáticos, extremamente ruidosos e desconfortáveis, o que era uma limitação para seu uso rotineiro.

No entanto, com o passar dos anos, esses equipamentos foram sendo aprimorados e, atualmente, os aparelhos são leves, pequenos, silenciosos e validados por protocolos internacionais rígidos (Veja Capítulo 2 – Figura 2.3).

Há vários modelos de monitores de MAPA, todos automáticos, que empregam, na grande maioria, a técnica oscilométrica, que registra as variações da pressão arterial durante a desinsuflação do manguito. Esses monitores determinam diretamente a pressão arterial sistólica e a pressão arterial diastólica indiretamente, por meio de um algoritmo próprio de cada fabricante, que utiliza a pressão arterial média obtida no ponto de máxima oscilação[9], as ondas de pressão em cada nível de desinsuflação, a frequência cardíaca e a frequência de aquisição do sinal para esse cálculo.

Existem, ainda, os monitores que utilizam a técnica auscultatória de Korotkoff, para determinar a pressão arterial. Esses equipamentos utilizam processadores de sinais e microfone piezoelétrico posicionado sobre a artéria braquial que identifica o primeiro e o quinto sons de Korotkoff, que correspondem, respectivamente, à pressão arterial sistólica e pressão arterial diastólica.

Ambas as técnicas apresentam vantagens e desvantagens. Os modelos que utilizam técnica oscilométrica têm a vantagem de não necessitar de nenhum transdutor sobre a artéria braquial, o que facilita o posicionamento do manguito, além de não serem tão susceptíveis a ruídos externos. No entanto, são extremamente sensíveis aos movimentos, não funcionando adequadamente durante a prática de atividade física, por exemplo, quando ocorrem consideráveis artefatos[10]. Outro aspecto diz respeito ao próprio método e está relacionado à amplitude das oscilações que dependem de outros fatores além da pressão arterial, como a rigidez das artérias, que pode subestimar a pressão arterial em indivíduos mais idosos que apresentam artérias mais rígidas[11]. Além disso, os algoritmos usados por esses dispositivos não são divulgados pelos fabricantes e há consideráveis diferenças nas pressões obtidas por diferentes aparelhos[12]. Os equipamentos que utilizam a técnica auscultatória podem captar ruídos do meio ambiente ou de movimentação do braço e o microfone pode se deslocar, levando à perda de medidas. Ambos os métodos podem ser afetados por arritmias.

Os modelos disponíveis, atualmente, são automáticos e utilizam, na grande maioria, técnica oscilométrica e têm baixo nível de ruídos. Os modelos que se valem da técnica auscultatória estão praticamente em desuso.

Podem ser acionados manualmente pelo indivíduo, seja para iniciar ou cancelar uma medida da pressão, o que pode ser extremamente útil quando há a necessidade de se relacionar sintomas com a pressão arterial registrada.

Em geral, para a realização da monitorização ambulatorial da pressão arterial de 24 horas, recomenda-se que o aparelho seja programado para medir a pressão no mínimo a cada 30 minutos, de modo que, ao final das 24 horas, obtenham-se, ao menos, 16 medidas válidas no período da vigília e 8 durante o sono. Os dados obtidos são armazenados na memória do dispositivo e, posteriormente, transferidos para um computador que, por meio de um software específico, a análise das medidas será efetuada.

■ Validação de equipamentos

Com o aumento significativo da comercialização e do uso dos aparelhos de MAPA, a preocupação com a confiabilidade desses equipamentos aumentou e padrões de validação começaram a ser criados ao final da década de 1980 e início da década de 1990, quando foram publicados os protocolos da *Association for Advancementof Medical Instrumentation* (AAMI)[13] e da *British Hypertension Society* (BHS)[14]. Esses protocolos, que diferiam em detalhes, tinham como objetivo comum a padronização de um processo de validação para estabelecer critérios mínimos de precisão e desempenho dos equipamentos para facilitar a comparação entre um e outro[15]. Ambas as normas foram revisadas em 1993[16,17] mas, de maneira geral, o protocolo da BHS possuía procedimentos mais elaborados do que o da AAMI, uma vez que buscava assegurar-se de que todos os observadores que realizariam o processo de validação estivessem treinados a um padrão bastante elevado; fez a provisão de um grupo especial para o processo de validação; e recomendou a validação de todos os equipamentos em uso. Ao contrário do protocolo da AAMI, o da BHS não considerou as recomendações do fabricante, nem recomendou a comparação intra-arterial (teste opcional no protocolo da AAMI)[18].

A partir de então, um grande número de dispositivos de medida da pressão arterial passou a ser avaliada de acordo com um ou ambos os protocolos. O protocolo da BHS estabelece graus de A até D e considera o equipamento validado quando recebe graus A ou B para as pressões sistólica e diastólica. O protocolo da AAMI classifica o equipamento em aprovado ou reprovado.

No entanto, os requisitos exigidos por eles são extremamente difíceis de cumprir, principalmente devido ao grande número de indivíduos que devem ser recrutados e aos intervalos de pressão arterial exigidos, o que torna estudos de validação de difícil realização e muito dispendiosos, com poucos centros preparados para realizá-los[19].

Em 2002, o grupo de trabalho em monitorização da pressão arterial da *European Society of Hypertension* (ESH), composto por especialistas em medida de pressão arterial e com experiência considerável em Validação de dispositivos de medida da pressão, publicou um Protocolo Internacional, que simplificou protocolos anteriores e foi baseado em evidências, a partir de um grande número de estudos de validação[19]. Esse Protocolo Internacional foi elaborado de modo a permitir sua aplicação à maioria dos dispositivos de pressão arterial disponíveis no mercado. O procedimento de validação foi limitado a adultos com idade superior a 30 anos (grupo que constitui a maioria dos indivíduos com hipertensão arterial) e não fez recomendações para grupos especiais, como crianças, mulheres grávidas e idosos, para circunstâncias especiais, como durante o exercício, ou para situações fisiopatológicas como fibrilação atrial e rigidez arterial. No entanto, não impede que investigadores e fabricantes apliquem o protocolo para avaliação e validação nessas circunstâncias.

Em 2010, o Protocolo Internacional da ESH passou por uma revisão que, dentre outras coisas, reduziu a idade 30 para 25 anos para facilitar o recrutamento, reforçou os níveis mínimos de aprovação como consequência do aprimoramento tecnológico dos equipamentos e relaxou os limites de recrutamento em certas condições devido às dificuldades sentidas na inclusão de indivíduos com faixas elevadas de pressão[20]. Do mesmo modo que o protocolo da AAMI, o da ESH, também classifica o equipamento em aprovado ou reprovado.

Inicialmente, os resultados dos estudos de validação eram publicados apenas em revistas científicas e, de tempos em tempos, um resumo era lançado em revistas gerais e especializadas. No entanto, tornou-se evidente que muitas dessas publicações não eram acessíveis para muitos candidatos a compradores dos equipamentos de MAPA e, assim, para superar essa deficiência, o grupo de trabalho da sociedade europeia de hipertensão criou o site www.dableducational.org, com informações sobre a validação de dispositivos de medida da pressão arterial.

Recomenda-se que o interessado procure nesse endereço eletrônico características do aparelho que lhe interessa adquirir.

■ Calibração de equipamento

A calibração difere da validação, uma vez que seu objetivo é verificar se a medida obtida por um equipamento validado é compatível com o esperado, e se ele está adequado à atividade a que se destina.

A calibração deve ser realizada pelo fornecedor ou seu representante, no mínimo, anualmente ou de acordo com a recomendação do fabricante. Também deve ser executada sempre que for identificada discrepância maior do que 5 mmHg, observando as diferenças nos pontos 0, 50, 100, 150, 200, 250 mmHg, dentre as medidas obtidas pelo aparelho a ser testado e as obtidas pelo aparelho de coluna de mercúrio calibrado, por meio de conector em Y. Esse procedimento deve ser realizado, pelo menos, a cada seis meses.

Para a verificação da calibração, utiliza-se uma coluna de mercúrio como "padrão-ouro", previamente avaliada, adaptada por meio de um conector "Y" ao aparelho de MAPA. O manguito do aparelho a ser testado é adaptado a um tudo rígido e o conector é adaptado ao aparelho. A uma extremidade do conector liga-se o tubo de borracha do manguito e, à outra, o tubo de borracha da coluna de mercúrio (Figura 3.1). Aciona-se, então, o aparelho que vai inflar o manguito e transmitir a pressão à coluna de mercúrio. As leituras de pressão entre o visor do aparelho automático e a escala de coluna de mercúrio devem ser comparadas e, caso haja diferença maior do que 5 mmHg entre as duas escalas, em qualquer um dos pontos avaliados, considera-se o aparelho descalibrado.

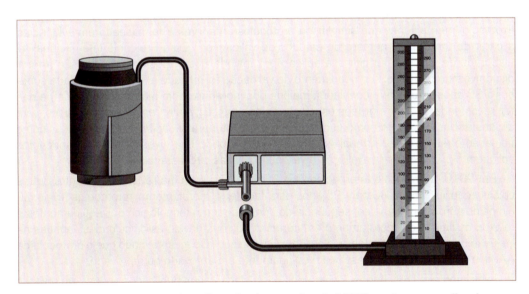

Figura 3.1 – Esquema do teste de calibração do aparelho de MAPA contra o aparelho de coluna de mercúrio.

■ Constituição de um serviço de MAPA

A constituição de um serviço de MAPA pode ocorrer em uma instituição pública ou privada, seja hospital, ambulatório, consultório ou centro de diagnóstico. Para tanto, alguns princípios básicos devem ser bem definidos, conforme mostrado na Tabela 3.1.

Tabela 3.1 – Condições necessárias para a criação de um serviço de MAPA

Local apropriado
Pessoal treinado
Equipamentos validados
Equipamentos calibrados
Manguitos de acordo com as necessidades individuais
Médico responsável com conhecimentos específicos nos métodos

Fonte: V Diretrizes de Monitorização Ambulatorial da Pressão Arterial (MAPA) e III Diretrizes de Monitorização Residencial da Pressão Arterial (MRPA). Arq Bras Cardiol. 2011; 97(3 supl.3):1-24.

Escolha do local

Uma vez determinado o tipo de instituição na qual o serviço de MAPA será criado, deve-se proceder a escolha do ambiente onde será instalado. Por se tratar de um procedimento de medida da pressão arterial, o local deve ser calmo, climatizado, com temperatura agradável e reservado somente para essa prática. É necessário que tenha uma maca ou uma cadeira confortável onde o indivíduo ficará durante a instalação. O computador com o *software* necessário para a programação e leitura dos dados após a realização do exame, pode ou não estar nesse ambiente. Caso não esteja, o ideal é que seja instalado em sala próxima, de modo a facilitar e aperfeiçoar o acesso. Esse ambiente também deve conter um esfigmomanômetro de coluna de mercúrio ou aneroide calibrado que será usado no momento da instalação.

Treinamento da equipe

Para o sucesso do exame, é fundamental que a equipe seja devidamente treinada por um profissional com experiência, que possa transmitir todas as informações necessárias para a programação, instalação e leitura dos dados obtidos pela MAPA.

A instalação do dispositivo é um momento importante e dele dependerá o êxito do exame. Cuidados com o equipamento, colocação do manguito e adaptação da extensão de borracha devem ser rigorosos, bem como, a orientação ao paciente.

Validação e calibração de equipamentos

A escolha do monitor deve ser feita de modo muito criterioso e deve considerar, principalmente, se foi submetido e aprovado por protocolos de validação discutidos anteriormente (Veja página 25). Não se deve, em hipótese nenhuma, utilizar equipamentos não recomendados por esses protocolos ou não submetidos à avaliação. Além disso, deve-se considerar o custo do equipamento e do *software*, as informações contidas nesse programa e os tipos de análise efetuados por ele. O custo de manutenção e do material de consumo (baterias, manguitos, etc.), bem como, a disponibilidade de assistência técnica e garantia do aparelho também devem ser considerados na aquisição do equipamento.

Uma vez adquirido, o dispositivo deve ser submetido semestralmente aos testes de calibração que avaliarão a compatibilidade das medidas realizadas.

Disponibilidade de manguitos

Para a utilização da MAPA recomenda-se o uso de manguitos adequados à circunferência do braço e originais do fabricante do equipamento. Não são recomendados o uso de tabelas de correção e nem a colocação do manguito no antebraço. O serviço de MAPA deve dispor de, pelo menos, três tipos de manguitos: adulto magro, adulto normal e adulto obeso.

Médico responsável

O serviço de MAPA deve ter um médico responsável treinado e com conhecimentos específicos sobre o exame, de modo que possa orientar, esclarecer dúvidas e emitir os relatórios dos exames. Assim, é necessário que conheça e compreenda a gama de informações e correlações que são fornecidas pela monitorização ambulatorial da pressão arterial, bem como, tenha discernimento para julgar a qualidade do procedimento e a necessidade ou não de repetição.

■ Orientações indispensáveis quando da marcação do exame

Quando o paciente for marcar o exame, deverá receber as orientações definidas na Tabela 3.2.

Tabela 3.2 – Orientações que deverão ser dadas ao paciente, quando da marcação do exame

• Informar com clareza: o que será feito, como será realizado o exame e quais as finalidades.
• Recomendar que, pela inconveniência de o paciente banhar-se durante o período em que estará realizando o exame, é aconselhável tomar banho prévio à instalação do equipamento, voltando a fazê-lo somente após a sua retirada.
• O paciente deverá, igualmente, ser orientado no sentido de marcar o exame para um dia que reflita as suas atividades rotineiras.
• Indispensável se faz, também, que o paciente seja instado a vir para o exame trajando blusa ou camisa confortável, de mangas largas, com botões que possam ser abertos para a aplicação e ajuste do equipamento com facilidade e conforto.
• Definir claramente: data, horário, local de instalação e retirada do equipamento.

■ Orientações indispensáveis quando da instalação do equipamento

Quando o equipamento for ser instalado, o paciente deverá receber instruções fundamentais para que a sua cooperação, durante a realização dele, seja adequada. Essas orientações estão expressas na Tabela 3.3.

Tabela 3.3 – Orientações indispensáveis quando da instalação do equipamento

• Manter o braço em repouso durante todo o tempo das medidas. Devemos lembrar que os equipamentos disponíveis no mercado, no presente momento, não são adequados para medidas de pressão como braço onde se encontra colocado o manguito em movimento.
• Ter o maior cuidado possível com o equipamento, especialmente atentando para não o molhar nem o expor a poeira, fogo, gelo, água, etc.
• O banho, pelo risco em potencial de avariar o equipamento, deverá ser evitado.
• À noite, no período de sono, o aparelho poderá ser retirado da cintura devendo ser, preferencialmente, colocado de baixo do travesseiro, evitando-se assim possíveis quedas e avarias do monitor.
• Cuidado para não se deitar sobre o braço com o manguito. A excessiva pressão exercida pelo peso do corpo não permitirá a insuflação do manguito, decorrendo desse fato a perda de medidas, compossível prejuízo à qualidade do exame.
• O paciente deverá preencher adequada e corretamente o diário atividades que lhe será fornecido (Figura 3.3), devendo conter pelo menos as seguintes informações: horários de almoço, jantar, em que dormiu e acordou. Tempo em que trabalhou. Em caso de sintomas, anotá-los identificando horários de início e término.

Continua...

Tabela 3.3 – **Orientações indispensáveis quando da instalação do equipamento** – *continuação*

- Se o paciente está usando medicamentos, não deverá esquecer de utilizá-los durante o período de exame, anotando no diário os horários e dosagens utilizadas. Preferencialmente, os pacientes deverão ser encorajados a trazer os medicamentos para melhor entendimento e clareza desse importante item.
- Os pacientes deverão ser também orientados para não retirarem o manguito do braço em nenhuma hipótese, a não ser após consultar o médico com vistas a esse procedimento.
- Todo paciente, após ter colocado o monitor, deverá receber orientação no sentido de poder se comunicar, em caso de necessidade, com pessoal capacitado a orientá-lo para esclarecer dúvidas ou eventuais complicações durante o período de exame.

■ Sugestão para colocação do monitor

Recomenda-se a colocação do manguito no braço contralateral ao dominante com a passagem dos cabos seguindo duas possibilidades como indicado na Figura 3.2.

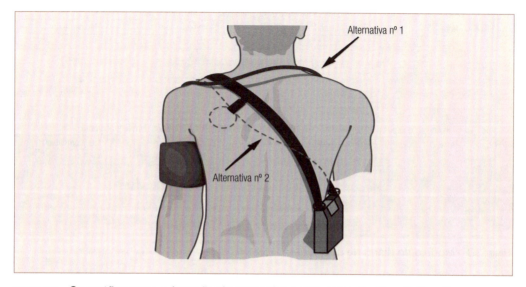

Figura 3.2 – Sugestões para colocação do manguito e utilização dos fios de ligação.

■ Avaliações após a colocação do monitor

Quando o monitor estiver instalado, seguindo-se rigorosamente as orientações expressas acima alguns aspectos deverão ser testados assegurando-se assim a maior probabilidade de seu funcionamento adequado durante o exame (Tabela 3.4).

Tabela 3.4 – **Aspectos a serem testados após a colocação do monitor**

- Verificar se o monitor está funcionando adequadamente.
- Observar se a sua instalação está em posição correta (manguito a 2 cm da prega do cotovelo) e se o tamanho dele está adequado às dimensões do braço do paciente.
- Testar o equipamento, fazendo uma medida manual e checando-a contra uma medida com esfigmomanômetro de mercúrio, adequadamente calibrado, no braço contralateral.
- Relembrar mais uma vez o paciente acerca dos cuidados que deverá ter durante o exame.

■ Modelo de diário para anotações das atividades durante o exame

As anotações de eventos, atividades, uso de medicamentos durante o exame terão grande utilidade, de modo geral, e, em particular, em algumas circunstâncias especiais.

A Figura 3.3 mostra um modelo sugerido de diário de atividades.

Anotações da hora que colocou o aparelho até o almoço (inclusive)			
Hora	Atividades	Sintomas	Medicamentos

Anotações após o almoço até o jantar (inclusive)			
Hora	Atividades	Sintomas	Medicamentos

Anotações após o jantar até a retirada do aparelho (não esquecer horários que dormiu e acordou)			
Hora	Atividades	Sintomas	Medicamentos

Figura 3.3 – Modelo do diário de atividades.

■ Conclusões

A MAPA considerada, há poucos anos, um exame complementar, assume papel de destaque no diagnóstico e tratamento da hipertensão arterial. Nesse sentido o aumento da fabricação e comercialização desses aparelhos, assim como dos demais equipamentos automáticos e semiautomáticos, promoveu um movimento em prol da normatização e regulamentação desses dispositivos, a fim de avaliar sua exatidão e confiabilidade.

Embora existam inúmeros protocolos de validação, cabe ao profissional ter olhos críticos à escolha do equipamento adequado a sua necessidade e de seus pacientes.

■ Referências

1. Riva-Rocci S. Um nuovo sfigmomanometro. Gazzetta Medica di Torino, 1896; 47:981-1001.
2. Pierin AMG, Gomes MAM, Veiga EV, Nogueira EVVMS, Nobre F. Medida da pressão arterial no consultório e auto-medida da pressão: técnicas e equipamentos. In: Mion Jr. D, Nobre F. Medida da pressão arterial: da teoria à prática clínica. Lemos Editorial, São Paulo, p. 35-64, 1997.

3. Serafim TS, Toma GA, Gusmão JL, Colósimo FC, Silva SSBE, Pierin AMG. Evaluation of the conditions of use of sphygmomanometers in hospital services. Acta paulenferm. 2012; 25(6):940-946.
4. Segre CA, Ueno RK, Warde KR, Accorsi TA, Miname MH, Chi CK, et al. White-coat hypertension and normotension in the League of Hypertension of the Hospital das Clínicas, FMUSP: prevalence, clinical and demographic characteristics. Arq Bras Cardiol. 2003;80(2):117-26.
5. V Diretrizes de Monitorização Ambulatorial da Pressão Arterial (MAPA) e III Diretrizes de Monitorização Residencial da Pressão Arterial (MRPA). Arq Bras Cardiol. 2011; 97(3 supl.3):1-24.
6. Hodgkinson J, Mant J, Martin U, Guo B, Hobbs FDR, Deeks JJ, et al. Relative effectiveness of clinic and home blood pressure monitoringcompared to ambulatory blood pressure monitoring in the diagnosis of hypertension: a systematic review. BMJ 2011; 342:d3621.
7. Lovibond K, Jowett S, Barton P, Caulfield M, Heneghan C, Hobbs FD,et al. Cost-effectiveness of options for the diagnosis of high blood pressure in primary care: a modelling study. Lancet 2011; 378:1219-1230.
8. Hinman AT, Engel BT, Bickford AF. Portable blood pressure recorder: accuracy and preliminary use in evaluating intra-daily variations in pressure. Am Heart J. 1962;63:663-668.
9. Mauck GW, Smith CR, Geddes LA, Bourland JD. The meaning of the point o maximum oscillations in cuff pressure in the indirect measurement of blood pressure - part II. J Biomech Eng. 1980;102:28-33.
10. Pickering TG, Hall JE, Appel LJ, Falkner BE, Graves J, Hill MN, et al. Recommendations for Blood Pressure Measurement in Humans and Experimental From the Subcommittee of Professional and Public Education of the American Heart Animals: Part 1: Blood Pressure Measurement in Humans: A Statement for Professionals Association Council on High Blood Pressure Research. Circulation. 2005;111:697-716.
11. van Montfrans GA. Oscillometric blood pressure measurement: progress and problems. Blood Press Monit. 2001;6:287-90.
12. Amoore JN, Scott DH. Can simulators evaluate systematic differences between oscillometric non-invasive blood pressure monitors? Blood Press Monit. 2000;5:81-9.
13. AAMI American National Standard for Electronic or Automated Sphygmomanometers. Arlington VA: Association for the Advancement of Medical Instrumentation, 1987.
14. O'Brien E, Petrie J, Littler W, de Swiet M, Padfield PL, O'Malley K, et al. The British Hypertension Society protocol for the evaluation of automated and semi-automated blood pressure measuring devices with special reference to ambulatory systems. J Hypertens. 1990;8(7):607-19.
15. O'Brien E, O'Malley K. Twenty-four-hour ambulatory blood pressure monitoring: a review of validation data. J Hypertens 1990;8(suppl 6):S11-S16.
16. Association for the Advancement of Medical Instrumentation: American National Standard: Electronic or Automated Sphygmomanometers. Arlington, Virginia: AAMI; 1993
17. O'Brien E, Petrie J, Littler WA, de Swiet M, Padfield PL, Altaman DG, et al. The British Hypertension Society protocol for the evaluation of blood pressure measuring devices. J Hypertens 1993; 11(suppl 2):S43-S62.
18. O'Brien E, Atkins N. A comparison of the British Hypertension Society and Association for the Advancement of Medical Instrumentation protocols for validating blood pressure measuring devices: can the two be reconciled? J Hypertens 1994; 12:1089-94.
19. O'Brien E, Pickering T, Asmar R, Myers M, Parati G, Staessen J, et al.; on behalf of the Working Group on Blood Pressure Monitoring of the European Society of Hypertension. International protocol for validation of blood pressure measuring devices in adults.Blood Press Monit. 2002;7:3–17.
20. O'Brien E, Atkins N, Stergiou G, Karpettas N, Parati G, Asmar R, et al.; on behalf of the Working Group on Blood Pressure Monitoring of the European Society of Hypertension. European Society of Hypertension International Protocol revision 2010 for the validation of blood pressure measuring devices in adults. Blood Press Monit. 2010;15:23–38.

Hipertensão e Efeito do Avental Branco: Conceito, Diagnóstico, Condutas e Prognóstico

Capítulo **4**

- Miguel Gus

■ Hipertensão do avental branco

Definição

O estabelecimento de valores de normalidade para a medida da pressão arterial, tanto em consultório, como por meio de métodos ambulatoriais, permitiu que se definissem quatro fenótipos diferentes de pressão arterial, conforme representado na Figura 4.1.

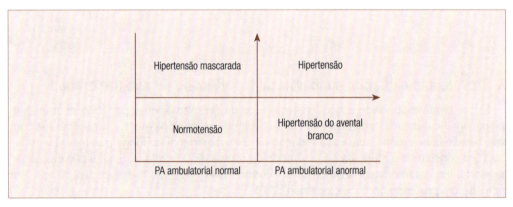

Figura 4.1 – Fenótipos de hipertensão de acordo com o perfil da pressão arterial medida no consultório ou por métodos ambulatoriais.
Fonte: Nobre F, et. al.1.

Tradicionalmente, define-se a hipertensão do avental branco como uma condição em que indivíduos que não utilizam medicamentos anti-hipertensivos apresentam pressão arterial medida em consultório com valores de pressão sistólica (PAS) e/ou diastólica (PAD) ≥ 140 mmHg e ≥ 90 mmHg, respectivamente, e valores de monitorização de 24 horas (MAPA-24 h), no período de vigília menores que 135/85 mmHg, respectivamente[1]. O diagnóstico desse perfil de comportamento de pressão arterial permanece sendo, na prática clínica, a principal indicação para solicitação de MAPA-24 h. Na ausência da possibilidade para realização de MAPA-24 h, recomenda-se a realização da monitorização residencial de pressão arterial (MRPA) para se estabelecerem os valores de pressão arterial de vigília.

Estudos longitudinais têm destacado a importância dos valores de pressão arterial no sono para o risco cardiovascular. Uma metanálise de estudos observacionais que incluiu 23.856 pacientes hipertensos e 9.641 indivíduos selecionados aleatoriamente de amostras populacionais mostrou uma associação positiva entre o aumento de pressão arterial no sono e mortalidade total ou cardiovascular, independentemente de outros fatores de risco ou da pressão na vigília. Tanto em hipertensos como na população em geral, o aumento de 10 mmHg na pressão sistólica associou-se a um aumento significativo de 15% na ocorrência de desfechos cardiovasculares ou mortalidade total[2]. Nesse contexto, a última Diretriz Europeia de Monitorização Ambulatorial[3] destaca a importância da pressão no sono na definição da hipertensão do avental branco. Para isso é sugerido que essa condição seja estabelecida quando houver a pressão de consultório nos valores anteriormente definidos, mas com MAPA-24 h (e não apenas os valores de vigília) menor que 130 mmHg e 80 mmHg para a pressão sistólica e diastólica, respectivamente. Com isso, devemos reconhecer que a principal dificuldade para estabelecer o perfil diagnóstico de hipertensão do avental branco permanece sendo a falta de uniformização dos valores de normalidade para a pressão ambulatorial. A Tabela 4.1 mostra os critérios utilizados por três diferentes Diretrizes para definir hipertensão do avental branco.

Tabela 4.1 – **Métodos ambulatoriais e valores de normalidade (em mmHg) considerados por diferentes diretrizes para o estabelecimento do diagnóstico de hipertensão do avental branco**

	VI Diretriz Brasileira de MAPA[1]	Diretriz Americana[4]	Diretriz Europeia[3]
MAPA-24 h	Vigília < 135/85	Vigília < 130/80	24 h: <130/80 e/ Vigília: < 135/85 e/ Sono: < 120/70
MRPA	< 135/85	< 130/80	< 135/85

■ Prevalência e quando suspeitar de hipertensão do avental branco

Existe uma variabilidade dos valores medidos da pressão arterial, podendo ocorrer uma queda significativa deles ao longo das consultas médicas, principalmente, nos indivíduos com hipertensão leve a moderada. Essa redução da pressão arterial ao longo das medidas repetidas em consultório é atribuída ao fenômeno de regressão à média ou diminuição da reação de alerta. No entanto, isso não ocorre em todos indivíduos e pode ser consequência, em parte, de um processo de condicionamento.

Estudos populacionais descrevem distintos números para a prevalência de hipertensão do avental branco, mas estima-se que aproximadamente 11% a 39% dos indivíduos que possuem pressão arterial medida em consultório acima de 140/90 mmHg apresentam médias por MAPA-24 h no período de vigília ou MRPA menores que 135/85 mmHg[5]. Análise mais detalhada de estudos observacionais indica, geralmente, prevalência menor que 20%. Um estudo observacional italiano denominado PAMELA mediu a pressão arterial dos 2.051 indivíduos selecionados por meio do método convencional de consultório, MAPA-24 h e de MRPA. Consideraram-se para o diagnóstico de hipertensão do avental branco pressão de consultório ≥ 140/90 mmHg, MAPA-24 h < 125/79 mmHg e de MRPA < 135/83 mmHg. A prevalência foi de 17,5% e 12% considerando-se MAPA-24 h e MRPA, respectivamente[6]. Outro estudo populacional que incluiu 1.332 indivíduos da comunidade de Ohasama, no Japão, identificou uma prevalência de 13% considerando-se como critério de normalidade da MAPA-2 h os valões médios < 135/85 mmHg durante o período de vigília. Registro que incluiu dados de cinco estudos observacionais encontrou uma prevalência de 14% considerando-se valores < 135/85 mmHg de MRPA para o estabelecimento de hipertensão do avental branco[7]. Análise posterior do mesmo registro que inclui um conjunto de estudos populacionais que constituem o banco de dados denominado *International Database of Ambulatory blood pressure in relation to Cardiovascular Outcome* (IDACO) mostrou uma prevalência de apenas 7,6% de hipertensão do avental branco considerando-se como critério de normalidade valores de vigília <135/85 mmHg na MAPA-24 h[8].

Apesar das diretrizes apontarem que a principal indicação para a realização de MAPA-24 h seja a suspeita de avental branco, não existem evidências para selecionar com precisão tais indivíduos, pois não foram identificados indicadores absolutos que possam predizer o diagnóstico. No entanto, é descrito que algumas características são sugestivas de maior prevalência de hipertensão do avental branco em pacientes investigando hipertensão não complicada e não recebendo tratamento: PAS 140-159 mmHg ou PAD 90-99 mmHg, sexo feminino, mais idosos, ausência de dano em órgão-alvo ou hipertrofia ventricular[5]. Deve-se suspeitar dessa condição quando o indivíduo relata pressões normais em casa ou em ambientes fora do consultório. Por outro lado, devemos salientar que essa questão pode ser minimizada diante da realidade atual de ampliação da indicação para realização de MAPA-24 h. O *National Institute for Health and Clinical Excellence* (NICE) da Inglaterra, por exemplo, já recomenda a realização da MAPA-24 h para todo indivíduo com pressão arterial entre 140/90 mmHg e 180/120 mmHg para o diagnóstico de hipertensão arterial sistêmica por causa da vantajosa relação de custo-benefício. Diante disso, o diagnóstico de hipertensão do avental branco poderia ser feito independentemente de preditores clínicos[9].

■ Implicações para o prognóstico da hipertensão do avental branco

Independentemente dos achados de estudos longitudinais que estabelecem o risco do fenótipo avental branco, devemos lembrar que estes indivíduos apresentam valores de MAPA-24 h ou MRPA dentro de faixas de normalidade, mas com valores absolutos mais elevados que o fenótipo dos verdadeiramente normotensos. Considerando-se que a relação entre PA e risco cardiovascular é contínua, a lógica aponta que o perfil de avental branco deve apresentar risco diferenciado quando comparado ao de verdadeiramente normotensos.

Análises iniciais de alguns estudos prospectivos com desfechos cardiovasculares primordiais indicaram que o prognóstico dos indivíduos com hipertensão do avental branco não diferia dos verdadeiramente normotensos (valores na MAPA-24 h e de consultório normais). No estudo realizado na comunidade japonesa de Ohasama foram incluídos 1.332 indivíduos que foram seguidos por 10 anos. Para o diagnóstico do avental branco utilizou-se como critério de normalidade da MAPA-24 h a média de vigília < 135/85 mmHg. Os resultados mostraram que indivíduos com hipertensão do avental branco apresentavam um risco relativo de 1,28 (IC 95% 0,75-2,14) para eventos cardiovasculares quando comparados aos verdadeiramente normotensos. Os autores reconheceram que ausência de risco com significância estatística formal da condição de hipertensão do avental branco poderia ser resultado da falta de poder do estudo[10].

Apesar de haver alguma dificuldade na interpretação dos resultados de estudos mais recentes, devida às diferenças metodológicas (perfil de risco da amostra estudada, pontos de corte para valores de normalidade da MAPA-24 h e a utilização de diferentes métodos ambulatoriais – MAPA-24 h ou MRPA), existe um consenso de que a hipertensão do avental branco é uma condição clínica que confere um risco adicional quando comparada a sujeitos verdadeiramente normotensos. Análise do registro IDACO, com mais de 7 mil indivíduos de diferentes comunidades europeias, destacou que na realidade existe um risco crescente indo desde o verdadeiramente normotenso, passando pera hipertensão do avental branco, hipertensão mascarada (pressão de consultório normal com MAPA-24 h anormal) até hipertensão sustentada[11]. Resultado semelhante foi encontrado no estudo PAMELA, após seguimento aproximado de 10 anos. Apesar de não ter sido identificada uma diferença estatisticamente significativa no risco de morte cardiovascular entre os indivíduos normotensos e aqueles com hipertensão do avental branco identificada por MAPA-24 h ou MRPA (após ajuste para sexo e idade), identificou-se um risco crescente do perfil de normotensão, hipertensão do avental branco, hipertensão mascarada e verdadeiros hipertensos (valores anormais de consultório e nos métodos ambulatoriais de MAPA-24 h ou MRPA). Uma interessante análise posterior dessa mesma coorte mostrou que indivíduos "parcialmente" portadores de hipertensão do avental branco (com apenas um método ambulatorial normal: MAPA-24 ou MRPA) apresentavam um risco significativamente mais elevado que aqueles verdadeiramente hipertensos[12]. Metanálise que incluiu 23 coortes com 20.445 indivíduos sem tratamento anti-hipertensivo, 11 coortes com 8656 pacientes com avental branco em tratamento anti-hipertensivo (hoje definidos como portadores de "hipertensão não controlada do avental branco")e 12 coortes mistas com 21.336 indivíduos com e sem tratamento avaliou a relação do fenótipo de avental branco quando comparado ao verdadeiro normotenso. Foram feitas análises considerando-se valores de normalidade de 130/80 mmHg e 135/85 mmHg para MAPA-24 e MRPA, respectivamente. Nos indivíduos sem tratamento, o fenótipo avental branco associou-se a 38% e 20% no aumento de risco para doença cardiovascular e mortalidade total (RR 1,38; IC 95: 1,15-1,65 e 1,20; IC 95% 1,03-1,40). Nos indivíduos tratados ou portadores de hipertensão não controlada do avental branco não houve associação significativa com risco cardiovascular ou mortalidade total[13]. Uma coorte de 63.910 indivíduos seguidos por quase cinco anos em um registro espanhol de atendimento primário identificou 6.628 indivíduos com hipertensão do avental branco e 11.042 com hipertensão não controlada do avental branco (recebendo tratamento). Comparando-se com verdadeiros normotensos o RR ajustado da hipertensão do avental branco para mortalidade total e mortalidade cardiovascular foi de 1,70 (IC 95%; 1,38-2,32) e 1,96 (IC 95%; 1,22-3,15), respectivamente. Tal magnitude de risco foi semelhante ao dos verdadeiramente hipertensos. Para a hipertensão não controlada do avental branco não houve associação com risco cardiovascular ou mortalidade total[14]. Por outro lado, tem sido sugerido que a identificação de subgrupos de maior risco, mais do que o estabelecimento do perfil de risco cardiovascular do fenótipo de hipertensão do avental branco como um todo, seja o mais adequado[15]. Em uma análise de 10 anos do registro IDACO, 653 indivíduos com hipertensão do avental branco foram pareados por idade com

653 sujeitos verdadeiramente normotensos. Nos indivíduos com ≥ 3 fatores de risco o RR o risco para eventos cardiovasculares foi de 2,06 (IC 95%; 1,10-3,84) sendo que a análise de subgrupo a associação restringiu-se a indivíduos com ≥ 60 anos. Não houve associação entre hipertensão do avental branco e risco cardiovascular em indivíduos de menor risco (RR 1,18 - IC 95%; 0,73-1,90)[8].

Além da questão da associação do perfil de risco cardiovascular, estudos observacionais têm analisado o risco dessa condição para o desenvolvimento de hipertensão sustentada ao longo do tempo. Uma análise da coorte japonesa de Ohasama demonstrou que após oito anos de seguimento, os indivíduos com hipertensão do avental branco tinham um risco relativo de 2,86 (IC 95% 1,90-4,31; P < 0,001), independentemente de outros fatores de risco, de desenvolver hipertensão sustentada quando comparados com aqueles com normotensão (valores de consultório e ambulatoriais normais)[16].

O conjunto das evidências dos estudos observacionais demonstra que existe um risco cardiovascular adicional relacionado à hipertensão do avental branco e a lógica aponta em identificarmos, dentro desse fenótipo como um todo, indivíduos de maior risco. Igualmente, existe um risco considerável de que indivíduos portadores dessa condição venham a mudar seu fenótipo hipertensivo ao longo do tempo, tornando-se portadores de hipertensão sustentada. Diante dessa possibilidade, a Diretriz Europeia de MAPA-24 h recomenda a confirmação diagnóstica em 3 a 6 meses e a realização de MAPA-24 h ou MRPA anualmente para indivíduos com hipertensão do avental branco[3]. A Diretriz Americana de hipertensão igualmente recomenda a repetição periódica de MAPA-24 h ou MRPA sugerindo a repetição anual do exame[4].

■ Tratamento da hipertensão do avental branco

Não existem ensaios clínicos que demonstrem que a intervenção anti-hipertensiva medicamentosa nos indivíduos portadores de hipertensão do avental branco poderia se traduzir em vantagens na diminuição do excesso de risco cardiovascular ou no desenvolvimento de hipertensão sustentada ao longo dos anos.

Em uma análise secundária do ensaio clínico ELSA (*European Lacidipine Study on Atheroesclerosis*), 1.921 pacientes receberam bloqueador do cálcio ou betabloqueador. Todos realizaram MAPA-24 h no início e anualmente durante os quatro anos de acompanhamento. Dos pacientes randomizados, 13% foram considerados como portadores de avental branco (médias de 24 horas < 130/80 mmHg). Ao longo do seguimento houve queda significativa da pressão de consultório e na MAPA-24 h nos pacientes com hipertensão verdadeira (consultório e MAPA-24 h alterados). Nos portadores de hipertensão do avental branco igualmente houve redução da pressão de consultório de magnitude semelhante aos verdadeiros hipertensos. Por outro, lado não houve redução da PAS e PAD na MAPA-24 h. Portanto, a redução da pressão arterial de consultório, a partir da abordagem medicamentosa anti-hipertensiva em portadores de hipertensão do avental branco poderia não se traduzir em redução do risco cardiovascular[17].

A Diretriz Americana de hipertensão não indica tratamento medicamentoso para indivíduos portadores de hipertensão do avental branco, indicando apenas tratamento não medicamentoso[4]. Já Diretriz Europeia propõe que o tratamento medicamentoso pode ser considerado em pacientes portadores de hipertensão do avental branco, mesmo porque nos ensaios clínicos que demonstraram o benefício de medicamentos anti-hipertensivos na pre-venção de eventos cardiovascular é provável que uma proporção significativa de pacientes incluídos era portadora de hipertensão do avental branco. Coloca um grau de recomendação IIb com nível de evidência C (poderia ser considerada com base em opinião de especialistas) a indicação de tratamento medicamentoso em pacientes portadores de hipertensão do aven-tal branco com evidências de dano em órgão-alvo ou alto risco cardiovascular.

■ Efeito do avental branco

Define-se efeito do avental branco como o valor referente à diferença entre a medida da PA no consultório e a média da MAPA-24 h na vigília ou da MRPA (≥ 135/85 mmHg) em pa-cientes recebendo tratamento anti-hipertensivo. Considera-se efeito do avental branco signi-ficativo quando essa diferença for superior a 20 mmHg e 10 mmHg nas pressões sistólicas e diastólica, respectivamente[1,4]. Esses valores são definidos empiricamente pelas diferentes diretrizes, mas ajudam a distinguir pacientes que podem ter modificações no seu esquema terapêutico. Quando, em pacientes tratados, ocorrer um efeito de avental branco significativo os valores de MAPA-24 h ou MRPA podem estar dentro de uma faixa de normalidade carac-terizando o que atualmente se denomina hipertensão não controlada do avental branco. Na coorte espanhola de atendimento primário, anteriormente descrita, com 63.910 indivíduos seguidos por quase cinco anos, 11.042 foram classificados como portadores de hipertensão não controlada do avental branco. O RR ajustado para mortalidade total e cardiovascular foi de 1,06 (IC 95% 0,82-1,37). Indo na direção da importância da identificação de efeito do avental branco significativo, a Diretriz Brasileira de hipertensão resistente recomenda a realização de MAPA-24 h para avaliar o efeito de avental de avental branco e o consequen-te diagnóstico de pseudorresistência[18]. A Diretriz Americana coloca duas situações onde a identificação de efeito do avental branco é útil. Primeiramente, em indivíduos sob tratamento anti-hipertensivo com medidas de consultório acima das desejadas e medidas domiciliares sugerindo efeito de avental branco significativo. E em hipertensos resistentes com medidas de consultório 10 mmHg acima do objetivo terapêutico. Nestes dois casos a realização de MAPA-24 h estaria indicada.

■ Referências

1. Nobre F, Mion Júnior D, Gomes MAM, Barbosa ECD, Rodrigues CIS, Neves MFT et. al. V Diretrizes de Monito-rização Ambulatorial da Pressão Arterial e IV Diretrizes de Monitorização Residencial da Pressão Arterial. Arq Bras Cardiol 2018; 110(5Supl.1):1-29.
2. Hansen TW, Li Y, Boggia J, Thijs L, Richart T, Staessen JA. Predictive role ofthe nighttime blood pressure. Hy-pertension. 2011 57:3-10.
3. Parati G, Stergiou G, O'Brien E, Asmar R, Beilin L, Bilo G et. al. European Society of Hypertension Working Group on Blood Pressure Monitoring and Cardiovascular Variability. European Society of Hypertension practice guidelines for ambulatory blood pressure monitoring. J Hypertens. 2014 ;32: 1359-66.
4. Whelton PK, Carey RM, Aronow WS, Casey DE Jr, Collins KJ, Dennison Himmelfarb C et. al. 2017 ACC/AHA/AAPA/ABC/ACPM/AGS/APhA/ASH/ASPC/NMA/PCNA Guideline for the Prevention, Detection, Evalua-tion, and Management of High Blood Pressure in Adults: A Report of the American College of Cardiology/Ame-rican Heart Association Task Force onClinical Practice Guidelines. J Am Coll Cardiol. 2018; 71: e127-e248.
5. Abolbashari M. White Coat Hypertension and Cardiovascular Diseases: Innocent or Guilty. Curr Cardiol Rep. 2018; 20: 25.
6. Mancia G, Facchetti R, Bombelli M, Grassi G, Sega R. Long-term risk of mortality associated with selective and combined elevation in office, home, and ambulatory blood pressure. Hypertension. 2006; 47: 846-53.

7. Ohkubo T, Kikuya M, Metoki H, Asayama K, Obara T, Hashimoto J, et. al. Prognosis of "masked" hypertension and "white-coat"hypertension detected by 24-h ambulatory blood pressure monitoring 10-yearfollow-up from the Ohasama study. J Am Coll Cardiol. 2005; 46:508-15.
8. Franklin SS, Thijs L, Asayama K, Li Y, Hansen TW, Boggia J, Jacobs L, et. al. IDACO Investigators. The Cardiovascular Risk of White-Coat Hypertension. J Am Coll Cardiol. 2016; 68:2033-2043.
9. Hypertension in adults: diagnosis and management. NICE Guideline. Published August 2019. Available in: www.nice.org.uk/guidance/ng136. Assessed: October 2019.
10. Ohkubo T, Kikuya M, Metoki H, Asayama K, Obara T, Hashimoto J et. al. Prognosis of "masked" hypertension and "white-coat"hypertension detected by 24-h ambulatory blood pressure monitoring 10-yearfollow-up from the Ohasama study. J Am Coll Cardiol. 2005 ;46:508-15.
11. Hansen TW, Kikuya M, Thijs L, Björklund-Bodegård K, Kuznetsova T, Ohkubo T et. al. IDACO Investigators. Prognostic superiority of daytime ambulatory over conventional blood pressure in four populations: a meta--analysis of 7,030 individuals. J Hypertens. 2007; 25:1554-64.
12. Mancia G, Bombelli M, Brambilla G, Facchetti R, Sega R, Toso E, Grassi G.Long-term prognostic value of white coat hypertension: an insight from diagnosticuse of both ambulatory and home blood pressure measurements. Hypertension. 2013;62:168-74.
13. Huang Y, Huang W, Mai W, Cai X, An D, Liu Z et. al. White-coat hypertension is a risk factor for cardiovascular diseases and totalmortality. J Hypertens. 2017;35:677-688.
14. Banegas JR, Ruilope LM, de la Sierra A, Vinyoles E, Gorostidi M, et. al.Relationship between Clinic and Ambulatory Blood-Pressure Measurements and Mortality. N Engl J Med. 2018 Apr 19;378(16):1509-1520.
15. Mancia G, Grassi G. The Heterogeneous Nature of White-Coat Hypertension. J Am Coll Cardiol. 2016; 68: 2044-2046.
16. Ugajin T, Hozawa A, Ohkubo T, Asayama K, Kikuya M, Obara T et. al.White-coat hypertension as a risk factor for the development of home hypertension: the Ohasama study. Arch Intern Med. 2005; 165:1541-6.
17. Mancia G, Facchetti R, Parati G, Zanchetti A. Effect of long-term antihypertensive treatment on white-coat hypertension. Hypertension. 2014; 64:1388-98.
18. Alessi A, Brandão AA, Coca A, Cordeiro AC, Nogueira AR, Diógenes de MagalhãesF et. al.First Brazilian position on resistant hypertension. Arq Bras Cardiol. 2012;99:576-85.

Hipertensão Mascarada: Conceito, Diagnóstico, Condutas e Prognóstico

Capítulo **5**

• Décio Mion Júnior

Introdução

O presente capítulo tem como objetivo, além de definir e descrever a prevalência da hipertensão mascarada (HM), trazer respostas ao leitor sobre questionamentos frequentes na prática clínica: Em indivíduos normotensos ou com a pressão arterial controlada no consultório, quando devemos suspeitar dessa condição? Quais os pacientes que devem ser investigados como hipertensos mascarados? Uma vez feito o diagnóstico de HM, qual a abordagem clínica adequada? Há um consenso quanto à indicação de tratamento medicamentoso? Ao longo do capítulo, o leitor perceberá que as respostas para esses questionamentos caminham para uma única direção: a do impacto da HM no risco cardiovascular e renal.

Definição e prevalência

A hipertensão mascarada consiste na presença de valores normais da pressão arterial no consultório (< 140/90 mmHg) e valores anormais nas medidas fora do consultório, seja pela MRPA (≥ 135/85 mmHg) ou pela MAPA nas medidas de vigília (≥ 135/85 mmHg) sono (≥ 120/70 mmHg) ou de 24 h (≥ 130/80 mmHg)[1].

Tal condição, definida inicialmente em 2002, por Thomas Pickering[2], possui ainda outras denominações, tais como normotensão do avental branco[3,4], e hipertensão do avental branco reversa[5].

A prevalência da HM varia consideravelmente, dentre os diversos estudos, sendo estimado que 15% a 30% dos pacientes com pressão arterial normal no consultório, possuam HM[6].

Na população infantil, tal prevalência também varia, correspondendo a cerca de 7% a 15%[7,8]. Essa grande variabilidade pode estar relacionada não só à heterogeneidade com relação à população estudada (normotensos, hipertensos tratados ou não tratados), mas também aos diferentes pontos de corte definidos para pressão arterial, e aos diferentes métodos de medida (Tabela 5.1). De fato, na própria definição de HM, observa-se que diferentes metodologias de medida da pressão arterial podem ser utilizadas fora do consultório (MAPA ou MRPA), assim como no consultório, cujos critérios não estão bem estabelecidos (medida convencional ou medida automática, número de medidas, intervalo entre as medidas).

Tabela 5.1 – Prevalência da hipertensão mascarada em diversos estudos

Estudo	População	n	Critério PAamb*	Prevalência (%)
Sega et al.[9]	População Pamela	3.200	125/79	9
Imai et al.[10]	População Oshama	969	133/78	10
Björklund et al.[11]	Adultos 70 anos	578	135/85	14
M. Contreras et al.[12]	População geral	1.400	135/85	8.9
Selenta et al.[4]	Adultos	319	135/85	23
Liu JE et al.[3]	Voluntários sadios	234	135/85	21
Banegas JR[13]	População do registro espanhol de MAPA (2004-14)	63.910	130/80	3.6

*PAamb = pressão arterial ambulatorial (MAPA ou MRPA).

No que se refere ao uso da MAPA ou MRPA no diagnóstico da HM, há estudos que demonstram significativa discordância entre elas[14], tendo sido demonstrado inclusive, que ao se utilizar a MAPA como padrão-ouro para o diagnóstico de HM, a MRPA possui sensibilidade de apenas 23% e especificidade de 67%[15]. De fato, já foi demonstrado que mais pacientes com HM são detectados pela MAPA (14%) do que pela MRPA (11%)[14]. No entanto, embora esses dois métodos forneçam informações clínicas diferentes e complementares[16], não há diferença significativa entre eles no impacto prognóstico da HM[7]. As recentes diretrizes da Sociedade Europeia de Hipertensão apoiam o uso da MRPA e/ou MAPA como uma estratégia alternativa às medições repetidas de pressão arterial no consultório para confirmação do diagnóstico de hipertensão, naturalmente quando tais medidas são viáveis logística e economicamente. No que se relaciona ao diagnóstico da HM, a recomendação é clara: quando possível, está indicada MAPA e/ou MRPA para pacientes com pressão arterial limítrofe (PAS 130-139 mmHg e/ou PAD 85-89 mmHg)[17].

Deve-se lembrar que o comportamento da pressão arterial durante o sono possui implicações prognósticas mesmo nos hipertensos mascarados, não sendo obtido pela MRPA[18]. Conclui-se então que, embora a MRPA possua boa correlação com prognóstico, a MAPA constitui-se no padrão-ouro para o diagnóstico da HM.

O parâmetro da MAPA geralmente utilizado para tal diagnóstico consiste na média da pressão arterial sistólica ou diastólica no período da vigília. Recentemente estudos têm sugerido que a média das 24 horas deva ser utilizada, tendo em vista que engloba o período noturno. Pessoas com hipertensão mascarada podem apresentar hipertensão no sono isolada, especialmente na presença de risco cardiovascular aumentado[19]. De fato, parece contraditório não considerar a pressão arterial durante o sono, tendo em vista que a apneia obstrutiva do sono é um dos fatores de risco para a HM[20] e, além disso, a ausência do descenso durante o sono ou elevação da pressão arterial a noite possuem implicações prognósticas bem estabelecidas.

■ Fatores relacionados à hipertensão mascarada

Se por um lado, as evidências sugerem que a HM implica em um risco cardiovascular aumentado tornando sua identificação fundamental pelo médico, por outro, torna-se inviável solicitar MAPA para todos os indivíduos com pressão normal no consultório. Mesmo a MRPA pode não estar acessível em muitos serviços, ou ser prática para alguns indivíduos. Assim, faz-se necessário conhecer os fatores de risco para HM, sendo possível determinar quais os grupos de indivíduos realmente necessitam de investigação.

A partir do próprio conceito de HM, Pickering et al.[21] propuseram a divisão de suas causas em três grupos: Fatores que diminuem a pressão arterial no consultório (como o desconhecimento prévio pelo paciente do diagnóstico de hipertensão, e menor ansiedade diante da presença do médico), fatores que aumentam a pressão fora do consultório (relacionados com o estilo de vida, como tabagismo, consumo de bebidas alcoólicas, atividade física e estresse psíquico), e outros fatores que não se enquadram nessas duas condições, tal como idade e gênero (Figura 5.1). A seguir, estão descritos alguns importantes fatores de risco para HM, incluindo condições clínicas cuja relação já foi demonstrada (Tabela 5.2).

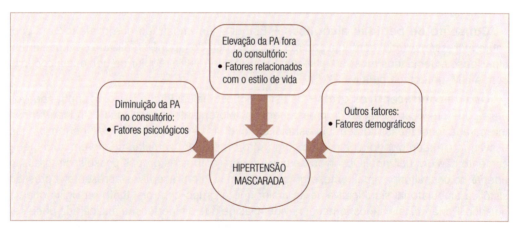

Figura 5.1 – Fatores de risco para hipertensão mascarada.
PA = pressão arterial.

■ Fatores demográficos e fatores relacionados com os hábitos de vida

Idade

A diferença entre a pressão arterial no consultório e ambulatorial tende a aumentar com a idade[22] tendo em vista que a pressão no consultório aumenta mais do que a pressão ambulatorial. Esse foi um importante achado do estudo PAMELA[23], mostrando que a prevalência de Hipertensão do Avental Branco é maior nos idosos, ao contrário da HM. Outro estudo que também corroborou com esse conceito foi o Danish conduzido por Rasmussen SL[24], em que 82% dos homens de 41 a 42 anos tinham maior pressão arterial ambulatorial no período da vigília do que no consultório, enquanto o mesmo ocorreu em apenas 51% dos indivíduos entre 71 e 72 anos. Portanto, a HM apresenta-se de modo mais prevalente nos indivíduos jovens.

Gênero

Estudos realizados com pacientes hipertensos tratados e não tratados demonstraram que o percentual de homens com HM é maior que o de mulheres[4,9,25,26]. No entanto, as causas para a maior prevalência no sexo masculino permanecem desconhecidas, não sendo consenso na literatura. A maior relação com o tabagismo tem sido discutida[27], embora não esteja confirmada amplamente nos estudos.

Hábitos de vida

Tabagismo – Já foi demonstrado que os fumantes tendem a ter a pressão arterial ambulatorial mais elevada no período da vigília (quando estão mais susceptíveis a fumar), em comparação à pressão no consultório (quando não estão fumando)[28]. O estudo SHEAF, realizado com idosos hipertensos em tratamento, mostrou que o tabagismo foi significativamente maior no grupo de hipertensos mascarados (35%), quando comparado aos hipertensos do avental branco (23,6%), aos hipertensos não controlados (34,4%), e aos hipertensos controlados (27,6%)[29].

Consumo de bebidas alcoólicas – Estudos têm mostrado que o efeito do álcool sobre a pressão arterial contribui para a HM[30]. Um estudo japonês realizado com pacientes hipertensos medicados mostrou associação entre a ingestão regular de bebidas alcoólicas com a HM, detectada pela MRPA[31].

Uso de contraceptivos orais – Já está bem estabelecido que o uso de contraceptivos orais pode provocar elevação da pressão arterial. No entanto, sua relação com hipertensão mascarada foi demonstrada em um estudo, em que um grupo de mulheres hipertensas que usavam contraceptivos foi comparado com outro grupo bem semelhante, porém cujo medicamento não era utilizado. Observou-se que, embora ambos os grupos possuíssem pressão arterial no consultório semelhante, o grupo que tomava contraceptivos apresentava pressão sistólica ambulatorial significativamente maior que o grupo-controle, tanto na vigília quanto no sono. Portanto, tais dados fornecem evidências de que a hipertensão mascarada pode ser mais prevalente nas mulheres que fazem uso de contraceptivos, já que para a mesma pressão no consultório apresentam pressão ambulatorial mais elevada[32].

Atividade física e estresse psíquico – Indivíduos que praticam atividades físicas tendem a apresentar pressão arterial ambulatorial na vigília mais elevada, embora o mesmo não ocorra no período noturno[33]. Do mesmo modo, o estresse psíquico, principalmente no trabalho, também parece estar relacionado com a HM[34].

Dieta hiperssódica – Indivíduos que consomem grande quantidade de sódio são mais propensos a pertencer ao grupo dos hipertensos mascarados. Um estudo realizado com a população geral chinesa mostrou que pessoas relativamente saudáveis com hipertensão mascarada tinham alta ingestão de sal e baixa ingestão de potássio[35]. Outro estudo japonês também mostrou que em pacientes diabéticos tipo 2, a alta ingestão de sódio está associada a maior prevalência de HM[36].

■ Condições clínicas

A hipertensão mascarada sempre deve ser suspeitada em indivíduos que apresentam a pressão arterial normal durante a consulta, mas que relatam medidas elevadas repetidas fora do consultório. Também devem ser investigados indivíduos que apresentam pressão arterial controlada e que evoluem com lesão de órgãos-alvo, como hipertrofia ventricular esquerda e microalbuminúria[1,18,37]. Há ainda outras condições clínicas que estão relacionadas à HM (Tabela 5.2), destacando-se o diabetes *mellitus* e a doença renal crônica, ambas muito prevalentes na população.

Diabetes *mellitus* – A prevalência de hipertensão mascarada é alta nos indivíduos diabéticos que apresentam pressão arterial normal no consultório. Talvez por isso a pressão arterial ambulatorial possua maior correlação com danos de órgãos-alvo do que a pressão no consultório nessa população[38]. Um estudo realizado com diabéticos tipo 2 e normotensos no consultório, mostrou maior prevalência de infartos cerebrais silenciosos e de microalbuminúria nos diabéticos e hipertensos mascarados do que nos diabéticos normotensos[39]. Assim, a medida ambulatorial da pressão arterial encontra-se indicada nos pacientes diabéticos que possuem pressão normal no consultório.

Doença renal crônica – A prevalência de hipertensão é elevada na população de renais crônicos, chegando a 80%[40]. Por acarretar progressão da doença renal e o aumento do risco de eventos cardiovasculares, o controle mais rigoroso da pressão arterial no consultório (< 130/80 mmHg) tem sido bem estabelecido nessa população. No entanto, poucos pacientes (21%) conseguem atingir o controle adequado da pressão arterial (< 140/90 mmHg), e um menor número ainda (11%) atinge o controle rigoroso da pressão arterial (< 130/80 mmHg)[41]. Já foi demonstrado que pacientes renais crônicos com hipertensão mascarada possuem maior progressão para doença renal crônica terminal e maior mortalidade[42]. Diante disso, identificar a HM nessa população torna-se fundamental. Em uma importante metanálise, que envolveu cerca de 980 pacientes renais crônicos, presentes em seis estudos, a prevalência da HM correspondeu a cerca de 8,3% e, de maneira alarmante, cerca de 40% dos indivíduos, incluindo os hipertensos tratados, tinham pressão controlada no consultório e elevada em casa[43]. Desse modo, por tantos erros de classificação em decorrência da pressão no consultório, a medida ambulatorial da pressão arterial também está indicada nos pacientes renais crônicos tratados e não tratados.

Tabela 5.2 – **Fatores de risco para hipertensão mascarada**

Fatores demográficos e hábitos de vida	Condições clínicas
Idade jovem	Relato de medidas da PA elevadas fora do consultório
Gênero masculino	PA no limite superior da normalidade no consultório
Tabagismo	Diabetes
Uso de álcool	Doença renal crônica
Uso de contraceptivos orais	Obesidade
Ingestão elevada de sódio	Apneia obstrutiva do sono
Fatores psicossociais	Rigidez arterial aumentada
Prática de atividades físicas	Presença de múltiplas comorbidades

PA = pressão arterial.

■ Prognóstico da hipertensão mascarada

Já está bem estabelecido que em hipertensos, tanto a MAPA, quanto a MRPA são superiores à pressão no consultório como preditores independentes de risco cardiovascular e de lesões de órgãos-alvo[3,28,44]. Com relação à HM, diversos estudos têm demonstrado uma associação maior com a taxa de lesões de órgãos-alvo do que nos pacientes normotensos, sendo similar a dos indivíduos com hipertensão sustentada[3,45,46].

Uma análise do estudo italiano PAMELA (*Pressioni Arteriose Monitorate e Loro Associazioni*)[9] realizado com 3.200 pessoas, mostrou que a prevalência de hipertrofia de ventrículo esquerdo foi menor nos hipertensos mascarados do que nos pacientes com hipertensão sustentada (14% *vs.* 26% respectivamente), porém foi significativamente mais elevada do que nos indivíduos normotensos verdadeiros (4%).

No estudo finlandês FINN-HOME[47], cujo objetivo foi identificar fatores demográficos, sociais, clínicos e características fisiológicas sugestivas de HM na população geral, os autores também investigaram o valor prognóstico da HM. Foram incluídos 2.046 indivíduos normotensos e hipertensos com diferentes fatores de risco cardiovasculares associados, tendo sido demonstrado que pacientes com HM apresentam risco cardiovascular ajustado para a idade maior do que os normotensos. Ao mesmo tempo, a HM não se mostrou uma preditora independente de risco cardiovascular quando a medida da pressão arterial domiciliar foi ajustada para outros fatores de risco tradicionais. Os autores concluíram então, que valores da pressão domiciliar associados a outros fatores tradicionais podem ser utilizados para estratificação do risco cardiovascular.

Estudo conduzido por Hoshide S, et al.[48] mostrou que o espessamento da camada íntima-média foi maior no grupo com hipertensão mascarada no sono (definida por auto-medida da PA < 135/85 mmHg associada à pressão ambulatorial no sono ≥ 120/75 mmHg), do que no grupo de normotensos (espessamento íntima-média: 0,76 ± 0,20 *vs.* 0,64 ± 0,14 mm, p < 0,05). Além disso, estudos mostraram que a presença de placas ateroscleróticas na carótida e a presença de microalbuminúria são achados mais prevalentes na HM do que na população de normotensos[44].

Recentemente, Banegas, JR, et al. demonstraram resultados impactantes quanto ao prognóstico da HM. Após analisarem os desfechos de mais de sessenta mil pacientes presentes no registro espanhol de MAPA, durante um seguimento médio de 4,7 anos, constataram que os hipertensos mascarados tiveram o pior prognóstico quanto à mortalidade por todas as causas (RR = 2,83), mesmo quando comparado à hipertensão sustentada (RR = 1,80). Também tiveram pior prognóstico cardiovascular (RR = 2,85) do que os pacientes com hipertensão sustentada (RR = 1,94)[13].

Corroborando com tais evidências, meta-análises realizadas com estudos prospectivos demonstraram incidência de eventos cardiovasculares duas vezes maior na HM do que na normotensão[49,50].

■ Manejo clínico dos pacientes com hipertensão mascarada

Diante das implicações prognósticas da HM demonstradas, pacientes que possuam tal condição devem ser avaliados com critério, para que fatores de riscos adicionais e a possível presença de lesões de órgãos-alvo sejam diagnosticados. Embora não haja um consenso sobre a indicação e quando introduzir o tratamento medicamentoso, já está bem estabelecido que medidas não medicamentosas devem ser adotadas pelo clínico, objetivando controlar a pressão ambulatorial e melhorar o perfil metabólico[36,37].

Adotadas as medidas não medicamentosas, a pressão arterial ambulatorial deve ser posteriormente repetida. Caso haja normalização, o paciente pode seguir em acompanhamento com as mesmas orientações, e sem medicação. No entanto, caso tais medidas não tenham sido suficientes para diminuir a pressão arterial, o tratamento medicamentoso deve ser introduzido. De fato, os benefícios do tratamento medicamentoso nesses pacientes, especialmente quando há fatores de risco associados, podem ser presumidos diante das evidências de que a HM implica em maior risco cardiovascular. A certeza sobre esses benefícios, porém, será obtida após a realização de ensaios clínicos específicos, até hoje inexistentes. Dando suporte a esse conceito, as últimas diretrizes para tratamento da hipertensão das Sociedades Europeias[16] já adotaram o tratamento medicamentoso, considerando que o risco de desfechos é elevado[50]. Da mesma maneira, outros autores têm sugerido tal conduta, também com base nas fortes evidências prognósticas da HM[51-53]. Diante dos novos resultados já mencionados do estudo de Banegas, JR[13], podemos considerar, apesar das controvérsias, que o tratamento medicamentoso deva ser fortemente recomendado.

Palatini, P[53] propôs uma abordagem diagnóstica e terapêutica a ser adotada nos pacientes com vários fatores de risco para HM (Figura 5.2). A abordagem diagnóstica inclui a detecção dessa condição por meio da MRPA e/ou MAPA, avaliação do perfil de risco cardiovascular do paciente, e investigação de possíveis lesões de órgãos-alvo. A abordagem terapêutica inicia-se com medidas não medicamentosas que, sendo ineficazes, são substituídas pelo tratamento anti-hipertensivo.

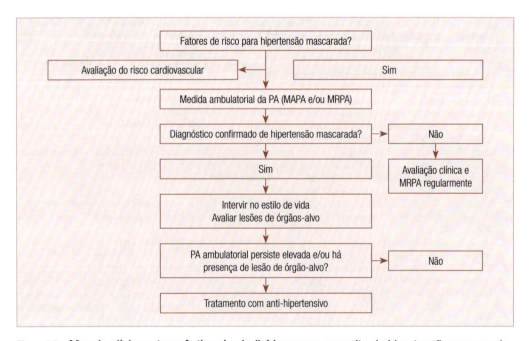

Figura 5.2 – Manejo clínico e terapêutico dos indivíduos com suspeita de hipertensão mascarada.
PA = pressão arterial.
Fonte: Modificada da referência 52.

■ Conclusão

Levando-se em consideração a prevalência da hipertensão mascarada na população e seu impacto no risco cardiovascular e renal, faz-se necessário que os clínicos identifiquem adequadamente os pacientes com essa condição. Levando-se em consideração que se torna inviável a medida ambulatorial da pressão arterial em todos os pacientes normotensos no consultório, o conhecimento dos principais fatores de risco e condições clínicas associadas pode direcionar quais os grupos que devem ser investigados.

Tendo sido diagnosticada HM, a implementação de uma estratégia não medicamentosa pode ser imediata, com orientação adequada de mudança de estilo de vida. Caso tal estratégia não obtenha êxito na normalização da PA ambulatorial, o tratamento medicamentoso com anti-hipertensivos deve ser indicado, tendo em vista que a ausência de tratamento pode acarretar em uma maior incidência de eventos a médio e em longo prazo.

■ Referências

1. Nobre F, Mion Jr. D, Gomes MAM, Barbosa ECD, Rodrigues CIS, Neves MFT et al. 6ª Diretrizes de Monitorização Ambulatorial da Pressão Arterial e 4ª Diretrizes de Monitorização Residencial da Pressão Arterial. Arq Bras Cardiol 2018; 110(5Supl.1):1-29
2. Pickering TG, Davidson K, Gerin W, Schwartz JE. Masked hypertension. Hypertension 2002; 40:795–796.
3. Liu JE, Roman MJ, Pini R, Schwartz JE, Pickering TG, Devereux RB. Cardiac and arterial target organ damage in adults with elevated ambulatory and normal office blood pressure. Ann Intern Med 1999; 131:564–572.
4. Selenta C, Hogan BE, Linden W. How often do office blood pressure measurements fail to identify true hypertension? An exploration of white-coat hypertension. Arch Fam Med 2000; 9:533–540.
5. Hernandez del-Rey R, Armario P, Martin-Baranera M, Sanchez P, Almendros MC, Coca A, Pardell H. Cardiac damage in hypertensive patients with inverse white coat hypertension. Hospitalet study. Blood Press 2003; 12:89–96.
6. Bobrie, Guillaume; Clerson, Pierre; Ménard, Joël; Postel-Vinay, Nicolas; Chatellier, Gilles; Plouin, Pierre-François. Masked hypertension: a systematic review. Journal of Hypertension; September 2008 - Volume 26 - Issue 9 - p 1715–1725.
7. Verberk WJ, Kessels AG, de Leeuw PW. Prevalence, causes, and consequences of masked hypertension: a meta-analysis. Am J Hypertens. 2008;21(9):969-75.
8. Furusawa ÉA, Filho UD, Junior DM, Koch VH. Home and ambulatory blood pressure to identify white coat and masked hypertension in the pediatric patient. Am J Hypertens. 2011 Aug;24(8):893-7.
9. Sega R, Trocino G, Lanzarotti A, et al. Alterations of cardiac structure in patients with isolated office, ambulatory, or home hypertension: data from the general population (Pressione Arteriose Monitorate e Loro Associazioni [PAMELA] Study). Circulation. 2001;104(12):1385–1392.
10. Imai Y, Tsuji I, Nagai K, et al: Ambulatory blood pressure monitoring in evaluating the prevalence of hypertension in adults in Ohasama, a rural Japanese community. Hypertens Res 1996; 19: 207–212.
11. Björklund K, Lind L, Zethelius B, Andren B, Lithell H: Isolated ambulatory hypertension predicts cardiovascular morbidity in elderly men. Circulation 2003; 107: 1297–1302.
12. Marquez Contreras E, Casado Martinez JJ, Pardo Alvarez J, et al. Prevalence of white-coat hypertension and masked hypertension in the general population, through home blood pressure measurement. Aten Primaria. 2006;38(7):392–398.
13. Banegas JR, Ruilope LM, de la Sierra A, et al. Relationship between Clinic and Ambulatory Blood-Pressure Measurements and Mortality. N Engl J Med 2018; 378:1509.
14. Stergiou GS, Salgami EV, Tzamouranis DG, Roussias LG. Masked hypertension assessed by ambulatory blood pressure versus home blood pressure monitoring: is it the same phenomenon? Am J Hypertens. 2005;18:772–8.
15. Viera AJ, Hinderliter AL, Kshirsagar AV, Fine J, Dominik R. Reproducibility of masked hypertension in adults with untreated borderline office blood pressure: comparison of ambulatory and home monitoring. Am J Hypertens. 2010;23:1190–7.
16. Palatini P. Ambulatory and home blood pressure measurement: complementary rather than competitive methods. Hypertension. 2012;59:2–4.
17. 2018 ESC/ESH Guidelines for the Management of Arterial Hypertension. Eur Heart J 2018;Aug 25:[Epub ahead of print]

18. Hermida RC, Ayala DE, Mojon A, Fernandez JR. Decreasing sleep-time blood pressure determined by ambulatory monitoring reduces cardiovascular risk. J Am Coll Cardiol. 2011;58:1165–73.
19. Franklin SS, O'Brien E, Staessen JA. Masked hypertension: understanding its complexity. Eur Heart J. 2017; 38:1112–1118.
20. Baguet JP, Levy P, Barone-Rochette G, Tamisier R, Pierre H, Peeters M, Mallion JM, Pepin JL. Masked hypertension in obstructive sleep apnea syndrome. J Hypertens. 2008;26:885–92.
21. Pickering TG, Eguchi K, Kario K. Masked Hypertension: A review. Hypertens Res 2007; 30: 479–488.
22. Bombelli M, Sega R, Facchetti R, Corrao G, Polo Friz H, Vertemati AN, Sanvito R, Banfi E, Carugo S, Primitz L, Mancia G. Prevalence and clinical significance of a greater ambulatory versus office blood pressure (reverse white coat condition) in a general population. J Hypertens. 2005;23:513–20.
23. Mancia G, Sega R, Bravi C, et al: Ambulatory blood pressure normality: results from the PAMELA study. J Hypertens 1995; 13 (12 Pt 1): 1377–1390.
24. Rasmussen SL, Torp-Pedersen C, Borch-Johnsen K, Ibsen H: Normal values for ambulatory blood pressure and differences between casual blood pressure and ambulatory blood pressure: results from a Danish population survey. J Hypertens 1998; 16:1415–1424.
25. Mancia G, Bombelli M, Seravalle G, Grassi G. Diagnosis and management of patients with white-coat and masked hypertension. Nat Rev Cardiol. 2011;8:686–93.
26. Mallion JM, Clerson P, Bobrie G, et al: Predictive factors for masked hypertension within a population of controlled hypertensives. J Hypertens 2006; 24: 2365–2370.
27. Palatini P, Winnicki M, Santonastaso M, Mos L, Longo D, Zaetta V, et al. Prevalence and clinical significance of isolated ambulatory hypertension in young subjects screened for stage 1 hypertension. Hypertension 2004; 44:170-174.
28. Mann SJ, James GD, Wang RS, Pickering TG: Elevation of ambulatory systolic blood pressure in hypertensive smokers. A case-control study. JAMA 1991; 265: 2226–2228.
29. Bobrie G, Chatellier G, Genes N, et al: Cardiovascular prognosis of "masked hypertension" detected by blood pressure self-measurement in elderly treated hypertensive patients. JAMA 2004; 291: 1342–1349.
30. Vriz O, Piccolo D, Cozzutti E, Milani L, Gelisio R, Pegoraro F, Garavelli G, D'Este D, Palatini P. The effects of alcohol consumption on ambulatory blood pressure and target organs in subjects with borderline to mild hypertension. HARVEST Study Group. Am J Hypertens. 1998;11:230-4.
31. Ishikawa J, Kario K, Eguchi K, et al, J-MORE group: Regular alcohol drinking is a determinant of masked morning hypertension detected by home blood pressure monitoring in medicated hypertensive patients with well-controlled clinic blood pressure: the Jichi Morning Hypertension Research (J-MORE) study. Hypertens Res 2006; 29: 679-686.
32. Narkiewicz K, Graniero G, D'este D, Mattarei M, Zonzin P, Palatini P. Ambulatory blood pressure in mild hypertensive women taking oral contraceptives. A case control study. Am J Hypertens. 1995;8:249–53.
33. Leary AC, Donnan PT, MacDonald TM, Murphy MB: The influence of physical activity on the variability of ambulatory blood pressure. Am J Hypertens 2000; 13: 1067- 1073.
34. Trudel X, Brisson C, Milot A. Job strain and masked hypertension. Psychosom Med. 2010; 72:786 - 93.
35. Wang GL, Li Y, Staessen JA, Lu L, Wang JG. Anthropometric and lifestyle factors associated with whitecoat, masked and sustained hypertension in a Chinese population. J Hypertens. 2007; 25:2398 - 405.
36. Uzu T, Nakao K, Kume S, Araki H, Isshiki K, Araki S, Kawai H, Ugi S, Kashiwagi A, Maegawa H. High sodium intake is associated with masked hypertension in Japanese patients with type 2 diabetes and treated hypertension. Am J Hypertens. 2012;25:1170-4.
37. Malachias MV, Souza WK, Plavnik FL, Rodrigues CI, Brandão AA, Neves MF, et al. Sociedade Brasileira de Cardiologia; Sociedade Brasileira de Hipertensão; Sociedade Brasileira de Nefrologia. 7th Brazilian Guideline of Arterial Hypertension.Arq Bras Cardiol. 2016;107(3 Suppl 3):1-83.
38. Papadopoulos DP, Makris TK Masked hypertension definition, impact, outcomes: a critical review. J Clin Hypertens (Greenwich) 2007; 9: 956-63.
39. Eguchi K, Ishikawa J, Hoshide S, et al. Masked hypertension in diabetes mellitus: a potential risk. J Clin Hypertens (Greenwich) 2007;9(8):601–607.
40. Sarafidis PA, Li S, Chen SC, Collins AJ, Brown WW, Klag MJ, Bakris GL: Hypertension awareness, treatment, and control in chronic kidney disease. Am J Med 121: 332–340, 2008.
41. Coresh J, Astor BC, Greene T, Eknoyan G, Levey AS: Prevalence of chronic kidney disease and decreased kidney function in the adult US population: Third National Health and Nutrition Examination Survey. Am J Kidney Dis 41: 1–12, 2003.
42. Agarwal R, Andersen MJ: Prognostic importance of clinic and home blood pressure recordings in patients with chronic kidney disease. Kidney Int 69: 406 – 411, 2006.
43. Bangash F, Agarwal R. Masked hypertension and white-coat hypertension in chronic kidney disease: a meta--analysis. Clin J Am Soc Nephrol 2009; 4: 656–664.

44. Verdecchia P, Porcellati C, Schillaci G, Borgioni C, Ciucci A, Battistelli M, et al. Ambulatory blood pressure: an independent predictor of prognosis in essential hypertension. Hypertension. 1994;24(6):793-801.
45. Kawano Y, Horio T, Matayoshi T, Kamide K. Masked hypertension: subtypes and target organ damage. Clin Exp Hypertens 2008; 30:289–296.
46. Hara A, Ohkubo T, Kikuya M, Shintani Y, Obara T, Metoki H, Inoue R, Asayama K, Hashimoto T, Harasawa T, Aono Y, Otani H, Tanaka K, Hashimoto J, Totsune K, Hoshi H, Satoh H, Imai Y. Detection of carotid atherosclerosis in individuals with masked hypertension and white-coat hypertension by self-measured blood pressure at home: the Ohasama study. J Hypertens 2007; 25:321–327.
47. Hanninen MR, Niiranen TJ, Puukka PJ, Johansson J, Jula AM. Prognostic significance of masked and white-coat hypertension in the general population: the Finn-Home Study. J Hypertens. 2012;30(4):705-12.
48. Hoshide S, Ishikawa J, Eguchi K, Ojima T, Shimada K, Kario K. Masked nocturnal hypertension and target organ damage in hypertensives with well-controlled self-measured home blood pressure. Hypertens Res 2007; 30:143–149.
49. Fagard RH, Cornelissen VA. Incidence of cardiovascular events in white-coat, masked and sustained hypertension vs. true normotension: a meta-analysis. J Hypertens. 2007;25(11):2193-8.
50. Pierdomenico SD, Cuccurullo F. Prognostic value of white-coat and masked hypertension diagnosed by ambulatory monitoring in initially untreated subjects: an update meta-analysis. Am J Hypertens. 2011;24(1):52-8.
51. Yano Y, Bakris GL. Recognition and management of masked hypertension: a review and novel approach. J Am Soc Hypertens. 2013;7:244–52.
52. Angeli F, Reboldi G, Verdecchia P. Masked hypertension: evaluation, prognosis, and treatment. American Journal of Hypertension September 1, 2010 23:9 941-948; 1935-5548.
53. Palatini P. How Should We Manage a Patient with Masked Hypertension? High Blood Press Cardiovasc Prev. 2014 Feb 6.

Parte 2

Papel da MAPA em Condições Peculiares

MAPA nas Crianças e Adolescentes

Capítulo **6**

• Vera H. Koch

■ Introdução

Em comparação com a PA casual, a monitorização de pressão arterial (MAPA) na criança e no adolescente é mais preditiva de lesões de órgãos-alvo, com hipertrofia ventricular esquerda (HVE), aumento da espessura íntima-média carotídea e rigidez arterial[1]. O estudo SHIP AHOY demonstrou em adolescentes que a baixa tolerabilidade à MAPA durante a vigília está associada a uma maior prevalência de hipertensão ambulatorial na vigília e deve ser levada em consideração no momento da interpretação da MAPA[2].

Esse método de medida avalia as oscilações de PA ao longo do dia do paciente, sendo utilizada para confirmação do diagnóstico de hipertensão arterial na criança e no adolescente, bem como, na identificação de pacientes com hipertensão arterial (HA) do avental branco e aqueles com HA mascarada, assim como no acompanhamento terapêutico de pacientes com HA secundária[3].

Na população pediátrica, o diagnóstico de HA feito pela MAPA é mais preciso que a avaliação da PA em consultório[4,5] e mais reprodutível do que a medida residencial[6], além de apresentar *tracking*, ou seja tendência a manutenção de percentis ao longo do tempo, melhor do que a PA de consultório, principalmente no sexo masculino, que pode ser considerada uma boa metodologia para predição da pressão arterial da vida adulta[7].

■ Normatização

Os valores normativos mais utilizados para MAPA de crianças e adolescentes são apresentados, em percentis, idade e sexo específicos, com valores de vigília e sono de PA arterial sistólica, diastólica, média e frequência cardíaca obtidos a partir dos dados transversais da MAPA 24 horas, obtidos em 1.141 crianças e adolescentes caucasianos saudáveis, a partir de 5 anos de idade, com estaturas a partir de 120 cm[8,9]. Esse estudo, apesar de único, tem múltiplas limitações, como a falta de diversidade étnica e de dados de crianças com estatura inferior a 120 cm, que podem afetar sua aplicabilidade para crianças e adolescentes de diferentes etnias e estaturas fora da faixa abrangida pelo estudo[8,9].

A interpretação da MAPA começa com a classificação da PA obtida pelo método ausculatório. A Tabela 6.1 apresenta as definições atualizados para o diagnóstico e o estadiamento da PA casual na criança e adolescente de 1 a 17 anos de idade. A Tabela 6.2 apresenta uma tabela simplificada de valores de PA que indicam necessidade de avaliação adicional do paciente e acompanhamento, se necessário[3].

Tabela 6.1 – **Definições atualizadas para o diagnóstico e o estadiamento da pressão arterial casual na criança e adolescente de 1 a 17 anos de idade**

Idade de 1-13 anos	Idade ≥ 13 anos
PA normal: < p90	PA normal: < 120/< 80 mmHg
PA elevada: ≥ p90 até < p95 OU 120/80 mmHg até < p95 (o que for mais baixo)	PA elevada: 120/< 80 a 129/< 80 mmHg
HA estágio 1: p ≥ 95 até p95 + 12 mmHg OU 130/80 até 139/89 mmHg (o que for mais baixo)	HA estágio 1: 130/80 a 139/89 mmHg
HA estágio 2: ≥ p95 + 12 mmHg OU ≥ 140/90 mmHg (o que for mais baixo)	HA estágio 2: ≥140/90 mmHg

p: percentil.

Tabela 6.2 – **Tabela simplificada de valores de pressão arterial que indicam a necessidade de avaliação adicional do paciente**

Idade	Sexo masculino		Sexo feminino	
	PAS	PAD	PAS	PAD
1	98	52	98	54
2	100	55	101	58
3	101	58	102	60
4	102	60	103	62
5	103	63	104	64
6	105	66	105	67
7	106	68	106	68
8	107	69	107	69
9	107	70	108	71
10	108	7 2	109	72
11	110	74	111	74
12	113	75	114	75
≥13	120	80	120	80

Os valores de PA devem ser classificados de acordo com os dados normativos da MAPA em crianças por sexo e altura[1] demonstrados nas Tabelas 6.3 a 6.6. A categorização da PA pela MAPA leva em conta além da medida de PA, os parâmetros da chamada carga de pressão arterial e a presença de queda de PA durante o sono, como demonstrado na Tabela 6.7[1].

Tabela 6.3 – Valores normais de pressão arterial, em mmHg, pela MAPA em crianças e adolescentes saudáveis do <u>sexo masculino</u> por altura (cm)

Percentil PA	Altura, cm													
	120	125	130	135	140	145	150	155	160	165	170	175	180	185
PAS 24 horas														
50	104,5	105,3	106,2	107,2	108,3	109,5	110,9	112,5	114,2	116,1	118,0	119,7	121,5	123,2
75	109,2	110,1	111,1	112,1	113,3	114,6	116,1	117,7	119,5	121,4	123,2	125,0	126,6	128,2
90	113,8	114,8	115,9	116,9	118,2	119,5	121,0	122,6	124,4	126,3	128,1	129,8	131,3	132,8
95	116,8	117,8	118,9	120,0	121,2	122,5	124,0	125,7	127,4	129,3	131,1	132,6	134,1	135,5
99	122,9	123,9	125,0	126,1	127,3	128,6	130,1	131,7	133,4	135,2	136,8	138,2	139,4	140,5
PAS diurna														
50	110,8	111,1	111,5	112,0	112,7	113,7	115,1	116,8	118,6	120,6	122,6	124,4	126,2	128,0
75	116,2	116,5	116,9	117,4	118,0	119,0	120,4	122,1	124,2	126,4	128,4	130,3	132,2	134,1
90	121,7	121,9	122,2	122,5	123,0	123,9	125,3	127,1	129,4	131,9	134,1	136,1	138,0	139,9
95	125,2	125,3	125,5	125,7	126,0	126,9	128,3	130,2	132,7	135,3	137,6	139,6	141,6	143,5
99	132,6	132,4	132,2	132,0	132,1	132,8	134,2	136,3	139,1	142,2	144,7	146,8	148,6	150,5
PAS no sono														
50	93,6	94,6	95,6	96,7	97,9	99,0	100,1	101,3	102,6	104,1	105,6	107,2	108,7	110,2
75	98,6	99,8	101,0	102,3	103,6	104,7	105,9	107,1	108,4	109,9	111,5	113,1	114,6	116,1
90	103,3	104,8	106,3	107,8	109,3	110,6	111,8	113,0	114,3	115,7	117,2	118,8	120,3	121,8
95	106,3	107,9	109,7	111,4	113,0	114,4	115,7	116,8	118,1	119,4	120,9	122,4	123,9	125,3
99	112,1	114,2	116,5	118,7	120,8	122,5	123,8	124,9	126,0	127,1	128,4	129,6	131,0	132,2
PAD 24 horas														
50	65,6	65,9	66,1	66,4	66,6	66,9	67,1	67,2	67,3	67,5	67,6	67,8	68,0	68,2
75	69,7	69,9	70,2	70,4	70,6	70,8	71,0	71,1	71,2	71,3	71,5	71,7	71,8	71,9
90	73,9	74,1	74,2	74,4	74,5	74,7	74,8	74,8	74,9	75,1	75,3	75,4	75,5	75,6
95	76,7	76,8	76,9	76,9	77,0	77,1	77,1	77,2	77,3	77,5	77,7	77,8	77,9	78,0
99	82,7	82,5	82,3	82,1	81,9	81,8	81,8	81,8	81,9	82,2	82,5	82,7	82,9	83,0
PAD diurna														
50	72,3	72,3	72,2	72,1	72,1	72,1	72,1	72,1	72,2	72,3	72,6	72,8	73,1	73,4
75	76,5	76,4	76,3	76,2	76,0	76,0	75,9	75,9	76,0	76,2	76,5	76,8	77,2	77,5
90	80,2	80,1	79,9	79,7	79,5	79,4	79,3	79,3	79,4	79,7	80,0	80,5	80,9	81,3
95	82,4	82,2	82,0	81,8	81,5	81,4	81,2	81,2	81,3	81,7	82,1	82,6	83,1	83,6
99	86,5	86,2	85,9	85,6	85,2	85,0	84,8	84,8	85,0	85,4	86,0	86,6	87,3	87,9
PAD no sono														
50	54,3	54,8	55,1	55,5	55,8	56,0	56,2	56,2	56,3	56,5	56,7	56,9	57,1	57,3
75	57,6	58,2	58,8	59,2	59,6	59,9	60,1	60,2	60,2	60,3	60,5	60,6	60,8	60,9
90	60,7	61,4	62,1	62,7	63,2	63,5	63,7	63,8	63,8	63,9	63,9	64,0	64,1	64,2
95	62,6	63,4	64,2	64,8	65,4	65,8	66,0	66,0	66,0	66,0	66,1	66,1	66,1	66,2
99	66,2	67,2	68,2	69,0	69,7	70,1	70,4	70,4	70,3	70,3	70,2	70,1	70,0	69,9
PAM 24 horas														
50	77,5	78,1	78,7	79,3	79,9	80,5	81,1	81,7	82,3	83,1	83,9	84,7	85,5	86,3
75	81,8	82,4	83,0	83,5	84,1	84,6	85,2	85,9	86,6	87,3	88,1	89,0	89,8	90,7
90	86,3	86,7	87,2	87,6	88,0	88,5	89,1	89,7	90,3	91,1	91,9	92,7	93,5	94,3
95	89,3	89,6	89,9	90,2	90,5	90,9	91,4	91,9	92,6	93,3	94,0	94,8	95,6	96,4
99	95,9	95,7	95,5	95,4	95,4	95,6	95,9	96,3	96,7	97,4	98,0	98,7	99,4	100,1

Continua...

CAPÍTULO 6

Tabela 6.3 – Valores normais de pressão arterial, em mmHg, pela MAPA em crianças e adolescentes saudáveis do <u>sexo masculino</u> por altura (cm) – *continuação*

Percentil PA	Altura, cm													
	120	125	130	135	140	145	150	155	160	165	170	175	180	185
PAM diurna														
50	83,8	84,1	84,3	84,5	84,7	85,0	85,4	85,8	86,4	87,1	88,0	89,0	90,0	91,0
75	88,5	88,7	88,9	89,0	89,1	89,4	89,6	90,1	90,7	91,6	92,6	93,7	94,9	96,1
90	92,9	93,0	93,1	93,1	93,1	93,2	93,4	93,8	94,5	95,4	96,5	97,7	99,0	100,3
95	95,6	95,6	95,6	95,5	95,5	95,5	95,7	96,0	96,7	97,7	98,8	100,1	101,4	102,8
99	101,0	100,7	100,5	100,2	99,9	99,7	99,8	100,1	100,8	101,7	102,9	104,3	105,7	107,1
PAM no sono														
50	66,8	67,6	68,3	69,0	69,6	70,1	70,6	71,2	71,9	72,7	73,6	74,5	75,4	76,2
75	71,0	71,9	72,7	73,4	73,9	74,4	74,9	75,4	76,0	76,8	77,6	78,3	79,1	79,8
90	75,9	76,6	77,3	77,9	78,3	78,6	78,9	79,2	79,7	80,3	80,9	81,5	82,1	82,7
95	79,5	80,0	80,5	80,9	81,2	81,3	81,4	81,5	81,9	82,3	82,8	83,3	83,8	84,3
99	88,4	88,1	87,8	87,6	87,2	86,7	86,3	86,0	86,0	86,1	86,3	86,5	86,8	87,0

PA = pressão arterial; PAS = pressão arterial sistólica; PAD = pressão arterial diastólica; PAM = pressão arterial média.
Fonte: Flynn, 2014.

Tabela 6.4 – Valores normais de pressão arterial, em mmHg, pela MAPA em crianças e adolescentes saudáveis do <u>sexo feminino</u> por altura (cm)

Percentil PA	Altura, cm											
	120	125	130	135	140	145	150	155	160	165	170	175
PAS 24 horas												
50	104,0	105,0	106,0	106,8	107,6	108,7	109,9	111,2	112,4	113,7	115,0	116,4
75	108,2	109,3	110,3	111,2	112,1	113,2	114,6	115,9	117,0	118,0	119,2	120,4
90	112,0	113,2	114,3	115,3	116,2	117,4	118,7	120,0	121,0	121,8	122,8	123,8
95	114,3	115,6	116,7	117,7	118,7	119,9	121,2	122,5	123,3	124,1	124,9	125,8
99	118,8	120,1	121,3	122,4	123,4	124,6	126,0	127,1	127,7	128,2	128,8	129,3
PAS diurna												
50	110,0	110,5	111,0	111,6	112,2	113,1	114,3	115,6	117,0	118,3	119,8	121,2
75	114,4	115,0	115,7	116,3	117,0	118,1	119,4	120,7	121,9	123,1	124,2	125,3
90	118,2	119,0	119,7	120,4	121,3	122,5	123,9	125,2	126,4	127,3	128,1	128,9
95	120,4	121,3	122,1	122,9	123,8	125,1	126,5	127,9	129,1	129,8	130,5	131,0
99	124,5	125,5	126,4	127,4	128,5	129,9	131,5	133,0	134,0	134,5	134,8	135,0
PAS no sono												
50	95,0	95,7	96,4	96,9	97,5	98,1	98,9	100,0	101,1	102,2	103,4	104,6
75	99,4	100,3	101,2	101,9	102,6	103,4	104,4	105,5	106,4	107,3	108,2	109,2
90	103,3	104,4	105,5	106,5	107,5	108,5	109,5	110,5	111,2	111,8	112,4	113,1
95	105,6	106,9	108,1	109,3	110,4	111,6	112,7	113,6	114,1	114,4	114,8	115,3
99	109,8	111,5	113,1	114,7	116,2	117,7	118,9	119,5	119,6	119,4	119,3	119,4

Continua...

Tabela 6.4 – **Valores normais de pressão arterial, em mmHg, pela MAPA em crianças e adolescentes saudáveis do <u>sexo feminino</u> por altura (cm) –** *continuação*

Percentil PA	Altura, cm											
	120	125	130	135	140	145	150	155	160	165	170	175
PAS 24 horas												
50	65,9	65,9	66,0	66,1	66,2	66,3	66,5	66,7	67,0	67,4	68,0	68,6
75	68,6	68,9	69,2	69,5	69,8	70,1	70,4	70,6	70,7	71,0	71,3	71,6
90	70,9	71,4	71,9	72,4	72,9	73,4	73,8	74,0	74,1	74,2	74,4	74,5
95	72,2	72,8	73,4	74,1	74,7	75,3	75,7	76,0	76,1	76,2	76,2	76,2
99	74,6	75,3	76,2	77,1	77,9	78,7	79,3	79,7	79,9	79,9	79,9	79,7
PAD diurna												
50	73,2	72,8	72,4	72,1	71,8	71,7	71,8	72,0	72,4	73,1	73,9	74,8
75	76,9	76,6	76,4	76,2	76,1	76,1	76,1	76,2	76,4	76,8	77,3	77,8
90	80,1	79,9	79,8	79,8	79,7	79,8	79,9	79,9	79,9	80,0	80,2	80,5
95	81,9	81,8	81,8	81,8	81,9	82,0	82,0	82,0	82,0	81,9	82,0	82,0
99	85,3	85,3	85,4	85,6	85,8	85,9	86,0	85,9	85,7	85,4	85,2	84,9
PAD no sono												
50	55,4	55,3	55,1	54,8	54,6	54,4	54,3	54,4	54,6	54,9	55,1	55,4
75	59,5	59,5	59,4	59,3	59,1	58,9	58,8	58,7	58,8	58,9	61,0	59,3
90	63,1	63,3	63,4	63,4	63,3	63,1	63,0	62,9	62,9	62,9	66,9	63,1
95	65,2	65,5	65,7	65,8	65,8	65,7	65,6	65,5	65,5	65,5	70,8	65,5
99	69,1	69,6	70,1	70,4	70,6	70,8	70,8	70,7	70,7	70,6	79,0	70,4
PAM 24 horas												
50	77,2	77,8	78,3	78,7	79,2	79,7	80,2	80,8	81,5	82,3	83,1	84,0
75	80,6	81,2	81,8	82,4	82,9	83,5	84,1	84,7	85,3	85,9	86,6	87,4
90	83,6	84,2	84,9	85,5	86,1	86,7	87,3	87,9	88,4	88,9	89,5	90,1
95	85,3	86,0	86,7	87,4	88,0	88,6	89,2	89,7	90,2	90,6	91,1	91,7
99	88,5	89,2	89,9	90,6	91,3	91,9	92,5	93,0	93,3	93,6	94,0	94,5
PAM diurna												
50	83,3	83,7	84,0	84,1	84,3	84,5	84,9	85,5	86,2	87,0	88,0	88,9
75	87,4	87,9	88,2	88,5	88,7	88,9	89,3	89,8	90,3	90,9	91,6	92,2
90	90,9	91,5	91,9	92,2	92,4	92,7	93,0	93,4	93,7	94,1	94,5	94,9
95	92,9	93,6	94,0	94,4	94,6	94,9	95,1	95,4	95,6	95,8	96,1	96,4
99	96,6	97,4	97,9	98,3	98,6	98,8	99,0	99,0	99,0	99,0	99,0	99,1
PAM no sono												
50	68,0	68,2	68,4	68,5	68,7	69,0	69,3	69,8	70,4	71,2	72,0	72,8
75	72,6	72,7	72,9	73,0	73,2	73,5	73,9	74,3	74,8	75,4	76,1	76,9
90	76,8	76,9	77,0	77,2	77,4	77,7	78,0	78,3	78,6	79,1	79,6	80,3
95	79,5	79,4	79,6	79,7	79,9	80,2	80,4	80,6	80,8	81,2	81,6	82,2
99	84,6	84,4	84,5	84,6	84,8	85,0	85,0	85,0	85,0	85,0	85,3	85,6

PA = pressão arterial; PAS = pressão arterial sistólica; PAD = pressão arterial diastólica; PAM = pressão arterial media.

Fonte: Flynn, 2014.

Tabela 6.5 – Valores normais de pressão arterial pela MAPA, em mmHg, para crianças e adolescentes saudáveis do sexo masculino, por idade (anos)

Percentil PA	Idade											
	5	6	7	8	9	10	11	12	13	14	15	16
PAS 24 horas												
50	104,6	105,5	106,3	107,0	107,7	108,8	110,4	112,6	115,1	117,8	120,6	123,4
75	109,0	110,0	111,0	111,9	112,8	114,1	115,9	118,2	120,9	123,7	126,5	129,4
90	113,4	114,7	115,8	116,8	117,9	119,2	121,2	123,7	126,4	129,3	132,1	134,9
95	116,4	117,7	118,9	120,0	121,1	122,5	124,6	127,1	129,9	132,7	135,5	138,2
99	122,7	124,1	125,4	126,6	127,7	129,2	131,4	134,0	136,9	139,5	142,0	144,5
PAS diurna												
50	111,1	111,5	111,9	112,2	112,6	113,4	114,9	117,0	119,5	122,3	125,3	128,2
75	115,7	116,3	116,8	117,3	117,9	118,8	120,5	122,9	125,6	128,5	131,5	134,6
90	120,1	120,9	121,6	122,2	122,9	124,0	125,9	128,4	131,2	134,2	137,3	140,4
95	122,9	123,8	124,6	125,3	126,1	127,3	129,3	131,8	134,7	137,7	140,8	143,9
99	128,5	129,6	130,6	131,5	132,3	133,7	135,8	138,6	141,5	144,4	147,4	150,4
PAS no sono												
50	95,0	95,5	96,1	96,7	97,3	98,1	99,4	101,2	103,4	105,8	108,3	110,9
75	99,2	100,2	101,1	102,0	102,9	103,9	105,3	107,1	109,3	111,9	114,4	116,9
90	103,4	104,9	106,2	107,5	108,5	109,6	111,0	112,8	115,0	117,5	120,0	122,5
95	106,3	108,0	109,6	111,0	112,1	113,2	114,6	116,3	118,6	121,0	123,4	125,9
99	112,3	114,6	116,7	118,4	119,6	120,7	121,9	123,4	125,5	127,8	130,1	132,3
PAD 24 horas												
50	65,3	65,7	66,1	66,3	66,5	66,6	66,9	67,2	67,4	67,7	68,1	68,6
75	68,8	69,3	69,6	69,9	70,0	70,2	70,5	70,8	71,0	71,4	71,8	72,3
90	72,2	72,6	73,0	73,2	73,3	73,4	73,7	74,0	74,3	74,6	75,1	75,6
95	74,4	74,8	75,1	75,2	75,3	75,4	75,7	75,9	76,2	76,6	77,0	77,5
99	78,9	79,0	79,1	79,1	79,1	79,1	79,3	79,6	79,9	80,2	80,7	81,3
PAD diurna												
50	72,2	72,4	72,5	72,5	72,3	72,1	72,0	72,0	72,2	72,5	73,0	73,5
75	75,9	76,1	76,3	76,4	76,2	76,0	76,0	76,0	76,2	76,5	77,0	77,6
90	79,1	79,3	79,7	79,8	79,7	79,5	79,5	79,5	79,7	80,0	80,6	81,3
95	81,0	81,3	81,6	81,8	81,7	81,5	81,5	81,6	81,7	82,1	82,8	83,5
99	84,5	84,8	85,2	85,5	85,4	85,3	85,3	85,4	85,6	86,1	86,8	87,7
PAD no sono												
50	55,0	55,3	55,5	55,7	55,8	55,8	55,9	56,0	56,3	56,5	56,8	57,1
75	58,5	59,1	59,5	59,8	60,0	60,0	60,0	60,1	60,3	60,5	60,7	60,9
90	62,3	63,2	63,8	64,2	64,3	64,2	64,1	64,1	64,1	64,2	64,3	64,3
95	65,1	66,1	66,8	67,1	67,1	66,9	66,7	66,5	66,5	66,5	66,4	66,4
99	71,6	72,7	73,5	73,5	73,2	72,6	71,9	71,4	71,1	70,8	70,6	70,3
PA 24 horas												
50	77,4	77,9	78,7	79,3	79,7	80,2	80,8	81,7	82,7	83,8	85,1	86,4
75	81,4	81,9	82,7	83,4	83,8	84,3	85,0	85,9	86,9	88,0	89,3	90,5
90	85,5	86,0	86,8	87,4	87,9	88,3	88,9	89,7	90,6	91,6	92,7	93,9
95	88,3	88,7	89,5	90,0	90,4	90,8	91,3	91,9	92,7	93,7	94,7	95,7
99	94,3	94,6	95,1	95,4	95,6	95,7	95,8	96,2	96,7	97,3	98,1	98,9

Continua...

Tabela 6.5 – Valores normais de pressão arterial pela MAPA, em mmHg, para crianças e adolescentes saudáveis do <u>sexo masculino</u>, por idade (anos) – *continuação*

Percentil PA	Idade											
	5	6	7	8	9	10	11	12	13	14	15	16
PAM diurna												
50	83,5	84,1	84,5	84,8	84,9	85,0	85,3	85,9	86,8	88,0	89,4	90,8
75	87,5	88,2	88,8	89,2	89,4	89,5	89,9	90,6	91,5	92,7	94,2	95,7
90	91,3	92,1	92,8	93,3	93,5	93,7	94,0	94,7	95,6	96,8	98,3	99,8
95	93,6	94,5	95,3	95,8	96,1	96,2	96,5	97,1	98,0	99,2	100,6	102,1
99	98,2	99,2	100,1	100,7	101,0	101,0	101,2	101,6	102,4	103,4	104,7	106,1
PAM no sono												
50	66,7	67,7	68,6	69,2	69,7	70,0	70,5	71,2	72,1	73,1	74,0	74,9
75	70,5	71,7	72,8	73,5	74,1	74,5	75,0	75,6	76,4	77,2	78,0	78,6
90	74,7	76,0	77,2	78,1	78,6	78,9	79,3	79,7	80,3	80,8	81,3	81,7
95	77,6	79,0	80,2	81,1	81,6	81,8	82,0	82,3	82,6	82,9	83,2	83,4
99	84,1	85,7	86,9	87,6	87,8	87,7	87,4	87,1	86,9	86,8	86,6	86,4

PA = pressão arterial; PAS = pressão arterial sistólica; PAD = pressão arterial diastólica; PAM = pressão arterial média.
Fonte: Flynn, 2014.

Tabela 6.6 – Valores normais de pressão arterial pela MAPA, em mmHg, para crianças e adolescentes saudáveis do <u>sexo feminino</u>, por idade (anos)

Percentil PA	Idade											
	5	6	7	8	9	10	11	12	13	14	15	16
PAS 24 horas												
50	102,8	104,1	105,3	106,5	107,6	108,7	109,7	110,7	111,8	112,8	113,8	114,8
75	107,8	109,1	110,4	111,5	112,6	113,6	114,7	115,7	116,7	117,6	118,4	119,2
90	112,3	113,7	115,0	116,1	117,2	118,2	119,2	120,2	121,2	121,9	122,6	123,2
95	114,9	116,4	117,7	118,9	120,0	121,1	122,1	123,0	123,9	124,5	125,0	125,6
99	119,9	121,5	123,0	124,3	125,5	126,5	127,5	128,4	129,0	129,5	129,7	130,0
PAS diurna												
50	108,4	109,5	110,6	111,5	112,4	113,3	114,2	115,3	116,4	117,5	118,6	119,6
75	113,8	114,9	115,9	116,8	117,6	118,5	119,5	120,6	121,7	122,6	123,5	124,3
90	118,3	119,5	120,6	121,5	122,4	123,3	124,3	125,3	126,4	127,2	127,9	128,5
95	120,9	122,2	123,3	124,3	125,2	126,2	127,2	128,2	129,2	129,9	130,4	130,9
99	125,6	127,1	128,4	129,6	130,6	131,7	132,7	133,7	134,5	135,0	135,2	135,4
PAS no sono												
50	94,8	95,6	96,2	96,8	97,5	98,2	99,0	99,7	100,5	101,3	102,0	102,9
75	100,2	101,1	101,8	102,5	103,2	104,0	104,7	105,2	105,8	106,3	106,8	107,3
90	105,3	106,3	107,2	108,0	108,8	109,5	110,1	110,4	110,7	110,9	111,0	111,2
95	108,4	109,6	110,6	111,5	112,3	113,0	113,5	113,6	113,7	113,6	113,5	113,5
99	114,5	116,0	117,3	118,4	119,3	119,9	120,1	119,8	119,4	118,8	118,2	117,8

Continua...

Tabela 6.6 – Valores normais de pressão arterial pela MAPA, em mmHg, para crianças e adolescentes saudáveis do <u>sexo feminino</u>, por idade (anos) – *continuação*

Percentil PA	Idade											
	5	6	7	8	9	10	11	12	13	14	15	16
PAD 24 horas												
50	65,5	65,6	65,8	65,9	66,0	66,2	66,4	66,6	67,0	67,2	67,5	67,7
75	68,9	69,1	69,2	69,3	69,5	69,8	70,0	70,4	70,8	71,1	71,2	71,4
90	72,1	72,2	72,3	72,4	72,6	72,9	73,2	73,7	74,1	74,4	74,6	74,7
95	74,0	74,1	74,2	74,2	74,4	74,7	75,1	75,6	76,1	76,4	76,6	76,7
99	77,6	77,6	77,6	77,6	77,7	78,0	78,4	79,1	79,7	80,1	80,4	80,5
PAD diurna												
50	72,6	72,6	72,4	72,2	72,0	71,8	71,8	72,1	72,4	72,8	73,2	73,5
75	76,7	76,6	76,5	76,3	76,0	75,9	75,9	76,2	76,5	76,8	77,0	77,2
90	80,2	80,2	80,0	79,8	79,5	79,3	79,4	79,6	80,0	80,2	80,3	80,3
95	82,3	82,2	82,1	81,8	81,5	81,3	81,4	81,6	82,0	82,2	82,2	82,1
99	86,1	86,0	85,8	85,5	85,2	85,0	85,0	85,3	85,6	85,7	85,6	85,4
PAD no sono												
50	56,4	55,9	55,5	55,1	54,8	54,6	54,3	54,2	54,3	54,5	54,9	55,3
75	61,1	60,6	60,1	59,7	59,4	59,2	58,9	58,7	58,7	58,7	58,8	59,1
90	65,6	65,1	64,6	64,1	63,8	63,7	63,4	63,1	62,9	62,8	62,8	62,8
95	68,5	67,9	67,4	66,9	66,6	66,5	66,2	65,9	65,6	65,4	65,3	65,2
99	74,2	73,6	72,9	72,4	72,2	72,0	71,8	71,4	71,1	70,7	70,3	70,0
PAM 24 horas												
50	77,5	78,0	78,4	78,8	79,2	79,6	80,2	80,9	81,5	82,2	82,7	83,0
75	81,2	81,7	82,1	82,5	82,9	83,3	84,0	84,7	85,4	86,0	86,5	86,8
90	84,6	85,0	85,4	85,7	86,1	86,5	87,1	87,9	88,6	89,2	89,7	89,9
95	86,6	87,0	87,3	87,6	87,9	88,3	88,9	89,7	90,5	91,0	91,5	91,7
99	90,5	90,8	90,9	91,0	91,2	91,6	92,2	93,0	93,7	94,2	94,6	94,8
PAM diurna												
50	83,7	83,9	84,0	84,1	84,2	84,4	84,7	85,2	85,9	86,5	87,1	87,7
75	88,2	88,3	88,4	88,4	88,4	88,5	88,9	89,4	90,1	90,8	91,4	91,9
90	92,2	92,2	92,2	92,1	92,0	92,1	92,4	93,0	93,6	94,3	94,8	95,4
95	94,6	94,5	94,4	94,2	94,1	94,2	94,4	95,0	95,6	96,2	96,8	97,3
99	99,0	98,7	98,5	98,2	97,9	97,9	98,1	98,6	99,2	99,7	100,2	100,7
PAM no sono												
50	68,7	68,8	68,8	68,8	68,9	69,1	69,3	69,6	70,1	70,6	71,2	71,8
75	73,0	73,1	73,1	73,2	73,4	73,6	73,8	74,1	74,5	74,9	75,4	75,9
90	76,9	77,0	77,1	77,2	77,4	77,6	77,8	78,0	78,3	78,6	78,9	79,3
95	79,2	79,4	79,6	79,7	79,8	80,1	80,2	80,3	80,5	80,7	80,9	81,2
99	83,8	84,1	84,2	84,3	84,5	84,6	84,7	84,6	84,6	84,6	84,6	84,7

PA = pressão arterial; PAS = pressão arterial sistólica; PAD = pressão arterial diastólica; PAM = pressão arterial média.

Fonte: Flynn, 2014.

Tabela 6.7 – **Sugestão para estadiamento da pressão arterial ambulatorial**[1]

Classificação	PA no consultório	PAS/PAD ambulatória	Carga sistólica/diastólica
PA normal	< p90	< p95	< 25
Hipertensão avental branco	≥ p95	< p95	< 25
Pré-hipertensão	≥ p90 ou > 120/80 mmHg	< p95	≥ 25
Hipertensão mascarada	< p95	> p95	≥ 25
Hipertensão ambulatória	> p95	> p95 (> p90 HAS 2aria)	25-50
Hipertensão ambulatória grave	> p95	> p95	> 50

■ Equipamento e técnica de medida

Os dispositivos da MAPA consistem em um manguito de pressão arterial e tubo que conecta o manguito a um monitor. O dispositivo pode ser oscilométrico ou auscultatório e deve ser validado pela metodologia da *AAMI* ou da *British Hypertension Society* (Veja capítulo 3). A lista de aparelhos validados para crianças e adolescentes pode ser encontrada na página da *British and Irish Hypertension Society* (https://bihsoc.org/bp-monitors/) ou no página da *STRIDE BP*, uma iniciativa conjunta da *European Society of Hypertension*, *International Society of Hypertension* e *World Hypertension League* (https://www.stridebp.org/bp-monitors/37-pdfs/734-home?format=pdf&tmpl=component&box=children):

- Antes da instalação do dispositivo de MAPA a PA deve ser medida nos quatro membros para descartar coarctação da aorta ou outras malformações vasculares.
- O monitoramento deve ser feito no braço não dominante a menos que haja uma grande diferença da medida de PA entre o braço esquerdo e braço direito, nesse caso, o manguito deve ser colocado no braço com a medida mais alta de PA[3].
- O monitor deve ser instalado por pessoal treinado, utilizando o tamanho correto de manguito, ou seja, utilizando a mesma padronização de seleção de manguito empregada para medida da PA casual.
- Recomenda-se fazer leituras a cada 15 a 20 minutos durante o dia e a cada 20 a 30 minutos durante a noite. Antes do início de monitorização deve-se comparar o valor medido no dispositivo com a PA de repouso medida com a mesma técnica (oscilométrico ou auscultatória) para verificar a calibração do dispositivo de MAPA.
- Recomenda-se registrar em um diário, durante o procedimento, com dados sobre a medicação em uso, horário de início e término de atividade física e horário de sono.
- O registro de PA requer um mínimo de uma leitura válida por hora, 40-50 medidas em 24 horas, com 65%-75% de medidas válidas.
- Os parâmetros que devem ser calculados a partir do registro da MAPA são: a PA média, a carga de pressão (% de leituras acima do p95) e a queda de PA entre a vigília e o sono.

■ Indicações

A MAPA é, atualmente procedimento obrigatório para confirmação do diagnóstico de HA em crianças e adolescentes, com medidas de consultório elevadas por um ano ou mais, ou, em hipertensão arterial estágio 1 em três visitas clínicas consecutivas[3].

A MAPA deve ser utilizada rotineiramente para avaliação de crianças e adolescentes com condições de alto risco, no sentido de avaliar a gravidade da HA e a ocorrência de padrões circadianos anormais, o que pode indicar maior risco de lesão de órgãos-alvo.

As indicações consideradas condições de alto risco para a necessidade de avaliação por MAPA estão descritas a seguir.

Doença renal crônica

Crianças e adolescentes com doença renal crônica (DRC), devem ser avaliados por medida casual de PA em todas as consultas e devem repetir a MAPA anualmente, mesmo com PA de consultório controlada para *screening* de HA mascarada. A hipertensão mascarada é particularmente prevalente em pacientes com doença renal crônica e está associada ao desenvolvimento de lesões de órgãos-alvo[10].

Na doença renal crônica, a MAPA para avaliação da terapêutica anti-hipertensiva deve ser realizada, visando redução < p50 PAM 24 horas, diferentemente de outras situações clínicas, que seguem os parâmetros estabelecidos na Tabela 6.7)[3].

Samuels e col., como parte do estudo de coorte *Clinic Kidney Disease in Children* (CKiD)[11], avaliaram a PA de todos os participantes (n = 332) por medida casual e MAPA. A PA foi categorizada com base nos resultados casuais e da MAPA em hipertensão verdadeira (42%), avental branco (4%), mascarada (35%) e ambulatorial (14%). Apenas metade dos participantes apresentou MAPA normal. A carga de PA foi elevada (> 25%) em 52% (n = 172), enquanto a pressão arterial média foi elevada em 32% (n = 105). No início do estudo, 17% das crianças apresentaram Hipertrofia de Ventrículo Esquerdo (HVE) e 9% apresentaram remodelamento ventricular esquerdo concêntrico. A HVE foi mais comum em crianças com hipertensão confirmada (34%) ou hipertensão mascarada (20%) em comparação com crianças com PA casual ou ambulatorial normal (8%). Na análise multivariada, os participantes medicados com i-ECA apresentaram chance 89% maior de ter um registro de MAPA normal do que aqueles que não utilizavam medicações com esse princípio ativo (*odds ratio*, 1,89 [IC 95%, 1,17-3,04]). Para cada declínio anual de 20% na taxa de filtração glomerular, as chances de apresentar um registro de MAPA anormal aumentaram em 26%. Um aumento anual de 2,25 vezes na relação proteína/creatinina na urina se associou a uma chance 39% maior de um registro anormal de MAPA.

Pré e pós-operatório de coarctação de aorta

A MAPA é o padrão-ouro para o seguimento em longo prazo de casos operados de coarctação da aorta. O procedimento é útil tanto para o diagnóstico de recoarctação, possível em 17% a 77% das séries de casos, como para a detecção de HA mascarada com prevalência de até 45% no seguimento pós-operatório desses pacientes[12,13].

Diabetes *mellitus* tipos 1 e 2

A prevalência de HA é maior em jovens com DM tipo 2 do que no DM tipo 1, variando entre 12% e 31% nas coortes publicadas. A pressão arterial e a rigidez vascular correlacionam-se com o IMC, sexo masculino, etnia afro-americana e idade de início do diabetes[14-16].

Diferentemente do DM tipo 1, no DM tipo 2, o desenvolvimento de HA não se correlaciona com o controle glicêmico e de hemoglobina glicosilada[17], se desenvolve no início da doença e se associa com alterações cardíacas adversas[18,19], principalmente quando associada a obesidade[18,20].

■ Transplante de órgãos sólidos

A prevalência de HA no pós-transplante de órgãos sólidos é elevada, chegando a índices de 50% a 90% dos casos. A avaliação pela MAPA tende a diagnosticar um número maior de casos, em comparação com medidas de pressão arterial no consultório, pois esses pacientes, frequentemente, apresentam hipertensão mascarada e hipertensão durante o sono[21], recomenda-se nesses pacientes a realização de MAPA anual para monitoramento e controle dessas alterações[22-25].

■ Obesidade

A MAPA é uma ferramenta valiosa no diagnóstico de HA em crianças e adolescentes obesos por causa da alta prevalência de hipertensão no sono e hipertensão mascarada nessa população[26-28].

■ Síndrome de apneia obstrutiva do sono

Quanto maior o grau de obstrução de via respiratória, maior a chance do desenvolvimento de HA nessa situação clínica. Como a síndrome da apneia obstrutiva do sono afeta a PA ao longo das 24 horas, a MAPA é o método recomendado para avaliar PA de crianças e adolescentes com essa condição clínica.

■ Crianças e adolescentes com suspeita de hipertensão mascarada e hipertensão do avental branco

As situações clínicas com risco de hipertensão mascarada incluem:
- Obesidade;
- Hipertensão secundária;
- Doença renal crônica;
- Coarctação aórtica reparada.

Estima-se que até metade das crianças em avaliação para PA elevada em consultório tenham hipertensão do avental branco[29,30].

Apesar de que a hipertensão do avental branco, em geral, não se associa a lesões de órgãos-alvo, alterações como resposta anormal ao exercício e hipertrofia ventricular esquerda já foram detectados nesses pacientes[29]. Recomenda-se, portanto, que crianças e adolescentes com hipertensão do avental branco tenham PA de consultório avaliada em todas as consultas e repitam a MAPA, um a dois anos após o diagnóstico inicial.

■ Outros

A MAPA deve ser utilizada, também, em pacientes com síndromes genéticas associadas a HA, como neurofibromatose, síndrome de Turner, síndrome de Williams, naqueles com história de prematuridade, principalmente nos casos de restrição de crescimento intrauterino que se associa a redução da massa renal.

Recomenda-se a utilização da MAPA para controle terapêutico da HA sempre que valores de consultório ou em domicílio sugiram controle de PA inadequado. Numerosos estudos mostraram que medida de PA no domicílio além de viável[31-33] é mais reprodutível do que as realizadas em consultório, provavelmente por conta do maior conforto e familiaridade do ambiente para a criança/adolescente[33,34]. Há, no entanto, dois importantes impasses que restringem a aplicabilidade da medida residencial de PA (MRPA) na criança/adolescente. O primeiro é relativo à disponibilidade de dados normativos, visto que a normatização atualmente adotada é proveniente de um único estudo pequeno realizado em escolares[35], além de não haver consenso quanto ao número de medidas e tempo de monitorização necessários para uma correta avaliação da PA domiciliar[3]. A MRPA pode ser uma alternativa interessante para o diagnóstico da HA do avental branco e da HA mascarada e para o controle terapêutico de pacientes selecionados, mas não substitui a MAPA no diagnóstico e seguimento da criança/adolescente com hipertensão arterial.

■ Referências

1. Flynn JT, Daniels SR, Hayman LL, Maahs DM, McCrindle BW, Mitsnefes M, et al. Update: ambulatory blood pressure monitoring in children and adolescents: a scientific statement From the American Heart Association. Hypertension 2014;63(5):1116–35.
2. Hamdani G, Flynn JT, Daniels S, Falkner B, Hanevold C, Ingelfinger J, et al Ambulatory blood pressure monitoring tolerability and blood pressure status in adolescents: the SHIP AHOY study Blood Press Monit. 2019;24(1):12-17.
3. Flynn JT, Kaelber DC, Baker-Smith CM, et al. Subcommittee on Screening and Management of High Blood Pressure in Children Clinical Practice Guideline for Screening and Management of High Blood Pressure in Children and Adolescents. Pediatrics. 2017;140(3):e20171904.
4. Rijnbeek PR, van Herpen G, Kapusta L, Ten Harkel AD, Witsenburg M, Kors JA. Electrocardiographic criteria or left ventricular hypertrophy in children. Pediatr Cardiol. 2008;29(5):923–928.
5. Grossman A, Prokupetz A, Koren- Morag N, Grossman E, Shamiss A. Comparison of usefulness of Sokolow and Cornell criteria for left ventricular hypertrophy in subjects aged <20 years versus >30 years. Am J Cardiol. 2012;110(3):440–444.
6. Stergiou GS, Alamara CV, Salgami EV, Vaindirlis IN, Dacou-Voutetakis C, Mountokalakis TD. Reproducibility of home and ambulatory blood pressure in children and adolescents. Blood Press Monit. 2005;10(3):143–147.
7. Urbina EM, Gidding SS, Bao W, Pickoff AS, Berdusis K, Berenson GS. Effect of body size, ponderosity, and blood pressure on left ventricular growth in children and young adults in the Bogalusa Heart Study. Circulation. 1995;91(9):2400–2406.
8. Soergel M, Kirschstein M, Busch C, Danne T, Gellermann J, Holl R, et al. Oscillometric twenty-four-hour ambulatory blood pressure values in healthy children and adolescents: a multicenter trial including 1141 subjects. J Pediatr 1997;130(2):178–84.
9. Wu hl E, Witte K, Soergel M, Mehls O, Schaefer F; German Working Group on Pediatric Hypertension. Distribution of 24-h ambulatory blood pressure in children: normalized reference values and role of body dimensions. J Hypertens 2002;20(10):1995–2007.
10. Mitsnefes M, Flynn J, Cohn S, Samuels J, Blydt-Hansen T, Saland J, et al; CKiD Study Group. Masked hypertension associates with left ventricular hypertrophy in children with CKD. J Am Soc Nephrol. 2010;21(1):137–144.
11. Samuels J, Ng D, Flynn JT, Mitsnefes M, Poffenbarger T, Warady BA, et al Ambulatory blood pressure patterns in children with chronic kidney disease. Hypertension. 2012; 60(1):43-50.
12. Hager A, Kanz S, Kaemmerer H, Schreiber C, Hess J. Coarctation Long-term Assessment (COALA): significance of arterial hypertension in a cohort of 404 patients up to 27 years after surgical repair of isolated coarctation of the aorta, even in the absence of restenosis and prosthetic material. J Thorac Cardiovasc Surg. 2007;134(3):738–745.
13. O'Sullivan JJ, Derrick G, Darnell R. Prevalence of hypertension in children after early repair of coarctation of the aorta: a cohort study using casual and 24 hour blood pressure measurement. Heart. 2002;88(2):163–166.

14. Rodriguez BL, Dabelea D, Liese AD, Fujimoto W, Waitzfelder B, Liu L, et al; SEARCH Study Group. Prevalence and correlates of elevated blood pressure in youth with diabetes mellitus: the SEARCH for diabetes in youth study. J Pediatr. 2010;157(2):245–251.e1.
15. Klingensmith GJ, Connor CG, Ruedy KJ, Beck RW, Kollman C, Haro H et al; Pediatric Diabetes Consortium. Presentation of youth with type 2 diabetes in the Pediatric Diabetes Consortium. Pediatr Diabetes. 2016;17(4):266–273.
16. Shah AS, Dolan LM, Gao Z, Kimball TR, Urbina EM. Racial differences in arterial stiffness among adolescents and young adults with type 2 diabetes. Pediatr Diabetes. 2012;13(2):170–175.
17. TODAY Study Group. Rapid rise in hypertension and nephropathy in youth with type 2 diabetes: the TODAY clinical trial. Diabetes Care. 2013;36(6):1735–1741.
18. Levitt Katz L, Gidding SS, Bacha F, Hirst K, McKay S, Pyle L et al. Today Study Group. Alterations in left ventricular, left atrial, and right ventricular structure and function to cardiovascular risk factors in adolescents with type 2 diabetes participating in the TODAY clinical trial. Pediatr Diabetes. 2015;16(1):39–47.
19. Shah AS, Khoury PR, Dolan LM, Ippisch HM, Urbina EM, Daniels SR, et al. The effects of obesity and type 2 diabetes mellitus on cardiac structure and function in adolescents and young adults. Diabetologia. 2011;54(4):722–730 497.
20. Nambam B, DuBose SN, Nathan BM, Beck RW, Maahs DM, Wadwa RP et al; T1D Exchange Clinic Network. Therapeutic inertia: under diagnosed and undertreated hypertension in children participating in the T1D Exchange Clinic Registry. Pediatr Diabetes. 2016;17(1):15–20.
21. McGlothan KR, Wyatt RJ, Ault BH, Hastings MC, Rogers T, Di Sessa T, et al. Predominance of nocturnal hypertension in pediatric renal allograft recipients. Pediatr Transplant. 2006;10(5):558–564.
22. Nagasako SS, Nogueira PC, Machado PG, Pestana JO. Risk factors for hypertension 3 years after renal transplantation in children. Pediatr Nephrol. 2007;22(9):1363–1368.
23. Paripovic D, Kostic M, Spasojevic B, Kruscic D, Peco-Antic A. Masked hypertension and hidden uncontrolled hypertension after renal transplantation. Pediatr Nephrol. 2010;25(9):1719–1724.
24. Ferraris JR, Ghezzi L, Waisman G, Krmar RT. ABPM vs. office blood pressure to define blood pressure control in treated hypertensive paediatric renal transplant recipients. Pediatr Transplant. 2007;11(1):24–30.
25. Balzano R, Lindblad YT, Vavilis G, Jogestrand T, Berg UB, Krmar RT. Use of annual ABPM, and repeated carotid scan and echocardiography to monitor cardiovascular health over nine yr in pediatric and young adult renal transplant recipients. Pediatr Transplant. 2011;15(6):635–641.
26. Lurbe E, Invitti C, Torro I, Maronati A, Aguilar F, Sartorio A et al. The impact of the degree of obesity on the discrepancies between office and ambulatory blood pressure values in youth [correção publicada em J Hypertens. 2007;25(1):258]. J Hypertens. 2006;24(8):1557–1564.
27. Macumber IR, Weiss NS, Halbach SM, Hanevold CD, Flynn JT. The association of pediatric obesity with nocturnal non-dipping on 24-hour ambulatory blood pressure monitoring. Am J Hypertens. 2016;29(5):647–652.
28. So H-K, Yip GW-K, Choi K-C, Li AM, Leung LC, Wong SN et al; Hong Kong ABP Working Group. Association between waist circumference and childhood-masked hypertension: a community-based study. J Paediatr Child Health. 2016;52(4):385–390.
29. Kavey RE, Kveselis DA, Atallah N, Smith FC. White coat hypertension in childhood: evidence for end-organ effect. J Pediatr. 2007;150(5):491–497.
30. Swartz SJ, Srivaths PR, Croix B, Feig DI. Cost-effectiveness of ambulatory blood pressure monitoring in the initial evaluation of hypertension in children. Pediatrics. 2008;122(6):1177–1181.
31. Stergiou GS, Karpettas N, Kapoyiannis A, Stefanidis CJ, Vazeou A. Home blood pressure monitoring in children and adolescents: a systematic review. J Hypertens. 2009;27(10):1941–1947.
32. Stergiou GS, Nasothimiou E, Giovas P, Kapoyiannis A, Vazeou A. Diagnosis of hypertension in children and adolescents based on home versus ambulatory blood pressure monitoring. J Hypertens. 2008;26(8):1556–1562.
33. Furusawa EA, Filho UD, Koch VH Home blood pressure monitoring in paediatric chronic hypertension. J Hum Hypertens. 2009;23(7):464–469.
34. Stergiou GS, Nasothimiou EG, Giovas PP, Rarra VC. Long-term reproducibility of home vs. office blood pressure n children and adolescents: the Arsakeion school study. Hypertens Res. 2009;32(4):311–315.
35. Stergiou GS, Yiannes NG, Rarra VC, Panagiotakos DB. Home blood pressure normalcy in children and adolescents: the Arsakeion School study. J Hypertens. 2007;25(7):1375–1379.

MAPA nas Grávidas

Capítulo 7

• Carlos Eduardo Poli de Figueiredo • Rogério Baumgratz de Paula • Daniela Moraes • Bartira Ercília Pinheiro da Costa

■ Adaptações fisiológicas na gestação

A gestação resulta em uma série de adaptações fisiológicas, entre as quais incluem-se alterações hemodinâmicas, importantes no controle da pressão arterial (PA). Após a concepção, a mulher desenvolve um estado de vasodilatação sistêmica, com importante redução da resistência vascular periférica, concomitantes a aumento do débito cardíaco e da volemia. A pressão arterial em consequência sofre redução em relação aos níveis pré-gestacionais. A redução fisiológica da PA pode inclusive reduzir a pressão arterial para valores normais em mulheres com hipertensão arterial (HA), dificultando a identificação de HA crônica em gestantes sem o diagnóstico prévio.

■ Distúrbios hipertensivos da gestação

A hipertensão arterial é uma das complicações mais frequentes na gestação. Os distúrbios hipertensivos gestacionais são a principal causa de mortalidade materna, sendo responsáveis por 23% das mortes maternas no Brasil. Além disso, a morbidade e mortalidade fetal e perinatal estão fortemente associadas a hipertensão gestacional, assim como prematuridade.

Existe grande variação nas definições e nomenclatura dos distúrbios hipertensivos gestacionais, mas de maneira geral classificamos em quatro categorias:

- Pré-eclâmpsia/eclâmpsia;
- Hipertensão crônica;

- Pré-eclâmpsia sobreposta a hipertensão crônica;
- Hipertensão gestacional (transitória).

A pré-eclâmpsia (PE) é uma síndrome com comprometimento multissistêmico caracterizada por hipertensão arterial, iniciada após a vigésima semana de gestação, classicamente acompanhada de proteinúria. A hipertensão crônica é quando existe hipertensão prévia a gestação, porém, por causa da redução fisiológica da pressão arterial ela pode estar disfarçada durante a gestação e eventualmente esse diagnóstico será feito depois. Tipicamente a elevação da pressão arterial, na hipertensão crônica, se manifesta antes da vigésima semana de gestação. O quadro multissistêmico da pré-eclâmpsia pode se sobrepor a hipertensão crônica. A hipertensão gestacional é definida pela elevação pressórica durante a gestação, sem manifestações de pré-clâmpsia/eclampsia e retorna ao normal depois ou no período pós-parto. Se a pressão arterial retorna para níveis normais fica definida como hipertensão gestacional transitória, caso contrário, será rotulada de hipertensão crônica.

Os efeitos da pré-eclâmpsia e hipertensão gestacional manifestam-se em longo prazo e devem ser considerados como fatores de morte, e de risco renal e cardiovascular para a mãe e para seus filhos. Por causa dos potenciais desfechos relacionados à doença hipertensiva da gestação, a medida da pressão arterial é obrigatória em todas as gestantes, em todas as visitas do pré-natal, sendo que o rastreamento deve ser mais intenso em gestantes com maior risco.

■ Definição de hipertensão na gestação

Hipertensão arterial na gestação é classicamente definida como uma pressão arterial sistólica ≥ 140 mmHg e/ou a pressão arterial diastólica ≥ 90 mmHg em medida casual em mais de duas medidas. Após as Diretrizes do American College of Cardiology/American Heart Association, de 2018[1], que definiram pressões menores que 120/80 mmHg como normais, surgiram questionamentos sobre o ponto de corte ideal para o diagnóstico de hipertensão arterial na gestação (ou para alvo de PA), apesar da ausência de evidências, até o momento, que apoiem uma redução significativa do valor de referência de pressão arterial na gestação.

O ponto de corte para o diagnóstico de hipertensão com a MAPA e MRPA mais comumente reconhecido é de 135/85 mmHg na vigília.

De acordo com Hermida e Ayala[2], o ritmo circadiano com alta amplitude, que caracteriza a pressão arterial da gestação normal em todas as idades gestacionais, sugere que o limiar constante usado para diagnosticar HA na gestação deveria ser substituído por um limite de referência relacionado ao tempo refletindo melhor a variabilidade da pressão arterial. Eles propõem usar o "índice hiperbárico" (HBI), como um determinante do excesso de pressão arterial. São definidos limites de PA predefinidos para a vigília e sono, e o HBI seria determinado pela área total em que a pressão arterial esteve acima do limiar estabelecido ao longo do tempo.

A pressão arterial na gestação deve ser medida rotineiramente e vários são os métodos. A pressão casual e do consultório é a maneira mais utilizada, estando presente em todas as diretrizes clínicas de HA na gestação e nas recomendações de cuidados pré-natais.

O emprego de monitorização residencial de pressão arterial (MRPA) e a monitorização ambulatorial de pressão arterial (MAPA) vêm ganhando espaço recentemente, em razão do surgimento de evidências de potenciais benefícios com o seu emprego. O uso de medidas automatizadas desassistidas no consultório, métodos invasivos, telemetria e avaliação da pressão arterial central ainda são objetos de estudo.

A MAPA e a MRPA tornam-se importantes, particularmente, para o diagnóstico da hipertensão do avental branco e a hipertensão mascarada na gestante. A MAPA tem a vantagem de identificar a hipertensão no período do sono.

Aparelhos de MAPA para gestantes

A adequada avaliação da pressão arterial é dependente do uso de equipamento apropriado para essa condição. O equipamento deve ser validado para o emprego em gestantes.

Consultas aos sites da Association for the Advancement of Medical Instrumentation (https://www.aami.org), da British and Irish Hypertension Society (https://bihsoc.org/ ou http://bhsoc.org/bp-monitors/bp-monitors/), da dabl® Educational Trust Limited (http://www.dableducational.org), da Hypertension Canada (http://www.hypertensionca/devices-endorsedby-hypertension-canada-dp) ou da StrideBP (www.stridebp.org) apresentam, e atualizam periodicamente, os equipamentos adequados.

■ MAPA na gestação

Vantagens e limitações

Comparadas com as medidas de consultório, a MAPA e a MRPA fornecem avaliações mais seguras e fieis. Por meio das medidas repetidas, apresenta avaliação do comportamento da pressão arterial ao longo do dia, e identifica subgrupos de gestantes com hipertensão do avental branco, hipertensão mascarada e hipertensão durante o sono, já que é o único método que pode avaliar a pressão arterial durante o sono. A MAPA melhora o nosso entendimento sobre a regulação da pressão arterial na gestação e pode fornecer informações sobre o padrão de resposta ao uso de anti-hipertensivos.

Comparando a MAPA com a MRPA, o uso do monitor pode ser incômodo, requer mais visitas a clínica. As mulheres preferem monitorização de pressão arterial por meio de MRPA do que pela MAPA[3]. Porém, vale lembrar novamente que a MRPA não fornece medidas da PA durante o sono, período muito importante para análise.

Principais indicações

Identificar hipertensão do avental branco, hipertensão mascarada e hipertensão no sono na gestação. É particularmente útil antes da 20ª semana de gestação.

Valores de normalidade

Valores de pressão arterial normal na gestação quando avaliados pela MAPA já foram determinados em estudos anteriores. O estudo mais citado é o de Brown[4] que estabelece os valores diferentes períodos gestacionais conforme exposto na Tabela 7.1.

■ CAPÍTULO 7

Tabela 7.1 – Valores de pressão arterial normais pela MAPA na gestação[4]

Semanas	PA 24 horas	PA vigília	PA sono
9 -17	121/73 mmHg	130/77 mmHg	110/64 mmHg
18-22	126/76 mmHg	132/79 mmHg	114/66 mmHg
26-30	128/78 mmHg	133/81 mmHg	117/68 mmHg
31-40	131/82 mmHg	135/86 mmHg	123/72 mmHg

PA = pressão arterial.

Apesar da reconhecida variação da pressão arterial ao longo da gestação, e dos valores de normalidades definidos na Tabela 7.1, para a avaliação da MAPA os pontos de corte usualmente utilizados para interpretação do exame são diferentes desses (Tabela 7.2). Em geral, selecionamos 130/80 mmHg para a pressão de 24 horas, 135/85 mmHg para a pressão na vigília, e 120/70 mmHg para a pressão no sono. Sendo que valores maiores ou iguais a esses serão considerados anormais. Esses valores não são consenso para todas as diretrizes de MAPA, mas representam a opinião da maioria dos grupos.

Tabela 7.2 – Valores de pressão arterial considerados anormais para a interpretação da MAPA na gestação

Pressão arterial	24 horas	Vigília	Sono
Referência	≥ 130/80 mmHg	≥ 135/85 mmHg	≥ 120/70 mmHg

É interessante citar estudo recente que empregou abordagem derivada de desfechos adversos em uma população do sul da China para estabelecer valores de referência de pressão arterial. Os autores identificaram os seguintes limiares na fase tardia da gestação para mulheres de risco: 130/80 mmHg para pressão na vigília, 120/75 mmHg para o período de sono e 130/75 mmHg para as medidas de 24 horas. Essas estimativas, derivadas de uma a abordagem criativa, ainda precisam ser validadas em estudos prospectivos, multiétnicos e internacionais, assim como em fases mais precoces da gestação[5].

Posicionamento internacional sobre a MAPA na gestação

Apenas uma diretriz preconizava a MAPA como ferramenta para diagnóstico de hipertensão arterial na gestação[6,7] até recentemente. As diretrizes mais atuais têm a tendência de salientar a importância com relação à detecção de hipertensão do avental branco. Revisão sistemática da Cochrane, de 2002, com revisão em 2012, não identificou estudos randomizados avaliando a monitorização da pressão arterial durante a gravidez que sustentassem essa indicação indiscriminadamente[8]. Essa publicação está sendo revisada novamente.

A seguir, apresentaremos uma revisão do posicionamento de diversas diretrizes com relação a MAPA na gestação.

O emprego da MAPA na gestação foi recomendado como adjuvante à medida clínica da pressão arterial pelos australianos, já em 2011, ao elaborar um consenso sobre o emprego da MAPA[9]. O objetivo principal seria afastar hipertensão do avental branco no início da gestação, porém, consideravam a MAPA sem papel no manejo de pré-eclâmpsia estabelecida ou de hipertensão gestacional. Mesmo assim, nessas pacientes com pré-eclampsia ou hipertensão gestacional, a MAPA teria a vantagem de possibilitar a detecção de hipertensão no sono (definida como PA no sono > 120/75 mmHg). Essa diretriz adotou os valores sugeridos por um dos seus autores[4], acima detalhados.

De modo similar, o *American College of Obstetricians and Gynecologists*, na sua diretriz de 2019 de manejo clínico de hipertensão crônica na gestação[10], cita que a MAPA possa ser benéfica para confirmar o diagnóstico e auxiliar em decisões para iniciar terapia anti-hipertensiva em mulheres com suspeita de hipertensão do avental branco. Consideram que hipertensão do avental branco não deve ser considerada como benigna, porém, não há nenhuma recomendação específica sobre seu emprego rotineiro ou limiares de pressão arterial. Interessantemente, na diretriz concomitante sobre pré-eclâmpsia e hipertensão gestacional não existe menção à MAPA[11].

Curiosamente, a Diretriz Britânica de 2019, sobre hipertensão na gestação do NICE[12] não menciona o uso de MAPA para definição ou manejo, assim como não traz a discussão sobre hipertensão do avental branco ou mascarada na gestação. Na revisão da diretriz de hipertensão em adultos do NICE, a importância da hipertensão do avental branco, da hipertensão mascarada são discutidas, mas não se aborda o tema com relação às gestantes. De uma certa maneira é interessante que o grupo pioneiro em recomendar MAPA para o acompanhamento de HAS em adultos, não aborda o tema com relação às gestantes[13].

Conforme mencionado acima, os espanhóis valorizam o uso da MAPA na gestação. A Diretriz de MAPA da Sociedade Espanhola de Hipertensão, recomenda a MAPA na gestação para a identificação da hipertensão do avental branco e da hipertensão durante o sono[14], pois, estão associadas a maior risco de complicações materna e fetal. Também propõe como valores de referência, aqueles recomendados por Brown et al.[4], da mesma maneira que adotado pela European Society of Hypertension, em 2013[15]. Chamam a atenção para a ocorrência de hipertensão no sono como de risco para desfechos adversos.

A Sociedade Internacional para o Estudo da Hipertensão na Gestação (ISSHP) inovou trazendo de maneira consistente a MAPA e a MRPA para a avaliação de hipertensão em pacientes na gestação. A proposta é usar a MAPA ou MRPA em avaliação inicial (antes das 20 semanas) de pacientes com HA crônica para a detecção de hipertensão do avental branco, mas recomenda que o acompanhamento feito por MRPA. Os termos hipertensão do avental branco e hipertensão mascarada entram na classificação das categorias de hipertensão na gestação para aquelas mulheres com história de hipertensão prévia ou em quem a elevação da pressão arterial surge antes da vigésima semana de gestação. Todas as pacientes diagnosticadas com ascensão da pressão arterial no consultório deveriam confirmar por MAPA ou MRPA. O fluxograma de avaliação proposto é reproduzido na Figura 7.1. Também inclui a hipertensão mascarada na classificação da hipertensão na gestação[16], mas mesmo reconhecendo esse diagnóstico, não é recomendado o rastreamento rotineiro caso não exista lesão em órgão-alvo doença renal crônica inexplicada, hipertrofia ventricular esquerda ou retinopatia.

A ISSHP recomenda o valor de pressão arterial de consultório de $\geq$ 140/90 mmHg associado a pressão < 135/85 mmHg na MAPA ou MRPA para a definição de hipertensão do avental branco. Curiosamente, no seu fluxograma para a aplicação clínica da MAPA são aconselhados valores de < 130/80 mmHg para a pressão na vigília e 115/70 mmHg para pressão do sono para definir o diagnóstico de hipertensão do avental branco. Essa divergência ilustra a falta de uniformidade e de concordância para estabelecer limiares de pressão arterial na gestação e resulta em conceitos e pontos de corte confusos. Além disso, eles reconhecem os valores normais de pressão arterial na MAPA propostos por Brown em 1998[4], mas na prática usam os limiares acima para diagnóstico.

CAPÍTULO 7

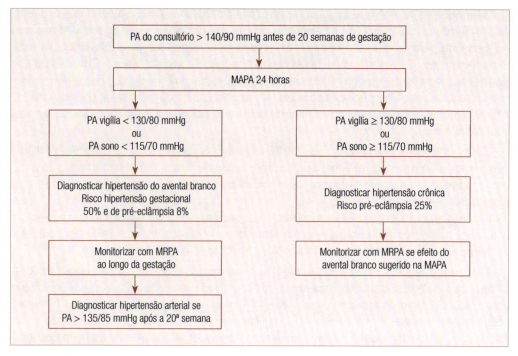

Figura 7.1 – Aplicação da MAPA na gestação inicial para diagnosticar e manejar a hipertensão do avental branco.
Fonte: Adaptada de Brown et al. 2018[16].

Do mesmo modo, os consensos de Hipertensão e Gestação da Sociedade Francesa de Hipertensão e da Sociedade Francesa de Cardiologia recomendam a confirmação das medidas de consultório elevadas por medidas fora do consultório, por meio da MRPA ou MAPA com a finalidade de afastar hipertensão do avental branco. Na suspeita de hipertensão durante o sono a MAPA é recomendada, porém sem estabelecer valores de normalidade para a pressão arterial a noite. O ponto de corte utilizado para o diagnóstico de hipertensão é 135/85 mmHg na vigília[17].

Nas diretrizes canadenses, chama-se a atenção para o fato de que mais de 50% das mulheres com a primeira medida acima de 140/90 mmHg têm efeito do avental branco, porém não apresentam maior discussão sobre o assunto ou mencionam hipertensão mascarada. Apenas na legenda do fluxograma da classificação da hipertensão na gestação tem a recomendação de afastar hipertensão do avental branco ou hipertensão transitória em gestantes com PA maior ou igual a 140/90 mmHg[18]. De certo modo parece existir, de maneira semelhante ao NICE, divergência entre as diretrizes para gestantes com as diretrizes de hipertensão nos adultos[19]. Nas diretrizes canadenses de hipertensão, a recomendação é confirmar o diagnóstico de hipertensão por medida de PA casual com o uso da MAPA ou de MRPA para afastar HA do avental branco ou HA mascarada.

A Sociedade de Obstetrícia da Austrália e Nova Zelândia[20] considera o principal papel da MAPA a exclusão da hipertensão do avental branco. A MAPA seria mais útil no início da gestação (antes da vigésima semana), porém seria menos útil na segunda metade. Teria uma pobre sensibilidade e especificidade para a detecção de hipertensão mais tarde na gestação e modesta capacidade de predizer desfechos. O papel da HA mascarada seria controverso e seu significado incerto. Conforme relatado acima, o documento de consenso australiano sobre a MAPA, sugere que ela pode ser útil quando hipertensão é detectada precocemente na gestação, e reafirma que o seu principal papel é detectar hipertensão do avental branco. Nas pacientes com pré-eclâmpsia ou hipertensão gestacional também seria útil para detectar hipertensão no sono[9].

No Brasil, as recomendações da Federação Brasileira das Associações de Ginecologia e Obstetrícia (FEBRASGO), de 2017[21], já estava alinhada com a ISSHP e adotava a hipertensão do avental branco como uma categoria a ser afastada na gestante hipertensa, por meio da MAPA ou por múltiplas medidas pela equipe de enfermagem (FEBRASGO 2017). As VI Diretrizes Brasileiras de MAPA e IV Diretrizes Brasileira de MRPA reconhecem o valor da MAPA na gestação e recomendam valores de referência idênticos aos da população em geral[7].

Hipertensão do avental branco na gestação

A prevalência exata de hipertensão do avental branco na gestação não é bem conhecida. Nos estudos, essa estimativa é variável e relatada em 3%[2] usando um índice hiperbárico de 32%, em outro estudo (Brown MA, et al. BJOG, 2005), sendo que, 40% desenvolve hipertensão gestacional com bons desfechos gestacionais e 8% desenvolve pré-eclâmpsia proteinúrica[22]. A ocorrência de pré-eclâmpsia é menor que no grupo com hipertensão crônica essencial (22%). Hipertensão do avental branco chegou a ser detectado em 76% de pacientes avaliadas com MRPA com telemetria[23]. Outros estudos com MAPA encontraram avental branco em 20%[24] e 29%[25].

Revisão sistemática relata hipertensão do avental branco em 6% a 12,9% das gestações[26], e em estudo de base populacional em Portugal, com MAPA a prevalência foi de 34,8%[27].

Importante ressaltar que a hipertensão do avental branco, anteriormente considerada benigna, resulta em desfechos adversos que são piores que as pacientes normotensas e melhores do que as pacientes hipertensa[27], incluindo risco aumentado de pré-eclâmpsia e hipertensão gestacional. Rodrigues e colaboradores detectaram pré-eclâmpsia em 12% e 3,6%, hipertensão gestacional em 16% e 3,6%, para os grupos com hipertensão do avental branco e controles, respectivamente. A idade gestacional média foi uma semana menor no grupo de avental branco.

Hipertensão mascarada na gestação

A atenção a hipertensão mascarada na gestação é muito menor do que a hipertensão do avental branco na literatura. A prevalência de HA mascarada no estudo usando o índice hiperbárico foi de 15%[2] e revisão sistemática detectou hipertensão mascarada em 1,6% a 5,7% das gestações[26]. Por outro lado, estudo avaliando gestantes normotensas com gestação de alto risco apresenta hipertensão mascarada em 33,3%. Mulheres com hipertensão mascarada apresentavam um risco muito alto de desenvolver pré-eclâmpsia (51,7%), com razão de chance de 7,81 (IC 95% 2,6-22,86)[28]. Esses dados em população de alto risco necessitam confirmação e avaliações em gestantes com menor risco. Não existe informação sobre o impacto de tratar essas mulheres com hipertensão mascarada, mas com certeza vigilância atenta é recomendável[29].

Hipertensão no sono na gestação

Estudo, avaliando gestantes normotensas com uma gestação de alto risco detectou hipertensão no sono em 42,5%. Chamou a atenção que 27% das gestantes com hipertensão no sono apresentavam pressão arterial normal de 24 horas[28]. O ponto de corte de 120/70 durante o descenso durante o sono foi empregado para definir hipertensão no sono. Hipertensão no sono isolada ocorreu em 18,4%, mais frequente que hipertensão isolada na vigília, que só ocorreu em 4,5% das pacientes. Quando a MAPA era normal o risco de PE foi de 10,9%, mas aumentou para 25, 37,5 e 47,6% quando apresentava hipertensão isolada na vigília, hipertensão no sono isolada e hipertensão combinada na vigília e no sono, respectivamente. A razão de chance de desenvolver pré-eclâmpsia foi de 4,72 (IC 95% 1,25-19,43) na hipertensão no sono[28]. Revisão sistemática recente mostrou que hipertensão no sono na pré-eclâmpsia é mais prevalente, porém ressalta que a sua utilidade clínica para determinar desfechos da gestação ou significado prognóstico na pré-eclâmpsia ainda é desconhecido[30].

Em gestantes com hipertensão na gestação, a elevação no sono foi mais frequente na pré-eclâmpsia, estava associada a maior pressão ao despertar e resultou em maior ocorrência de dano em órgãos-alvo, assim como redução do peso dos recém-nascidos[31].

MAPA e desfechos na gestação

A MAPA não parece ser útil na antecipação do desenvolvimento de complicações hipertensivas na gestação. A MAPA é superior a pressão arterial de consultório em predizer parto cirúrgico mais frequente em hipertensão do avental branco, porém não é diferente para os demais desfechos em comparação com normotensas[25]. Também é melhor preditor de pré--eclâmpsia e de crescimento intrauterino restrito do que a pressão arterial convencional, porém não tem sensibilidade e especificidade para recomendar seu uso na prática rotineira como biomarcador[32]. Provavelmente, o melhor papel da MAPA é determinar se a mulher com hipertensão no consultório, na fase inicial da gestação, tem hipertensão verdadeira ou hipertensão do avental branco[32].

■ Considerações finais

O papel da MAPA na gestação ainda não está claramente definido, porém permite identificar hipertensão mascarada, hipertensão durante o sono e, em especial, hipertensão do avental branco. O seu uso é útil particularmente na primeira metade da gestação. Abaixo apresentamos recomendações baseadas na opinião dos autores:

- A pressão arterial casual/consultório ainda é a mais utilizada na prática clínica diária na avaliação de gestantes, mas a MAPA ou MRPA devem cada vez mais consideradas como recurso diagnóstico e de acompanhamento.
- A MAPA está indicada na gestação para:
  - Suspeita de hipertensão do avental branco;
  - Avaliação inicial antes das 20 semanas de gestação, em especial nas hipertensas crônicas ou hipertensão gestacional;
  - Alternativa a MRPA para o acompanhamento da pressão arterial ao longo da gestação, especialmente em pacientes de alto risco, ou em gestantes com hipertensão do avental branco ou mascarada;

- Detecção de hipertensão no sono;
- Detecção de hipertensão mascarada, especialmente em gestantes de alto risco;
- Pesquisa.

- Equipamentos validados devem ser empregados.

- Os pontos de corte para diagnóstico de hipertensão na gestação com a MAPA ainda estão em estudo, e não existe consenso. Existem diferentes propostas conforme a idade gestacional, e também foi sugerido o índice de tolerância hiperbárico (complexo, pouco prático e não viável para uso rotineiro no momento). As adaptações fisiológicas da pressão arterial ao longo da gestação dificultam o estabelecimento de valores de referência simples e objetivos. Considerando a literatura, praticidade e para ser mais objetivo recomendamos utilizar os valores indicados na Tabela 7.2:
  - Para hipertensão arterial na gestação: PA 135/85 mmHg na vigília;
  - Para hipertensão no sono: PA 120/70 mmHg;
  - Para pressão de 24 horas: 130/80 mmHg.

- A MAPA é importante instrumento para a avaliação e acompanhamento da pressão arterial de gestantes, porém ainda necessitamos de evidências adicionais para determinar o seu papel e suas indicações precisas.

■ Referências

1. Whelton PK, Carey RM, Aronow WS, Casey DE Jr, Collins KJ, Dennison Himmelfarb C, et al. 2017 ACC/AHA/AAPA/ABC/ACPM/AGS/APhA/ASH/ASPC/NMA/PCNA Guideline for the Prevention, Detection, Evaluation, and Management of High Blood Pressure in Adults: Executive Summary: A Report of the American College of Cardiology/American Heart Association Task Force on Clinical Practice Guidelines. J Am Coll Cardiol. 2018 May 15;71:2199-2269.
2. Hermida RC, Ayala DE 2002. Prognostic value of office and ambulatory blood pressure measurement in pregnancy. Hypertension 2002, 40:298-303.
3. Taylor RS, Freeman L, North RA. Evaluation of ambulatory and self-initiated blood pressure monitors by pregnant and postpartum women. Hypertens Pregnancy 2001;20(1):25-33.
4. Brown MA, Robinson A, Bowyer L, Buddle ML, Martin A, Hargood JL, et al. Ambulatory blood pressure monitoring in pregnancy: what is normal? Am J Obstetr Gynecol 1998; 178(4):836–842.
5. Lv LJ, Ji WJ, Wu LL, Miao J, Wen JY, Lei Q, et al. Thresholds for Ambulatory Blood Pressure Monitoring Based on Maternal and Neonatal Outcomes in Late Pregnancy in a Southern Chinese Population. J Am Heart Assoc 2019 Jul 16;8(14):e012027.
6. Hermida RC, Smolensky MH, Ayala DE, Portaluppi F, Crespo JJ, Fabbian F, et al. [2013 Ambulatory blood pressure monitoring recommendations for the diagnosis of adult hypertension, assessment of cardiovascular and other hypertension-associated risk, and attainment of therapeutic goals (summary). Joint recommendations from the International Society for Chronobiology (ISC), American Association of Medical Chronobiology and Chronotherapeutics (AAMCC), Spanish Society of Applied Chronobiology, Chronotherapy, and Vascular Risk (SECAC), Spanish Society of Atherosclerosis (SEA), and Romanian Society of Internal Medicine (RSIM)]. Clin Investig Arterioscler. 2013;25(2):74-82.
7. Nobre F, Mion Júnior D, Gomes MAM, Barbosa ECD, Rodrigues CIS, Neves MFT, et al. 6ª Diretrizes de Monitorização Ambulatorial da Pressão Arterial e 4ª Diretrizes de Monitorização Residencial da Pressão Arterial. Arq Bras Cardiol 2018; 110(5, Supl.1):1-29.
8. Bergel E, Carroli G, Althabe F. Ambulatory versus conventional methods for monitoring blood pressure during pregnancy. Cochrane Database Syst Rev. 2002;(2):CD001231.
9. Head GA, McGrath BP, Mihailidou AS, Nelson MR, Schlaich MP, Stowasser M, et al. Ambulatory blood pressure monitoring in Australia: 2011 consensus position statement. J Hypertens 2012; 30:253–266.
10. ACOG Practice Bulletin No. 203: Chronic Hypertension in Pregnancy. Obstet Gynecol 2019;133:e26–50.
11. ACOG Practice Bulletin No. 202: Gestational hypertension and preeclampsia. Obstet Gynecol 2019;133:e1–25.

12. National Institute for Health and Care Excellence (NICE). [Internet]. Hypertension in pregnancy: diagnosis and management (NG133) [London]: NICE; 2019 [Published: 25 June 2019]. Available from: www.nice.org.uk/guidance/ng133.
13. National Institute for Health and Care Excellence (NICE). [Internet]. Hypertension in adults: diagnosis and management (NG136) [London]: NICE; 2019 [Published: 28 August 2019]. Available from: www.nice.org.uk/guidance/ng136.
14. Gijón-Conde T, Gorostidi M, Banegas JR, de la Sierra A, Segura J, Vinyoles E, et al. [Position statement on ambulatory blood pressure monitoring (ABPM) by the Spanish Society of Hypertension (2019)]. Hipertens Riesgo Vasc. 2019;36(4):199-212.
15. O'Brien E, Parati G, Stergiou G, Asmar R, Beilin L, Bilo G, et al. European Society of Hypertension position paper on ambulatory blood pressure monitoring. J Hypertens 2013;31(9):1731-68.
16. Brown MA, Magee LA, Kenny LC, Karumanchi SA, McCarthy FP, Saito S, et al. The hypertensive disorders of pregnancy: ISSHP classification, diagnosis & management recommendations for international practice. Pregnancy Hypertens 2018;13:291-310.
17. Mounier-Vehier C, Amar J, Boivin JM, Denolle T, Fauvel JP, Plu-Bureau G, et al. Hypertension and pregnancy: expert consensus statement from the French Society of Hypertension, an affiliate of the French Society of Cardiology. Fundam Clin Pharmacol 2017; 31(1):83-103.
18. Butalia S, Audibert F, Côté AM, Firoz T, Logan AG, Magee LA, et al. Hypertension Canada. Hypertension Canada's 2018 Guidelines for the Management of Hypertension in Pregnancy. Can J Cardiol 2018;34(5):526-531.
19. Nerenberg KA, Zarnke KB, Leung AA, Dasgupta K, Butalia S, McBrien K, et al. Hypertension Canada. Hypertension Canada's 2018 Guidelines for Diagnosis, Risk Assessment, Prevention, and Treatment of Hypertension in Adults and Children. Can J Cardiol 2018;34(5):506-525.
20. Lowe SA, Bowyer L, Lust K, McMahon LP, Morton MR, North RA, et al. SOMANZ Guideline for the Management of Hypertensive Disorders of Pregnancy 2014. Aust N Z J Obstet Gynaecol. 2015;55(5):e1-29.
21. Ramos JGL, Sass N, Costa SHM. Federação Brasileira das Associações de Ginecologia e Obstetrícia (FEBRASGO). pré-eclâmpsia nos seus diversos aspectos. Série Orientações e Recomendações FEBRASGO. n. 8, 2017.
22. Brown MA, Mangos G, Davis G, Homer C. The natural history of white coat hypertension during pregnancy. BJOG 2005;112:601–6.
23. Denolle T, Weber JL, Calvez C, Getin Y, Daniel JC, Lurton O, et al. Diagnosis of white coat hypertension in pregnant women with teletransmitted home blood pressure. Hypertens Pregnancy. 2008;27(3):305-13.
24. Eguchi K, Ohmaru T, Ohkuchi A, Hirashima C, Takahashi K, Suzuki H, et al. Ambulatory BP monitoring and clinic BP in predicting small-for-gestational-age infants during pregnancy. J Hum Hypertens 2016; 30(1):62-7.
25. Bellomo G, Narducci PL, Rondoni F, Pastorelli G, Stangoni G, Angeli G,et al. Prognostic value of 24-hour blood pressure in pregnancy. JAMA 1999; 282(15):1447-52.
26. Tucker KL, Bankhead C, Hodgkinson J, Roberts N, Stevens R, Heneghan C,et al. How Do Home and Clinic Blood Pressure Readings Compare in Pregnancy? Hypertension 2018; 72(3):686-694.
27. Rodrigues A, Barata C, Marques I, Almeida MC. Diagnosis of White Coat Hypertension and pregnancy outcomes. Pregnancy Hypertens 2018; 14:121-124.
28. Salazar MR, Espeche WG, Leiva Sisnieguez BC, Balbín E, Leiva Sisnieguez CE, Stavile RN, et al. Significance of masked and nocturnal hypertension in normotensive women coursing a high-risk pregnancy. J Hypertens 2016; 34(11):2248-52.
29. Bilo G, Parati G. Ambulatory blood pressure monitoring: a mandatory approach in high-risk pregnancy? J Hypertens 2016; 34(11):2140-2.
30. Pergialiotisa V, Karampetsoua N, Bellosa I, Papantonioub N, Daskalakisc G. Nocturnal blood pressure alterations in patients with preeclampsia – Do they really matter? A systematic review of the literature. Eur J Obstet Gynecol Reprod Biol 239 (2019) 39–44.
31. Brown MA, Davis GK, McHugh L. The prevalence and clinical significance of nocturnal hypertension in pregnancy. J Hypertens. 2001;19(8):1437-44.
32. Brown MA. Is there a role for ambulatory blood pressure monitoring in pregnancy? Clin Exp Pharmacol Physiol 2014;41(1):16-21.

MAPA nos Idosos

Capítulo 8

• **Mauricio Wajngarten**

Com o avançar da idade ocorre aumento da rigidez arterial, alterações do endotélio e atenuação da resposta dos barorreceptores. Essas alterações, embora possam ser consideradas como "próprias do envelhecimento normal ou fisiológico", aumentam a vulnerabilidade às doenças cardiovasculares. Elas explicam por que no idoso são mais frequentes elevação e maior variabilidade da pressão sistólica, bem como hipotensão postural, que são relacionadas a prevalência da hipertensão arterial sistólica, comprometimentos fisiopatológicos e maior risco de eventos cardio e cerebrovasculares.

As indicações da MAPA para os idosos são semelhantes àquelas dos mais jovens. Porém, nos idosos enfrentamos maiores dificuldades diagnósticas e terapêuticas. Desse modo, apesar de menos estudada nas faixas etárias maiores, talvez a utilidade da MAPA para avaliar riscos, elucidar manifestações clínicas e otimizar tratamentos, seja maior nos idosos.

Neste capítulo, serão sumarizadas as principais peculiaridades dos dados obtidos pela MAPA encontradas nos idosos quanto a comportamento e valor prognostico, bem como do valor clínico para a avaliação diagnóstica e otimização terapêutica.

■ Comportamento e valor prognóstico

Na instalação da MAPA recomenda-se medir a pressão arterial (PA), também em posição ortostática. Alguns fatores podem influir nas medidas. O enrijecimento arterial tende a subestimar a PA medida pelo método oscilométrico e, consequentemente, na presença de "pseudo-hipertensão", a MAPA está sujeita a erros. A presença de "hiato auscultatório" é comum nos idosos, mas o uso do método oscilométrico minimiza o problema[1].

A aceitação do exame é boa entre os idosos. Porém, cabe ressaltar que restrições físicas e cognitivas podem prejudicar o cumprimento do protocolo. Os idosos frequentemente dormem durante o dia e/ou apresentam condições que alteram o sono, como por exemplo, a noctúria, comum no idoso, que pode ser causada ou acentuada pelo tratamento com diuréticos. Assim, o diário de atividades deve ser preenchido com especial cuidado, sendo desaconselhado o uso de períodos prefixados de sono e vigília.

As poucas evidências disponíveis sugerem que níveis aumentados de demência associados à tolerabilidade reduzida[2].

Normalidade e envelhecimento

Os níveis de PA obtidos pela MAPA aumentam "normalmente" com o aumento da idade. Valores da PA sistólica à MAPA foram maiores em sujeitos com idade maior ou igual a 80 anos do que dentre aqueles com idade entre 60 e 79 anos[3-6]. Do mesmo modo, o estudo *Syst-Eur* mostrou que idosos com hipertensão arterial sistólica tem um incremento na pressão sistólica de 3 mmHg e redução na pressão diastólica de 1,5 mmHg a cada aumento de 10 anos de idade[7]. Apesar desse comportamento, aceitam-se para os idosos os mesmos valores de normalidade da MAPA adotados para os adultos não idosos[1]. Isso se justifica, pois, sabidamente, a elevação da PA sistólica, embora frequente, não é inofensiva, e se associa a maior risco cardiovascular. Por outro lado, a PA diastólica apresenta uma relação em curva J como risco cardiovascular e o aumento da idade também explica esse comportamento, pelo menos em parte[8]. Como veremos abaixo, esse dado deve ser considerado no contexto de alvos terapêuticos de PA mais reduzidos recomendados pelas Diretrizes norte-americanas de hipertensão de 2017[9], influenciadas pelo Estudo SPRINT[10].

Assim, como, no envelhecimento geralmente o aumento da PA sistólica é maior do que da PA diastólica, observa-se um aumento da Pressão de Pulso. Vários estudos pela MAPA confirmam que, apesar de comuns, o aumento da PA sistólica e da Pressão de Pulso exercem um forte impacto prognostico. Um deles mediu a PA ambulatorial intra-arterial de 24 horas mostrou que em idosos a pressão de pulso e a PA sistólica foram preditoras de risco, enquanto a PA diastólica e a média de pressão não mostraram qualquer valor prognóstico[11]. A PA sistólica (sono, 24 horas e vigília) também foi a variável que apresentou a melhor correlação com a ocorrência de eventos cardiovasculares maiores (acidente vascular encefálico, infarto agudo do miocárdio e óbito) em um subestudo do Syst-Eur Trial, que utilizou a MAPA para avaliar o benefício prognostico da terapêutica anti-hipertensiva em idosos com hipertensão sistólica isolada[12].

Corroborando, a elevação da PA sistólica e da Pressão de Pulso de 24 horas medidas pela MAPA foram mais fortemente associadas do que as medidas de consultório à doença vascular subclínica cerebral representada pela hiperintensidade da substância branca em imagens de ressonância magnética[13]. Sabe-se da relevância dessa condição, pois está associada ao declínio funcional em idosos com hipertensão.

Variabilidade

A variabilidade da pressão arterial sistólica aumenta com o envelhecimento, conforme verificado em estudo longitudinal com acompanhamento de 10 anos de uma coorte de idosos[14]. Os índices de variabilidade da PA sistólica foram associados a idade avançada, sexo feminino e pressão arterial média não controlada[15].

Em idosos hipertensos tratados seguidos por mais de 10 anos, observou-se que a variabilidade da PAS em curto prazo vigília e vigília-sono ponderada obtida pela MAPA foi um melhor preditor de mortalidade do que a variabilidade da PA em longo prazo registrada entre visitas[16].

Uma análise transversal de 1.047 idosos residentes na comunidade revelou uma variabilidade da PA em 24 horas maior em sujeitos com hipertensão do avental branco e os autores levantaram a hipótese de que essa variabilidade poderia explicar aumento do risco cardiovascular relatados nos pacientes que se apresentam com essa característica[17].

A variabilidade de curto prazo (assim como o padrão circadiano) tem sido associada a prejuízo do desempenho cognitivo, especialmente em idosos hipertensos[18].

Análises sugerem que o maior determinante da variabilidade de curto prazo seja a onda de reflexão arterial, mas não rigidez arterial, embora ambas sejam relacionadas ao envelhecimento. Especula-se se algumas classes de anti-hipertensivos, como os bloqueadores dos canais de cálcio, poderiam atenuar essa variabilidade e reduzir riscos[19].

Hipertensão do avental branco

Em estudos transversais, a prevalência da hipertensão do avental branco (HAB) parece ser maior em idosos, atingindo até 20%[20-21].

A variabilidade e maiores níveis da PA parecem aumentar a predisposição ao fenômeno. O estudo SHEP demonstrou que 42% dos idosos com diagnóstico de hipertensão arterial isolada apresentavam pressão "normal" à MAPA[22,23]. Níveis maiores de PA sistólica obtidos em consultório foram associados a um maior efeito do avental branco conforme os resultados obtidos em idosos hipertensos do Jakson Heart Study submetidos à MAPA[24].

Os riscos associados à hipertensão do avental branco não são claros. No estudo Syst-Eur[22], o tratamento medicamentoso reduziu a PA de consultório e da MAPA mais do que o placebo em idosos com hipertensão sistólica isolada sustentada. Contudo, nos pacientes com hipertensão do avental branco as mudanças de pressão da MAPA entre os grupos de tratamento não foram significativamente diferentes e esses pacientes apresentaram menor incidência de acidente vascular encefálico durante o seguimento, sugerindo que a hipertensão do avental branco seria uma condição benigna. Contrastando, porém, no estudo HYVET a redução significativa de 30% AVE observada nos pacientes tratados, incluiu os indivíduos com hipertensão do avental branco que representavam 50% da amostra, indicando que essa condição pode não ser benigna em idosos[25].

Além disso, em sujeitos com HAB, foram relatados riscos ligeiramente maiores em comparação com a normotensos, bem como riscos semelhantes ao de pacientes com hipertensão persistente[26,27].

Um estudo envolvendo idosos com hipertensão sistólica isolada acompanhados por mais de 10 anos, mostrou um subgrupo sob tratamento anti-hipertensivo com PA à MAPA normalizada, mas com "efeito residual do avental branco". Os autores denominaram essa condição "hipertensão normalizada tratada" e recomendaram cautela na aplicação do termo "hipertensão do avental branco" a pessoas em tratamento anti-hipertensivo[28].

Hipotensão

A prevalência de hipotensão ortostática é maior nos pacientes com hipertensão sistólica isolada, frequente nas faixas etárias maiores. Esse fato, aparentemente contraditório, é explicado pela maior atenuação da sensibilidade dos barorreceptores quando submetidos à elevação sustentada da pressão arterial. A hipotensão, assim como a hipertensão ortostática, reflete, de certa maneira, alterações fisiopatológicas que prejudicam os mecanismos de controle da pressão arterial e podem ter implicações sobre o prognóstico.

A hipotensão ortostática pode ser causada ou exacerbada por ambientes quentes, ingestão de álcool, refeições "pesadas" (pós-prandial), medicamentos, micção e evacuação (situacionais) e disautonomias. A ocorrência de hipotensão pós-prandial nos idosos aumenta mesmo em normotensos, e foi observada em 28% dos sujeitos que apresentavam hipotensão ortostática. A maior queda de pressão foi verificada entre uma e três horas após a refeição, e não foi acompanhada de aumento significativo da frequência cardíaca[29].

Episódios de hipotensão da PA sistólica são extremamente comuns em mais velhos, e foi sugerido que não estariam relacionados com qualquer variável da MAPA[30].

Porém, um grande registro espanhol avaliou a prevalência de hipotensão arterial em 71 mil idosos hipertensos em tratamento. Valores baixos da PA diastólica foram responsáveis pela maioria dos casos de hipotensão. Um em cada oito idosos hipertensos tratados correram risco de hipotensão durante o dia e quase 70% deles não foram identificados pela medida da PA em consultório[31]. O mesmo registro encontrou em um subgrupo composto por maiores de 80 anos uma prevalência de hipotensão à MAPA na vigília ainda maior, de cerca de 30%, não identificada em mais da metade dos casos pela medida da pressão em consultório. Assim, a MAPA poderia ser especialmente útil para identificar a hipotensão ambulatorial e evitar o tratamento excessivo, em particular, em pacientes com diabetes, doença cardíaca ou politerapia anti-hipertensiva[32].

Quedas e lesões podem ser facilitadas pela hipotensão. Estudo recente em mais de mil sujeitos com mais de 70 anos, encontrou maior risco de lesão por queda nos hipertensos que apresentaram valores baixos de PA diastólica e aumento da Pressão de Pulso em 24 horas de MAPA. Curiosamente, e até certo ponto inesperadamente, enquanto os valores reduzidos da PA diastólica foram associados à hipotensão em mais de 90% dos casos, a intensificação do tratamento anti-hipertensivo não foi associada a um risco aumentado de lesão por queda[33].

Descenso da pressão arterial durante o sono

No idoso, o descenso da PA durante o sono é relacionado com a redução da resistência vascular periférica, enquanto no jovem esse fenômeno é relacionado com a redução do débito cardíaco. O descenso no sono é um determinante importante da diferença dia-noite da pressão arterial e parece ser atenuado com o aumento da idade[22] e a frequência de atenuação ou abolição do descenso relatada em octogenários foi próxima a 20%[34]. A idade da menopausa se relaciona a alteração do descenso no sono em mulheres hipertensas[35].

Alterações do descenso no sono causadas por noctúria não parecem elevar o risco cardiovascular na medida em que seriam apenas uma consequência do despertar[36].

Em idosos com hipertensão arterial sistólica não tratada, o aumento da PA sistólica durante o sono associou-se ao maior risco de acidente vascular encefálico[38].

Por outro lado, o descenso no sono acentuado (> 20% da PA sistólica) associou-se à maior incidência de acidente vascular encefálico isquêmico[37], bem como ao maior risco de isquemia miocárdica silenciosa, redução da perfusão cerebral[39] e à evolução pior após um acidente vascular encefálico[18].

Adicionalmente, a ausência do descenso no sono e a maior oscilação da pressão arterial nesse período em pacientes com glaucoma poderiam ocasionar um distúrbio na microcirculação ou danificar o nervo óptico[40].

Alguns estudos sugerem que o comportamento da PA no sono pode ser influenciado por fatores psicossociais. Assim, ansiedade e depressão, foram associadas à hipertensão no sono e ao maior risco para eventos cardiovasculares[41]. O uso crônico de benzodiazepínicos, frequente entre os idosos, foi independentemente associado com menor PA diastólica e sistólica em todos os parâmetros da MAPA[42]. Em mulheres deprimidas, o tratamento com nortriptilina promoveu uma atenuação do descenso no sono[43]. Outro aspecto psicossocial, a falta de suporte social é um fator de risco considerado pela cardiologia comportamental relevante para os idosos. Uma revisão sistemática sugeriu haver ligação entre os níveis mais altos de suporte social e um aumento do descenso no sono da PA[44].

A baixa qualidade do sono e a apneia obstrutiva do sono também podem aumentar a propensão de idosos apresentarem a hipertensão arterial no sono e a atenuação ou abolição do descenso no sono[45].

O declínio cognitivo, outra condição que aumenta com a idade e contribui para um envelhecimento malsucedido, está relacionado às doenças encefálicas. Como foi ressaltado anteriormente, a doença cerebrovascular subclínica foi associada a maiores níveis de PA sistólica e Pressão de Pulso de 24 horas aferidas pela MAPA[18]. Em contraste, porém, um estudo relatou ser a PA sistólica no sono o único preditor independente de doença cerebrovascular subclínica[46]. De qualquer maneira, a MAPA poderia auxiliar a identificar indivíduos com maior risco de lesão cerebral hipertensiva.

Portanto, os dados reforçam a hipótese de que a relação entre alterações da Pa entre os períodos de vigília e sono e o maior risco para eventos vasculares parece lógica e seria consequência de um maior acometimento arterial.

Hipertensão mascarada

A hipertensão mascarada (HM) é frequente na população de idosos, está associada a maior risco cardiovascular e o melhor preditor da ocorrência dela seria a pressão sistólica em vigília[47]. Em octogenários hipertensos tratados com padrão de hipertensão mascarada a carga de pressão sistólica elevada na vigília associou-se a um aumento de risco para eventos vasculares encefálicos, principalmente nos pacientes com acidente vascular encefálico prévio. Portanto, a MAPA poderia ser utilizada para aprimorar o controle terapêutico desses pacientes[48]. Esse controle é especialmente relevante na medida em que quase um terço dos pacientes tratados com hipertensão mascarada permanece como "hipertensão não controlada mascarada"[49].

O mecanismo proposto para a HM em idosos é a alteração da vasodilatação mediada pelo fluxo[50], bem como os níveis rebaixados de apelina e relaxina, dois fatores importantes no relaxamento vascular e consequentemente na redução da PA[51].

A insuficiência cardíaca, problema relacionado à hipertensão arterial, tem incidência elevada entre os idosos e nessa população o prejuízo da função diastólica tem papel muito importante. Esse prejuízo foi associado ao aumento da Pressão de Pulso de 24 horas[52], como também à hipertensão mascarada, independentemente de alterações na massa ventricular esquerda[53].

Elevação matinal precoce e hipertensão matutina

É importante diferenciar essas condições[1]. A elevação matinal precoce da pressão arterial (*early morning surge*) é calculada pela diferença entre a PA sistólica matinal (média das pressões nas primeiras duas horas após o despertar) e a menor PA sistólica durante o sono (média da pressão mais baixa e das pressões imediatamente antes e após a mais baixa). Por outro lado, a hipertensão matutina caracteriza-se por uma pressão arterial elevada durante a manhã e níveis controlados ao longo do dia.

A elevação matinal precoce da pressão arterial é maior em hipertensos do que em normotensos[47]. Em idosos hipertensos ela foi associada à maior rigidez arterial e a uma atenuação da resposta dos barorreceptores, bem como à maior vasoreatividade durante ortostatismo[54].

Apesar de controvérsias sobre as repercussões tanto da elevação matinal precoce como da hipertensão matutina sobre os riscos de eventos cardiovasculares em idosos[55,56], é importante ter em mente que a MAPA permite identificar essas duas condições e, eventualmente, oferece a oportunidade de otimizar o tratamento.

■ Valor clínico

A MAPA pode trazer subsídios valiosos para a interpretação de sintomas. Queixas de tontura, zumbido, síncope, palpitação e cefaleia são comuns e podem ter relação ou não com o comportamento da PA. A avaliação da hipotensão arterial é particularmente relevante, pois está associada ao aumento da incidência de quedas.

A otimização terapêutica é a maior indicação da MAPA na prática clínica. Ela auxilia a individualizar o tratamento de acordo com as características do paciente, pois a heterogeneidade de comportamentos entre os idosos é muito expressiva, dificulta condutas e a adoção de metas padronizadas. Dados da MAPA podem sugerir um tratamento anti-hipertensivo "mais agressivo", a fim de aprimorar a prevenção, mas, por outro lado, pode apontar para a suspensão ou redução de tratamentos desnecessários ou exagerados.

Admitindo-se que o tratamento "agressivo" realmente reduza riscos, conforme recomendado pelos estudos ACCORD e SPRINT[10,57,58], ele seria recomendado, desde que tolerado e, nesse caso, a MAPA poderia acrescentar informações à avaliação clínica para otimizar o tratamento dos idosos[59]. De fato, a MAPA pode auxiliar a revelar um grande número de pacientes que não são bem controlados e podem ser beneficiados com ajuste da medicação[60].

Por outro lado, a MAPA pode auxiliar na individualização do tratamento afim de evitar tratamentos exagerados e mal tolerados. Alguns pacientes com 80 anos ou mais e frágeis podem ser beneficiados com a manutenção de pressões sistólicas relativamente elevadas[61]. De fato, medicamentos anti-hipertensivos foram associados a um aumento do risco de lesões graves de queda, particularmente entre aqueles que haviam caído previamente, com frequência portadores de múltiplas afecções[62]. Aparentemente, os indicadores de fragilidade, mas não a PA ou o número de medicamentos anti-hipertensivos, estariam associados ao aumento do risco de lesões graves de queda[63].

A MAPA pode, ainda, ser útil para orientar a terapêutica de pacientes com insuficiência cardíaca, ou disfunções autonômicas relacionadas ao diabetes ou Doença de Parkinson que apresentem sintomas sugestivos de hipotensão arterial[64].

■ Considerações finais

Os riscos de eventos cardio e cerebrovasculares são aumentados pela própria idade e a hipertensão arterial é um fator de risco importante. Entender os riscos e controlar adequadamente a pressão arterial com dados do comportamento dela nas 24 horas tem, portanto, um papel relevante na prevenção.

A MAPA pode auxiliar na avaliação do risco dos pacientes. Porém, cabe levar em consideração que a presença de múltiplas comorbidades e a heterogeneidade de comportamentos características nos idosos dificultam a interpretação dos resultados dos estudos e a generalização deles para aplicação na prática clínica.

O valor incremental dos dados da MAPA à Escala de Risco de Framingham na previsão do risco cardiovascular foi questionado segundo avaliação de 780 idosos (70 anos) sem doença cardiovascular seguidos por dez anos pelo Estudo Longitudinal de Uppsala[65]. Contudo, dados do Registro de Pressão Arterial Ambulatorial Espanhol, que seguiu mais de 63 mil adultos atendidos na atenção primária durante quase cinco anos, reportaram que as medidas da MAPA foram um forte preditor de mortalidade por todas as causas e por causas cardiovasculares. Os resultados apontaram que a hipertensão do avental branco não foi benigna e a hipertensão mascarada foi associada a um maior risco de morte do que a hipertensão sustentada. Todos os achados foram consistentes em subgrupos definidos de acordo com a idade, o sexo, a presença ou ausência de obesidade e o *status* em relação ao diabetes, doença cardiovascular prévia e tratamento com drogas anti-hipertensivas[26].

Finalmente, cabe ressaltar que a associação entre os riscos cardiovasculares e a PA obtida tanto em consultório como pela MAPA foi recentemente analisada por um estudo longitudinal com base populacional de mais de 11 mil adultos de vários continentes com quase 14 anos de seguimento médio. Verificou-se que as medidas de pressão arterial de 24 horas e no sono foram significativamente associadas a maiores riscos de morte ou a um desfecho de evento cardiovascular composto, mesmo após o ajuste para outras medidas de pressão arterial. Assim, apesar do estudo ter incluído sujeitos relativamente jovens (mediana de 54,7 anos), a PA de 24 horas e a PA no sono poderiam ser consideradas medidas ótimas para estimar o risco cardiovascular. Trata-se de uma informação importante para orientar o uso da grande quantidade de dados disponibilizados pela MAPA, inclusive para o tratamento de pacientes[66] que podem, enfim, auxiliar na prevenção de doenças e na promoção de um almejado envelhecimento bem-sucedido.

■ Referências

1. Nobre F, Mion Jr. D, Gomes MAM, Barbosa ECD, Rodrigues CIS, Neves MFT, et al. Arq Bras Cardiol 2018; 110(5Supl.1):1-29.
2. Conroy SP, Harrison JK, Van Der Wardt V, Harwood R, Logan P, Welsh T, et al. 2016 Jul;45(4):456-62.
3. Tochikubo O, Minamisawa K, Miyakawa T, Miyajima E, Fujiki Y, Ishii M. Am J Cardiol. 1911 Apr 22;67(10):18B-25B.
4. Jan A. Staessen, Leszek Bieniaszewski, Eoin O'Brien, Philippe Gosse, Hiroshi Hayashi, Yutaka Imai, et al. Hypertension. 1997; 29:30-39.
5. James MA, Fotherby MD, Potter JF. J Hypertens. 1995 Oct;13(10):1097-103.

6. Thijs L, Dabrowska E, Clement D, Fagard R, Laks T, Mancia G, et al. J Hum Hypertens. 1995 Nov;9(11): 917-24.
7. Flint AC, Conell C, Ren X,Banki NM, Chan SL, Rao VA,et al. N Engl J Med. 2019 Jul 18;381(3):243-51.
8. Whelton PK, Carey RM, Aronow WS, Casey DE Jr, Collins KJ, Dennison Himmelfarb C, et al. Hypertension. 2018 Jun;71(6):e13-e115.
9. SPRINT Research Group, Wright JT Jr, Williamson JD, Whelton PK, Snyder JK, Sink KM, et al. N Engl J Med. 2015 Nov 26;373(22):2103-16.
10. Khattar RS, Swales JD, Dore C, Senior R, Lahiri A. Circulation. 2001 Aug 14;104(7):783-9.
11. Celis H, Fagard RH, Staessen JA, Thijs L; Systolic Hypertension in Europe Trial Investigators. Curr Opin Cardiol. 2001 Nov;16(6):342-8.
12. White WB, Jalil F, Wakefield DB, Kaplan RF, Bohannon RW, Hall CB,et al. Am Heart J. 2018 Nov;205:21-30.
13. McDonald C, Pearce MS, Wincenciak J, Kerr SR, Newton JL. Am J Hypertens. 2016 May;29(5):560-7.
14. Morano A, Ravera A, Agosta L, Sappa M, Falcone Y, Fonte G, et al. Aging Clin Exp Res. 2018 Nov;30(11):1327-1333.
15. Chowdhury EK, Wing LMH, Jennings GLR, Beilin LJ, Reid CM, ANBP2 Management Committee. J Hypertens. 2018 May;36(5):1059-1067.
16. Gijón-Conde T, Graciani A, López-García E, Guallar-Castillón P, García-Esquinas E, Rodríguez-Artalejo F, et al. Hypertens Res. 2017 Jun;40(6):613-619.
17. Coca A, Camafort M, Doménech M, Sierra C. Curr Hypertens Rep. 2013 Jun;15(3):150-9.
18. Hsu PF, Cheng HM, Sung SH, Chuang SY, Lakatta EG, Yin FC, et al.Am J Hypertens. 2017 Mar 1;30(3):256-263.
19. Mancia G, Bombelli M, Brambilla G, Facchetti R, Sega R, Toso E, et al. Hypertension. 2013 Jul;62(1):168-74.
20. Reynolds K, Bowling CB, Sim JJ, Sridharan L, Harrison TN, Shimbo D. Curr Hypertens Rep. 2015 Nov;17(11):86.
21. Final results of the Systolic Hypertension in the Elderly Program (SHEP). Jama. 1991 Jun26;265(24):3255-64.
22. Giorgi DMA, Serro Azul JB, Wajngarten M et al. Arq Bras Cardiol 61(supll):103-108, 1995.
23. Tanner RM, Shimbo D, Seals SR, Reynolds K, Bowling CB, Ogedegbe G,et al. J Clin Hypertens (Greenwich). 2016 Feb;18(2):139-145.
24. Coca A, Camafort M, Doménech M, Sierra C. Curr Hypertens Rep. 2013 Jun;15(3):150-9.
25. Banegas JR, Ruilope LM, de la Sierra A, Vinyoles E, Gorostidi M, de la Cruz JJ,et al. N Engl J Med. 2018 Apr 19;378(16):1509-1520.
26. Ohkubo T, Kikuya M, Metoki H, Asayama K, Obara T, Hashimoto J,et al. J Am Coll Cardiol. 2005 Aug 2;46(3):508-15.
27. Franklin SS, Thijs L, Hansen TW, Li Y, Boggia J, Kikuya M, et al. Hypertension. 2012 Mar;59(3):564-71.
28. Tamburini C, Poggesi L, Modesti PA. Postprandial cardiovascular response in-non institutionalized normotensive elderly. Cardiology in the Elderly 1995, 3: 285-288.
29. Scuteri A, Modestino A, Frattari A, Di Daniele N, Tesauro M. J Gerontol A Biol Sci Med Sci Med. Sci. 2012 Jun;67(7):804-10.
30. Divisón-Garrote JA, Banegas JR, De la Cruz JJ, Escobar-Cervantes C, De la Sierra A, Gorostidi M, et al. J Am Soc Hypertens. 2016 Sep;10(9):714-23.
31. Divisón-Garrote JA, Ruilope LM, de la Sierra A, de la Cruz JJ, Vinyoles E, Gorostidi M, et al.J Am Med Dir Assoc. 2017 May 1;18(5):452.e1-452.e6.
32. Jonas M, Kazarski R, Chernin G. J Geriatr Cardiol. 2018 Apr;15(4):284-289.
33. Staessen JA, Bieniaszewski L, O'Brien E, Gosse P, Hayashi H, Imai Y, et al. Hypertension. 1997 Jan;29(1 Pt 1):30-9.
34. Su D, Song A, Yan B, Guo Q, Gao Y, Zhou Y, et al. Int Heart J. 2018 Mar 30;59(2):361-366.
35. Perk G, Ben Arie L, Mekler J, Bursztyn M. Hypertension.2001 Feb;37(2 Pt 2):749-752.
36. Yano Y, Bakris GL, Matsushita K, Hoshide S, Shimada K, Kario K. Am J Nephrol. 2013;38(3):195-203.
37. Kario K, Pickering TG, Matsuo T, eHoshide S, Schwartz JE, Shimada K. Hypertension. 2001 Oct;38(4):852-7.
38. Furuäng L, Siennicki-Lantz A, Elmståhl S. Atherosclerosis. 2011 Jan;214(1):231-6.
39. Kashiwagi K, Hosaka O, Kashiwagi F, Taguchi K, Mochizuki J, Ishii H, et al. Jpn J Ophthalmol. 2001 Jul-Aug;45(4):388-96.
40. Kayano H1, Koba S, Matsui T, Fukuoka H, Toshida T, Sakai T, et al. Circ J. 2012;76(7):1670-7. Epub 2012 Apr 6.
41. Mendelson N, Gontmacher B, Vodonos A, Novack V, Abu-AjAj M, Wolak A, et al.Am J Hypertens. 2018 Mar 10;31(4):431-437.
42. Scalco AZ1, Rondon MU, Trombetta IC, Laterza MC, Azul JB, Pullenayegum EM, et al. J Hypertens. 2009 Dec;27(12):2429-36.
43. Fortmann AL, Gallo LC. Am J Hypertens.2013 Mar;26(3):302-310.
44. Zhao S, Fu S, Ren J, Luo L. Clin Exp Hypertens. 2018;40(6):582-588.
45. Nakanishi K, Jin Z, Homma S, Elkind MSV3, Rundek T, Schwartz JE, et al. Eur Heart J Cardiovasc Imaging. 2019 Jul 1;20(7):765-771.
46. Luo Y, Wang YL, Wu YB, Xu Y, Head GA, Barry M, et al. Chin Med J (Engl). 2013 Feb;126(3):510-514.

47. Andrade SS, Serro-Azul JB, Nussbacher A, Giorgi D, Pierri H, Gebara O, et al.J Am Geriatr Soc. 2010 Nov;58(11):2232-4.
48. Franklin SS, O'Brien E, Staessen JA. Eur Heart J. 2017 Apr 14;38(15):1112-1118.
49. Kabutoya T, Hoshide S, Ogata Y, Eguchi K, Kario K.J Clin Hypertens (Greenwich). 2013 Sep;15(9):630-6.
50. Papadopoulos DP, Mourouzis I, Faselis C, Perrea D, Makris T, Tsioufis C, et al. J Clin Hypertens (Greenwich). 2013 May;15(5):333-6.
51. Pääkkö TJW, Renko RJ, Perkiömäki JS, Kesäniemi YA, Ylitalo AS, Lumme JA, et al. Am J Hypertens. 2017 Oct 1;30(10):985-992.
52. Oe Y1, Shimbo D, Ishikawa J, Okajima K, Hasegawa T, Diaz KM,et al.Am J Hypertens. 2013 Jun;26(6):808-15.
53. Okada Y, Galbreath MM, Shibata S, Jarvis SS, Bivens TB, Vongpatanasin W, et al. Am J Physiol Heart Circ Physiol. 2013 Sep 15;305(6):H793-802.
54. Hoshide S, Kario K. Blood Press Monit. 2013 Dec;18(6):291-6.
55. Verdecchia P, Angeli F, Mazzotta G, Garofoli M, Ramundo E, Gentile G, et al.Hypertension. 2012 Jul;60(1):34-42.
56. Accord Study Group, Cushman WC, Evans GW, Byington RP, Goff DC Jr, Grimm RH Jr, et al. N Engl J Med. 2010 Apr 29;362(17):1575-85.
57. sprint Research Group, Wright JT Jr, Williamson JD, Whelton PK, Snyder JK, Sink KM, et al.N Engl J Med. 2015 Nov 26;373(22):2103-16.
58. Butt TF, Branch RL, Beesley L, Martin U. J Hum Hypertens. 2010 Aug;24(8):514-8.
59. Gijón-Conde T, Graciani A, López-García E, Guallar-Castillón P, Rodríguez-Artalejo F, Banegas JR.J Am Med Dir Assoc. 2015 Aug 1;16(8):668-73.
60. Materson BJ, Garcia-Estrada M, Preston RA. J Am Soc Hypertens. 2016 Jun;10(6):536-41.
61. Tinetti ME, Han L, Lee DS, McAvay GJ, Peduzzi P, Gross CP, et al. JAMA Intern Med. 2014 Apr;174(4):588-95.
62. Bromfield SG, Ngameni CA, Colantonio LD, Bowling CB, Shimbo D, Reynolds K, et al.Hypertension. 2017 Aug;70(2):259-266.
63. Kanegusuku H, Silva-Batista C, Peçanha T, Silva-Junior N, Queiroz A, Costa L, et al. Clin Physiol Funct Imaging. 2017 Sep;37(5):530-535.
64. Bell KJ, Beller E, Sundström J, McGeechan K, Hayen A, Irwig L, et al.BMJ Open. 2014 Sep 8;4(9):e006044.
65. Yang WY, Melgarejo JD, Thijs L, Zhang ZY, Boggia J, Wei FF, et al.JAMA. 2019 Aug 6;322(5):409-420.

MAPA na Insuficiência Cardíaca

Capítulo 9

• Fabiana Marques

Nos últimos 30 anos, numerosos ensaios clínicos randomizados com terapia medicamentosa e com dispositivos eletrônicos implantáveis, como a terapia de ressincronização cardíaca e os cardiodesfibriladores, resultaram em melhora prognóstica impactante na Insuficiência Cardíaca (IC). Apesar dos grandes avanços científicos ocorridos, a IC ainda permanece como importante causa de morbidade e mortalidade cardiovascular. A prevalência continua a aumentar por causa do envelhecimento da população e pelo próprio aumento da sobrevida do portador de IC. Atualmente, são identificadas duas formas de apresentação: com fração de ejeção reduzida (ICFER) e com fração de ejeção preservada (ICFEP), sendo a última mais comum em indivíduos idosos e com crescente prevalência na população. A enorme evolução no tratamento e na sobrevida de portadores de ICFER não foi observada na ICFEP. Nessa entidade não ocorreram avanços substanciais. No contexto de ICFEP, ainda persistem desafios no entendimento fisiopatológico e no desenvolvimento e aplicação de tratamentos efetivos. Existe uma estreita correlação entre IC e hipertensão arterial sistêmica (HAS). Nas duas formas de apresentação HAS é um importante fator de risco. O seu diagnóstico precoce e o tratamento adequado podem reduzir significativamente o risco de desenvolvimento de IC. Quando já está instalada, o controle da HAS como comorbidade associada é fundamental para redução do remodelamento cardíaco, controle de sintomas, compensação e manutenção da estabilidade clínica. Por outro lado, a manipulação da pós-carga com agentes vasodilatadores e inerente efeito hipotensor é uma medida extremamente efetiva para promover resposta hemodinâmica favorável com aumento do débito cardíaco e melhora da perfusão tecidual em pacientes com disfunção ventricular sistólica.

■ Hipertensão arterial como fator de risco para insuficiência cardíaca

Doença arterial coronariana e hipertensão são as principais causas de IC. No estudo BREATHE, primeiro registro Brasileiro de IC aguda, envolvendo todas as regiões do país, as etiologias isquêmica e hipertensiva foram as predominantes na população estudada, acometendo 30% e 20% dos pacientes respectivamente[1].

Estudos populacionais demonstraram que HAS é fator de risco maior para desenvolvimento de IC, geralmente antecedendo a síndrome clínica, em vários anos. Além disso, possui papel fundamental na fisiopatologia da IC levando ao aparecimento de hipertrofia, disfunção diastólica e sistólica do ventrículo esquerdo[2-4]. A contribuição da HAS na gênese da IC foi avaliada na população original do *Framingham Heart Study* e do *Framingham Offspring Study*. Ao se comparar a população de hipertensos com normotensos observou-se risco duas vezes maior de desenvolver IC nos homens e três vezes maior nas mulheres. É estimado que um em cada três ou quatro adultos, com pressão arterial sistólica mantida acima de 160 mmHg, desenvolverão IC ao longo da vida[5]. Estratégias preventivas direcionadas para controle mais precoce e intenso da PA podem oferecer uma redução considerável na incidência de IC. O papel causal da HAS na patogênese da IC reforça a necessidade de identificar pacientes de alto risco, uma vez que o tratamento pode prevenir ou retardar a sua ocorrência.

Os primeiros ensaios clínicos randomizados em *Veterans Cooperative Studies* mostraram claramente que o uso de agentes anti-hipertensivos promove redução das taxas de IC, acidente vascular encefálico, aneurisma de aorta abdominal e doença cardiovascular prematura. Os resultados dos estudos pioneiros, que demonstraram o benefício dos anti-hipertensivos nas décadas de 1960 e 1970, foram repetidamente confirmados e ampliados para populações maiores e com PA menos elevada, levando ao conceito do tratamento anti-hipertensivo como pedra angular na prevenção de doenças cardiovasculares[6-9].

O tratamento da HAS em estudos clínicos randomizados e placebo-controlados promove diminuição no risco relativo de desenvolvimento de IC em aproximadamente 50%[10]. No estudo SHEP houve redução de risco de 36% de desenvolvimento de AVE e 54% de IC com os anti-hipertensivos clortalidona, atenolol e reserpina[8]. Uma metanálise de 12 ensaios clínicos randomizados, placebo-controlados, mostrou redução de 52% na ocorrência de IC em pacientes hipertensos que receberam tratamento em comparação com aqueles que receberam placebo[10]. O impacto do controle da PA na prevenção de IC também é comprovado em populações mais idosas. Metanálise de ensaios clínicos envolvendo idosos hipertensos mostrou redução de 47% na incidência de IC com adequado controle da PA[8]. O estudo HYVET avaliou pacientes com idade superior a 80 anos e PA sistólica igual ou superior a 160 mmHg. Os participantes foram tratados com indapamida e ou perindopril *versus* placebo. Houve redução de 34% na taxa de AVE fatal e não fatal e redução de 64% na taxa de IC[11,12].

Diferentes regimes de tratamento para HAS com inibidores da enzima conversora, beta-bloqueadores e diuréticos foram avaliados na prevenção de IC e mostraram-se efetivos. A importância da terapêutica anti-hipertensiva está tão bem documentada e consolidada que os estudos recentes comparam agentes anti-hipertensivos entre si e não com placebo. Além disso, os ensaios clínicos mais atuais estão direcionados para definição da meta da pressão arterial a ser atingida[13].

Na ICFEP, a HAS é mais frequente do que nos portadores de ICFER, sendo o fator de risco mais encontrado. Estudos epidemiológicos mostram que HAS está presente na maioria dos pacientes com ICFEP, atingindo prevalência de até 90%[6].

Estudos observacionais com portadores de IC mostram uma curva em forma de J na relação entre pressão arterial sistólica e mortalidade cardiovascular. Essa característica é notadamente observada na ICFER. A relação paradoxal gera o questionamento, se baixo nível de PAS gera, por si, maior risco ou se é apenas um marcador de doença mais avançada e com pior prognóstico. Essa última hipótese é reforçada por uma série de ensaios clínicos. *Trials* em ICFER, com terapia de ressincronização cardíaca, mostraram elevação da PA e redução de morte e hospitalização, principalmente em indivíduos com PA basal mais baixa[14]. Na ICFEP, a associação entre níveis pressóricos e desfechos clínicos ainda permanece controversa. Dados obtidos em estudos observacionais correlacionando de PA mais baixa com pior prognóstico são conflitantes[15-17].

Apesar da forte associação entre HAS e desenvolvimento de ICFEP, a utilização de anti--hipertensivos com ação baseada em bloqueio neuro-hormonal sobre o Sistema Renina Angiotensina Aldosterona e sobre o Sistema Simpático mostrou-se ineficaz em grandes ensaios clínicos na redução de mortalidade. Aparentemente, a redução de PA não é suficiente para promover redução de desfechos clínicos quando a síndrome clínica de ICFEP já está instalada. São necessários ensaios clínicos de larga escala adicionais para determinar a abordagem ideal nesse grupo crescente de pacientes em relação aos níveis de PA e tratamento medicamentoso ideal[12].

Além da pressão arterial sistólica (PAS) e pressão arterial diastólica (PAD), a pressão de pulso (PP) pode auxiliar na identificação de pacientes hipertensos com alto risco de evoluir para IC[18,19]. O estudo *East Boston Senior Health Project* demonstrou uma associação entre aumento da PP e desenvolvimento de doença arterial coronariana e IC em 1.621 pacientes com idade média de 78 anos. Concordando com o estudo anteriormente citado, o *Established Populations for Epidemiologic Study of The Elderly Program* mostrou uma correlação forte e linear entre a PP e o desenvolvimento de IC. Um incremento de 10 mmHg na pressão de pulso aumentou o risco de IC em 14%[20].

Vários estudos mostram que MAPA e alterações circadianas da PA são superiores em predizer eventos cardiovasculares quando comparados a medida clínica isolada. No *Uppsala Longitudinal Study of Adult Men*, foram avaliados parâmetros da MAPA e risco de desenvolvimento de IC. A coorte envolveu homens de 50 anos, vivendo em Uppsala, no período entre 1970 e 1973. O declínio da PA no período de sono foi avaliado pela razão entre PAS de vigília e sono. Ausência de descenso no sono foi definida como a razão PAS vigília/PAS sono ≥1. O tempo médio de seguimento nesse estudo foi de 9,1 anos. Houve diagnóstico de 70 casos de IC durante o período de seguimento. Um padrão de PA sem descenso e o aumento da PAD no período de sono foram preditores independentes de risco para desenvolvimento de IC. A cada aumento de 5 mmHg na PAD no período do sono associou-se um aumento de risco de desenvolver IC de 21%. A análise estatística também mostrou que a PA medida em consultório, as medidas de PA na MAPA e as medidas de PA no período de sono foram preditores significativos de desenvolvimento de IC[21]. Em estudos com pacientes hipertensos e diabéticos tipo 2 foi observada estreita relação entre elevação da PAD, ausência de descenso durante o sono e disfunção diastólica[20].

Pierdomenico e colaboradores avaliaram relação entre parâmetros da MAPA e incidência de ICFER e ICFEP em população de idosos hipertensos em tratamento medicamentoso. 1.191 indivíduos, entre 60 e 90 anos, foram submetidos a MAPA entre 1992 e 2012, os indivíduos que desenvolveram ICFER e ICFEP apresentavam na avaliação basal da MAPA valores mais elevados de PA de vigília, no sono e média de 24 horas. Nesse estudo, a pronunciada elevação matinal da pressão arterial (diferença entre a média da PA 2 horas depois do despertar e a média da PA 2 horas antes do despertar), foi associada ao desenvolvimento de ICFER, enquanto a ausência de descenso no sono da PA foi associada ao desenvolvimento de ICFEP[21,22].

■ Pressão arterial, disfunção diastólica e ICFEP

Insuficiência cardíaca com fração de ejeção preservada é entidade que ainda promove muitos questionamentos. Não há completo consenso acerca da definição, fisiopatologia e abordagem terapêutica. Os portadores de ICFEP são predominantemente idosos, do sexo feminino e frequentemente com antecedentes de hipertensão, diabetes *mellitus* e fibrilação atrial. Comorbidades não cardíacas, como doença pulmonar obstrutiva crônica e insuficiência renal crônica são também frequentes. HAS está presente na maioria dos pacientes, no entanto, não está completamente definido se é fator de risco ou condição essencial para o desenvolvimento. Apesar dos mecanismos associados à HAS e ICFEP envolverem sistemas neuro-hormonais semelhantes como o Sistema Renina-Angiotensina-Aldosterona, o Sistema Simpático e o estresse oxidativo, nem todos pacientes hipertensos desenvolvem ICFEP[12].

Na maioria dos hipertensos, disfunção diastólica do VE é a primeira complicação cardíaca detectável. A disfunção diastólica está intimamente associada à hipertrofia ventricular, dilatação atrial e alteração do enchimento ventricular. A HAS pode gerar disfunção diastólica por meio de vários mecanismos: hemodinâmicos, não hemodinâmicos e por isquemia miocárdica. Existe uma associação direta entre o aumento dos valores da pressão arterial registrada em 24 horas e as alterações do padrão de enchimento diastólico do ventrículo esquerdo[23-25]. A PAD durante o sono é um poderoso marcador de disfunção do enchimento ventricular documentado pela ecocardiografia[26]. A ausência de descenso da pressão durante o sono na MAPA, em pacientes hipertensos, também está associada à disfunção do enchimento ventricular e ao remodelamento ventricular[27].

■ Comportamento circadiano da pressão arterial na insuficiência cardíaca

Mesmo no repouso, a PA e a frequência cardíaca (FC) flutuam constantemente ao redor de seus valores médios. A pressão arterial varia de maneira significativa, nas 24 horas do dia, em função de uma série de fatores ambientais, comportamentais e também por mecanismos neuro-hormonais independentes. O comportamento circadiano da PA é influenciado pela atividade simpática, posição postural, barorreflexo, uso de tabaco, atividade física, ingesta alcoólica e de sal. Apesar de esse fato ser conhecido desde o século XVIII, por Stephen Hales, somente mais recentemente foi possível o estudo detalhado da variabilidade da pressão arterial. A variabilidade da PA pode ser quantificada pelo cálculo do desvio-padrão dos valores médios da pressão sistólica, diastólica ou média em determinado período de registro na MAPA. Existem também, técnicas invasivas e não invasivas que possibilitam o registro de variações da pressão arterial a cada ciclo cardíaco, no entanto, a variabilidade da PA batimento a batimento está mais restrita ao ambiente de pesquisa (Ver Capítulo 1).

A variabilidade da PA e da FC depende, ao menos parcialmente, da integridade do arco barorreflexo[28]. Pacientes com IC apresentam atividade simpática aumentada e redução da sensibilidade do barorreflexo, aspectos fisiopatológicos que também se refletem no controle

90 ■ PARTE 2 | PAPEL DA MAPA EM CONDIÇÕES PECULIARES

da pressão arterial. A redução da variabilidade circadiana da PA e da FC é um achado comum em portadores de IC e em modelos experimentais[29,30]. Tal redução parece contribuir para um maior risco de eventos arrítmicos e de morte súbita observados nos pacientes com IC[31]. A variação circadiana normal da pressão arterial e da frequência cardíaca está intimamente relacionada com a função sistólica ventricular esquerda. Existe uma correlação direta, entre fração de ejeção e variabilidade da pressão arterial, a medida que a disfunção sistólica progride, existe uma redução correspondente na variabilidade da PA e da FC[32]. Tal redução apresenta associação com risco de morte por causa cardiovascular[33].

O tratamento em longo prazo, com inibidores da enzima conversora da angiotensina (IECA), em pacientes com IC, parece restaurar algum grau de controle autonômico, que pode ser visto pela melhora na variabilidade da PA, apesar dessa classe de drogas promover redução da pressão arterial[34]. Esse efeito parece ser dose-dependente, como visto no estudo *Atlas*[35]. A variabilidade da PA e da FC também estão relacionadas aos níveis de peptídeo natriurético em pacientes com IC descompensada. Após o tratamento efetivo ocorre aumento da variabilidade da PA e da FC e queda dos níveis de peptídeo natriurético atrial[32]. Na presença de disfunção ventricular grave, também se observa com grande frequência ausência de descenso da pressão arterial durante o sono[36].

■ Redução da resistência vascular periférica na ICFER

A grande maioria das medicações que melhoram o prognóstico na ICFER apresenta efeito hipotensor. A pressão arterial sistólica é definida pelo produto entre o débito cardíaco e a resistência vascular periférica (RVP). Em corações com função sistólica preservada, oscilações na resistência vascular periférica não afetam pronunciadamente o débito cardíaco. Na disfunção ventricular sistólica, a elevação da resistência vascular periférica representa uma maior impedância ejetiva ao VE, e é importante limitador do aumento do débito cardíaco. Nesse contexto, a variação de resistência periférica é um determinante mais direto da PA. As drogas vasodilatadoras arteriolares periféricas quando administradas nessa situação podem resultar na melhora do desempenho sistólico do ventrículo esquerdo (VE) sem causar queda da PA ou podem até mesmo, produzir elevação paradoxal da pressão arterial[37]. Nos portadores de ICFER, a PA não deve ser o parâmetro principal ou único para avaliação da efetividade ou risco das medidas terapêuticas voltadas para tratamento. A avaliação da perfusão tecidual periférica reflete melhor o estado do débito cardíaco nesses pacientes com disfunção ventricular sistólica grave[38]. Apesar da clareza desse princípio fisiopatológico, ainda é comum na prática clínica que o valor da pressão arterial seja utilizado como o parâmetro mais relevante para o manejo medicamentoso dos pacientes com ICFER.

Portadores de PA mais baixa, em uso de terapêutica para IC sem sintomas de hipotensão, não devem ter suas medicações reduzidas ou suspensas, baseando-se apenas nos valores de PA, muitos pacientes podem ser privados de receber terapias efetivas com ação no sistema nervoso simpático e no sistema renina angiotensina aldosterona. A hipotensão é um ponto de preocupação quando está associada a sinais e sintomas de perfusão tecidual inadequada[38]. Na ausência de hipoperfusão, o objetivo terapêutico é manter o tratamento com drogas que reduzem a impedância, melhoram o fluxo e retardam o remodelamento estrutural ventricular. O estudo *Copernicus* avaliou os efeitos do carvedilol em pacientes com IC grave, sendo também, incluídos pacientes que apresentavam PA basal mais baixa[39-41]. Portadores de IC, com PA mais elevada apresentam melhor sobrevida

■ CAPÍTULO 9 **91**

quando comparados com indivíduos níveis normais ou baixos[42]. Apesar de pacientes com menores valores de pressão arterial apresentarem maior risco de eventos adversos sérios, o estudo mostrou maior benefício absoluto com tratamento com carvedilol nesse grupo[43]. Mais recentemente, no estudo PARADIGM-HF, onde foi avaliada utilização de sacubitril--valsartana em portadores de IC com classe funcional II a IV, níveis mais baixos de pressão arterial, também se correlacionaram com pior prognóstico. Análise posterior do estudo PA-RADIGM-HF categorizou indivíduos em cinco grupos de acordo com níveis basais de PA sistólica: < 110 mmHg, 110 a < 120 mmHg, 120 a < 130 mmHg e 130 a < 140 mmHg e > 140 mmHg. Portadores de PA mais baixa apresentaram boa tolerabilidade à medicação, além disso os benefícios clínicos de sacubitril-valsartana foram observados em todas as faixas de PA sistólica avaliadas[44].

■ Controle da PA em pacientes com diagnóstico de IC

O tratamento da HAS em portadores de IC deve considerar o tipo de disfunção (sistólica ou diastólica). O objetivo principal na ICFER é reduzir a pré e a pós-carga e promover remodelamento reverso. As diretrizes recomendam como primeira opção de terapêutica anti-hipertensiva na ICFER medicações que promovem bloqueio neuro-hormonal e que apresentam evidência científica comprovada em redução de mortalidade[45]. Essas medicações são representadas pelos bloqueadores do sistema renina angiotensina aldosterona, betabloqueadores e, mais recentemente, por inibidor da neprelisina enzima que degrada o peptídeo natriurético cerebral (BNP). A meta de PA no contexto de IC é inferior a 130 × 80 mmHg[45]. Na prática clínica, o emprego do bloqueio neuro-hormonal em doses otimizadas resulta em meta de PA preconizada, em quase todos os portadores de ICFER. Se a PA permanecer elevada, apesar do bloqueio neuro-hormonal otimizado, diuréticos, associação dos vasodilatadores hidralazina e nitrato ou bloqueadores dos canais de cálcio dihidropiridínicos podem ser considerada.

Na ICFEP, a melhor estratégia de tratamento anti-hipertensivo ainda permanece incerta. Redução excessiva da pré-carga na presença de disfunção diastólica deve ser evitada pelo risco de queda do débito cardíaco e hipotensão, portanto, diferentemente da ICFER PA baixa deve ser evitada. Vários ensaios clínicos randomizados que avaliaram a eficácia de terapias administradas rotineiramente na ICFER não demonstraram benefício em pacientes com IC-FEP. O bloqueio do sistema renina angiotensina aldosterona, bloqueio do sistema simpático e inibidor da neprelisina não apresentaram redução de mortalidade[24]. Esses estudos utilizaram candesartana, irbesartana, perindopril, carvedilol, espironolactona e sacubitril-valsartana[46-51]. Atualmente, existem poucas opções terapêuticas efetivas baseadas em evidência científica no tratamento de ICFEP.

■ Comportamento da PA em 24 horas como marcador de prognóstico

A fração de ejeção (FE) do ventrículo esquerdo e a classe funcional pela *New York Heart Association* são os índices de prognóstico mais tradicionalmente utilizados na IC. Estudos recentes têm demonstrado a importância da pressão arterial como marcador prognóstico nos portadores de IC[15]. Os valores de PAS na avaliação inicial do estudo *COMET* foram relacionados à sobrevida. Pacientes com PAS ≤ 120 mmHg apresentaram risco de morte 24% maior quando comparados com o grupo com PAS ≥ 120 mmHg[52]. Uma análise retrospectiva do estudo DIG reforça os achados anteriores. Nessa análise, foi avaliada a relação entre PA baixa e mortalidade. Foram avaliados 6.800 pacientes com FE < 45% e classes funcionais II e III. As pressões arteriais sistólica e diastólica foram categorizadas em grupos. Houve uma clara correlação entre PA mais baixa e mortalidade. Canesin e colaboradores, avaliaram o comportamento da PA em portadores de IC avançada em CF IV, por meio da MAPA. Nesse estudo, pacientes com menores valores de PA sistólica e diastólica média apresentaram pior prognóstico. A PA sistólica média no período de sono inferior a 105 mmHg também se correlacionou com risco de mortalidade 7,6 vezes maior[53].

Existem dados conflitantes em relação ao valor prognóstico do descenso durante o sono da PA em portadores de IC. Não existe completa definição sobre qual seria o padrão normal de descenso durante o sono em IC e se o padrão de descenso varia de acordo com a gravidade da doença. Em uma coorte com portadores de IC CF II e III, anormalidades no descenso durante o sono da PA, utilizando definições convencionais, foi encontrada na maioria dos pacientes avaliados, 34% dos pacientes apresentavam descenso normal (entre 10% e 20%) 37% apresentavam descenso atenuado (inferior a 10%) e 29% descenso ausente ou reverso. Nesse estudo, Shin e col., mostraram um aumento no risco de morte de 1,6 vezes e aumento no risco hospitalização de 2,7 vezes em portadores de IC com descenso durante o sono alterado sendo o pior prognóstico dentre os portadores de descenso reverso[54]. Por outro lado, Canesin e cols. encontraram em portadores de IC avançada, com classe funcional IV, menor taxa de mortalidade no grupo de pacientes com descenso durante o sono inferior a 6 mmHg[53]. Resultado semelhante foi encontrado em estudo indiano com 100 portadores de IC avançada acompanhados por período de um ano, nesse estudo, a presença de descenso durante o sono da PA > 10% esteve associado a maior risco de morte[55]. Com base nesses últimos estudos é possível supor que descenso durante o sono inferior a 10% seja benéfico em IC avançada. O valor prognóstico da pressão arterial também se aplica na IC agudamente descompensada, estudos mostram maior taxa de mortalidade hospitalar em pacientes admitidos com menores valores pressóricos[56,57]. Apesar de todo o conhecimento acumulado, uma questão importante ainda não está completamente esclarecida: qual o valor de pressão ótimo para o paciente com IC em uso de múltiplas drogas que diminuem a PA, mas que apresentam efeito benéfico na mortalidade[35].

■ Utilização da MAPA na insuficiência cardíaca

Comparada com o método tradicional, em que estão disponíveis um pequeno número de medidas, na prática clínica a MAPA é uma possibilidade de análise de um grande número de medidas da PA em um período de 24 horas. A avaliação em diferentes períodos de tempo permite melhor análise do comportamento circadiano da pressão arterial. O papel da MAPA na IC ainda não está bem definido. Existem poucos estudos utilizando o método em pacientes com IC crônica. Apesar da MAPA ser tradicionalmente utilizada para o diagnóstico da hipertensão do avental branco e para a avaliação da eficácia da terapêutica anti-hipertensiva, esse método ainda é pouco utilizado na avaliação e acompanhamento das variações da PA em portadores de IC, sendo, portanto, uma ferramenta subutilizada.

MAPA é mais representativa da carga hemodinâmica imposta pela HAS e apresenta associação mais forte com disfunção diastólica do VE em relação à medida casual da PA. O uso de MAPA é particularmente útil para identificação de indivíduos com HAS mascarada, nos quais, a prevalência de disfunção diastólica é similar à dos indivíduos com HAS sustentada.

■ CAPÍTULO 9

As medicações padrão utilizadas no manejo do paciente com IC, compostas de diuréticos, os inibidores da enzima conversora de angiotensina e os betabloqueadores, antagonistas mineralocorticoides e inibidores da neprelisina podem causar hipotensão. A prática corrente endossada pelos consensos visa à titulação de medicações até as doses máximas preconizadas ou até a máxima tolerada. No entanto, na prática real existem receios quanto ao uso desse manejo mais agressivo em portadores de IC que apresentam pressão arterial muito baixa e sintomas como vertigens e astenia. Nessa situação, a MAPA pode ser utilizada como ferramenta de auxílio para titulação dessas drogas, de modo que seja atingido um tratamento otimizado com maior segurança. Muitos pacientes com IC avançada apresentam sintomas agudos recorrentes como síndrome vertiginosa e astenia não apenas por hipotensão, mas também por ocorrência de arritmias e insuficiência cerebrovascular. É bastante plausível supor que a MAPA seja uma ferramenta útil para avaliação da correlação desses sintomas com a PA nesses momentos, derivando informação importante que auxilie no ajuste terapêutico[58].

Apesar do pequeno número de pacientes incluídos nos ensaios avaliando o papel da MAPA no paciente com IC, os dados disponíveis sugerem que vários parâmetros derivados desse método possuem valor prognóstico[4]. Contudo, estudos clínicos em coortes em longo prazo, incluindo amplo número de pacientes, ainda são necessários para a solidificação da MAPA como método no acompanhamento e na estratificação do prognóstico dos pacientes com IC.

■ Referências

1. de Albuquerque DC, Neto JD de S, Bacal F, Rohde LEP, Bernardez-Pereira S, Berwanger O, et al. I registro Brasileiro de insuficiência Cardíaca – Aspectos clínicos, qualidade assistencial e desfechos hospitalares. Arq Bras Cardiol. 2015;104(6):433–42.
2. Stokes J, Kannel WB, Wolf PA, D'Agostino RB, Adrienne Cupples L. Blood pressure as a risk factor for cardiovascular disease the framingham study-30 years of follow-up. Hypertension. 1989;13(5):I-13-I–18.
3. Kannel WB. Incidence and epidemiology of heart failure. Heart Fail Rev. 2000;5(2):167–73.
4. Goyal D, Macfadyen RJ, Watson RD, Lip GYH. Ambulatory blood pressure monitoring in heart failure: A systematic review. Eur J Heart Fail. 2005;7(2):149–56.
5. Levy D, Larson MG, Vasan RS, Kannel WB, Ho KKL. The progression from hypertension to congestive heart failure. J Am Med Assoc. 1996;275(20):1557–62.
6. Pfeffer MA. Heart Failure and Hypertension Importance of Prevention Heart failure Randomized clinical trials Antihypertensive agents Prevention. 2017;101:19–28.
7. Freis ED. Effect of treatment on morbidity and mortality in hypertension. Trans Assoc Life Insur Med Dir Am. 1971;54:113–24.
8. Kostis JB, Davis BR, Cutler J, Grimm RH, Berge KG, Cohen JD, et al. Prevention of heart failure by antihypertensive drug treatment in older persons with isolated systolic hypertension. J Am Med Assoc. 1997;278(3):212–6.
9. Veterans. Effects of Treatment on Morbidity in Hypertension Results in Patients With Diastolic Blood Pressures Averaging 115 Through 129 mmHg. JAMA. 1967;202:1028–34.
10. Moser M, Hebert PR. Prevention of disease progression, left ventricular hypertrophy and congestive heart failure in hypertension treatment trials. J Am Coll Cardiol. 1996;27(5):1214–8.
11. Nikitin Y, Anderson C, Ph D, Belhani A, Forette F, Rajkumar C, et al. of Age or Older. 2008;
12. Tadic M, Cuspidi C, Frydas A, Grassi G. The role of arterial hypertension in development heart failure with preserved ejection fraction: just a risk factor or something more? Heart Fail Rev. 2018;23(5):631–9.
13. Ather S, Chan W, Bozkurt B, Aguilar D, Ramasubbu K, Zachariah AA, et al. Impact of noncardiac comorbidities on morbidity and mortality in a predominantly male population with heart failure and preserved versus reduced ejection fraction. J Am Coll Cardiol [Internet]. 2012;59(11):998–1005. Available from: http://dx.doi.org/10.1016/j.jacc.2011.11.040
14. Ather S, Bangalore S, Vemuri S, Cao LB, Bozkurt B, Messerli FH. Trials on the effect of cardiac resynchronization on arterial blood pressure in patients with heart failure. Am J Cardiol [Internet]. 2011;107(4):561–8. Available from: http://dx.doi.org/10.1016/j.amjcard.2010.10.014
15. Lee TT, Chen J, Cohen DJ, Tsao L. The association between blood pressure and mortality in patients with heart failure. Am Heart J. 2006;151(1):76–83.

16. Tsujimoto T, Kajio H. Low diastolic blood pressure and adverse outcomes in heart failure with preserved ejection fraction. Int J Cardiol [Internet]. 2018;263:69–74. Available from: https://doi.org/10.1016/j.ijcard.2018.04.031

17. Tsimploulis A, Lam PH, Arundel C, Singh SN, Morgan CJ, Faselis C, et al. Systolic Blood Pressure and Outcomes in Patients With Heart Failure With Preserved Ejection Fraction. JAMA Cardiol. 2018;3(4):288–97.

18. Domanski MJ, Mitchell GF, Norman JE, Exner D V., Pitt B, Pfeffer MA. Independent prognostic information provided by sphygmomanometrically determined pulse pressure and mean arterial pressure in patients with left ventricular dysfunction. J Am Coll Cardiol [Internet]. 1999;33(4):951–8. Available from: http://dx.doi.org/10.1016/S0735-1097(98)00679-2

19. Haider AW, Larson MG, Franklin SS, Levy D. Systolic blood pressure, diastolic blood pressure, and pulse pressure as predictors of risk for congestive heart failure in the Framingham Heart Study. Ann Intern Med. 2003;138(1):10–6.

20. Chae CU, Pfeffer MA, Glynn RJ, Mitchell GF, Taylor JO, Hennekens CH. Increased pulse pressure and risk of heart failure in the elderly. J Am Med Assoc. 1999;281(7):634–9.

21. Coca SG, Parikh CR. Congestive heart failure and diurnal blood pressure pattern [3]. J Am Med Assoc. 2006;296(23):2799–800.

22. Pierdomenico SD, Pierdomenico AM, Coccina F, Lapenna D, Porreca E. Ambulatory Blood Pressure Parameters and Heart Failure with Reduced or Preserved Ejection Fraction in Elderly Treated Hypertensive Patients. Am J Hypertens. 2016;29(8):1001–7.

23. Sch P, Dey HM, Katz AM. William 6. White. 1989;1343–7.

24. Pedrotty D, Zamani P. Heart failure with preserved ejection fraction. Hear Fail What a Non-Heart Fail Spec Needs to Know. 2018;51–71.

25. Aydin M, Ozeren A, Bilge M, Atmaca H, Unalacak M, Dursun A, et al. Left ventricular diastolic function and circadian variation of blood pressure in essential hypertension. Texas Hear Inst J. 2005;32(1):28–34.

26. Divitiis D. Im act of Ambulatory Blood Pressure Le P t Ventricular Hypertension on in. :597–601.

27. Seo HS, Soo Kang T, Park S, Young Choi E, Ko YG, Choi D, et al. Non-dippers are associated with adverse cardiac remodeling and dysfunction (R1). Int J Cardiol. 2006;112(2):171–7.

28. Silva JDS JN. Variabilidade da frequência cardíaca e da pressão arterial na insuficiência cardíaca congestiva. Rev Bras Hipertens. 2005;12:21–6.

29. Floras S. of variability of. 1997;550(I 997):543–50.

30. Teerlink JR, Clozel JP. Hemodynamic variability and circadian rhythm in rats with heart failure: Role of locomotor activity. Am J Physiol - Hear Circ Physiol. 1993;264(6 33-6).

31. Szabo BM, Van Veldhuisen D, Van Der Veer N, Brouwer J, De Graeff PA CH. Prognostic value of heart rate varriability in chronic congestive heart failure secondary to idiopathic or ischemic dila cardiomyopathy. Am J Cardiol. 1997;79:978–80.

32. Verdecchia P, Schillaci G, Guerrieri M, Boldrini F, Gatteschi C, Benemio G, et al. Prevalence and determinants of left ventricular diastolic filling abnormalities in an unselected hypertensive population. Eur Heart J. 1990;11(8):679–91.

33. Gibelin P, Spillner E, Bonnan S CT. Non-invasive blood pressure variability in chronic heart failure: characteristics and prognostic value. Arch Mal Coeur Vaiss. 2003;96:955–62.

34. Giles TD, Roffidal L, Quiroz A, Sander G, Tresznewsky O. Circadian variation in blood pressure and heart rate in nonhypertensive congestive heart failure. J Cardiovasc Pharmacol. 1996;28(6):733–40.

35. Giles TD, Kerut EK, Roffidal LE, Jones R, Given MB, Hutchinson H, et al. The influence of dose of angiotensin I-converting enzyme inhibitor on systolic blood pressure variability in heart failure: A substudy of the Assessment of Treatment with Lisinopril and Survival in heart failure (ATLAS) trial. Blood Press Monit. 2001;6(2):81–4.

36. Portaluppi F, Montanari L, Ferlini M, Vergnani L, Bagni B, Degli Uberti EC. Differences in blood pressure regulation of congestive heart failure, before and after treatment, correlate with changes in the circulating pattern of atrial natriuretic peptide. Eur Heart J. 1992;13(7):990–6.

37. Kastrup J, Wroblewski H, Sindrup J, Rolighed CH WN. Diurnal blood pressure profile in patients with severe congestive heart failure: dippers and non-dippers. Scand J Clin Lab Invest. 1993;53(6):577–83.

38. Role THE, The OF. Vasodilator therapy for heart failure. The influence of impedance on left ventricular performance. Circulation. 1973;48(1):5–8.

39. Cohn JN. Blood pressure and the therapy of advanced heart failure. J Am Coll Cardiol [Internet]. 2004;43(8):1430–1. Available from: http://dx.doi.org/10.1016/j.jacc.2004.01.019

40. Segev A, Mekori YA. The Cardiac Insufficiency Bisoprolol Study II. Lancet. 1999;353(9161):1361.

41. Tepper D. Effect of metoprolol CR/XL in chronic heart failure: Metoprolol CR/XL randomised intervention trial in congestive heart failure (MERIT-HF). Congest Hear Fail. 1999;5(4):184–5.

42. Kalantar-Zadeh K, Block G, Horwich T, Fonarow GC. Reverse epidemiology of conventional cardiovascular risk factors in patients with chronic heart failure. J Am Coll Cardiol. 2004;43(8):1439–44.

43. Rouleau JL, Roecker EB, Tendera M, Mohacsi P, Krum H, Katus HA, et al. Influence of pretreatment systolic blood pressure on the effect of carvedilol in patients with severe chronic heart failure: The Carvedilol Prospective Randomized Cumulative Survival (COPERNICUS) study. J Am Coll Cardiol. 2004;43(8):1423–9.

44. Böhm M, Young R, Jhund PS, Solomon SD, Gong J, Lefkowitz MP, et al. Systolic blood pressure, cardiovascular outcomes and efficacy and safety of sacubitril/ valsartan (LCZ696) in patients with chronic heart failure and reduced ejection fraction: Results fromPARADIGM-HF. Eur Heart J. 2017;38(15):1132–43.

45. Rohde LEP, Montera MW, Bocchi EA, Clausell NO, de Albuquerque DC, Rassi S, et al. Diretriz brasileira de insuficiência cardíaca crônica e aguda. Arq Bras Cardiol. 2018;111(3):436–539.

46. Yusuf S, Pfeffer MA, Swedberg K, Granger CB, Held P, McMurray JJV, et al. Effects of candesartan in patients with chronic heart failure and preserved left-ventricular ejection fraction: The CHARM-preserved trial. Lancet. 2003;362(9386):777–81.

47. Forman D, Gaziano JM. Irbesartan in patients with heart failure and preserved ejection fraction. Curr Cardiovasc Risk Rep. 2009;3(5):311–2.

48. Cleland JGF, Tendera M, Adamus J, Freemantle N, Polonski L, Taylor J. The perindopril in elderly people with chronic heart failure (PEP-CHF) study. Eur Heart J. 2006;27(19):2338–45.

49. Yamamoto K, Origasa H, Hori M. Effects of carvedilol on heart failure with preserved ejection fraction: The Japanese Diastolic Heart Failure Study (J-DHF). Eur J Heart Fail. 2013;15(1):110–8.

50. Pitt B, Pfeffer MA, Assmann SF, Boineau R, Anand IS, Claggett B, et al. Spironolactone for heart failure with preserved ejection fraction. N Engl J Med. 2014;370(15):1383–92.

51. Solomon SD, McMurray JJV, Anand IS, Ge J, Lam CSP, Maggioni AP, et al. Angiotensin–neprilysin inhibition in heart failure with preserved ejection fraction. N Engl J Med. 2019;381(17):1609–20.

52. Metra M, Torp-Pedersen C, Swedberg K, Cleland JGF, Di Lenarda A, Komajda M, et al. Influence of heart rate, blood pressure, and beta-blocker dose on outcome and the differences in outcome between carvedilol and metoprolol tartrate in patients with chronic heart failure: Results from the COMET trial. Eur Heart J. 2005;26(21):2259–68.

53. Canesin MF, Giorgi D, Oliveira MT d., Wajngarten M, Mansur AJ, Ramires JAF, et al. Ambulatory blood pressure monitoring of patients with heart failure. A new prognosis marker. Arq Bras Cardiol. 2002;78(1):83–9.

54. Shin J, Kline S, Moore M, Gong Y, Bhanderi V, Schmalfuss CM, et al. Association of Diurnal Blood Pressure Pattern With Risk of Hospitalization or Death in Men With Heart Failure. J Card Fail. 2007;13(8):656–62.

55. Kotti K, Bagarhatta R, Rathore M, Bagarhatta P. Is ambulatory blood pressure measurement a new indicator for survival among advanced heart failure cases. Vol. 70, Indian Heart Journal. 2018. p. S73–8.

56. Adams KF, Fonarow GC, Emerman CL, LeJemtel TH, Costanzo MR, Abraham WT, et al. Characteristics and outcomes of patients hospitalized for heart failure in the United States: Rationale, design, and preliminary observations from the first 100,000 cases in the Acute Decompensated Heart Failure National Registry (ADHERE). Am Heart J. 2005;149(2):209–16.

57. Gheorghiade M, Abraham WT, Albert NM, Greenberg BH, O'Connor CM, She L, et al. Systolic blood pressure at admission, clinical characteristics, and outcomes in patients hospitalized with acute heart failure. J Am Med Assoc. 2006;296(18):2217–26.

58. Michael J Jamieson. Commentary 2. Evid Based Cardiovasc Med. 2005;9:200–1.

MAPA no Diabetes *Mellitus*

Capítulo 10

- Patricia Teófilo Monteagudo • João Soares Felício
- Maria Teresa Zanella

Alterações da pressão arterial (PA) são frequentes em pacientes com diabetes e nem sempre detectadas pelas medidas da pressão arterial realizadas em consultório. A hipertensão arterial sistêmica (HAS) é o maior fator de risco para a ocorrência de eventos cardiovasculares[1] em indivíduos diabéticos e as medidas de consultório podem não refletir o risco cardiovascular real, uma vez que, não permitem detectar as alterações no ritmo circadiano da pressão arterial, particularmente, as alterações que ocorrem no período do sono, mais frequentes em pacientes diabéticos[2]. A hipertensão do avental branco parece ser menos frequente, mas a hipertensão mascarada se mostra mais frequente em pacientes diabéticos[3] e parece estar associada à maior lesão de órgãos-alvo[4]. A perda do descenso do sono da pressão arterial e a elevação da pressão arterial no período do sono são as alterações da PA mais comuns[3] e estão frequentemente associadas a complicações do diabetes, tais como, hipertrofia ventricular esquerda, cardiomiopatia, neuropatia autonômica, nefropatia e retinopatia[5-7].

Em pacientes com diabetes tipo 1(DM1), elevações da pressão arterial, mesmo dentro da faixa pressórica considerada normal, assim como alterações no ritmo circadiano da pressão arterial ocorrem, precocemente, durante o desenvolvimento da nefropatia diabética[8,9]. Existe uma estreita relação entre a prevalência de HAS e o aumento da albuminúria[10]. A PA normalmente começa a subir dentro da faixa normal, ou alguns anos após o início da elevação moderada da albuminúria (o novo termo para o que se conhecia anteriormente como "microalbuminúria") e aumenta progressivamente à medida que a doença renal progride[11]. Alterações do comportamento da PA, não facilmente detectadas, nas medidas de consultório, podem ser observadas durante 24 horas (MAPA). Perda do descenso no sono da pressão arterial é uma alteração precoce e tem sido frequentemente associada ao aumento da excreção urinária de albumina[8,9] que, quando persistente, caracteriza a fase incipiente da nefropatia diabética.

Diferente do que ocorre nos pacientes com DM1, nos pacientes com diabetes tipo 2 (DM2), a HAS não se restringe aos pacientes com nefropatia, mas associa-se com frequência à obesidade abdominal, à resistência à insulina e à dislipidemia aterogênica, constituindo o que conhecemos como síndrome metabólica, condição que aumenta de maneira acentuada a mortalidade por doença cardiovascular[12]. Anormalidades na pressão arterial sistólica, principalmente durante o sono, em pacientes com diabetes tipo 2, podem estar relacionadas ao excesso de risco cardiovascular relacionado à pressão arterial, que se observa na população de diabéticos, assim como se associam à maior risco de nefropatia[5,6]. Como a hipertensão arterial associada ao diabetes aumenta dramaticamente a mortalidade cardiovascular parece prudente realizar a MAPA pelo menos nos pacientes diabéticos que apresentem no consultório valores da pressão nos limites superiores da normalidade[1] ou que estejam apresentando elevações, ainda que discretas da pressão arterial ao longo do tempo. De fato estudos têm demonstrado que a MAPA de 24 horas é mais precisa do que as medidas de consultório na previsão de morbidade cardiovascular e mortalidade[13,14]. Em pacientes com pressão arterial normal no consultório e MAPA com PA aumentada, haveria indicação para instituição do tratamento anti-hipertensivo e a resposta poderia ainda ser avaliada por repetidas medidas ambulatoriais.

A hipotensão postural, ou seja, queda da pressão arterial que ocorre com a mudança da postura da posição supina ou sentada para a posição ereta, é outra complicação do diabetes, que afeta cerca de 10% da população diabética e se constitui na manifestação mais frequente da neuropatia autonômica envolvendo o sistema cardiovascular. A hipotensão postural se acentua nos períodos pós-prandiais e é mais frequente em pacientes idosos com diabetes de longa duração. Com frequência, a hipotensão postural se associa a elevações acentuadas da pressão arterial no período de sono e está também associada à maior mortalidade. Essas alterações da pressão arterial, nem sempre podem ser detectadas no consultório, mas são facilmente registradas pela MAPA.

A detecção precoce de alterações de PA e o controle adequado da pressão arterial parecem ser cruciais para a prevenção de complicações de microvasculares e de eventos cardiovasculares nos pacientes diabéticos. Assim sendo, a MAPA é de grande valia nesses pacientes pois, permite o diagnóstico da hipertensão do avental branco, da hipertensão mascarada, de variações da pressão arterial, com a mudança de postura, de variações pressóricas nos períodos pós-prandiais, e ainda, de alterações da pressão arterial durante o sono, como a perda do descenso e a hipertensão sistólica no sono[3], também características da neuropatia autonômica. Além disso, a MAPA é ferramenta bastante importante na avaliação dos resultados obtidos durante o tratamento tanto da HAS, como da hipotensão postural. Embora bastante útil na detecção de alterações da pressão arterial em pacientes diabéticos, mesmo naqueles não considerados hipertensos, a MAPA ainda vem sendo pouco utilizada na prática clínica.

■ Alterações da pressão arterial no sono

Fisiologicamente, durante o sono a pressão arterial deve ter uma redução entre 10 e 20%, em relação aos valores observados na vigília, em decorrência da redução da atividade simpática durante o sono. Quando essa redução é inferior a 10%, é dito que existe uma perda do descenso da pressão arterial e esse tipo de alteração do comportamento da PA é conhecido como ausência do descenso fisiológico durante o sono[15]. A perda do descenso da pressão arterial durante o sono, tem sido associada ao aumento do risco de acidente vascular encefálico, lesão de órgãos-alvo, como nefropatia e hipertrofia ventricular esquerda e ainda a eventos cardiovasculares, incluindo a morte cardiovascular[5-7,16,17]. A falta de descenso durante o sono ou mesmo a elevação da PA nesse período encontradas mesmo em pacientes sem diagnóstico de hipertensão, são as alterações do comportamento da PA mais comuns encontradas em pacientes DM1 e DM2, tendo sido descritas prevalências que tem variado de 30% a 60% em diferentes estudos[3,17,18]. Alguns mecanismos têm sido propostos para explicar o declínio atenuado da pressão arterial durante o sono, em pacientes diabéticos. Indivíduos com diabetes tipo 2 são mais propensos a ter apneia obstrutiva do sono associada à obesidade, uma condição que, em decorrência da hipóxia, sabidamente aumenta a atividade simpática durante o sono, o que não permite o descenso da pressão arterial[19]. A ocorrência de doença renal crônica, insuficiência cardíaca e, de modo mais geral, condições que favoreçam a retenção de sal, podem resultar em reduções de pressão arterial menores do que as esperadas diante da menor atividade simpática que ocorre durante o sono. A retenção de sódio e a expansão do volume podem ser induzidas pela insulina e pelo aumento na carga filtrada de glicose[20]. O excesso de glicose filtrada é reabsorvido no túbulo proximal, por meio de um cotransportador de glicose e sódio, resultando em um aumento paralelo na reabsorção de sódio, que tende a aumentar a pressão arterial.

Para avaliação do descenso vigília-sono, é importante relacionar as medidas durante o sono, com o diário dos pacientes para confirmar sua confiabilidade. Uma diminuição na frequência cardíaca, que é típica do período de sono, pode indicar que o paciente se encontrava dormindo. Entretanto, em pacientes com apneia do sono, essa redução da frequência cardíaca pode também não ocorrer.

■ Alterações do ritmo circadiano e nefropatia diabética

A nefropatia é uma complicação do diabete decorrente de lesões microvasculares, na vasculatura renal, que afeta aproximadamente 40% dos pacientes com DM1 e DM2[21], parecendo existir uma susceptibilidade genética ao desenvolvimento dessa complicação[22]. Alguns pesquisadores sugerem que nos pacientes com DM1, o envolvimento renal precede o início do processo hipertensivo[23,24], enquanto outros foram capazes de detectar elevações da pressão arterial, antes que qualquer alteração renal pudesse ser identificada[25]. Sabe-se de longa data, que o estabelecimento da hipertensão arterial nos pacientes diabéticos induz aumentos da pressão intraglomerular e exerce uma influência deletéria sobre o rim, favorecendo o desenvolvimento da nefropatia diabética e sua evolução para a doença renal terminal. De fato, elevações da pressão arterial podem ocorrer, ainda, dentro da faixa da normalidade e, ainda que não se tenha feito o diagnóstico de hipertensão arterial, durante as consultas clínicas, alguns estudos têm demonstrado claramente, que a elevação da pressão arterial ou a hipertensão arterial, durante o sono, encontram-se associadas a complicações microvasculares nos pacientes diabéticos, particularmente à nefropatia diabética[5,26]. Fogari et al. demonstraram que, mesmo a simples perda do descenso da pressão arterial durante o sono, já se associa de modo independente à microalbuminuria[27] o que, também, se comprovou em uma coorte de 112 pacientes, com DM2, no estudo prospectivo de Knudsen et al.[28]. Além disso, em pacientes com DM1 e pressão arterial medidas em consultório, iguais ou inferiores a 90 mmHg, Monteagudo et al. demonstraram que aqueles com neuropatia autonômica, quando comparados aos sem essa alteração, apresentavam PAD na MAPA e valores da albuminúria, mais elevados durante o sono[8]. Embora apresentassem níveis pressóricos semelhantes durante a vigília. Com base nesses resultados, os autores sugeriram que alterações autonômicas poderiam estar favorecendo a ocorrência de níveis mais elevados da pressão arterial durante o sono e, consequentemente, o desenvolvimento da nefropatia. Assim, detectando alterações no ritmo circadiano da pressão arterial, a MAPA se mostra útil na identificação precoce daqueles pacientes com neuropatia autonômica e maior risco de desenvolvimento da nefropatia diabética. A Figura 10.1A mostra os resultados da MAPA em um paciente com DM1, sem evidências de neuropatia autonômica, enquanto a Figura 10.1B mostra os resultados da MAPA em um paciente com DM1 com neuropatia autonômica e microalbuminúria, evidenciando a alteração no ritmo circadiano da pressão arterial no paciente com comprometimento neurológico e renal.

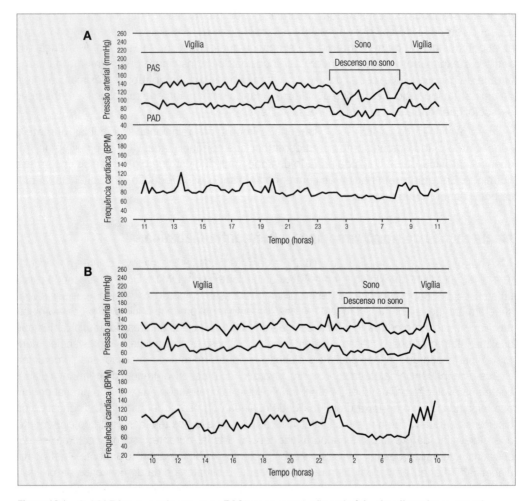

Figura 10.1 – **A.** MAPA em paciente com DM1 com excreção urinária de albumina normal. **B.** MAPA em pacientes com DM1 com excreção urinária de albumina elevada.
Fonte: Professora Dra. Maria Teresa Zanella.

■ Alterações do ritmo circadiano e hipotensão postural

A hipotensão postural é definida como a queda da pressão arterial sistólica igual ou superior a 20 mmHg ou da pressão arterial diastólica igual ou superior a 10 mmHg, quando um indivíduo que se encontra na posição supina passa para a posição ereta[29]. A hipotensão postural, que decorre do comprometimento do sistema nervoso autônomo, reflete uma deficiência de vasoconstrição no leito vascular esplâncnico e periférico, necessária para a manutenção da pressão arterial. Pode ser grave e debilitante, a ponto de impedir que o paciente se mantenha em pé. A queda da PA, com a mudança da postura, decorre não só de alterações do sistema nervoso simpático, mas também, do sistema renina-angiotensina. Nessa condição, a vasopressina passa a ter um papel importante no controle da PA, atenuando a queda da pressão arterial que ocorre com a elevação da postura, como demonstrado pelo uso de um antagonista da vasopressina[30]. A MAPA tem se mostrado útil para identificar pacientes que apresentam quedas da PA, não só com a mudança postural, mas também, aqueles que se tornam hipotensos nos períodos pós-prandiais, em decorrência do desvio de fluxo de sangue para o sistema digestivo. É útil, ainda, para que se possa fazer o diagnóstico diferencial, com episódios de hipoglicemia que provocam sintomas semelhantes, em virtude do aumento da atividade simpática, que ocorre nas duas condições. Enquanto nos episódios de hipoglicemia, a pressão arterial tende a se elevar, nos pacientes com disfunção autonômica é possível observar a queda pressórica no momento em que o paciente refere sintomas, que se assemelham aos de uma crise de hipoglicemia.

Em pacientes com neuropatia autônomica, como podemos observar na Figura 10.2, os valores da pressão arterial são baixos pela manhã e os episódios de hipotensão postural também ocorrem com mais frequência pela manhã. No decorrer no dia, principalmente por ação da vasopressina[31], que provoca vasoconstrição e retenção hídrica, os níveis pressóricos vão aumentando gradativamente e podem atingir valores considerados normais, e até mesmo elevados, quando se inicia o período noturno. Quando o paciente se deita ocorre elevação importante da

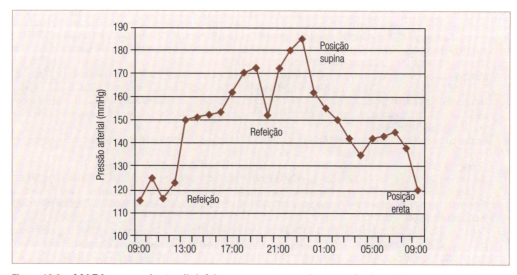

Figura 10.2 – MAPA em paciente diabético com neuropatia autônomica e hipotensão postural.
Fonte: Professora Dra. Maria Teresa Zanella.

pressão arterial, que pode atingir níveis muito elevados, por causa do deslocamento de volume sanguíneo para a circulação central vindo dos membros inferiores, onde se achava represado, em virtude da deficiência da vasoconstrição periférica durante os períodos de deambulação.

A hipertensão no sono que se estabelece pode favorecer a ocorrência de eventos cardiovasculares, o desenvolvimento de microangiopatia, particularmente da retinopatia diabética[32]. A partir desse momento, ocorre liberação do fator natriurético atrial, aumento da filtração glomerular, natriurese e aumento da diurese, que faz com que o volume circulante se reduza, resultando também em uma redução gradativa e progressiva da pressão arterial que volta a ser baixa pela manhã. Na MAPA, a curva de pressão arterial é típica e adquire a forma de uma tenda, como mostrado na Figura 10.2. Além disso, nota-se uma variabilidade pressórica muito grande durante o dia que decorre de uma inabilidade do sistema nervoso simpático de manter a pressão arterial diante de mudanças posturais e após a ingestão de alimentos. A simples medida da pressão arterial no consultório pode não permitir o diagnóstico dessa condição e, dependendo da hora do dia, assim como da posição do paciente em que é feita a medida, pode induzir o médico a aumentar a medicação anti-hipertensiva no período do sono e agravar a hipotensão matutina. Assim sendo, a MAPA no paciente diabético com disfunção autonômica, particularmente no caso dos idosos, pode auxiliar na escolha da melhor terapêutica a ser instituída.

■ Referências

1. Grossman E, Messerli FH. Diabetic and hypertensive heart disease. Ann Intern Med 1996;125:304–310.
2. Gorostidi M, de la Sierra A, Gonzalez Albarran O, et al.; Spanish Society of Hypertension ABPM Registry investigators. Abnormalities in ambulatory blood pressure monitoring in hypertensive patients with diabetes. Hypertens Res 2011;34: 1185–1189.
3. Gunawan F, Yi Ng H, Gilfillan C and Anpalahan M. Ambulatory Blood Pressure Monitoring in Type 2 Diabetes Mellitus: A Cross-sectional Study. Current Hypertension Reviews, 2019, 15, 135-143.
4. Pierdomenico SD, Cuccurullo F. Ambulatory blood pressure monitoring in type 2 diabetes and metabolic syndrome: a review. Blood Press Monit 2010;15:1–7.
5. Felicio JS, de Souza AC, Kohlmann N, Kohlmann Jr O, Ribeiro AB, Zanella MT. Nocturnal blood pressure fall as predictor of diabetic nephropathy in hypertensive patients with type 2 diabetes. Cardiovasc Diabetol 2010; 9: 36.
6. Felício JS, Koury CC, Carvalho CT, Abrahão Neto JF, Miléo KB, Arbage TP, Silva DD, de Oliveira AF, Peixoto AS, Figueiredo AB, Ribeiro dos Santos ÂK, Yamada ES, Zanella MT. Present Insights on Cardiomyopathy in Diabetic Patients. Curr Diabetes Rev. 2016;12(4):384-395.
7. Monteagudopt, Moisés VA, Kohlmann O Jr, Ribeiro AB, Lima VC, Zanella MT. Influence of Autonomic Neuropathy Upon Left Ventricular Dysfunction in Insulin-Dependent Diabetic Patients. Clincardiol. 2000;23(5):371-5.
8. Monteagudo PT, Nóbrega JC, Cezarini PR, Ferreira SR, Kohlmann O Jr, Ribeiro AB, Zanella MT. Altered blood pressure profile, autonomic neuropathy and nephropathy in insulin-dependent diabetic patients. Eur J Endocrinol. 1996;135(6):683-8.
9. Empar Lurbea, Josep Redonb, Jose M Pascualc, Jose Taconsa and Vicente Alvareza. The spectrum of circadian blood pressure changes in type I diabetic patients. J Hypertens 19:1421±1428 & 2001.
10. Epstein M, Sowers JR. Diabetes mellitus and hypertension. Hypertension. 1992;19(5):403.
11. No authors listed Chapter 1: Definition and Classification of Ckd. Kidney Int Suppl (2011). 2013;3(1):19-62.
12. No Authors listed Hypertension in Diabetes Study (Hds): I. Prevalence of Hypertension in Newly Presenting Type 2 Diabetic Patients and the Association with Risk Factors for Cardiovascular and Diabetic Complications. J Hypertens. 1993;11(3):309-17.
13. Staessen JA, Thijs L, Fagard R, et al.; Systolic Hypertension in Europe Trial Investigators. Predicting cardiovascular risk using conventional vs. ambulatory blood pressure in older patients with systolic hypertension. JAMA 1999;282:539–546.
14. Hansen TW, Kikuya M, Thijs L, et al.; IDACO Investigators. Prognostic superiority of daytime ambulatory over conventional blood pressure in four populations: a meta-analysis of 7,030 individuals. J Hypertens 2007;25:1554–1564.

15. Head GA, McGrath BP, Mihailidou AS, et al. Ambulatory blood pressure monitoring in Australia: 2011 consensus position statement. J Hypertens 2012;30:253–266.
16. Ohkubo T, Hozawa A, Yamaguchi J, et al. Prognostic significance of the nocturnal decline in blood pressure in individuals with and without high 24-h blood pressure: the Ohasama study. J Hypertens 2002;20:2183–2189.
17. Fogari R, Zoppi A, Malamani GD, Lazzari P, Destro M, Corradi L. Ambulatory blood pressure monitoring in normotensive and hypertensive type 2 diabetes. Prevalence of impaired diurnal blood pressure patterns. Am J Hypertens 1993;6:1–7.
18. Dost A, Klinkert C, Kapellen T, et al. DPV Science Initiative. Arterial hypertension determined by ambulatory blood pressure profiles: contribution to microalbuminuria risk in a multicenter investigation in 2,105 children and adolescents with type 1 diabetes. Diabetes Care 2008;31:720–725.
19. Foster GE, Brugniaux JV, Pialoux V, Duggan CT, Hanly PJ, Ahmed SB, Poulin MJ. Cardiovascular and Cerebrovascular Responses to Acute Hypoxia Following Exposure to Intermittent Hypoxia in Healthy Humans. J Physiol. 2009;587(Pt 13):3287-99.
20. Nosadini R, Sambataro M, Thomaseth K, et al. Role of hyperglycemia and insulin resistance in determining sodium retention in non-insulin-dependent diabetes. Kidney Int 1993; 44:139.
21. Koro CE, Lee BH, Bowlin SJ. Antidiabetic medication use and prevalence of chronic kidney disease among patients with type 2 diabetes mellitus in the United States. Clin Ther. 2009 ;31(11):2608-17.
22. Viberti GC, Keen H, Wiseman MJ. Raised arterial pressure in parents of proteinuric insulin dependent diabetics. Br Med J 1987;295:515-517.
23. Mathiesen Er. Time Relationship Between Blood Pressure Rise And The Development Of Diabetic Nephropathy Diabetemetab. 1989;15(5 Pt 2):318-9.
24. Mathiesen ER. Relationship Between Blood Pressure and Urinary Albumin Excretion in Development of Microalbuminuria. Diabetes. 1990 Feb;39(2):245-9.
25. Mogensen CE, Christensen CK. Predicting Diabetic Nephropathy In Insulin-Dependent Patients N Engl J Med. 1984 Jul 12;311(2):89-93.
26. Equiluz-Bruck S, Schnack C, Kopp HP, et al. Nondripping of nocturnal blood pressure is related to urinary albumin excretion rate in patients with type 2 diabetes mellitus. Am J Hypertens 1996; 9:1139-43.
27. Fogari R, Zoppi A, Malamani GD, et al. Urinary albumin excretion and nocturnal blood pressure in hypertensive patients with type II diabetes mellitus. Am J Hypertens 1994; 7: 808-13.
28. Knudsen ST, Laugesen E, Hansen KW, et al. Ambulatory pulse pressure, decreased nocturnal blood pressure reduction and progression of nephropathy in type 2 diabetic patients. Diabetologia 2009; 52(4): 698-704.
29. Freeman R, Wieling W, Axelrod FB, Benditt DG, Benarroch E, Biaggioni I, Cheshire WP, Chelimsky T, Cortelli P, Gibbons CH, Goldstein DS, Hainsworth R, Hilz MJ, Jacob G, Kaufmann H, Jordan J, Lipsitz LA, Levine BD, Low PA, Mathias C, Raj SR, Robertson D, Sandroni P, Schatz IJ, Schondorf R, Stewart JM, van Dijk JG Consensus statement on the definition of orthostatic hypotension, neurally mediated syncope and the postural tachycardia syndrome. Auton Neurosci. 2011 Apr;161(1-2):46-8.
30. Saad CI, Ribeiro AB, Zanella MT, Mulinari RA, Gavras I, Gavras H. The role of vasopressin in blood pressure maintenance in diabetic orthostatic hypotension. Hypertension. 1988 Feb;11(2 Pt 2):I217-21.
31. Monteagudo PT, Gavras H, Gavras I, Kohlmann O Jr, Ribeiro AB, Zanella MT Role of vasopressin in 24-hour blood pressure regulation in diabetic patients with autonomic neuropathy. Am J Hypertens. 2002 ;15(1 Pt 1):42-7.
32. Gaspar L, Kruzliak P, Komornikova A, Celecova Z, Krahulec B, Balaz D, Sabaka P, Caprnda M, Kucera M, Rodrigo L, Uehara Y, Dukat A. Orthostatic hypotension in diabetic patients-10-year follow-up study. J Diabetes Complications. 2016;30(1):67-71.

MAPA na Hipertensão Arterial Resistente

Capítulo 11

• José Fernando Vilela Martin • Juan Carlos Yugar Toledo

Hipertensão arterial sistêmica (HAS) apresenta alta prevalência na população mundial e é um importante fator preditor para o desenvolvimento de doença cardiovascular[1]. Muitos indivíduos hipertensos cursam com comorbidades, situação que tem aumentado exponencialmente com o envelhecimento dessa população. HAS representa importante fator de risco para doença arterial coronariana e o fator de risco mais prevalente e importante para o acidente vascular encefálico[2,3]. Assim, o panorama do tratamento da HAS é desafiador, tendo em vista que HAS mal controlada gera lesões em órgãos-alvo e, consequentemente, elevados custos para o sistema de saúde. O comportamento da pressão arterial (PA) durante as 24 horas é uma característica importante para o diagnóstico e tratamento da HAS. A monitorização ambulatorial da pressão arterial (MAPA) é uma técnica que obtém medidas automáticas da pressão arterial durante 24 horas, em intervalos fixos de tempo, durante as atividades usuais do indivíduo e no sono em ambiente fora do consultório, permitindo uma avaliação mais global do paciente hipertenso. O método avalia com maior acurácia a carga hemodinâmica global e a variabilidade da PA. Além disso, permite observar a eficácia anti-hipertensiva em 24 horas. Quando comparada à PA de consultório, apresenta melhor reprodutibilidade e é superior em predizer lesão de órgão-alvo e incidência de eventos cardiovasculares. Adicionalmente, a MAPA é capaz de identificar diferentes comportamentos da PA não observáveis com a medida realizada somente em consultório.

Com o uso da MAPA foi possível a identificação de quatro principais apresentações do comportamento da PA baseando-se nas medidas realizadas no consultório e fora dele, tais como normotensão (PA normal em ambas as situações), hipertensão sustentada (medidas da PA elevadas em ambas as situações), hipertensão do avental branco (elevação da PA no consultório e normal durante a MAPA) e hipertensão mascarada (PA normal no consultório e elevada na MAPA). Como observado, a aplicabilidade da MAPA resultou em sua transição como um instrumento de pesquisa para um exame de fundamental importância na prática clínica[4].

As indicações da MAPA no manuseio da HAS, inclui, dentre outras, a resistência ao tratamento anti-hipertensivo[5,6]. Hipertensão arterial resistente (HAR) é definida quando a PA está acima dos valores considerados como normais, apesar do uso de três ou mais medicamentos anti-hipertensivos, de diferentes classes, em doses otimizadas, idealmente incluindo um diurético. Se o indivíduo usar quatro ou mais anti-hipertensivos e a PA estiver controlada, será considerado como portador de HAR controlada[5,6]. A presença de HAR não controlada está associada a outros fatores de risco cardiovascular e cursa com piores desfechos. Portanto, a MAPA tem implicações tanto na avaliação para o diagnóstico como no tratamento desses casos.

■ Prevalência e características clínicas de pacientes com hipertensão resistente e pseudorresistente

Um dos pontos cruciais na identificação da HAR como um fenômeno único relacionado à HAS é a distinção entre HAR verdadeira, HAR mascarada e "HAS pseudorresistente"[7]. O último termo é usado para descrever várias situações clínicas, dentre elas, aumento da PA por causa da técnica inadequada de medida e por causa de artérias calcificadas que ocasionam maior rigidez arterial, ao efeito do avental branco e à falta de adesão ao medicamento anti-hipertensivo prescrito. HAR do avental branco, um fenômeno caracterizado por PA elevada no consultório, mas PA normal ambulatorial e residencial[7] varia de 25% a mais de 50% em indivíduos com aparente resistência ao tratamento[8].

Nos casos de HAR, o uso da MAPA é capaz de diferenciar essas diversas formas de apresentação. Como descrito anteriormente, HAR verdadeira é definida quando um plano terapêutico, que inclui três ou mais anti-hipertensivos, não conseguiu reduzir suficientemente a PA sistólica (PAS) e diastólica (PAD). Por outro lado, HAR do avental branco é definida como PA elevada no consultório, com os valores da PA na MAPA < 135/85 mmHg, durante a vigília, sob tratamento por pelo menos três meses. Desse modo, hipertensos em tratamento podem mostrar um efeito do "avental branco", que pode causar superestimativa da PA real.

Vários estudos têm mostrado distintas características clínicas entre os diferentes tipos de apresentação de HAR. Avaliação da taxa de prevalência dessas apresentações em um Registro Espanhol de Monitoramento da Pressão Arterial Ambulatorial mostrou 62,5% dos casos de HAR verdadeira e 37,5% de HAR do avental branco[8]. Nesse estudo, os pacientes com HAR verdadeira eram mais jovens e mais frequentemente do sexo masculino, apresentavam maior duração da HAS e pior perfil de risco cardiovascular. Esse grupo também tinha maior proporção de tabagistas, de diabéticos e cursava com maior índice de lesões de órgãos-alvo (incluindo hipertrofia ventricular esquerda, deterioração da função renal e microalbuminúria), além de doença cardiovascular documentada.

Muxfeldt et al.[9], em uma coorte de 286 pacientes com HAR não controlada, constataram que 43,7% apresentavam HAR do avental branco com PA de consultório > 140/90 mmHg e PA de vigília < 135/85 mmHg pela MAPA e menos lesões em órgãos-alvo comparados aos verdadeiros hipertensos resistentes.

Veglio et al.,[10] estudaram 49 pacientes com HAR e também encontraram que pacientes com HAR verdadeira foram mais jovens e ingeriam maior quantidade de sódio e álcool do que aqueles com HAR do avental branco. Também cursavam com maior atividade plasmática da renina e maior concentração de aldosterona plasmática. A PAS, PAD e a frequência cardíaca (FC) ambulatorial de 24 horas foram significativamente maiores nos hipertensos resistentes verdadeiros comparados aos hipertensos resistentes do avental branco. O ritmo circadiano para PAS e PAD e o descenso no sono das PAS, PAD e FC não diferiram entre os grupos. Indivíduos com HAR verdadeira foram caracterizados por valores mais altos da FC e da atividade da renina plasmática como expressão de um possível aumento da atividade simpática.

Por outro lado, Pierdomenico et al.[11] em uma coorte de 742 indivíduos hipertensos tratados, 426 aparentemente respondedores e 276 aparentemente resistentes, descobriram que 126 indivíduos (29,5% dos aparentemente respondedores) tinham hipertensão mascarada e 146 (52,8% dos aparentes resistentes) tinham HAR do avental branco. No mesmo estudo, no período de acompanhamento, o risco cardiovascular foi maior nos hipertensos mascarados [hipertensos mascarados *versus* respondedores, risco relativo (RR): 2,28; intervalo de confiança de 95% (IC): 1,1-4,7; P < 0,05] e em verdadeiros hipertensos resistentes (hipertensos resistentes verdadeiros *versus* respondedores, RR: 2,94; IC 95%: 1,02-8,41; P < 0,05). De acordo com o acima exposto, uma proporção significativa de indivíduos tratados com HAS aparentemente controlada pode realmente apresentar um "mascaramento" da resposta ao tratamento, sendo que alguns deles podem ser classificados como indivíduos com verdadeira HAR. Portanto, a MAPA também identifica pacientes com HAR do avental branco e hipertensão mascarada, contribuindo para evitar o tratamento excessivo no primeiro caso e alcançar o tratamento ideal no segundo.

De modo geral, a prevalência e as características clínicas da HAR do avental branco, também conhecida como HAR isolada de consultório, sempre foram avaliadas comparando-se os valores da PA do consultório com as medidas residenciais ou com a média de vigília da PA obtida pela MAPA. Um estudo transversal investigou o impacto da inclusão da média da PA durante o sono como requisito para a definição de HAR do avental branco[12]. Esse estudo avaliou 3.042 pacientes tratados com ≥ 3 anti-hipertensivos, usando MAPA de 48 horas. Dentre os participantes, 17,2% apresentaram verdadeira HAR isolada de consultório (PA elevada na clínica e PA ambulatorial controlada, durante a vigília e sono, ou seja, HAR do avental branco), 8,5% tinham falsa HAR isolada de consultório (PA elevada, médias de PAS/PAD controladas durante a vigília, mas elevadas durante o sono) e 74,3% tinham verdadeira HAR (PAS/PAD elevadas durante a vigília e o sono). Desse modo, pacientes com falsa HAR isolada de consultório, ou seja, verdadeiros hipertensos resistentes, comparados àqueles com HAR isolada de consultório (HAR do avental branco), apresentaram maior prevalência de microalbuminúria e doença renal crônica (DRC), maior média de PAS/PAD de 48 horas, menor declínio da PAS/PAD durante o sono e maior prevalência do perfil sem descenso, fato também encontrado por outros autores[12].

A taxa estimada de risco de eventos cardiovasculares também foi significativamente maior nos pacientes com falsa HAR isolada de consultório em comparação àqueles com verdadeira HAR isolada de consultório (RR: 2,13; IC 95%: 1,95-2,32; p < 0,001). Ambos os grupos de verdadeira HAR, isso é, pacientes com falsa HAR isolada de consultório e verdadeira HAR foram equivalentes na prevalência de apneia obstrutiva do sono, síndrome metabólica, obesidade, diabetes, microalbuminúria e DRC, e apresentaram uma taxa de risco de eventos cardiovasculares equivalente de eventos cardiovasculares. Esses achados documentam uma prevalência significativamente elevada de um descenso no sono atenuado nos pacientes categorizados como portadores de falsa HAR isolada de consultório e verdadeira HAR, representando conjuntamente 82,8% da amostra estudada. Esses resultados também indicam que a classificação dos pacientes com HAR em categorias de HAR isolada de consultório, HAR mascarada e verdadeira HAR não deve ser baseada na comparação da PA clínica com medidas diurnas da PA em casa ou média da PA de vigília da MAPA, fato que desconsideraria o valor prognóstico altamente significativo da PA durante o sono. Portanto, a MAPA deve ser considerada um requisito clínico para o diagnóstico adequado da verdadeira HAR[12].

Do mesmo modo, Friedman e Logan mostraram que a prevalência da condição sem descenso dentre indivíduos normotensos, hipertensos controlados e hipertensos resistentes foi de 25,0%, 42,3% e 61,5%, respectivamente (P = 0,006)[13]. Deve-se enfatizar que, em termos de fisiopatologia, tanto a FC e o status de não *dipper* têm sido associados à hiperatividade simpática, inflamação subclínica e sobrecarga de volume[14-17]. Além disso, a falha em obter controle da PA nas 24 horas com uso de anti-hipertensivos uma vez ao dia, foi identificada como causa de elevada PA no sono, padrão sem descenso e verdadeira HAR. Portanto, indivíduos com verdadeira HAR comparados àqueles com efeito do avental branco apresentam maior PA e maior pressão de pulso ambulatorial[10]. Curiosamente, a FC ambulatorial de 24 horas, tanto na vigília quanto no sono, é mais alta nos verdadeiros hipertensos resistentes, ratificando que um aumento da atividade simpática pode estar presente na verdadeira HAR[10].

Assim, a combinação da MAPA com a avaliação das características clínicas permite diferenciar melhor a verdadeira hipertensão resistente da hipertensão resistente do avental branco.

■ Como usar monitorização ambulatorial da pressão arterial na hipertensão resistente

Um dos pontos cruciais na identificação de HAR como um fenômeno único relacionado à hipertensão que justifica cuidado especial é a distinção entre HAR verdadeira e "Pseudorresistência". O protocolo de pesquisa de HAR da Sociedade Europeia de Cardiologia – Sociedade Europeia de Hipertensão 2018[18], o Posicionamento Americano sobre HAR 2018[5] e o Posicionamento Brasileiro sobre HAR[19] destacam que a confirmação de HAR verdadeira inclui, além da avaliação da pressão de consultório utilizando o método automatizado[20], a automedida domiciliar da PA[21], a monitorização residencial padronizada da PA (MRPA)[22] e a MAPA[23,24]. Há consenso de que a MAPA seja superior às outras modalidades de aferição da PA para determinação dos critérios de classificação do paciente com HAR, assim como, para avaliação da eficácia do tratamento anti-hipertensivo[4,5,18,25,26].

Uma recomendação mais abrangente do National Institute for Clinic Excellence (NICE) 2019 endossa o uso da MAPA na primeira consulta para o diagnóstico de HAR[27].

As vantagens da MAPA sobre a medida da PA em consultório para exclusão de pseudorresistência na HAR[23,24,28-31], incluem:

- Maior reprodutibilidade;

- Registro da PA durante o sono;
- Identificação do efeito do avental branco;
- Detecção da hipertensão resistente mascarada;
- Análise do comportamento circadiano da PA (descenso/ascenso durante o sono e elevação matutina da PA);
- Avaliação da variabilidade da PA em vigília com medida frequente, que se correlaciona com disfunção autonômica cardiovascular;
- Avaliação da eficácia do tratamento anti-hipertensivo.

A Figura 11.1 sumariza a classificação de hipertensos resistentes em quatro subgrupos, de acordo com a PA de consultório e de MAPA: HAR controlada, HAR mascarada, efeito do avental branco e HAR verdadeira.

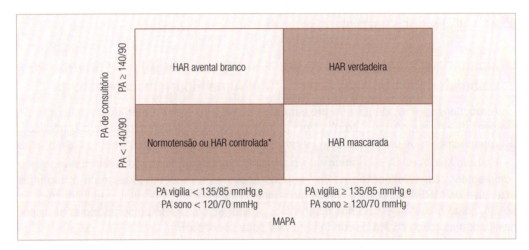

Figura 11.1 – Classificação da hipertensão arterial resistente em 4 subgrupos de acordo com valores de pressão arterial de consultório e da MAPA.
*≥ 4 fármacos.
Fonte: Proposta dos autores JFVM e JCYT.

Pacientes com HAR em tratamento otimizado podem ter PA elevada no consultório, induzida pela presença do médico ou profissional de saúde, com PA na meta durante MRPA ou MAPA, situação conhecida como efeito do avental branco[32]. O diagnóstico é confirmado quando a PA do consultório apresenta uma elevação clinicamente significativa (> 20 mmHg para PAS e > 10 mmHg para PAD) quando comparadas às medidas da MRPA ou MAPA[33]. Essa condição deve ser bem avaliada, pois pode dar a falsa impressão de HAR não controlada com indicação desnecessária de reajuste da terapia anti-hipertensiva. Esse fenômeno foi associado à taquicardia e ausência ou redução do descenso da PA durante o sono[34], achados que reforçam a hipótese de que o efeito do avental branco é mediado pelo sistema nervoso simpático.

O efeito do avental branco em pacientes sob tratamento com HAR, parece ser um fenômeno menos prejudicial quando comparado a indivíduos com hipertensão do avental branco que não recebem tratamento anti-hipertensivo[28].

Sabe-se que pacientes com HAR não controlada correspondem aproximadamente a 32% daqueles com hipertensão resistente verdadeira[35]. Um subgrupo (3,7%) de pacientes com HAR, que não alcançam as metas de PA apesar do uso de cinco diferentes classes de anti-hipertensivos em doses otimizadas, incluindo clortalidona e um antagonista do receptor mineralocorticoide após acompanhamento ≥ 6 meses e três consultas com especialistas em HAR, é denominado Hipertensos Refratários (HARef)[36,37]. Um Registro Espanhol demonstrou que a prevalência do efeito do avental branco foi menor no grupo HARef em comparação ao grupo HAR em uso de < 5 fármacos anti-hipertensivos (26,7% *versus* 37,1%; p < 0,001)[24]. Adicionalmente, sabe-se que atenuação do descenso no sono é comum em pacientes com HAR que pode estar presente em 65%[8]; esse achado é importante preditor de risco para doença arterial coronariana e acidente vascular encefálico[38]. O Registro Espanhol de MAPA também comparou HAR e HARef identificando maiores valores de PA e descenso atenuado nesse do que naquele grupo. A prevalência do padrão descenso atenuado e ascenso da PA no grupo HAR foi de 42,7% e 19,3%, respectivamente; enquanto no grupo HARef foi de 45,2% e 26,0%, respectivamente.

■ Monitorização residencial da pressão arterial (MRPA) e monitorização ambulatorial da pressão arterial (MAPA) na hipertensão resistente

A monitorização residencial da pressão arterial (MRPA) é outro método de obtenção de medidas de PA fora do consultório, e vem sendo utilizado para confirmação do diagnóstico e acompanhamento de pacientes com HAS[39].

Embora MRPA e MAPA tenham sido, a princípio, considerados métodos alternativos e não complementares, atualmente existem estudos apoiando a recomendação para o uso mais extensivo da MRPA na prática clínica, principalmente, por causa de algumas limitações da MAPA, como o custo elevado dos dispositivos, menor aceitação do paciente e menor disponibilidade na prática clínica de rotina para avaliações seriada[40].

A indicação de MRPA para diagnóstico, acompanhamento e avaliação de prognóstico de pacientes com HAR não está plenamente definido como a atual recomendação da MAPA[5,6,18,23].

Muxfeldt et al.[41] avaliaram uma coorte de 240 pacientes com HAR e demonstraram que MRPA mostrou bom desempenho na detecção das diferentes categorias de pacientes hipertensos resistentes classificados pela MAPA. A acurácia da MRPA em comparação à MAPA em vigília para discriminar efeito do avental branco em pacientes HAR não controlados foi de 72% e os valores preditivos positivo e negativo da MRPA foram 85% e 66%, com uma sensibilidade de 55% e especificidade de 90%, respectivamente[22].

Em pacientes hipertensos resistentes controlados, a acurácia para discriminar hipertensão mascarada foi de 64% e os valores preditivos positivo e negativo da MRPA foram 97% e 40%, com uma sensibilidade de 55% e especificidade de 94%, respectivamente. Os coeficientes de correlação simples entre MRPA e MAPA foram 0,68 e 0,73 para PAS e PAD, respectivamente; e para o efeito do avental branco 0,63 e 0,76 para PAS e PAD, respectivamente. Os coeficientes de concordância de Bland-Altman foram significantes para PAD e moderados para o efeito do avental branco e PAS.

Uma das limitações mais importantes da MRPA é a falta de registros da PA no sono. O padrão de não descenso é extremamente comum em hipertensos resistentes, tendo sido demonstrado que PAS no sono e padrão não descenso são importantes marcadores prognósticos em pacientes com HAR[38,42].

Além disso, o controle dos valores de PA alcançado com cronoterapia, com base na MAPA, é de extrema importância em pacientes com HAR[43] A MRPA não avalia o comportamento da PA durante o sono, achado que reforça que a MRPA pode ser um método complementar, mas não um substituto da MAPA. Entretanto, pode ser útil no acompanhamento de hipertensos resistentes, particularmente em pacientes com PA de consultório controlada, para confirmar a manutenção da PA controlada em domicílio. Além disso, a MRPA é capaz de melhorar a adesão ao tratamento em pacientes com HAR verdadeira. A Figura 11.2 ilustra a distribuição de pacientes hipertensos resistentes em quatro diferentes subgrupos, de acordo com os valores pressóricos de pacientes com HAR obtidos em consultório e pela MAPA ou MRPA[41].

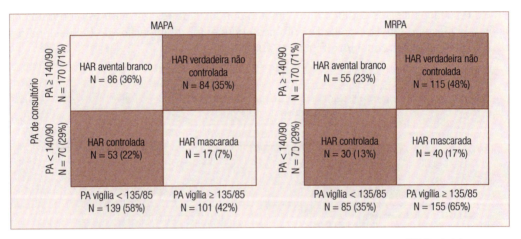

Figura 11.2 – **Distribuição de valores de pressão arterial em pacientes com HAR obtidos em consultório e pela MAPA ou por MRPA.**

Fonte: Adaptado de Muxfeldt, E.S., et al., Is home blood pressure monitoring useful in the management of patients with resistant hypertension? Am J Hypertens, 2015. 28(2): p. 190-9.

■ Indicação e intervalo de tempo para repetir a MAPA em pacientes com hipertensão arterial resistente, hipertensão do avental branco e hipertensão resistente verdadeira

A proposta de um fluxograma com grande aplicabilidade clínica no acompanhamento de pacientes com HAR com efeito do avental branco e de pacientes hipertensos resistentes verdadeiros é um grande desafio, que permitiria verificar a manutenção do controle ideal da PA. Em pacientes com HAR há consenso sobre a indicação de MAPA para confirmar o diagnóstico. O acompanhamento pode ser realizado repetindo-se a MAPA de seis em seis meses.

Para pacientes com HAR com efeito do avental branco, que tenham realizado o primeiro registro, é mandatório nova MAPA no máximo três meses após. Novo procedimento deve ser indicado a cada seis meses, se a PAS na vigília for > 115 mmHg ou a cada ano for ≤ 115 mmHg, a MAPA pode ser repetida anualmente. A justificativa para essa indicação tem base nos resultados de estudos que demonstraram que mais da metade dos pacientes com o primeiro diagnóstico de HAR de efeito do avental branco evoluiu para HAR verdadeira após um período de 15 meses de acompanhamento, indicando que os pacientes com HAR do avental branco não devem ser considerados hipertensos menos graves, mas cursam com alto risco de desenvolver HAR verdadeira em um período relativamente curto, justificando a necessidade de repetir a MAPA para assegurar o controle adequado da PA[44].

A metanálise de Cohen et al.[28] demonstrou que a hipertensão do avental branco não tratada em comparação à hipertensão do avental branco tratada tem maior risco de eventos cardíacos e cerebrovasculares[28,45] e duplica a mortalidade cardiovascular geral[46]. Além disso, a MAPA é fundamental no acompanhamento desses pacientes de alto risco cardiovascular, já que é a única maneira não invasiva fidedigna de avaliar o comportamento da PA no sono. Na prática clínica, isso permite ajuste do esquema terapêutico baseado na cronoterapia[43].

Os resultados desses estudos reforçam a importância de realizar a MAPA confirmatória após três meses e repetir o procedimento posteriormente, em intervalos de 6 meses para a maioria dos pacientes com HAR (Figura 11.3).

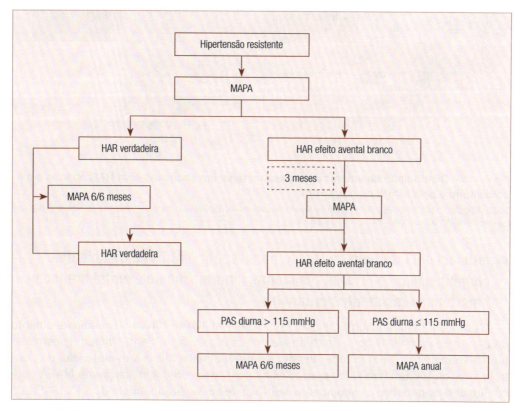

Figura 11.3 – Esquema proposto por Muxfeld et al.[44] para avaliação e acompanhamento de pacientes com hipertensão arterial resistente.

Fonte: Adaptado de Muxfeldt, E.S., et al., Appropriate time interval to repeat ambulatory blood pressure monitoring in patients with white-coat resistant hypertension. Hypertension, 2012. 59(2): p. 384-9.

■ Novo perfil da pressão arterial em 24 horas pela MAPA em pacientes com hipertensão arterial resistente

A MAPA permite considerar a PA como um sinal fisiológico circadiano contínuo e dinâmico, destacando especialmente as características únicas da PA no período no sono e no início da manhã. Assim, o controle da PA foi redefinido de maneira mais significativa com relação a horários específicos do dia. A variabilidade da PA é um reflexo direto da integridade do sistema nervoso autonômico, que modula seu comportamento (Figura 11.4)[47].

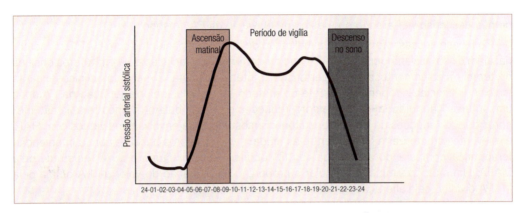

Figura 11.4 – **Comportamento circadiano da pressão arterial durante monitorização ambulatorial da pressão arterial.**
Fonte: Adaptado de Siddiqui, M., et al., Novel 24-Hour Blood Pressure Profile in Patients with Resistant Hypertension. Journal of the American College of Cardiology, 2019. 73(9 Supplement 1): p. 1818.

■ Elevação matutina da PA

A pressão arterial no período da manhã corresponde à média dos valores durante as primeiras duas horas após despertar ou entre as 7 h e 9 h da manhã. A PA da manhã com pico móvel é definida como a maior média de uma hora dos valores consecutivos da PA (três medidas) durante as primeiras duas horas após despertar, ou entre as 6 h e 10 h. A PA máxima da manhã é o maior valor de PA pela manhã (um valor único) durante as primeiras 3 horas após despertar ou entre as 7 h e 10 h; enquanto a PA no sono pré-despertar ou o menor valor da manhã (ou pré-despertar em movimento) é o valor encontrado entre as 5 h e 9 h, frequentemente usada para calcular a elevação da pressão matinal pré-despertar. A definição de hipertensão arterial matutina considera a elevação da PA > 45 mmHg nesse período na MAPA ou valores ≥ 135/85 mmHg, independentemente da PA do consultório[48].

A elevação matutina da PA foi associada a infartos silenciosos detectados por ressonância magnética e eventos futuros de acidente vascular encefálico, independentemente da PAS de consultório, da MAPA-24 h e da PA no sono[49].

■ Pressão arterial durante o sono

Sabe-se que um descenso diminuído da PA durante o sono está intimamente associado a eventos cardiovasculares e lesões em órgãos-alvo, tanto em indivíduos não hipertensos como naqueles com HAS[48].

Hipertensão durante o sono é definida como ≥ 120/70 mmHg[50].

Palatini et al.[51], utilizando um banco de dados internacional, demonstraram que um aumento na variabilidade no sono da PA confere um risco maior de eventos cardiovasculares, independentemente da média da PA nesse período da MAPA. Está também associada a lesões subclínicas, cardiopatia hipertensiva, lesão vascular (aumento da espessura íntima-média da carótida, velocidade da onda de pulso aumentada e índice tornozelo braquial alterado)[52], doença renal crônica, doença cerebrovascular silenciosa detectada por ressonância magnética cerebral, infarto cerebral silencioso, doença da substância branca e déficit cognitivo, situações frequentemente encontradas em pacientes com hipertensão no sono e padrões de não descenso vigília-sono ou mesmo de elevação da PA no sono[48].

Com base nessas informações, a indicação de MAPA em pacientes com HAR é mandatória; além disso, as vantagens da MAPA apoiam fortemente a inclusão dela em futuros ensaios de terapia medicamentosa anti-hipertensiva e intervencionista. Em ensaios clínicos, quanto maior a PA inicial, independentemente do método de medida, maior a redução na PA após uma intervenção terapêutica. Entretanto, reduções da PA ambulatorial após terapia são menores que as reduções da PA de consultório. Em estudos que envolvam indivíduos com HAR, é relevante caracterizar a relação entre as mudanças dos valores basais e com a intervenção terapêutica, comparando as medidas da PA obtidas em consultório e a PA registrada pela MAPA. Um método simples é calcular a proporção da alteração do valor da PA obtida pela MAPA dividido pela alteração do valor da PA de consultório[53].

O conceito de controle adequado da PA de 24 horas em pacientes com HAR, que minimiza lesão em órgãos-alvo e reduz risco de eventos cardiovasculares, deve incluir as seguintes metas: (1) média dos valores da PA em 24 horas < 130/80 mmHg, (2) um ritmo circadiano normal, ou seja, presença de descenso normal (entre 10% e 20%) e (3) variabilidade adequada da PA (por exemplo, aumento da PA matinal < 45 mmHg), conforme ilustração mostrada pela Figura 11.5.

O primeiro componente diz respeito à quantidade de controle da PA, os dois últimos se concentram na qualidade do controle da PA. Na prática clínica, além do objetivo do controle

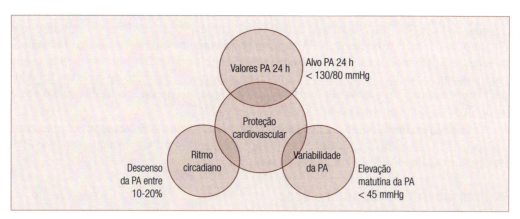

Figura 11.5 – Metas de controle adequado da pressão arterial para hipertensos resistentes.
Fonte: Adaptado Kario, K., Home Blood Pressure-guided Anticipation Management of Hypertension: Effective to the Gap Between the Guidelines and the Individualize Medicine. Curr Hypertens Rev, 2019. 15(1): p. 2-6.

rigoroso da PA no consultório, os três perfis de PA, a saber, efeito do avental branco, variabilidade adequada da PA e descenso durante o sono presente devem ser considerados.

■ Referências

1. Benjamin EJ, Muntner P, Alonso A, Bittencourt MS, Callaway CW, Carson AP, et al. Heart Disease and Stroke Statistics-2019 Update: A Report From the American Heart Association. 2019/02/01 ed2019.
2. Mancia G, Grassi G. Management of essential hypertension. Br Med Bull. 2010;94:189-99.
3. Saini M, Shuaib A. Blood pressure lowering and stroke. Expert Rev Neurother. 2010 Feb;10(2):225-41.
4. Nobre F. 6a Diretrizes de Monitorização Ambulatorial da Pressão Arterial e 4a Diretrizes de Monitorização Residencial da Pressão Arterial. Arquivos Brasileiros de Cardiologia. 2018;110:1-29.
5. Carey RM, Calhoun DA, Bakris GL, Brook RD, Daugherty SL, Dennison-Himmelfarb CR, et al. Resistant Hypertension: Detection, Evaluation, and Management: A Scientific Statement From the American Heart Association. Hypertension. 2018 Nov;72(5):e53-e90.
6. Calhoun DA, Schiffrin EL, Flack JM. Resistant Hypertension: An Update. Am J Hypertens. 2019 Jan 1;32(1):1-3.
7. Sarafidis PA, Bakris GL. Resistant hypertension: an overview of evaluation and treatment. J Am Coll Cardiol. 2008 Nov 25;52(22):1749-57.
8. de la Sierra A, Segura J, Banegas JR, Gorostidi M, de la Cruz JJ, Armario P, et al. Clinical features of 8295 patients with resistant hypertension classified on the basis of ambulatory blood pressure monitoring. Hypertension. 2011 May;57(5):898-902.
9. Muxfeldt ES, Bloch KV, Nogueira AR, Salles GF. Twenty-four hour ambulatory blood pressure monitoring pattern of resistant hypertension. Blood Press Monit. 2003 Oct;8(5):181-5.
10. Veglio F, Rabbia F, Riva P, Martini G, Genova GC, Milan A, et al. Ambulatory blood pressure monitoring and clinical characteristics of the true and white-coat resistant hypertension. Clin Exp Hypertens. 2001 Apr;23(3):203-11.
11. Pierdomenico SD, Lapenna D, Bucci A, Di Tommaso R, Di Mascio R, Manente BM, et al. Cardiovascular outcome in treated hypertensive patients with responder, masked, false resistant, and true resistant hypertension. Am J Hypertens. 2005 Nov;18(11):1422-8.
12. Rios MT, Dominguez-Sardina M, Ayala DE, Gomara S, Sineiro E, Pousa L, et al. Prevalence and clinical characteristics of isolated-office and true resistant hypertension determined by ambulatory blood pressure monitoring. Chronobiol Int. 2013 Mar;30(1-2):207-20.
13. Friedman O, Logan AG. Nocturnal blood pressure profiles among normotensive, controlled hypertensive and refractory hypertensive subjects. Can J Cardiol. 2009;25(9):e312-e6.
14. Graves JW, Bloomfield RL, Buckalew VM, Jr. Plasma volume in resistant hypertension: guide to pathophysiology and therapy. Am J Med Sci. 1989 Dec;298(6):361-5.
15. Sayk F, Becker C, Teckentrup C, Fehm HL, Struck J, Wellhoener JP, et al. To dip or not to dip: on the physiology of blood pressure decrease during nocturnal sleep in healthy humans. Hypertension. 2007 May;49(5):1070-6.
16. Tsioufis CP, Kasiakogias A, Tousoulis D. Clinical Diagnosis and Management of Resistant Hypertension. Eur Cardiol. 2016 Aug;11(1):12-7.
17. Uzu T, Ishikawa K, Fujii T, Nakamura S, Inenaga T, Kimura G. Sodium restriction shifts circadian rhythm of blood pressure from nondipper to dipper in essential hypertension. Circulation. 1997 Sep 16;96(6):1859-62.
18. Williams B, Mancia G, Spiering W, Agabiti Rosei E, Azizi M, Burnier M, et al. 2018 ESC/ESH Guidelines for the management of arterial hypertension. Eur Heart J. 2018 Sep 1;39(33):3021-104.
19. Alessi A, Brandao AA, Coca A, Cordeiro AC, Nogueira AR, Diogenes de Magalhaes F, et al. First Brazilian position on resistant hypertension. Arq Bras Cardiol. 2012 Jul;99(1):576-85.
20. Myers MG, Valdivieso M, Kiss A. Use of automated office blood pressure measurement to reduce the white coat response. J Hypertens. 2009 Feb;27(2):280-6.
21. Uhlig K, Patel K, Ip S, Kitsios GD, Balk EM. Self-measured blood pressure monitoring in the management of hypertension: a systematic review and meta-analysis. Ann Intern Med. 2013 Aug 6;159(3):185-94.
22. Muxfeldt ES, Salles GF. How to use ambulatory blood pressure monitoring in resistant hypertension. Hypertens Res. 2013 May;36(5):385-9.
23. Acelajado MC, Hughes ZH, Oparil S, Calhoun DA. Treatment of Resistant and Refractory Hypertension. Circ Res. 2019 Mar 29;124(7):1061-70.
24. Armario P, Calhoun DA, Oliveras A, Blanch P, Vinyoles E, Banegas JR, et al. Prevalence and Clinical Characteristics of Refractory Hypertension. J Am Heart Assoc. 2017 Dec 7;6(12).
25. Muntner P, Shimbo D, Carey RM, Charleston JB, Gaillard T, Misra S, et al. Measurement of Blood Pressure in Humans: A Scientific Statement From the American Heart Association. Hypertension. 2019 May;73(5):e35-e66.

26. White WB, Turner JR, Sica DA, Bisognano JD, Calhoun DA, Townsend RR, et al. Detection, evaluation, and treatment of severe and resistant hypertension: proceedings from an American Society of Hypertension Interactive forum held in Bethesda, MD, U.S.A., October 10th 2013. J Am Soc Hypertens. 2014 Oct;8(10):743-57.
27. Mahase E. NICE lowers treatment threshold for high blood pressure. BMJ. 2019;366:l5315.
28. Cohen JB, Lotito MJ, Trivedi UK, Denker MG, Cohen DL, Townsend RR. Cardiovascular Events and Mortality in White Coat Hypertension: A Systematic Review and Meta-analysis. Ann Intern Med. 2019 Jun 18;170(12):853-62.
29. Fujiwara T, Matsumoto C, Asayama K, Ohkubo T, Hoshide S. Are the cardiovascular outcomes of participants with white-coat hypertension poor compared to those of participants with normotension? A systemic review and meta-analysis. Hypertens Res. 2019 Jun;42(6):825-33.
30. Lazaridis AA, Sarafidis PA, Ruilope LM. Ambulatory Blood Pressure Monitoring in the Diagnosis, Prognosis, and Management of Resistant Hypertension: Still a Matter of our Resistance? Curr Hypertens Rep. 2015 Oct;17(10):78.
31. Spallone V. Blood Pressure Variability and Autonomic Dysfunction. Curr Diab Rep. 2018 Oct 25;18(12):137.
32. Pickering TG, Gerin W, Schwartz AR. What is the white-coat effect and how should it be measured? Blood Press Monit. 2002 Dec;7(6):293-300.
33. Modolo R, Ruggeri Barbaro N, de Faria AP, Rodrigues Sabbatini A, Paganelli MO, Fontana V, et al. The white--coat effect is an independent predictor of myocardial ischemia in resistant hypertension. Blood Pressure. 2014 2014/10/01;23(5):276-80.
34. Bochud M, Bovet P, Vollenweider P, Maillard M, Paccaud F, Wandeler G, et al. Association between white-coat effect and blunted dipping of nocturnal blood pressure. Am J Hypertens. 2009 Oct;22(10):1054-61.
35. Calhoun DA, Booth JN, 3rd, Oparil S, Irvin MR, Shimbo D, Lackland DT, et al. Refractory hypertension: determination of prevalence, risk factors, and comorbidities in a large, population-based cohort. Hypertension. 2014 Mar;63(3):451-8.
36. Dudenbostel T, Siddiqui M, Oparil S, Calhoun DA. Refractory Hypertension: A Novel Phenotype of Antihypertensive Treatment Failure. Hypertension. 2016 Jun;67(6):1085-92.
37. Siddiqui M, Calhoun DA. Refractory versus resistant hypertension. Current opinion in nephrology and hypertension. 2017 Jan;26(1):14-9.
38. Muxfeldt ES, Cardoso CR, Salles GF. Prognostic value of nocturnal blood pressure reduction in resistant hypertension. Arch Intern Med. 2009 May 11;169(9):874-80.
39. Grassi G, Facchetti R, Seravalle G, Cuspidi C, Mancia G. Home and ambulatory blood pressure in resistant hypertension. EuroIntervention. 2013 May;9 Suppl R:R35-41.
40. Parati G, Stergiou GS, Asmar R, Bilo G, de Leeuw P, Imai Y, et al. European Society of Hypertension practice guidelines for home blood pressure monitoring. J Hum Hypertens. 2010 Dec;24(12):779-85.
41. Muxfeldt ES, Barros GS, Viegas BB, Carlos FO, Salles GF. Is home blood pressure monitoring useful in the management of patients with resistant hypertension? Am J Hypertens. 2015 Feb;28(2):190-9.
42. Salles GF, Cardoso CR, Muxfeldt ES. Prognostic influence of office and ambulatory blood pressures in resistant hypertension. Arch Intern Med. 2008 Nov 24;168(21):2340-6.
43. Hermida RC, Ayala DE, Fernandez JR, Calvo C. Chronotherapy improves blood pressure control and reverts the nondipper pattern in patients with resistant hypertension. Hypertension. 2008 Jan;51(1):69-76.
44. Muxfeldt ES, Fiszman R, de Souza F, Viegas B, Oliveira FC, Salles GF. Appropriate time interval to repeat ambulatory blood pressure monitoring in patients with white-coat resistant hypertension. Hypertension. 2012 Feb;59(2):384-9.
45. Franklin SS, Thijs L, Asayama K, Li Y, Hansen TW, Boggia J, et al. The Cardiovascular Risk of White-Coat Hypertension. Journal of the American College of Cardiology. 2016;68(19):2033-43.
46. Mahase E. White coat hypertension linked to double the risk of death from heart disease, study finds. BMJ. 2019;365:l4186.
47. Kario K, Weber MA, Mahfoud F, Kandzari DE, Schmieder RE, Kirtane AJ, et al. Changes in 24-Hour Patterns of Blood Pressure in Hypertension Following Renal Denervation Therapy. Hypertension. 2019;74(2):244-9.
48. Kario K. Nocturnal Hypertension. Hypertension. 2018;71(6):997-1009.
49. Kario K. Morning Surge in Blood Pressure and Cardiovascular Risk. Hypertension. 2010;56(5):765-73.
50. Whelton PK, Carey RM, Aronow WS, Casey DE, Jr., Collins KJ, Dennison Himmelfarb C, et al. 2017 ACC/AHA/AAPA/ABC/ACPM/AGS/APhA/ASH/ASPC/NMA/PCNA Guideline for the Prevention, Detection, Evaluation, and Management of High Blood Pressure in Adults: A Report of the American College of Cardiology/American Heart Association Task Force on Clinical Practice Guidelines. Hypertension. 2018 Jun;71(6):e13-e115.
51. Palatini P, Reboldi G, Beilin LJ, Casiglia E, Eguchi K, Imai Y, et al. Added predictive value of night-time blood pressure variability for cardiovascular events and mortality: the Ambulatory Blood Pressure-International Study. Hypertension. 2014 Sep;64(3):487-93.
52. Quinaglia T, Martins LC, Figueiredo VN, Santos RC, Yugar-Toledo JC, Martin JF, et al. Non-dipping pattern relates to endothelial dysfunction in patients with uncontrolled resistant hypertension. J Hum Hypertens. 2011 Nov;25(11):656-64.
53. Kario K. Home Blood Pressure-guided Anticipation Management of Hypertension: Effective to the Gap Between the Guidelines and the Individualized Medicine. Curr Hypertens Rev. 2019;15(1):2-6.

MAPA na Hipertensão Arterial Secundária

Capítulo 12

• **Celso Amodeo**

A hipertensão arterial sistêmica (HAS) tem uma prevalência de 32,5% em indivíduos adultos, mais de 60% dos idosos, contribuindo direta ou indiretamente para 50% da principal causa de morte no Brasil, as doenças cardiovasculares (DCV). Dessa prevalência, cerca de 3% a 5% apresentam hipertensão arterial secundária. Nessa situação, existe uma condição identificável como causa HAS (tratável ou não), como responsável pela exacerbação da pressão arterial preexistente, que pode chegar às situações definidas como hipertensão arterial resistente[1].

Dentre as possíveis causas de hipertensão arterial secundária destacam-se:

- Causas renais:
  - Doença renal parenquimatosa;
  - Doença renovascular;
  - Displasia fibromuscular;
  - Doença aterosclerótica (nefrosclerose);
  - Obstrução ureteral.
- Causas endócrinas:
  - Hiperaldosteronismo primário;
  - Feocromocitoma;
  - Doença de Cushing;
  - Hipertireoidismo;

- Hipotireoidismo;
- Hiperparatireoidismo.
- Outras causas
  - Síndrome da apneia obstrutiva do sono (SAOS);
  - Coarctação da aorta;
  - Uso de drogas lícitas ou ilícitas que aumentam a pressão arterial;
  - Processos expansivos intracranianos.

Existe uma variação contínua da PA batimento a batimento, de acordo com as atividades do indivíduo e, em hipertensos, essa variabilidade apresenta maior amplitude do que em normotensos, estando relacionada a pior prognóstico. Durante o período de vigília, em geral, esses valores são maiores do que os obtidos durante o sono (Figura 12.1)[2].

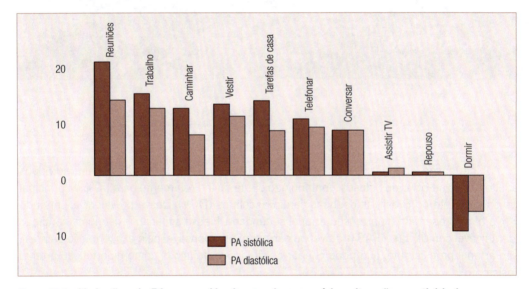

Figura 12.1 – Variações da PA em mmHg de acordo com várias situações e atividades.
PA = pressão arterial.
Fonte: Adaptado de Clark et al.[2].

■ Doença renal crônica

Não há um padrão característico da curva de pressão arterial de 24 horas nos pacientes com doença renal crônica (DRC). Entretanto, em pacientes com doença renal terminal (DRT) é importante o entendimento do comportamento da pressão arterial (PA) antes, durante e após o método dialítico empregado.

Naqueles pacientes em hemodiálise (HD) é importante avaliar a incidência de controle da PA e vários fenótipos, comparando os resultados do consultório com a medição braquial e central e a MAPA de 44 horas. Na avaliação de 68 pacientes com DRT que receberam terapia renal substitutiva[3] Trukhanova et al. avaliaram a PA na peridiálise em consultório e com a MAPA de 44 horas usando dispositivo oscilométrico validado

BPLabVasotens (OOO "PetrTelegin"). A frequência de controle da pressão arterial no consultório antes da sessão de HD foi de 25%, após – 23,5%; controle da PA central – 48,6% e 49%, respectivamente. De acordo com a medida do consultório, a frequência de hipertensão sistólica e diastólica foi de 44,1%, hipertensão sistólica isolada – 25%, hipertensão diastólica isolada – 5,9%. Os valores da pressão arterial sistólica (PAS) periférica e central antes e depois da HD não foram consistentes com os níveis médios e diários correspondentes de PAS durante 44 horas e no primeiro e segundo dia do período de diálise. A frequência de hipertensão arterial não controlada verdadeira de acordo com a MAPA foi de 66,5%; a não controlada mascarada – 9%. Anormalidades do ritmo circadiano da PA periférica de 44 horas foram detectadas em 77%, para a central. Em 97% dos pacientes houve concordância entre fenótipos do perfil diário da PA periférica e central, enquanto 73% apresentaram aumento significativo da pressão arterial periférica e central e pressão de pulso (PP) além do aumento da proporção de pacientes sem descenso no sono do primeiro ao segundo dia.

Os autores concluíram que os pacientes com DRT em HD são caracterizados por mau controle da pressão arterial e predominância de fenótipos desfavoráveis da pressão arterial periférica e central ambulatorial. Uma única medida da pressão arterial periférica e central no período de peridiálise não foi suficiente para avaliar o controle da PA nessa população. Os perfis de pressão arterial de 24 horas no primeiro e no segundo dia do período de diálise apresentaram diferenças significativas.

Nos pacientes com DRC em programa de diálise peritoneal, a Sociedade Internacional de Diálise Peritoneal recomenda que a avaliação da pressão arterial inclua pelo menos medidas realizadas semanalmente em casa e em cada consulta na clínica. No entanto, a qualidade da evidência para apoiar essa orientação é subótima. Utilizando a PA de vigília pela MAPA como padrão de referência, Vaio et al.[4] analisaram os diagnósticos dos registros clínicos e domiciliares da PA em uma coorte de 81 pacientes estáveis em diálise peritoneal. A PA foi registrada usando três métodos diferentes: (1) três registros clínicos automatizados após cinco minutos de repouso sentado com o monitor validado HEM 705 CP (Omron Healthcare); (2) PA em casa média de uma semana registrada com um monitor automatizado validado ao acordar e ao deitar; e (3) MAPA com o dispositivo Mobil-O-Graph (IEM, Alemanha). A área sob a curva das curvas características operacionais do receptor na detecção da pressão arterial sistólica de vigília ambulatorial (PAS) ≥ 135 mmHg foi semelhante para a clínica [área sob a curva, 0,859; IC 95%, 0,786-0,941] e PAS domiciliar (área abaixo da curva, 0,895; IC 95%, 0,815-0,976). Na análise de Bland-Altman, a PAS clínica superestimou a PAS ambulatorial na vigília em 5,02 mmHg com limites de concordância de 95% variando de -17,92 a 27,96 mmHg. Do mesmo modo, a PAS ambulatorial na vigília foi superestimada em 4,23 mmHg, novamente com amplos limites de concordância de 95% (-16,05 a 24,51 mmHg). Esses resultados mostram que a PAS em casa, em média, em uma semana é de precisão pelo menos semelhante àquela obtida na clínica devidamente padronizada para o diagnóstico de HAS confirmada pela MAPA em pacientes sob tratamento com diálise peritoneal.

■ Doença renovascular

A estenose da artéria renal (EAR) é uma causa muito prevalente de hipertensão secundária. Pacientes idosos com aterosclerose e mulheres jovens com displasia fibromuscular (DF) estão particularmente em risco. A triagem da pressão arterial é frequentemente a chave para esse diagnóstico, embora a confiabilidade da triagem clínica tenha sido questionada. MAPA provavelmente oferece capacidade superior para diagnosticar HAS mal controlada e prediz melhor os resultados cardiovasculares. A carga de pressão arterial é oferecida pela MAPA e prediz eventos cardiovasculares adversos. Em pacientes com EAR, como etiologia da hipertensão secundária, o tratamento primário consiste em terapia médica ideal. A revascularização da artéria renal é uma opção eficaz na redução da pressão arterial e prevenção de deterioração adicionada função renal em pacientes selecionados[5].

■ Feocromocitoma

Feocromocitomas são tumores produtores de catecolamina decorrentes de células cromafins. Um dos sintomas mais típicos do estado de excesso de catecolamina é a HAS paroxística ou mesmo sustentada, e sua gravidade não depende do nível de catecolaminas circulantes. A MAPA pode auxiliar na suspeita de feocromocitoma visto que a HAS nessa situação é frequentemente caracterizada pela melhora ou mesmo inversão do ritmo circadiano da pressão arterial. Em alguns indivíduos, altos níveis circulantes de catecolaminas levam à maior variabilidade da pressão arterial. Uma explicação possível para essa variabilidade é a dessensibilização dos receptores de catecolaminas, por causa dos altos níveis de catecolaminas circulantes[6].

■ Doença de Cushing

A hipertensão arterial sistêmica é uma das principais características da doença de Cushing, com consequente aumento da taxa de eventos cardiovasculares. O perfil circadiano da pressão arterial também afeta o risco cardiovascular e alguns estudos demonstraram que pacientes com doença de Cushing não apresentam a esperada redução da pressão arterial durante o sono e, além disso, que essa alteração persiste na remissão da doença em curto prazo. Esses estudos foram realizados pelo monitoramento convencional da pressão ambulatorial intermitente, uma técnica ainda com certas limitações. Pecori Giraldi et al. avaliaram a pressão arterial e a frequência cardíaca por monitoração não invasiva batimento a batimento em doze pacientes com doença de Cushing ativa (9 mulheres e 3 homens, idade 33,3 ± 2,36 anos) e a avaliação de sua possível alterações no curto (< 1 ano) e longo prazo (2-3 anos) após a cirurgia curativa. Não foi observado descenso durante o sono da pressão arterial (ou seja, diminuição de 10% a 20% em relação aos valores da vigília) em 50% dos pacientes, durante o hipercortisolismo ativo e no período de um ano após a cirurgia. A recuperação do perfil de queda da pressão arterial foi detectada no seguimento em longo prazo em uma minoria de pacientes. A frequência cardíaca na vigília foi maior em pacientes com doença de Cushing ativa e diminuiu ao longo do tempo após a cura. Em conclusão, pacientes com doença de Cushing não apresentam descenso da pressão arterial durante o sono tendo também valores anormais da frequência cardíaca que não se resolvem após remissão em curto prazo e mostram apenas melhora parcial em longo prazo. Esses achados identificam fatores de risco cardiovasculares adicionais para pacientes curados da doença de Cushing.

■ Síndrome apneia obstrutiva do sono (SAOS)

Pacientes com SAOS podem apresentar níveis muito elevados de catecolaminas plasmáticas e urinárias, mimetizando os observados em pacientes com feocromocitoma. A dessaturação arterial repetida durante os períodos de apneia desencadeia a ativação dos receptores do corpo carotídeo, causando alterações da PA importantes durante o sono e reajustando o reflexo quimiorreceptor. Durante a vigília, esse reajuste é interpretado erroneamente como hipóxia, fato que mantem o reflexo de ativação do simpático e HAS mesmo durante a vigília. O despertar frequente durante o sono também deflagra excitação simpática independentemente da gravidade da SAOS. A SAOS também acelera o risco de diversas complicações hipertensivas como fibrilação atrial e AVE[28].

Depreende-se do exposto acima que a MAPA de paciente com SAOS caracteristica, mas, não patomonicamente, se expressa com pressão arterial aumentada durante as 24 horas com forte possibilidade de atenuação ou mesmo ausência do descenso fisiológico com o sono (veja Capítulo 13).

■ Hiperparatireoidismo

A prevalência de HAS no hiperparatireoidismo primário (HPTP) varia de 20% a 80%, com dados baseados em medições da pressão arterial em consultório. Pouco se sabe sobre a MAPA no HPTP e as alterações nas variáveis da pressão arterial pós-paratireoidectomia curativa. Estudo prospectivo[9] em que foram realizadas MAPAs em pacientes aparentemente normotensos com HPTP e reavaliados três meses após a paratireoidectomia, procurou analisar as varáveis de pressão arterial durante a vigília e o sono. Foram incluídos 17 pacientes com HPTP sintomáticos no estudo. A MAPA detectou hipertensão em quatro (23,5%) deles. Houve redução significativa da PA sistólica média no sono (p = 0,007) e diastólica (p = 0,034) após a paratireoidectomia. No entanto, a PA sistólica/diastólica média de 24 horas, a PA sistólica/diastólica na vigília e a pressão arterial média de 24 horas não diferiram antes e após a cirurgia. O padrão de pressão arterial sem descenso com o sono foi observado em 53% dos pacientes na apresentação e persistiu em 50% dos casos após cirurgia bem-sucedida.

Esse estudo concluiu que a MAPA pode ajudar na detecção da HAS em pacientes com HPTP, que não são reconhecidos com a medição de pressão arterial de rotina no consultório. Além disso, a MAPA detecta a perda do padrão normal de descenso da PA com o sono, que persiste em quase metade dos pacientes, mesmo após a paratireoidectomia bem-sucedida, talvez por causa de dano vascular permanente induzido pelo PHPT.

■ Referências

1. 7ª Diretriz Brasileira de Hipertensão Arterial. Arq Bras Cardiol 2016; 107(3Supl.3):1-83.
2. Clark LA, Denby L, Pregibon D, Harshfield GA, Pickering TG, Blank S, et al. A quantitative analysis of the effects of activity and time of day on the diurnal variations of blood pressure. J ChronDis. 1987;40(7):671-81.
3. Trukhanova, M A; Orlov, A V; Tolkacheva, V V; Troitskaya, E A; Villevalde, S V; Kobalava, Zh D.Office and 44-hour ambulatory blood pressure and central haemodynamic parameters in the patients with end-stage renal diseases undergoing haemodialysis.. Kardiologiia; 59(8S): 63-72, 2019 Sep 16.
4. Vaios, Vasilios; Georgianos, Panagiotis I; Vareta, Georgia; Dounousi, Evangelia; Dimitriadis, Chrysostomos; Eleftheriadis, Theodoros; Papagianni, Aikaterini; Zebekakis, Pantelis E; Liakopoulos, Vassilios. Clinic and Home

Blood Pressure Monitoring for the Detection of Ambulatory Hypertension Among Patients on Peritoneal Dialysis. Hypertension; 74(4): 998-1004, 2019 10.

5. Reeves, Ryan R; Walters, Daniel; Mahmud, Ehtisham.Renal artery stenosis and ambulatory blood pressure monitoring: A case report and review of the literature. Catheter CardiovascInterv; 91(4): 760-764, 2018 Mar 01.

6. Zelinka, Tomás; Pacák, Karel; Widimský, Jirí.Characteristics of blood pressure in pheochromocytoma. Ann N Y AcadSci ; 1073: 86-93, 2006 Aug.

7. PecoriGiraldi, F; Toja, P M; De Martin, M; Maronati, A; Scacchi, M; Omboni, S; Cavagnini, F; Parati, G. Horm. Circadian blood pressure profile in patients with active Cushing's disease and after long-term cure. Metab Res; 39(12): 908-14, 2007 Dec.

8. Taylor KS, Murai H, Millar PJ, et al. Arousal from sleep and sympathetic excitation during wakefulness. Hypertension. 2016;68(6):1467–1474.

9. Pal, Rimesh; Mukherjee, Soham; Bhadada, Sanjay K; Bhansali, Anil; Puravoor, Jayaprakash; Behera, Arunanshu. Persistence of 'non-dipping' pattern in blood pressure after curative parathyroidectomy in apparently normotensive patients with symptomatic primary hyperparathyroidism. Minerva Endocrinol; 2019 Nov 28.

MAPA na Apneia Obstrutiva do Sono

Capítulo **13**

• Luciano Ferreira Drager • Geraldo Lorenzi Filho

O período do sono pode ser resumido como um momento de sincronização das ondas cerebrais. As ondas cerebrais rápidas e de baixa amplitude características da vigília (também denominado estágio 0) vão sendo substituídas por ondas lentas e de maior amplitude a medida que aprofundamos o sono nos estágios denominados 1 (estágio transicional, que em geral corresponde a < 5% do sono), 2 (estágio que corresponde a cerca de 50% sono) e 3 (também denominado sono de ondas delta, caracterizado por ondas de baixa frequência e grande amplitude). Habitualmente, o sono acontece em ciclos de cerca de 90 minutos, seguindo tipicamente uma sequência: estágio 1, 2, 3 e finalmente sono dessincronizado ou REM (derivado do inglês – *Rapid Eye Movement*)[1]. A representação gráfica do sono pode ser resumida por meio do hipnograma (Figura 13.1). Durante o sono REM o corpo se encontra totalmente relaxado, mas em contraste as ondas cerebrais se parecem com o da vigília (ondas rápidas e de baixa amplitude). Na fase REM predominam os sonhos. Enquanto nas fases 1, 2 e 3 existe uma diminuição progressiva da frequência cardíaca, pressão arterial e atividade simpática, na fase REM existe grande oscilação dessas funções fisiológicas, muitas vezes atingindo valores altos, semelhantes ao do que ocorre na vigília. No entanto, como o sono REM representa somente cerca de 20% a 25% do período, podemos entender o sono como um momento de descanso do sistema cardiovascular. Devemos esperar uma queda da pressão arterial (PA) durante o sono de cerca de 10% a 20% em relação aos valores obtidos durante a vigília. No entanto, diversas condições clínicas podem influenciar a PA nesse período, com destaque para os distúrbios de sono. Nesse sentido, a interpretação do descenso durante o sono (DS) da PA deve ser realizada com cuidado em particular em pacientes que dormiram mal ou simplesmente não dormiram durante a MAPA. É interessante observar que existem evidências crescentes de que a simples restrição do número de horas de sono pode ser deletéria para o sistema cardiovascular[2-4]. Por exemplo, estudos de coorte sugerem que dormir menos do que 5 horas/noite pode aumentar o risco de desenvolvimento de hipertensão arterial sistêmica (HAS), infarto agudo do miocárdio e acidente vascular encefálico[3,4].

A apneia obstrutiva do sono (AOS), o principal distúrbio respiratório de sono pode levar a alterações do controle da PA não só durante à noite[5], mas ao longo das 24 horas[6,7].

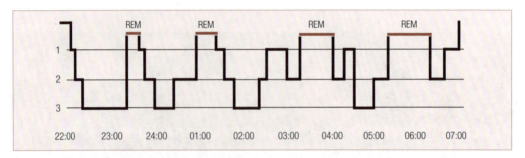

Figura 13.1 – Hipnograma: representação gráfica da distribuição das fases de sono de um indivíduo normal. O sono é constituído de ciclos de aproximadamente 90 minutos que terminam com uma fase REM. Observe prevalência de sono 3 (também denominado sono Delta) na primeira fase da noite e sono REM na segunda metade da noite.

REM = Rapid-eye-moviment *(estágio REM do sono);* 1 = *estágio 1 do sono;* 2 = *estágio 2 do sono;* 3 = *estágio 3 do sono (sono de ondas lentas).*

■ Apneia obstrutiva do sono (AOS)

A apneia obstrutiva do sono (AOS) é caracterizada por episódios recorrentes de pausas completas ou parciais da respiração durante o sono, levando a eventos respiratórios denominados apneias ou hipopneias, respectivamente[6]. Os eventos respiratórios são decorrentes da obstrução da faringe e no adulto devem ter duração de ao menos 10 segundos. A faringe é um tubo sustentado por musculatura que se torna particularmente suscetível ao colapso durante o sono, quanto existe relaxamento da musculatura. O principal resultado da polissonografia de interesse para a descrição dos distúrbios respiratórios do sono é o índice de apneia e hipopneia (IAH), que descreve o número de eventos respiratórios (apneias + hipopneias) por hora de sono. Sendo considerado ausência de AOS (IAH de 0 a 4,9), AOS leve (5 a 14,9), moderada (15 a 29,9) e AOS grave (≥ 30 eventos/hora de sono)[6].

Os eventos respiratórios obstrutivos terminam com um despertar, causando, portanto, um sono fragmentado e superficial, com diminuição da fase 3 do sono NREM[6]. Os despertares são tipicamente breves e a grande maioria não é tipicamente percebido pelo paciente. O sintoma mais típico da AOS é o ronco alto, frequente e irregular. O segundo sintoma clínico mais comumente associado à AOS é a sonolência excessiva diurna. Acredita-se que a fragmentação do sono, em decorrência das obstruções cíclicas da via aérea superior, seja a principal causa da sonolência diurna. A sonolência excessiva é outro sintoma frequentemente negligenciado pelos médicos e pacientes, confundido com cansaço ou estresse. Uma maneira simples e rápida de avaliar o grau de sonolência é aplicar a escala de sonolência de

Epworth[7]. A escala de sonolência de Epworth quantifica a chance do indivíduo cochilar (0: nenhuma, 1: pequena, 2: média e 3: grande) em oito situações cotidianas, desde situações passivas como sentado calmamente após o almoço, até situações ativas e constrangedoras ou perigosas incluindo conversando com alguém ou dirigindo. Escores acima de 10 pontos são indicativos de sonolência excessiva diurna excessiva. Outros sintomas que podem estar associados à AOS são sono de má qualidade e não reparador, cansaço, transtornos ansiosos, déficit de atenção, déficit de memória, labilidade do humor associado a sintomas depressivos, diminuição da qualidade de vida, diminuição da libido e impotência[8,9]. Devemos destacar que a maior parte desses sintomas é inespecífica, dificultando a suspeita diagnóstica de AOS. Entre pacientes com diagnóstico de HAS, diferente do paciente típico encaminhado para o laboratório de sono com suspeita de AOS, uma grande parcela de pacientes com AOS não apresenta sintomas típicos[10]. Nesse contexto, existem várias características clínicas que estão intimamente ligadas a AOS e podem ajudar na suspeita e no diagnóstico. A obesidade é fator de risco importante da AOS em decorrência da deposição de gordura na via aérea superior. Os homens são mais propensos a AOS do que as mulheres. As causas da maior prevalência de AOS nos homens incluem a distribuição de gordura predominantemente central bem como alterações do centro respiratório ligados a hormônios sexuais ainda não totalmente conhecidos[11]. Outro fator de risco de AOS é a idade avançada[12]. O envelhecimento provavelmente está associado à perda progressiva do tônus da musculatura nas vias aéreas superiores, bem como a alterações no centro respiratório. Enquanto no homem o maior fator de risco de AOS é a obesidade, na mulher é a idade. Após a menopausa, a mulher passa a ter risco de AOS progressivamente maior, atingindo níveis que se aproximam ao homem na terceira idade. Vale destacar que a AOS, entre os idosos, frequentemente, apresenta-se de modo distinto, com ronco baixo e sintomas inespecíficos. Por último, a AOS é extremamente comum em pacientes com doença cardiovascular preestabelecida. Portanto, a presença de doenças como HAS, fibrilação atrial e síndrome metabólica indicam na prática clínica uma maior probabilidade da presença de AOS. O questionário de Berlim divide os pacientes em alto e baixo risco de ter AOS, pode ser utilizado na prática clínica por ser de simples aplicação[13]. O questionário estratifica o risco de AOS a partir de 3 domínios: Ronco (1° domínio), Cansaço (2° domínio) e presença de obesidade ou hipertensão (3° domínio). Pacientes com ao menos dois domínios positivos são considerados de alto risco para AOS.

Durante o exame clínico alguns pontos devem ser destacados. A obesidade central e em particular um pescoço largo ($>$ 41 cm na mulher ou $>$ 43 cm no homem) são o principal fator de risco da AOS[14]. A obesidade leva a aumento do volume da língua e da parede lateral da faringe e contribui para o estreitamento da via aérea superior e aumento da colapsabilidade da faringe.

Em um estudo epidemiológico realizado na cidade de São Paulo, a prevalência de AOS em mulheres com sobrepeso e obesidade foi de 28% e 52%, respectivamente. Entre os homens com sobrepeso e obesidade, a prevalência foi de 42% e 81%. Cerca de 70% dos pacientes com AOS tem sobrepeso ou obesidade. Já entre mulheres e homens com peso normal, a prevalência foi de 8% e 21%[15]. Alterações craniofaciais (frequentemente sutis e pouco evidentes) como retrognatia ou palato em ogiva (em decorrência de obstrução nasal associado a respiração oral) são outros fatores de riscos comuns para a gênese da AOS[16]. Uma anatomia desproporcional da cavidade oral, seja por aumento de tecidos moles (principalmente do volume da língua) ou por hipo desenvolvimento da estrutura óssea maxilomandibular, é frequentemente observada nesses pacientes[17].

CAPÍTULO 13

Estudos epidemiológicos iniciais, há cerca de 30 anos, sugeriram que a prevalência da síndrome da AOS em adultos variavam entre 1,2% a 7,5%[18,19]. No entanto, com melhora da tecnologia de detecção dos eventos respiratórios e melhor entendimento da patologia (hoje sabemos que muitos pacientes têm sintomas absolutamente atípicos ou até mesmo inexistentes) associada à epidemia mundial de sobrepeso e obesidade, o cenário mudou radicalmente[20]. Por exemplo, um estudo que realizou polissonografia em 1.042 adultos (20 a 80 anos) representativos da cidade de São Paulo, apontou que 9,6% das mulheres e 24,8% dos homens tem AOS, definido por IAH > 15 eventos/hora de sono[15]. Portanto, os dados demonstram a dimensão do problema, em particular se considerarmos que a maior parte da população segue sem diagnóstico ou até mesmo suspeita diagnóstica. O tratamento da AOS depende da gravidade, dos sintomas e da presença de comorbidades. Medidas comportamentais como perda de peso, evitar drogas que contribuem para o relaxamento da musculatura da via aérea superior durante a noite (como, por exemplo, benzodiazepínicos e álcool), evitar o decúbito dorsal durante o sono (o decúbito dorsal contribui para a projeção posterior da base da língua e consequente obstrução da faringe), são medidas gerais indicadas e que podem ser suficientes para pacientes com ronco primário e AOS leve[6]. Exercícios aeróbicos, e, em especial, exercícios orofaríngeos, podem ser um tratamento para pacientes com ronco primário e AOS leve a moderada[21,22]. Aparelhos intraorais, utilizados durante o sono, aumentam o volume da via aérea superior por meio da tração anterior da mandíbula. Os aparelhos intraorais são indicados para o tratamento do ronco primário e AOS leve a moderada[23]. Diversos tratamentos cirúrgicos têm sido propostos e podem tanto envolver a correção de alterações anatômicas encontradas na faringe, na cavidade nasal e na base da língua como a correção de alterações do esqueleto crânio facial[24]. A retirada de amígdalas e adenoides é o tratamento de escolha para a AOS na criança[25]. No entanto, a literatura é controversa quanto ao sucesso do tratamento cirúrgico da AOS em outras condições, e depende muito do estudo individual do paciente. O tratamento da obstrução nasal é importante, mas isoladamente não melhora a AOS na maior parte dos pacientes[26]. O tratamento considerado padrão-ouro para casos de AOS moderada a grave é o uso de máscara conectada por tubo a um pequeno compressor que gera pressão positiva contínua na via aérea. O termo consagrado para o dispositivo é CPAP (derivado do inglês *Continuous Positive Airway Pressure*)[6]. A pressão positiva cria um coxim pneumático que garante a manutenção da patência da via aérea superior durante o sono. Os efeitos do CPAP são imediatos e promovem abolição do ronco e dos eventos respiratórios obstrutivos de apneias e hipopneias. As consequências são estabilização da saturação de oxi--hemoglobina durante o sono bem como estabilização do sono com diminuição dos despertares relacionados aos eventos respiratórios. O tratamento da AOS com CPAP leva a diminuição da sonolência excessiva diurna e de todos os sintomas associados a AOS[6]. Os benefícios nas funções cognitivas, bem como melhora do humor e da qualidade de vida são evidentes, mas não observados em todos os pacientes[27]. O ideal é que o paciente use o CPAP toda a noite, sempre que estiver dormindo. O CPAP virtualmente elimina a AOS, e tem sido utilizado como uma ferramenta para estudar as consequências cardiovasculares provocadas pela AOS.

■ Apneia obstrutiva do sono (AOS) e hipertensão arterial sistêmica (HAS)

Se a AOS é comum na população geral, a sua prevalência atinge números alarmantes entre os pacientes com HAS já estabelecida, sendo estimada entre 30% a 56%[10,28]. Dentre os pacientes com HAS resistente, a prevalência é de 64% a 83%[29-31] e entre pacientes com síndrome metabólica é tão alta (~70%), que na realidade, alguns autores sugerem que a AOS deveria ser incluída em um componente da síndrome[32-34]. Essa alta prevalência não é somente em decorrência de fatores de risco em comum para ambas condições, incluindo, por exemplo, sexo masculino, sedentarismo, idade avançada e obesidade. Existe um grande corpo de evidências científicas indicando que há uma relação causal entre AOS e HAS.

Os potenciais mecanismos ligando a AOS a HAS tem sido intensamente estudados nos últimos 30 anos[35,36]. Os mecanismos primários, isso é, aqueles que ocorrem durante os eventos respiratórios que são potencialmente deletérios ao controle da PA e ao sistema cardiovascular como um todo podem ser divididos em: 1. **Químico**, em decorrência da asfixia intermitente que ocorre durante os eventos obstrutivos; 2. **Mecânico**, em decorrência da geração de pressão negativa intratorácica causados pelo esforço exagerado de respirar contra a via aérea superior colabada; 3. **Ativação do sistema nervoso central**, em decorrência dos despertares recorrentes, que ocorrem ao final de cada evento respiratório, gerando fragmentação e desestruturação da macro estrutura do sono. A hipóxia intermitente é o mais importante e principal mecanismo ligando a AOS e doenças cardiovasculares. Por exemplo, existem vários modelos animais que são submetidos a hipoxia intermitente e desenvolvem múltiplas complicações cardiovasculares, incluindo HAS, hipertrofia miocárdica, disfunção endotelial e aterosclerose[37-39]. Nos humanos, a obstrução da via aérea causa asfixia, caracterizada não somente pela hipóxia intermitente, mas também pela retenção de gás carbônico. Existem evidências que a hipercapnia também contribui para uma resposta cardiovascular exacerbada, incluindo aí a hiperatividade simpática[40]. A geração de pressão intratorácica negativa durante os eventos obstrutivos causa um aumento do retorno venoso para o coração direito e aumento da pós-carga do ventrículo esquerdo[41]. Esse mecanismo tem sido utilizado para ajudar a explicar a hipertrofia de ventrículo esquerdo observada em pacientes com AOS[41]. Os microdespertares que ocorrem ao final dos eventos respiratórios são capazes de ativar o sistema nervoso simpático[42,43]. Adicionalmente, os microdespertares dificultam ou impedem que o paciente atinja o sono delta (Fase 3 do sono). Existem modelos em indivíduos saudáveis, que foram impedidos de atingir sono profundo por meio de estímulos acústicos, levando a alteração de macroestrutura do sono, semelhante ao encontrado em pacientes com AOS. Jovens dormindo nessas circunstâncias por apenas algumas noites apresentaram aumento da resistência à insulina, provavelmente por ativação do eixo hipotálamo hipofisário[44]. O aumento da atividade simpática por sua vez tem um papel central na ligação entre AOS e a HAS[43,45]. Dentre os três mecanismos primários, descritos acima, a ativação do quimiorreflexo (portanto, estímulo descrito como químico) parece ser o principal mecanismo que ativa o sistema nervoso simpático na AOS[45,46]. A ativação quimiorreflexa leva ao aumento da atividade simpática, frequência cardíaca, pressão arterial e volume minuto[47]. Os pacientes com AOS têm aumento dos níveis plasmáticos e urinários de catecolaminas[48]. Somers e colaboradores demonstraram, por meio de medidas contínuas no nervo fibular (microneurografia), aumento da atividade simpática ao longo da apneia, com um pico ao final dela, e diminuição quando a ventilação é restabelecida[43]. A atividade simpática no nervo fibular não está aumentada somente durante o sono, mas também durante o dia, sugerindo uma persistência das alterações no quimio e barorreflexo. A atividade simpática está aumentada em portadores de AOS sem obesidade de mesma magnitude que indivíduos obesos sem AOS, apresentando efeito somatório nos pacientes obesos e portadores de AOS[49]. Adicionalmente, o tratamento com CPAP é capaz de diminuir de maneira significativa, a atividade simpática determinada por dosagem plasmática e urinária de norepinefrina, bem como, atividade do nervo fibular[43]. O sistema renina-angiotensina-aldosterona está ativado na obesidade, independente da presença de AOS, em decorrência de mecanismos ainda não totalmente esclarecidos. Ativação do sistema nervoso simpático, secreção de mediadores derivados dos adipócitos, aumento da reabsorção de sódio pelos rins, hiperinsulinemia e hiperleptinemia são mecanismos propostos na gênese dessas alterações. Do mesmo modo, existe aumento de angiotensina II e aldosterona em pacientes com AOS, quando comparados a indivíduos de mesmo índice de massa corpórea (IMC)[50]. Esses pacientes podem apresentar baixa atividade plasmática de renina e relação aldosterona/renina elevada, levando a falso diagnóstico de hiperaldosteronismo primário[51]. Esse fato tem importância terapêutica potencial, pois sugere um efeito aditivo dos inibidores da aldosterona no controle da PA de pacientes com AOS. No entanto, o potencial impacto da AOS na ativação do sistema renina-angiotensina-aldosterona é controverso[52]. Além de um efeito direto da AOS sobre o controle da PA, existem evidências crescentes de que desencadeia uma série de mecanismos fisiopatológicos intermediários potencialmente deletérios ao sistema cardiovascular e metabólico que incluem estresse oxidativo, alterações no metabolismo lipídico, inflamação sistêmica que podem contribuir direta ou indiretamente para aceleração da aterosclerose[52-58]. Há boas evidências, tanto no modelo animal, como em humanos, de que está associada de modo independente à disfunção endotelial, e que o tratamento com CPAP promove significante melhora da vasodilatação mediada pelo endotélio[59,60]. Isso parece ser verdade, mesmo em pacientes sem outras comorbidades[61,62]. A hipóxia intermitente pode desencadear a disfunção endotelial por vários mecanismos, incluindo não somente HAS, mas também, dislipidemia resistência à insulina e inflamação. A AOS pode levar ao aumento de vários marcadores inflamatórios, incluindo TNF-α, proteína C-reativa, IL-6, IL-8, e moléculas de adesão (ICAM-1, VCAM-1, L-selectina, sE-selectina, P-selectina)[63-66]. Embora não se conheçam os mecanismos exatos, sabe-se que há a participação de espécies reativas de oxigênio e de inflamação[67] levando a uma menor biodisponibilidade de óxido nítrico e paralelamente a uma maior produção de substâncias vasoconstritoras. Esses fatores podem contribuir para o aumento da apoptose e diminuição da capacidade de regeneração de células endoteliais[68,69]. Níveis aumentados de endotelina, vasoconstrictor de ação prolongada, foram detectados em portadores de AOS com diminuição significante após uso do CPAP[70], enquanto o óxido nítrico, cuja ação vasodilatora é bem conhecida, encontra-se reduzido em portadores de AOS[71] e aumenta após tratamento com CPAP[72]. A literatura, portanto, demonstra um corpo sólido de evidências apontando para vários mecanismos, pelos quais a AOS pode levar ,não só a um aumento de PA, mas a uma miríade de efeitos, potencialmente deletérios, ao sistema cardiovascular. Do ponto de vista clínico, está associada de modo independente a inúmeras alterações cardiovasculares, incluindo não somente alteração da regulação da PA durante o sono, mas também aterosclerose sistêmica, coronária e carotídea[73-83].

Estudos epidemiológicos dão suporte às evidências experimentais descritas acima, que demonstram mecanismos ligando a AOS com a HAS. Por exemplo, a coorte de Wisconsin acompanhou por quatro anos, 709 indivíduos que fizeram estudo de polissonografia avaliação clínica basal detalhado. O estudo demonstrou uma associação independente entre presença de AOS na avaliação inicial e surgimento de HAS no seguimento[84]. Nesse mesmo estudo, os autores observaram uma relação dose-resposta, entre a gravidade da AOS e o risco de aparecimento de HAS. Outras coortes que se seguiram mostraram resultados semelhantes aos descritos[85,86]. Outra maneira de demonstrar a relação entre AOS e HAS é tratar e observar os efeitos do tratamento sobre a PA. O grande desafio dessa área é interpretar a magnitude da redução da PA em diferentes populações. Na metanálise de Bazzano et al.[87], foi demonstrada uma redução da pressão arterial em 818 participantes, de 16 estudos de 2,46 mmHg na pressão arterial sistólica e 1,83 mmHg na pressão arterial diastólica, por meio do uso do CPAP. A redução na pressão arterial é relativamente modesta, mas, potencialmente pode contribuir para a redução da morbidade cardiovascular[88]. Adicionalmente, a queda na pressão arterial é maior em muitos estudos, pois a metanálise incluiu um número significante de pacientes que eram normotensos, e, portanto, não se esperaria queda muito importante da pressão arterial[88]. Mais recentemente, estudos randomizados mostraram que o impacto do tratamento da AOS sobre a pressão arterial é maior em pacientes com hipertensão resistente[89-91]. Dentro do contexto discutido anteriormente, é possível supor que o tratamento tenha impacto benéfico sobre o sistema cardiovascular, que se somam aos efeitos diretos sobre o controle da PA. Seguindo essa linha de raciocínio, existem evidências de que a AOS grave é um fator de risco independente para morbidade e mortalidade cardiovascular e que seu tratamento com CPAP pode, de fato, reduzir a mortalidade cardiovascular[92-95].

■ Apneia obstrutiva do sono (AOS) e MAPA

O sono pode ser considerado como um momento de "repouso" do sistema cardiovascular, com diminuição da frequência cardíaca, PA e atividade simpática[42]. A queda na PA durante o sono é considerada normal na MAPA se for entre 10 e 20%[83]. Autores argumentam que o termo deve ser descenso da PA durante o sono[83]. Por exemplo, trabalhadores noturnos podem mudar o padrão de com descenso para não descenso ao passar do regime de trabalho diurno para noturno[96]. Portanto, a MAPA deve ser acompanhada de um cuidadoso diário de sono. Outro ponto questionado na literatura é que o padrão de descenso durante o sono tem uma reprodutibilidade variável, que pode ter vários fatores potenciais de confusão, incluindo atividade física diurna, qualidade de sono e interferência da posição do braço durante o sono[83]. Feitas essas ressalvas, o fato mais importante é que os pacientes com AOS apresentam pausas respiratórias recorrentes, que são interpostos por períodos de ventilação. O padrão ventilatório está acoplado a oscilações cíclicas da frequência cardíaca, PA e atividade simpática[43]. Os pacientes com AOS apresentam picos de PA alguns segundos após o final de cada evento respiratório obstrutivo[43]. Considerando que um paciente, com AOS grave por definição, apresentará ao menos 30 eventos respiratórios por hora de sono (IAH > 30 eventos por hora de sono) e que a MAPA tipicamente registra uma medida de PA a cada 20 ou 30 minutos, fica evidente que a MAPA não é capaz de captar todas as oscilações de PA durante o sono que ocorrem nesses pacientes. Do ponto de vista prático, os pacientes com AOS frequentemente não apresentam o DS da PA[82]. A ausência de DS é importante, pois é considerada um fator de risco independente para lesão de órgãos-alvo e surgimento de doença cardiovascular. Essa observação é importante, pois os pacientes com AOS podem ser julgados erroneamente como normotensos, caso a classificação seja feita exclusivamente pela PA de consultório[97,98]. Pacientes com AOS apresentam maior PA do que controles e menor DS da PA[99]. Em um estudo, com 298 pacientes, com doença cardiovascular estabelecida, a ausência de DS da PA sistólica associou-se de modo independente com a AOS[100]. Dados do nosso grupo mostraram que a HAS mascarada é mais comum em pacientes com AOS, do que em um grupo controle[101]. Nesse trabalho a HAS no sono estava associada a uma maior rigidez arterial, indicando mais uma vez, a importância das informações da PA no sono pela MAPA[101]. Em um estudo randomizado, foi demonstrado que a frequência de HAS mascarada se reduziu, significativamente, nos pacientes com AOS tratados com CPAP, quando comparado a um grupo semelhante, em que não houve traramento[79]. Mais recentemente, exploramos o papel da MAPA na identificação da AOS[102]. Nesse estudo, foram avaliados 153 pacientes consecutivos (independente da presença de queixas de sono), que realizaram a MAPA. Após os exames, os pacientes foram convidados a realizarem a avaliação do sono. Metade deles tinha AOS, a maioria não sabia do diagnóstico. Tinham maior PA durante o sono, estavam tomando mais anti-hipertensivos e mais frequentemente usavam drogas hipertensivas a noite, do que os pacientes sem AOS. Considerando a PA sistólica (Figura 13.2A), a frequência de AOS em pacientes sem descenso (73,5%) foi maior que em pacientes com DS normal (37,3%), DS acentuado (46,2%) e DS atenuado (49,1%; P = 0,012). Para a PA diastólica (Figura 13.2B), a AOS foi mais comum em descenso atenuado (66,7%) e DS ausente (69,6%) do que em pacientes com descenso presente (41,4%) ou DS acentuado (33,3%; P = 0,007). Na análise de regressão, o padrão de DS da PAS ausente (Figura 13.3A) foi independentemente associado à AOS (*odds ratio*, 3,92; IC 95%, 1,31-11,78). Tanto o descenso atenuado quanto o ausente da PAD aumentaram a probabilidade de AOS em 2,7 e 3,5 vezes, respectivamente (Figura 13.3B). De modo interessante, a presença subjetiva do ronco e o alto risco para os questionários de rastreamento da AOS foram associados a um discreto aumento na acurácia do descenso reverso para predizer a AOS. No entanto, é importante ressaltar que alterações desse tipo não não são específicas da AOS, que podem ser atribuídas à outras doenças, incluindo hiperaldosteronismo, hipercortisolismo, feocromocitoma, hipertireoidismo, hiperparatiroidismo, doença renal crônica e transplante renal, neuropatia diabética e distúrbios circadianos da melatonina[83]. Do mesmo modo, como sugerido pela Figura 13.2A, nem todos os pacientes com AOS tem alteração no padrão de DS. De qualquer maneira, a importância da AOS sobre as alterações do padrão circadiano é significativa sendo recentemente confirmadas em uma metanálise[103].

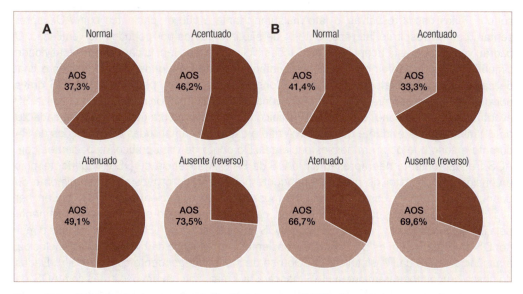

Figura 13.2 – Frequência de apneia obstrutiva do sono (AOS), de acordo com os quatro padrões de descenso durante o sono da pressão arterial, definidos pela MAPA. A – Pressão arterial sistólica. B – Pressão arterial diastólica.
Fonte: Modificado de Genta Pereira et al. Hypertension 2018;72:979-985.

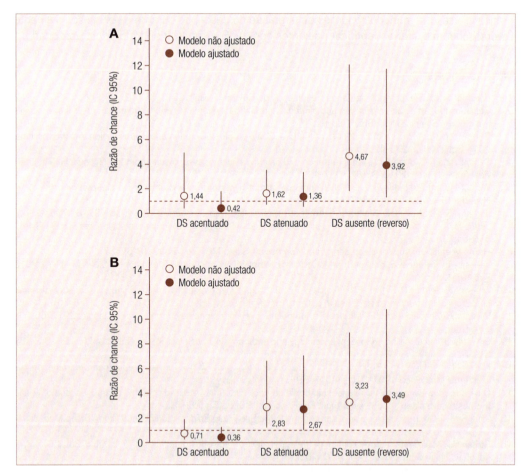

Figura 13.3 – Análise de regressão para avaliar a associação independente dos padrões de descenso durante o sono com a apneia obstrutiva do sono. **A.** pressão arterial sistólica; **B.** pressão arterial diastólica. O padrão descenso durante o sono normal foi considerado o grupo de referência. Modelo ajustado levou em consideração as seguintes variáveis: sexo, idade, índice de massa corpórea, diabetes *mellitus*, estimativa da taxa de filtração glomerular, o número de anti-hipertensivos usados e o uso de anti-hipertensivos no período da noite.

DS = descenso no sono; IC = intervalo de confiança.
Fonte: Modificada de Genta Pereira et al. Hypertension 2018;72:979-985.

Mas qual a importância desse achado? Além de servir como uma boa "dica" para a presença da AOS, as alterações do DS pode ajudar a predizer a resposta do tratamento da AOS com o CPAP. Em um estudo observacional, avaliando esse importante tema, o subgrupo de indivíduos com AOS grave e padrão de DS alterado apresentou o melhor perfil de controle da pressão arterial após seis meses de tratamento com CPAP, reforçando a importância clínica desse potencial preditor de resposta ao tratamento.

Em conclusão, é notório o papel dos distúrbios de sono no controle da PA e no potencial impacto sobre o padrão de comportamento da PA durante o sono na MAPA. O impacto da AOS no DS pode explicar em parte a repercussão da AOS no prognóstico cardiovascular. Na prática clínica, determinados padrões de alteração do descenso durante o sono, especialmente reverso, podem ajudar a identificar pacientes com AOS e conduzir ao tratamento apropriado.

■ Referências

1. Vecchierini MF. Sleep: regulation and phenomenology. Rev Mal Respir, 2013. 30 (10): 843-55.
2. Cappuccio FP, et al. Sleep duration and all-cause mortality: a systematic review and meta-analysis of prospective studies. Sleep, 2010. 33(5): 585-92.
3. Gangwisch JE. A Review of Evidence for the Link Between Sleep Duration and Hypertension. Am J Hypertens. 2014 Oct;27(10):1235-42.
4. Sabanayagam C, Shankar A. Sleep duration and cardiovascular disease: results from the National Health Interview Survey. Sleep, 2010. 33(8): 1037-42.
5. Wolf J, Hering D, Narkiewicz K. Non-dipping pattern of hypertension and obstructive sleep apnea syndrome. Hypertens Res. 2010;33(9):867-71
6. Jordan AS, McSharry DG, Malhotra A. Adult obstructive sleep apnoea. Lancet, 2014. 383(9918): 736-47.
7. Johns M. A new method for measuring daytime sleepiness - the epworth sleepiness scale. Sleep, 1991. 14(6): 540-545.
8. Harris M et al. Obstructive sleep apnea and depression. Sleep Med Rev, 2009. 13(6):437-44.
9. Vaessen TJ, Overeem S, Sitskoorn MM. Cognitive complaints in obstructive sleep apnea. Sleep Med Rev. 2015 Feb;19:51-8.
10. Drager LF, Genta PR, Pedrosa RP, Nerbass FB, Gonzaga CC, Krieger EM, Lorenzi-Filho G. Characteristics and predictors of obstructive sleep apnea in patients with systemic hypertension. Am J Cardiol. 2010;105(8):1135-9.
11. Valipour A. Gender-related differences in the obstructive sleep apnea syndrome. Pneumologie, 2012. 66(10): 584-8.
12. Edwards BA, et al. Aging and sleep: physiology and pathophysiology. Semin Respir Crit Care Med, 2010. 31(5): 618-33.
13. Netzer N et al. Using the Berlin Questionnaire to identify patients at risk for the sleep apnea syndrome. Annals of Internal Medicine;1999. 131(7): 485-489.
14. Davies RJ, Stradling JR. The relationship between neck circumference, radiographic pharyngeal anatomy, and the obstructive sleep apnoea syndrome. Eur Respir J, 1990. 3(5): 509-14.
15. Tufik S et al. Obstructive sleep apnea syndrome in the Sao Paulo Epidemiologic Sleep Study. Sleep Med, 2010. 11(5): 441-6.
16. Stefanini R et al. Systematic evaluation of the upper airway in the adult population of Sao Paulo, Brazil. Otolaryngol Head Neck Surg, 2012. 146(5): 757-63.
17. Friedman M et al. Diagnostic value of the Friedman tongue position and Mallampati classification for obstructive sleep apnea: a meta-analysis. Otolaryngol Head Neck Surg, 2013. 148(4): 540-7.
18. Young T et al. The occurrence of sleep-disordered breathing among middle-aged adults. N Engl J Med., 1993. 328(17):1230-1235.
19. Bixler EO et al. Prevalence of sleep-disordered breathing in women: effects of gender. Am J Respir Crit Care Med, 2001. 163(3 Pt 1): 608-13.
20. Peppard PE, Young T, Barnet JH, Palta M, Hagen EW, Hla KM. Increased prevalence of sleep-disordered breathing in adults. Am J Epidemiol. 2013. 177(9):1006-14.
21. Iftikhar IH, Kline CE, Youngstedt SD. Effects of exercise training on sleep apnea: a meta-analysis. Lung, 2014. 192(1): 175-84.
22. Guimarães K, et al. Effects of oropharyngeal exercises on patients with moderate obstructive sleep apnea syndrome. Am J Respir Crit Care Med, 2009. 179 (10): 962-6.
23. Sutherland K et al. Oral appliance treatment for obstructive sleep apnea: an update. J Clin Sleep Med, 2014. 10(2): 215-27.
24. Jacobowitz O. Surgical reconstruction of the upper airway for obstructive sleep apnea. Dent Clin North Am, 2012. 56(2): 453-74.
25. Marcus CL et al. A randomized trial of adenotonsillectomy for childhood sleep apnea. N Engl J Med, 2013. 368(25): 2366-76.
26. Georgalas C. The role of the nose in snoring and obstructive sleep apnoea: an update. Eur Arch Otorhinolaryngol, 2011. 268(9): 1365-73.
27. Lal C, Strange C, Bachman D. Neurocognitive impairment in obstructive sleep apnea. Chest, 2012. 141(6): 1601-10.
28. Sjostrom C et al. Prevalence of sleep apnoea and snoring in hypertensive men: a population based study. Thorax, 2002. 57(7): 602-7.

29. Genta-Pereira DC, Pedrosa RP, Lorenzi-Filho G, Drager LF. Sleep disturbances and resistant hypertension: association or causality? Curr Hypertens Rep. 2014 ;16(8):459.
30. Pedrosa RP, Drager LF, Gonzaga CC, Sousa MG, de Paula LK, Amaro AC, Amodeo C, Bortolotto LA, Krieger EM, Bradley TD, Lorenzi-Filho G.Obstructive sleep apnea: the most common secondary cause of hypertension associated with resistant hypertension. Hypertension, 2011. 58(5): 811-7.
31. Logan AG et al. High prevalence of unrecognized sleep apnoea in drug-resistant hypertension. J Hypertens, 2001. 19(12): 2271-7.
32. Drager LF, Lopes HF, Maki-Nunes C, Trombetta IC, Toschi-Dias E, Alves MJ, Fraga RF, Jun JC, Negrão CE, Krieger EM, Polotsky VY, Lorenzi-Filho G. The impact of obstructive sleep apnea on metabolic and inflammatory markers in consecutive patients with metabolic syndrome. PLoS One. 2010. 5(8):e12065.
33. Drager LF, Togeiro SM, Polotsky VY, Lorenzi-Filho G. Obstructive sleep apnea: a cardiometabolic risk in obesity and the metabolic syndrome. J Am Coll Cardiol, 2013. 62(7): 569-76.
34. Wilcox I, McNamara SG, Collins FL, Grunstein RR, Sullivan CE."Syndrome Z": the interaction of sleep apnoea, vascular risk factors and heart disease. Thorax, 1998. 53 Suppl 3: S25-8.
35. Chobanian AV et al. Seventh report of the Joint National Committee on Prevention, Detection, Evaluation, and Treatment of High Blood Pressure. Hypertension, 2003. 42(6): 1206-52.
36. Sánchez-de-la-Torre M, Campos-Rodriguez F, Barbé F. Obstructive sleep apnoea and cardiovascular disease. Lancet Respir Med. 2013. 1(1):61-72.
37. Sunderram, J. and I.P. Androulakis, Molecular mechanisms of chronic intermittent hypoxia and hypertension. Crit Rev Biomed Eng, 2012. 40(4): 265-78.
38. Drager LF, Bortolotto LA, Figueiredo AC, Silva BC, Krieger EM, Lorenzi-Filho G. Obstructive sleep apnea, hypertension, and their interaction on arterial stiffness and heart remodeling. Chest. 2007. 131(5): 1379-86.
39. Drager LF, Yao Q, Hernandez KL, Shin MK, Bevans-Fonti S, Gay J, Sussan TE, Jun JC, Myers AC, Olivecrona G, Schwartz AR, Halberg N, Scherer PE, Semenza GL, Powell DR, Polotsky VY.Chronic intermittent hypoxia induces atherosclerosis via activation of adipose angiopoietin-like 4. Am J Respir Crit Care Med; 2013. 188(2): 240-8.
40. Lurie A. Hemodynamic and autonomic changes in adults with obstructive sleep apnea. Adv Cardiol, 2011. 46: 171-95.
41. Leung R, Bradley T. Sleep apnea and cardiovascular disease. Am J Respir Crit Care Med. 2001. 164(12): 2147-2165.
42. Somers VK et al. Sympathetic-nerve activity during sleep in normal subjects. N Engl J Med, 1993. 328(5): 303-7.
43. Somers VK et al. Sympathetic neural mechanisms in obstructive sleep apnea. J Clin Invest, 1995. 96(4): 1897-904.
44. Tasali E et al. Slow-wave sleep and the risk of type 2 diabetes in humans. Proc Natl Acad Sci. 2008. 105(3): 1044-9.
45. Abboud F, Kumar R. Obstructive sleep apnea and insight into mechanisms of sympathetic overactivity. J Clin Invest. 2014;124(4):1454-7.
46. Narkiewicz K et al. Contribution of tonic chemoreflex activation to sympathetic activity and blood pressure in patients with obstructive sleep apnea. Circulation, 1998. 97(10): 943-5.
47. Bradley TD, Floras JS. Sleep apnea and heart failure: Part I: obstructive sleep apnea. Circulation, 2003. 107(12): 1671-8.
48. Eisenberg E, Zimlichman R, Lavie P. Plasma norepinephrine levels in patients with sleep apnea syndrome. N Engl J Med, 1990. 322(13): 932-3.
49. Grassi G, et al., Obstructive sleep apnea-dependent and -independent adrenergic activation in obesity. Hypertension, 2005. 46(2): 321-5.
50. Moller DS et al. Abnormal vasoactive hormones and 24-hour blood pressure in obstructive sleep apnea. Am J Hypertens, 2003. 16(4): 274-80.
51. Goodfriend TL, Calhoun DA. Resistant hypertension, obesity, sleep apnea, and aldosterone: theory and therapy. Hypertension, 2004. 43(3): 518-24.
52. Svatikova A, Olson LJ, Wolk R, Phillips BG, Adachi T, Schwartz GL, Somers VK. Obstructive sleep apnea and aldosterone. Sleep. 2009.32(12):1589-92.
53. Savransky V et al. Dyslipidemia and atherosclerosis induced by chronic intermittent hypoxia are attenuated by deficiency of stearoyl coenzyme A desaturase. Circ Res, 2008. 103(10): 1173-80.
54. Drager LF, Jun J, Polotsky VY. Obstructive sleep apnea and dyslipidemia: implications for atherosclerosis. Curr Opin Endocrinol Diabetes Obes, 2010. 17(2): 161-5.
55. Jun J et al. Intermittent hypoxia has organ-specific effects on oxidative estrese. Am J Physiol Regul Integr Comp Physiol, 2008. 295(4): R1274-81.
56. Lattimore JD et al. Repetitive hypoxia increases lipid loading in human macrophages-a potentially atherogenic effect. Atherosclerosis, 2005. 179(2): 255-9.

57. Lavie L, Vishnevsky A, Lavie P. Evidence for lipid peroxidation in obstructive sleep apnea. Sleep, 2004. 27(1): 123-8.
58. Tan KC, et al. HDL dysfunction in obstructive sleep apnea. Atherosclerosis, 2006. 184(2): 377-82.
59. Dematteis M et al. Intermittent hypoxia induces early functional cardiovascular remodeling in mice. Am J Respir Crit Care Med, 2008. 177(2): 227-35.
60. Ip MS et al., Endothelial function in obstructive sleep apnea and response to treatment. Am J Respir Crit Care Med, 2004. 169(3): 348-53.
61. Nieto FJ et al. Sleep apnea and markers of vascular endothelial function in a large community sample of older adults. Am J Respir Crit Care Med, 2004. 169(3): 354-60.
62. 62.Kato M et al. Impairment of endothelium-dependent vasodilation of resistance vessels in patients with obstructive sleep apnea. Circulation, 2000. 102(21): 2607-10.
63. Shamsuzzaman AS et al. Elevated C-reactive protein in patients with obstructive sleep apnea. Circulation, 2002. 105(21): 2462-4.
64. Dyugovskaya L, Lavie P, Lavie P. Increased adhesion molecules expression and production of reactive oxygen species in leukocytes of sleep apnea patients. Am J Respir Crit Care Med, 2002. 165(7): 934-9.
65. Ohga E et al. Effects of obstructive sleep apnea on circulating ICAM-1, IL-8, and MCP-1. J Appl Physiol (1985), 2003. 94(1): 179-84.
66. Ryan S, Taylor CT, McNicholas WT. Selective activation of inflammatory pathways by intermittent hypoxia in obstructive sleep apnea syndrome. Circulation, 2005. 112(17): 2660-7.
67. Budhiraja R, Parthasarathy S, Quan SF. Endothelial dysfunction in obstructive sleep apnea. J Clin Sleep Med, 2007. 3(4): 409-15.
68. Jelic S, Lederer DJ, Adams T, Padeletti M, Colombo PC, Factor P, Le Jemtel TH. Endothelial repair capacity and apoptosis are inversely related in obstructive sleep apnea. Vasc Health Risk Manag. 2009;5:909-20.
69. Jelic S et al. Inflammation, oxidative stress, and repair capacity of the vascular endothelium in obstructive sleep apnea. Circulation, 2008. 117(17): 2270-8.
70. Phillips BG et al. Effects of obstructive sleep apnea on endothelin-1 and blood pressure. J Hypertens, 1999. 17(1): 61-6.
71. Ozkan Y et al. Circulating nitric oxide (NO), asymmetric dimethylarginine (ADMA), homocysteine, and oxidative status in obstructive sleep apnea-hypopnea syndrome (OSAHS). Sleep Breath, 2008. 12(2): 149-54.
72. Lattimore JL et al. Treatment of obstructive sleep apnoea leads to improved microvascular endothelial function in the systemic circulation. Thorax, 2006. 61(6): 491-5.
73. Mooe T et al. Sleep-disordered breathing in men with coronary artery disease. Chest, 1996. 109(3): 659-63.
74. Schafer, H., et al., Obstructive sleep apnea as a risk marker in coronary artery disease. Cardiology 1999. 92(2): 79-84.
75. Weinreich G, Wessendorf TE, Erdmann T, Moebus S, Dragano N, Lehmann N, Stang A, Roggenbuck U, Bauer M, Jöckel KH, Erbel R, Teschler H, Möhlenkamp S; Heinz Nixdorf Recall (HNR) study group. Association of obstructive sleep apnoea with subclinical coronary atherosclerosis. Atherosclerosis. 2013. 231(2):191-7.
76. Kylintireas I, Craig S, Nethononda R, Kohler M, Francis J, Choudhury R, Stradling J, Neubauer S. Atherosclerosis and arterial stiffness in obstructive sleep apnea--a cardiovascular magnetic resonance study. Atherosclerosis. 2012;222(2):483-9.
77. Drager LF, Bortolotto LA, Lorenzi MC, Figueiredo AC, Krieger EM, Lorenzi-Filho G. Early signs of atherosclerosis in obstructive sleep apnea. Am J Respir Crit Care Med, 2005. 172(5): 613-8.
78. Somers, V.K., et al., Sleep apnea and cardiovascular disease: an American Heart Association/American College of Cardiology Foundation Scientific Statement from the American Heart Association Council for High Blood Pressure Research Professional Education Committee, Council on Clinical Cardiology, Stroke Council, and Council on Cardiovascular Nursing. J Am Coll Cardiol, 2008. 52(8): 686-717.
79. Drager LF, Pedrosa RP, Diniz PM, Diegues-Silva L, Marcondes B, Couto RB, Giorgi DM, Krieger EM, Lorenzi-Filho G. The effects of continuous positive airway pressure on prehypertension and masked hypertension in men with severe obstructive sleep apnea. Hypertension, 2011. 57(3): 549-55.
80. Drager LF, Bortolotto LA, Krieger EM, Lorenzi-Filho G. Additive effects of obstructive sleep apnea and hypertension on early markers of carotid atherosclerosis. Hypertension, 2009. 53(1): 64-9.
81. Drager LF, Bortolotto LA, Figueiredo AC, Krieger EM, Lorenzi GF. Effects of continuous positive airway pressure on early signs of atherosclerosis in obstructive sleep apnea. Am J Respir Crit Care Med, 2007. 176(7): 706-12.
82. Wolf J, Hering D, Narkiewicz K. Non-dipping pattern of hypertension and obstructive sleep apnea syndrome. Hypertens Res, 2010. 33(9): 867-71.
83. Birkenhager AM, van den Meiracker AH. Causes and consequences of a non-dipping blood pressure profile. Neth J Med, 2007. 65(4):127-31.
84. Peppard PE et al. Prospective study of the association between sleep-disordered breathing and hypertension. N Engl J Med, 2000. 342(19): 1378-84.

85. Lavie P, Herer P, Hoffstein V. Obstructive sleep apnoea syndrome as a risk factor for hypertension: population study. BMJ, 2000. 320(7233): 479-82.
86. Nieto FJ et al. Association of sleep-disordered breathing, sleep apnea, and hypertension in a large community--based study. Sleep Heart Health Study. Jama, 2000. 283(14): 1829-36.
87. Bazzano LA. et al. Effect of nocturnal nasal continuous positive airway pressure on blood pressure in obstructive sleep apnea. Hypertension, 2007. 50(2): 417-23.
88. Floras JS and Bradley TD. Treating obstructive sleep apnea: is there more to the story than 2 millimeters of mercury? Hypertension, 2007. 50(2): 289-91.
89. Lozano L, Tovar JL, Sampol G, Romero O, Jurado MJ, Segarra A, Espinel E, Ríos J, Untoria MD, Lloberes P. Continuous positive airway pressure treatment in sleep apnea patients with resistant hypertension: a randomized, controlled trial. J Hypertens. 2010.(10):2161-8.
90. Pedrosa RP, Drager LF, de Paula LK, Amaro AC, Bortolotto LA, Lorenzi-Filho G. Effects of OSA treatment on BP in patients with resistant hypertension: a randomized trial. Chest, 2013. 144(5): 1487-94.
91. Martinez-Garcia MA et al. Effect of CPAP on blood pressure in patients with obstructive sleep apnea and resistant hypertension: the HIPARCO randomized clinical trial. Jama, 2013. 310(22): 2407-15.
92. Marin JM, Carrizo SJ, Vicente E, Agusti AG. Long-term cardiovascular outcomes in men with obstructive sleep apnoea-hypopnoea with or without treatment with continuous positive airway pressure: an observational study. Lancet. 2005;365(9464):1046-53.
93. Yaggi HK, Concato J, Kernan WN, Lichtman JH, Brass LM, Mohsenin V. Obstructive sleep apnea as a risk factor for stroke and death. N Engl J Med. 2005. 353(19):2034-41.
94. Ge X, Han F, Huang Y, Zhang Y, Yang T, Bai C, Guo X. Is obstructive sleep apnea associated with cardiovascular and all-cause mortality? PLoS One. 2013. 8(7):e69432.
95. Martínez-García MA, Soler-Cataluña JJ, Ejarque-Martínez L, Soriano Y, Román-Sánchez P, Illa FB, Canal JM, Durán-Cantolla J. Continuous positive airway pressure treatment reduces mortality in patients with ischemic stroke and obstructive sleep apnea: a 5-year follow-up study. Am J Respir Crit Care Med. 2009. 180(1):36-41.
96. Kitamura T1, Onishi K, Dohi K, Okinaka T, Ito M, Isaka N, Nakano T. Circadian rhythm of blood pressure is transformed from a dipper to a non-dipper pattern in shift workers with hypertension. J Hum Hypertens. 2002. 16(3):193-7.
97. Onen SH, Lesourd B, Ouchchane L, Lin JS, Dubray C, Gooneratne NS, Onen F.Occult nighttime hypertension in daytime normotensive older patients with obstructive sleep apnea. J Am Med Dir Assoc. 2012.13(8):752-6.
98. Diogo LN, Pinto P, Bárbara C, Monteiro EC, Papoila AL. Neck circumference and body mass index as independent predictors of hypertension misclassification in patients suspected of having obstructive sleep apnea. Blood Press Monit. Blood Press Monit. 2015 Feb;20(1):8-15.
99. Davies CW, Crosby JH, Mullins RL, Barbour C, Davies RJ, Stradling JR. Case-control study of 24 hour ambulatory blood pressure in patients with obstructive sleep apnoea and normal matched control subjects. Thorax. 2000 ;55(9):736-40.
100. Seif F, Patel SR, Walia HK, Rueschman M, Bhatt DL, Blumenthal RS, Quan SF,Gottlieb DJ, Lewis EF, Patil SP, Punjabi NM, Babineau DC, Redline S, Mehra R. Obstructive sleep apnea and diurnal nondipping hemodynamic indices in patients at increased cardiovascular risk. J Hypertens. 2014. 32(2):267-75.
101. Drager LF, Diegues-Silva L, Diniz PM, Bortolotto LA, Pedrosa RP, Couto RB, Marcondes B, Giorgi DM, Lorenzi--Filho G, Krieger EM. Obstructive sleep apnea, masked hypertension, and arterial stiffness in men. Am J Hypertens. 2010. 23(3):249-54.
102. Genta-Pereira, DC, et al., Nondipping Blood Pressure Patterns Predict Obstructive Sleep Apnea in Patients Undergoing Ambulatory Blood Pressure Monitoring. Hypertension, 2018. 72(4):979-985.
103. Cuspidi C, Tadic M, Sala C, Gherbesi E, Grassi G, Mancia G. Blood Pressure Non-Dipping and Obstructive Sleep Apnea Syndrome: A Meta-Analysis. J Clin Med. 2019 Sep 2;8(9). pii: E1367.
104. Castro-Grattoni, A.L., et al., Blood pressure response to CPAP treatment in subjects with obstructive sleep apnoea: the predictive value of 24-h ambulatory blood pressure monitoring. Eur Respir J, 2017. 50(4).

MAPA na Doença Renal Crônica e em Pacientes com Transplante Renal

Capítulo 14

• Cibele Isaac Saad Rodrigues • Rogério Baumgratz de Paula

■ Hipertensão arterial na doença renal crônica

A doença renal crônica (DRC) pode ser definida como anormalidades estruturais renais, que perduram por período superior a três meses e que determinam implicações à saúde do indivíduo. São considerados marcadores de lesão renal os critérios constantes do Tabela 14.1.

Tabela 14.1 – Marcadores de lesão renal

Albuminúria	> 30 mg/24 horas ou relação albuminúria/creatininúria > 30 mg/g em amostra isolada de urina
Alterações no sedimento urinário	Hematúria glomerular (dismórfica), cilindrúria significativa, leucocitúria estéril
Distúrbios eletrolíticos e outras anormalidades por distúrbios tubulares	Acidose tubular renal, proteinúria tubular, perda de eletrólitos pela urina
Alterações estruturais detectadas por exame de imagem	Alterações renais detectadas por ultrassom, tomografia computadorizada ou ressonância nuclear magnética
História de transplante renal	Recente ou tardia

Fonte: Adaptado de Kidney Diseases Improving Global Outcomes (KDIGO) e NKF Kidney Disease Outcomes Quality Initiative (NKF KDOQI)™[1,2].

A hipertensão arterial (HA) é causa e consequência da DRC. No Brasil, segundo os censos anuais da Sociedade Brasileira de Nefrologia (SBN), realizados desde 1999, a porcentagem dos mais de 130 mil pacientes, que iniciaram tratamento dialítico em 2018, tendo a HA como única doença de base clinicamente identificável, está estável, representando 34%

dos pacientes em terapia renal substitutiva nos últimos censos (2015 até 2018)[3]. Por outro lado, a HA é fator de risco para a progressão de lesão renal preexistente, seja ela primária ou secundária, e seu descontrole se acompanha de desfechos cardiovasculares adversos, resultando em altas taxas de morbidade e mortalidade, conforme bem demonstrado no Censo Americano – *United States Renal Data System* (USRDS)[4].

Na atual classificação do KDIGO, também assumida pelo KDOQI, o grau de albuminúria é considerado para determinar o risco cardiovascular e renal nos diferentes estágios da DRC[1,2]. Novos marcadores de lesão renal com valor prognóstico têm sido descritos, tais como cistatina C, β2-microglobulina e proteína beta-marcadora[5]. No entanto, a dosagem de creatinina associada ao cálculo da estimativa do ritmo de filtração glomerular (RFG) (< 60 mL/min/1,73 m^2) e a presença de relação albuminúria/creatininúria ou proteinúria/creatininúria em amostra isolada de urina ainda continuam sendo indicadores com excelente custo efetividade e disponibilidade para se estimar o risco renal e cardiovascular (Figura 14.1).

Prognóstico de DRC de acordo com a categoria do RFG e a albuminúria: KDIGO 2012			Categorias de albuminúria persistente Descrição e intervalos		
			A1 Normal a levemente aumentada	A2 Moderadamente aumentada	A3 Gravemente aumentada
			< 30 mg/g < 3 mg/mmol	30-300 mg/g 3-30 mg/mmol	300 mg/g 30 mg/mmol
Categorias de RFG (mL/min/1,73 m²) Descrição e intervalo	G1	Normal ou alto	≥ 90		
	G2	Levemente diminuído	60-89		
	G3a	Leve a moderadamente diminuído	45-59		
	G3b	Moderado a extremamente diminuído	30-44		
	G4	Extremamente diminuído	15-29		
	G5	Doença renal terminal	≤ 15		

Figura 14.1 – Prognóstico da doença renal crônica de acordo com os graus de albuminúria e do ritmo de filtração glomerular estimado.

Cinza escuro = baixo risco; cinza claro = risco moderado; rosa escuro = alto risco; rosa claro = risco muito alto. Pacientes transplantados são considerados G3.
Fonte: Traduzido de KDIGO, 2012[1].

A HA na DRC é caracterizada por ser de alta prevalência, multifatorial, envolvendo complexa interação de mecanismos fisiopatogênicos, que tem início com a redução da massa de néfrons funcionantes; retenção de sódio, expansão de volume e elevação do débito cardíaco; rigidez arterial; hiperatividade de sistemas vasopressores, como o sistema nervoso simpático (SNS) e sistema renina angiotensina aldosterona (SRAA); além do aumento da resistência periférica por desbalanço, entre excessiva vasoconstrição e menor vasodilatação devida a disfunção endotelial, via alterações do óxido nítrico, aumento do estresse oxidativo e da endotelina. Associam-se a esses fatores, a maior proporção de indivíduos portadores de Síndrome da Apneia Obstrutiva do Sono, que será abordada em capítulo específico, bem como, o uso de medicamentos que podem piorar o controle da pressão arterial (PA)[6,7] (Figura 14.2).

A prevalência da HA aumenta à medida que o RFG reduz, de tal sorte, que cerca de 80% a 85% dos pacientes, com estágio 3 de DRC e mais de 90% dos indivíduos em diálise, têm HA, frequentemente em sua forma resistente ou refratária, necessitando múltipla terapia[8].

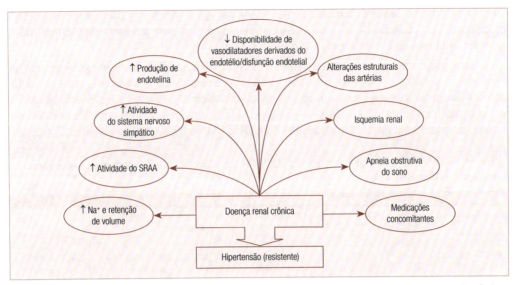

Figura 14.2 – Principais mecanismos envolvidos na hipertensão arterial da doença renal crônica.

Outra particularidade a ser ressaltada, é o fato de que as intensas alterações hemodinâmicas, durante o procedimento hemodialítico, tornam o diagnóstico e o manejo da HA nesses pacientes um enorme desafio. Assim, as medidas habituais da PA de consultório nos pacientes com DRC não dialítica e mesmo aquelas realizadas por profissionais de saúde nas unidades de diálise, ainda que com técnica e equipamentos adequados, se revestem de críticas para a tomada de decisão[9].

Como se pode concluir, a identificação e o tratamento da HA na DRC em seus diferentes estágios são permeados pelo enfrentamento de problemas peculiares, pois há variações profundas na PA de 24 horas, com redução do padrão de descenso da PA do sono e alta prevalência de fenótipos específicos, como a hipertensão do avental branco (HAB) e a hipertensão mascarada (HM). Nesse contexto, a MAPA parece constituir uma alternativa eficaz para a avaliação do comportamento da PA na população de pacientes com DRC. Não obstante, algumas dificuldades técnicas relacionadas a múltiplas tentativas de acesso vascular para hemodiálise, que podem dificultar a obtenção de medidas fidedignas da PA e pela baixa tolerância de parte dos pacientes ao método, as medidas realizadas fora do ambiente de consultório são atualmente consideradas aquelas que melhor representam os valores preditivos de desfechos, sendo fortemente recomendadas[9-14].

■ MAPA na doença renal crônica

Vantagens, limitações e valores normais

As vantagens da MAPA, sobre outros métodos de medida pressórica, se relacionam à obtenção de múltiplas leituras da PA, à avaliação do comportamento pressórico durante o sono, à avaliação de eficácia terapêutica ao longo das 24 horas, ao diagnóstico de HAAB e de HAM, que implicam em maior risco que a normotensão. Além disso, estudos observacionais sugerem que a MAPA prediz risco de progressão da DRC e eventos cardiovasculares em

DRC[14,15]. Como limitações do método, citam-se a baixa tolerância em parte dos pacientes, a dificuldade de obtenção de leituras secundárias a cirurgias para acesso vascular em membros superiores e os distúrbios do sono.

Outra consideração refere-se aos valores de normalidade. Embora esses valores estejam estabelecidos para a população geral, não existe uma definição de normalidade para pacientes com DRC. Portanto, com base em algumas recomendações de sociedades internacionais[6] e em recente revisão das diretrizes brasileiras de MAPA e MRPA[16], sugerem-se a adoção dos valores da população geral para pacientes com DRC, conforme resumido no Tabela 14.2.

Tabela 14.2 – Orientações para realização de MAPA e valores considerados de referência em doença renal crônica

MAPA em DRC	Tratamento conservador	Diálise peritoneal	Tratamento hemodialítico
Valores normais	MAPA de 24 horas < 130/80 mmHg	MAPA de 24 horas < 130/80 mmHg	MAPA de 24 horas ou de 44 horas < 130/80 mmHg
Orientações quanto à realização da MAPA	Realizar em um dia representativo das atividades habituais do paciente	Realizar em dia representativo das atividades habituais do paciente	Realizar no período interdialítico do meio da semana e, se possível, estender por 44 horas. Nesse caso, iniciar após a sessão de diálise do meio da semana e terminar ao início da sessão seguinte

Fonte: Autoria própria.

Avaliação dos fenômenos de consultório

O advento da MAPA possibilitou, dentre outros, a avaliação dos fenômenos de consultório, conforme descrito no Capítulo 4. Sucintamente, em indivíduos não tratados, a comparação de medidas de consultório, com valores obtidos pela MAPA, permite classificá-los em normotensos, hipertensos verdadeiros, hipertensos do avental branco e hipertensos mascarados (ou normotensos de consultório). Além desses, vale ressaltar a ocorrência do efeito de consultório (ou efeito do avental branco), no qual há elevação de 20 mmHg na PAS ou 10 mmHg na PAD no consultório em relação à MAPA, porém, em ambas as medidas a PA está elevada, ou seja, não houve mudança do diagnóstico de hipertensão arterial (HA). Trata-se de um fenômeno frequente em hipertensos e sua detecção só foi possível com o advento da MAPA.

Em renais crônicos, a HAAB ocorre em aproximadamente 30% da população e a HAM varia de 30% a 60% em diferentes estudos[17]. Dados do registro Espanhol de MAPA, incluindo 5.693 pacientes com DRC estágios G1-5, mostraram que a prevalência de HÁ, com base em medidas de consultório foi superior à prevalência por meio de medidas pela MAPA (78% *vs.* 56,5%, respectivamente). Essa disparidade pode ser explicada pela detecção de HAAB, em 30% dos participantes. O diagnóstico de HAAB (ou do efeito do avental branco) permite a otimização da terapia medicamentosa e a prevenção da prescrição desnecessária ou em doses excessivas de anti-hipertensivos, que em condições especiais, como doença aterosclerótica ou em idosos, poderiam comprometer a perfusão renal e/ou coronarinana[18]. Além disso, pacientes com HAAB devem ser monitorados com maior frequência e em casos específicos, receber tratamento medicamentoso.

Outra informação relevante, obtida por meio da MAPA é a HAM, presente em proporções, que variam de 8% a 60% dos pacientes com DRC[17,18].

Em metanálise realizada em 980 pacientes com DRC, 40,4% dos pacientes considerados adequadamente tratados, por meio de medidas de PA em consultório, encontravam-se com PA elevada na avaliação de 24 horas[19]. Também em uma coorte do estudo AASK, 70% dos pacientes com PA controlada em medidas isoladas de consultório, apresentavam PA elevada à MAPA, ou seja, tiveram o diagnóstico de hipertensão mascarada não controlada. Essa subpopulação apresentava maior prevalência de lesão cardíaca e renal quando comparada com indivíduos com PA controlada[20]. Com base nessas informações, as diretrizes atuais recomendam a realização da MAPA, mesmo em pacientes com PA normal em consultório, particularmente em tabagistas, idosos e pacientes de alto risco cardiovascular, bem como, naqueles com diagnóstico de doença cardiovascular. Nesse contexto, deve-se considerar que, a maioria dos pacientes com DRC, teria indicação de realização de MAPA, o que implicaria em disponibilidade do método e aumento dos gastos do sistema de saúde. Assim, essa é uma recomendação desejável, porém, com as limitações de um país continental e com subfinanciamento da saúde.

Vale, no entanto, ressaltar que em estudo realizado na Espanha, ficou demonstrado maior custo-efetividade da MAPA, em renais crônicos, quando comparada a medidas de consultório[21].

Comportamento pressórico durante o sono

Um dos diferenciais MAPA, com relação a outros métodos, é a possibilidade de avaliação da PA, durante os períodos de vigília e de sono. Por meio dessa análise, pode-se classificar o descenso pressórico do sono em: normal, quando a redução da PA se situa, entre 10% e 20%, em relação ao período de vigília; descenso atenuado, quando inferior a 10%, e descenso negativo ou reverso, quando inferior a 0%, conforme detalhado no Capítulo 1. Além desses padrões, existem também, pacientes cuja redução pressórica durante o período de sono é exacerbada (superior a 20%). Um dos achados mais consistentes na DRC é a atenuação, ou mesmo, a inversão do descenso pressórico do sono, presente em até 80% dos pacientes em hemodiálise[22,23]. Essa alteração tem sido atribuída ao aumento da atividade simpática[24], à redução da excreção de sal[25], à disfunção endotelial[26], à apneia do sono, dentre outros (Figuras 14.3 e 14.4).

A atenuação, ou mesmo, a reversão do descenso pressórico do sono, têm implicações clínicas e prognósticas na DRC. Em estudo, Agarwal et al., os autores avaliaram uma coorte de 217 pacientes com DRC, com medidas pressóricas, por meio da MAPA e em consultório, por um período de 3,5 anos. Os valores da PA obtidos com a MAPA foram iguais a 133,5 ± 16,6 / 73,1 ± 11,1 mmHg e no consultório foram 155,2 ± 25,6 / 84,7 ± 14,2 mmHg. O desfecho composto (DRC estágio 5D ou óbito) ocorreu em 75 pacientes (34,5%), óbito em 52 pacientes (24,0%), e DRC estágio 5D, em 36 pacientes (20,2%). Esses desfechos se associaram à atenuação do descenso pressórico do sono, sendo preditores independentes de progressão da DRC, após ajuste para a PA de consultório[27].

Como consequência da perda do descenso fisiológico da PA durante o sono, pacientes com DRC, frequentemente, apresentam maior prevalência de hipertensão nesse período, condição essa, preditora de progressão da doença renal para estágios avançados e de eventos cardiovasculares fatais e não fatais, quando comparada a PA elevada, durante o período de vigília ou de 24 horas[28]. Estudos longitudinais em DRC mostram que a ausência de descenso do sono é preditora de progressão da DRC, de morbidade e mortalidade por infarto do miocárdio e por acidente vascular cerebral[29-31].

Em concordância, Minutolo et al. avaliaram o valor prognóstico da elevação no sono da PA em uma população de 436 pacientes com DRC, tendo como desfechos primários, a evolução para DRC estágio 5D ou morte. Do total de pacientes avaliados, 155 evoluíram para o estágio 5D e 103 para óbito. Nesse estudo, pacientes com descenso pressórico atenuado ou reverso, apresentaram maior risco de desfechos, quando comparados ao grupo com descenso normal[32].

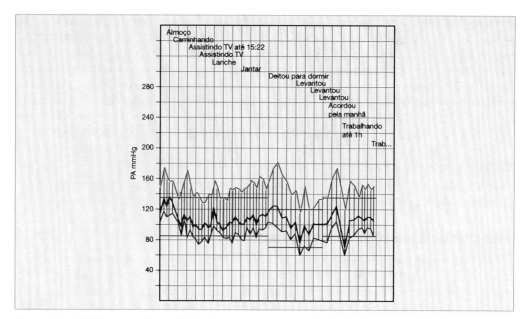

Figura 14.3 – **MAPA do paciente SAG, 54 anos, doença renal crônica estágio 3 A1.**
Indicação: pesquisa de hipertensão arterial.
Médias de pressão arterial: *24 horas: 146/89 mmHg; Vigília: 147/90 mmHg e Sono: 145/84 mmHg.* **Descensos atenuados***, sendo PAS 1% e PAD 7%.*
Observe a atenuação dos descensos da PAS e da PAD e presença de picos de pressão.

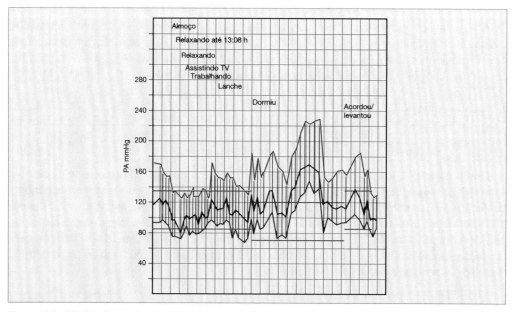

Figura 14.4 – **MAPA do paciente MGF, 60 anos, obeso grau 3, doença renal crônica estágio 4 A3.**
Indicação: avaliação de eficácia terapêutica.
Médias de pressão arterial: *24 horas: 157/91 mmHg, Vigília: 146/86 mmHg e Sono: 177/101 mmHg.*
Observe os descensos reversos: PAS – 21% e PAD – 17% e pico hipertensivo durante o sono.

Conclui-se, portanto, que a presença de hipertensão no sono, particularmente se associada a comprometimento do descenso pressórico do sono, é determinante de maior risco cardiovascular e renal. Nesse sentido, nos últimos anos, a otimização do controle da PA incluindo a cronoterapia tem sido preconizada com o objetivo de prevenir desfechos desfavoráveis em DRC (Figuras 14.5).

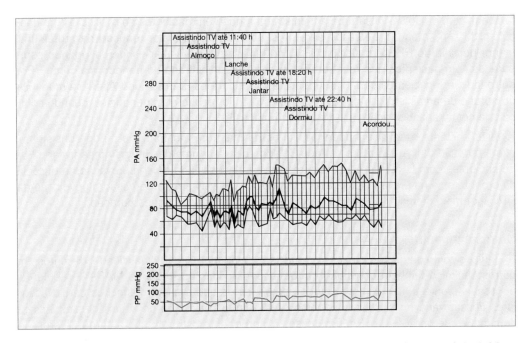

Figura 14.5 – **MAPA da paciente MGF, 50 anos, diabética, doença renal crônica estágio 2 A2.**
Indicação: avaliação de eficácia terapêutica.
Médias de pressão arterial: 24 horas: 126/60 mmHg, Vigília: 117/60 mmHg e Sono: 136/61 mmHg. **Descensos reversos:** PAS - 16% e PAD - 2%.
Observe média sistólica elevada apenas durante o período de sono.

Cronoterapia no tratamento da HA em DRC

Com base no exposto, fica evidente a relevância da identificação dos perfis da PA durante o sono, para o delineamento de estratégias terapêuticas. Desse modo, uma das medidas teoricamente eficazes parece ser a cronoterapia, aplicada para o controle da hipertensão durante o sono ou para a reversão do padrão sem descenso. Assim, em outro estudo de Minutolo et al., em pacientes com DRC com descenso da PA atenuado, a mudança do horário da medicação anti-hipertensiva da manhã para a tarde, sem alteração de doses, reduziu os valores da PA durante o sono, restaurou o descenso da PA nesse período e reduziu a excreção urinária de proteínas[33].

Do mesmo modo, em estudo prospectivo, Hermida et al. avaliaram uma população de 3.344 pacientes durante 5,6 anos. Os pacientes foram randomizados para ingerir os anti-hipertensivos prescritos ao despertar ou ao menos um desses medicamentos, ao final do período de vigília. A pressão arterial foi medida pela MAPA de 48 horas no período basal e a seguir, anualmente, ou com maior frequência, de acordo com a necessidade de ajuste do tratamento. Análises das alterações da pressão arterial ambulatorial durante o acompanhamento revelaram uma redução de 17% no risco cardiovascular para cada diminuição de 5 mmHg na média da PAS durante o período de sono, independentemente das alterações em qualquer outro parâmetro ambulatorial da PA[34].

Em outro protocolo, a prescrição de ao menos um dos anti-hipertensivos à noite, associou-se a significativa redução da pressão arterial nesse período e confirmou a eficácia da cronoterapia no controle da HA ao longo das 24 horas[35]. Esses achados foram observados, também, com o uso da Valsartana administrada à noite em pacientes com DRC e com descenso do sono atenuado. Nesses pacientes, observaram-se maior redução da proteinúria, menor declínio do RFG e maior proteção de hipertrofia ventricular esquerda, quando comparados com pacientes que receberam Valsartana, administrada no período matutino[36]. Por outro lado, em pacientes com glomerulosclerose hipertensiva do estudo AASK, a mudança do horário de administração de anti-hipertensivos não resultou em benefícios, quando comparada com a administração matutina dos fármacos[37].

Não obstante essa disparidade, os dados da literatura mostram, de modo consistente, que a redução da PA durante o período de sono deve ser uma das metas ao se tratar a HA de pacientes com DRC. Contudo, vale ressaltar a necessidade de comprovação da eficácia da cronoterapia na prevenção de eventos cardiovasculares e na progressão da evolução da DRC, por meio de maior número de estudos randomizados e de longa duração.

Outros parâmetros

Índices como cargas de pressão arterial, ascensão matutina e variabilidade, descritos em outros capítulos também constituem informações obtidas por meio da MAPA. No entanto, em renais crônicos não existem estudos prospectivos que avaliem desfechos cardiovasculares dessas variáveis[38]. Poucos trabalhos avaliaram a correlação de alguns desses índices com lesões de órgãos-alvo. Em um desses, Wang et al., mostraram que a carga de pressão arterial sistólica do sono correlacionou-se com lesões de órgãos-alvo em renais crônicos não diabéticos[39]. Também em estudo transversal de Sarafidis et al., em 16.546 indivíduos, a variabilidade aumentou de acordo com estágio da DRC[40].

Recentemente, novos métodos para a avaliação do índice de rigidez arterial ambulatorial obtido por meio de extrapolação dos valores da PA pela MAPA têm fornecido informações acerca da rigidez vascular, entretanto, existem dúvidas sobre sua aplicação na prática clínica. Outros parâmetros, como a variabilidade, velocidade de onda de pulso, o *augmentation index* e a pressão central, têm sido avaliados, também em renais crônicos. Contudo, embora promissoras, essas variáveis precisam ser melhor analisadas em pacientes com DRC[41-43].

■ Hipertensão arterial no transplante renal

Os critérios para o diagnóstico de HA no transplante (TX) renal são os mesmos adotados para a população geral, sendo considerada presente quando a PA é ≥ 140/90 mmHg em medidas ocasionais ou de consultório. O paciente transplantado renal é enquadrado pela classificação atual do KDIGO, como portador de doença renal crônica estágio 3, com o qualificador T, que significa transplante, ou seja, DRC 3T[1].

Mesmo após o TX renal, a HA continua a ser uma comorbidade, em pelo menos metade dos pacientes, tanto por ser causa da DRC, quanto por ser consequência, denominada hipertensão de novo. Em alguns estudos essa prevalência é ainda maior, variando ao redor de 70% a 90%[44-46].

A HA após o TX renal está fortemente associada à doença renal preexistente e sua permanência depende muito do tipo de doença primária que afetou os rins primitivos que, habitualmente, não é abolida e pode manter propriedades pró-hipertensivas, como a produção de renina. No caso de transplantados renais, as evidências provenientes de estudos clínicos controlados apontam para causas, como um sempre expressivo número de comorbidades, assim como, pela maior prevalência de eventos adversos secundários ao tratamento imunossupressor, que interagem farmacologicamente de modo complexo, na piora do controle da pressão arterial (inibidores da calcineurina e os glicocorticoides)[47], havendo ainda, a possibilidade de estenose da artéria renal da anastomose[48]. Além desses fatores, há inércia dos médicos que supervisionam esses pacientes, já que há controle inadequado da PA nos receptores, à semelhança do que ocorre os hipertensos em geral e, também, em renais crônicos[44,49].

Muito se tem estudado sobre o risco de desenvolvimento de HA pós-transplante, com enxertos advindos de doadores hipertensos, e revisão sistemática com metanálise, concluiu que essa condição aumenta o risco de perda do rim transplantado, mas não a mortalidade, embora, mais estudos sejam necessários[50].

Assim, compreende-se porquê a HA tem forte impacto, nos desfechos negativos observados em transplantados, com desenvolvimento precoce de disfunção crônica e consequente redução na sobrevida do órgão e do paciente, especialmente, por aumentar os desfechos cardiovasculares, que são a principal causa de mortalidade de pacientes transplantados de rim nos EUA, Europa e Austrália, e a segunda principal causa no Brasil[51]. Para exemplificar a magnitude do problema, pacientes com função renal normal e que nunca experimentaram episódio de rejeição aguda, apresentam aumento de 12% no risco de perder o enxerto e de 18% no risco de morrer, para cada aumento de 10 mmHg, acima de 140 mmHg na pressão sistólica[44].

A idade do doador possivelmente influencie no desenvolvimento de HA. A existência de placa ateromatosa na aorta abdominal dos doadores é um fator de risco para HA após o transplante, sendo essa situação mais frequente em doadores com mais de 50 anos de idade. Estima-se que, para cada aumento de dez anos na idade do doador, aumenta-se em 28% o risco de HA pós-transplante[52].

■ MAPA no transplante renal

À semelhança do que se observa, em pacientes com DRC não transplantados, também em receptores de TX renal, tem sido descrito valores discrepantes de PA, dentre aqueles obtidos na medida de consultório e os avaliados por MRPA ou MAPA. Assim, recomenda-se que, sempre que possível, o controle da PA deva estar fundamentado em uma dessas duas ferramentas para o diagnóstico para maior segurança no estabelecimento de metas para o tratamento, de acordo com o fenótipo de HA encontrado.

Ressalte-se que a MAPA permite analisar o comportamento da PA, ao longo das 24 horas, em uma população com elevada porcentagem de indivíduos que não exibem descenso durante o sono, condição que lhes confere maior risco cardiovascular e que pode ser amenizada com o uso de cronoterapia[51,53,54].

A maioria dos estudos realizados em pacientes transplantados renais, comparando medidas de consultório, com aquelas obtidas ambulatorialmente, especialmente pela MAPA, tem encontrado um descompasso entre ambas, com prevalências significantes de hipertensão durante o sono, HAB e HM. Análises retrospectivas e prospectivas podem ser encontradas

■ CAPÍTULO 14 **145**

na literatura, com diferentes períodos de acompanhamento e com tamanho e características amostrais variadas. Alguns desses estudos disponíveis na população de transplantados renais serão discutidos para melhor entendimento dessa situação particular de DRC.

O mais recente disponível, de Mallamaci et al., foi de desenho longitudinal em uma coorte de 260 transplantados renais clinicamente estáveis, com média de seguimento longa (3,9 anos) e os autores obtiveram medidas pareadas de consultório e de MAPA de 24 horas em todo a coorte. Os achados mais significativos foram que, 74% dos pacientes apresentavam hipertensão durante o sono (≥ 120/70 mmHg) e a concordância entre as medidas de consultório e de MAPA de 24 horas, PA de vigília e sono foi insatisfatória. Em 25% das visitas (n = 193), a medida de PA de consultório indicava a necessidade de início ou mudança da terapêutica medicamentosa (PA > 140/90 mmHg), no entanto, a MAPA 24 horas estava normal (< 130/80 mmHg), enquanto, em 94 visitas (12%), a MAPA de 24 horas estava indicando níveis compatíveis com tratamento e a PA de consultório era discordante. Somadas, em 37% das visitas, houve discordâncias que levariam a tomada de decisões errôneas em um terço dos pacientes portadores de transplante renal[55].

Também publicado em 2019, autores israelenses compararam medidas de consultório e fora dele por MAPA em 76 adultos transplantados. A PA de consultório foi em média 128 ± 13/79 ± 9 mmHg. Na vigília, a PA sistólica e diastólica foi 147 ± 18/85 ± 10 mmHg, e no período de sono, 139 ± 21/78 ± 11 mmHg, com padrão ausência de descenso em 73% dos pacientes, o que se associou de maneira independente e significante ao uso de *tacrolimus*[56].

Ahmed et al. obtiveram dados retrospectivos de 98 transplantados renais, que realizaram medidas comparativas, entre aquelas de consultório e as residenciais (MAPA e MRPA), com discordância da MAPA, em 61% dos pacientes, sendo 58% devidas à HM, das quais, 33% eram devidas à hipertensão isolada durante o sono. A média de PA sistólica foi 3,6 mmHg e a diastólica 7,5 mmHg maior nas medidas fora do consultório, de modo independente do RFG estimado, presença de proteinúria, tempo e tipo de transplante e comorbidades existentes. Os resultados da MAPA foram responsáveis por mudança de conduta em 42% dos casos, mostrando a importância do método na orientação da conduta em transplantados[57].

Pesquisa semelhante foi desenvolvida na Turquia, onde os autores, também compararam medidas de consultório com a MAPA na vigília de 87 receptores de transplante renal, associando os dados aos achados ecocardiográficos. Apenas 36,8% tiveram concordância entre as medidas, com prevalência de HM de 16,1% e HAAB de 24,1%, além de alta proporção de pacientes com atenuação do descenso da pressão arterial durante o sono (67,8%). Hipertrofia ventricular foi encontrada em 21,8% dos pacientes[58].

Dados nacionais da Universidade de São Paulo, publicados em 2011, referentes a 183 pacientes receptores de rins de doadores vivos (46%) ou falecidos (54%), com média de idade de 50 ± 11 anos, 54% de homens e tempo de transplante de 57 ± 32 meses, demonstraram que utilizando a PA de consultório, 56,3% tinham pressão não controlada, com média de 138,9/82,3 ± 17,8/12,1 mmHg, enquanto, pela MRPA, essa porcentagem diminuiu para 44,8%, com média de 131,1/78,5 ± 17,4/8,9 mmHg. Na MAPA, apenas 36,1% tinham descontrole, com média de 128,8/80,5 ± 12,5/8,1 mmHg. Os autores concluíram que os resultados obtidos pela MRPA estavam mais próximos da MAPA, do que os obtidos no consultório, sendo mais recomendados para detectar PA não controlada[59].

O estudo multicêntrico RETENAL, conduzido na Espanha, em 30 unidades de transplante renal, incluiu 868 pacientes receptores de rins de doadores falecidos funcionantes, por pelo menos um ano, com idade inferior a 70 anos (média de 53,2 anos), RFG estimado ≥ 30 mL/min/1,73 m² e creatinina sérica inferior a 2,5 mg/dl. O *follow-up* foi de 5,5 anos. A PA sistólica e diastólica média de consultório foi respectivamente 140,2 ± 18 e 80,4 ± 10 mmHg e 66% das medidas de consultório foram ≥ 130/80 mmHg. A média da MAPA de 24 horas foi 131,5 ± 14 e 77,4 ± 8,7 mmHg para PAS e PAD, respectivamente. Pela MAPA, apenas 36,5% dos receptores estavam com a PA controlada (média 24 horas < 130/85 mmHg), 65% foram considerados como fenótipo HAB. Diante dos resultados, os autores recomendam a MAPA para ajuste de medicamentos e adequado controle da PA[60].

Com seguimento mais curto, de três meses, Ibernon M et al. encontraram em 126 transplantados, incluídos sucessivamente no estudo, que o padrão de reversão do descenso no sono esteve associado com inflamação e se constituiu em fator de risco independente de perda do enxerto, nos 39 receptores com esse fenótipo. As características desses pacientes que se associaram a piores desfechos eram: diabéticos pré-transplante, com maior índice de massa corpórea, em uso de inibidores de calcineurina, com fator de necrose tumoral sérico aumentado e menor clearance de creatinina. Chamou a atenção o fato de que mais da metade dos pacientes (n = 65) exibia padrão sem descenso[61].

Wein e Gourishankar realizaram MAPA de 24 horas em 244 transplantados renais e encontraram média de PA sistólica no consultório de 137,1 ± 19,4 mmHg e diastólica de 79,9 ± 10,5 mmHg. Na MAPA, esses valores foram respectivamente 131,3 ± 15,4 mmHg e 75,37 ± 8,8 mmHg; sendo 133,5 ± 15 mmHg e 77,4 ± 9,1 mmHg, a média na vigília. Concluíram que as medidas de consultório superestimam os valores obtidos nas 24 horae e na PA de vigília (p < 0,001), o que demonstra a alta prevalência de HAB (Figura 14.6).

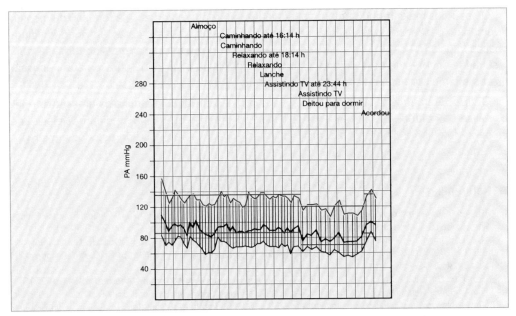

Figura 14.6 – **MAPA do paciente JAO, 33 anos, doença renal crônica estágio 2 A1.**
Indicação: pesquisa de hipertensão arterial.
Médias de pressão arterial: *24 horas: 127/69 mmHg, Vigília: 131/71 mmHg e Sono: 115/61 mmHg.* **Descenso normal:** *PAS 12% e PAD 14%.*
Observe médias normais em paciente com diagnóstico de hipertensão em medidas de consultório (HAB).

O uso da MAPA, possibilitando maior acurácia o diagnóstico, pode diminuir a prescrição exagerada de medicamentos, que determinam hipotensão e hipofluxo renal, maior possibilidade de interações medicamentosas e má adesão ao tratamento. Por outro lado, o encontro de pacientes sem descenso durante o sono, não identificáveis pelas medidas de consultório, facilita o manejo adequado desses casos e a prevenção da perda do enxerto, aparecimento de comorbidades cardiovasculares e mortalidade[62].

Concluindo, embora com prevalências diversas, fica claro, por esses estudos realizados em diferentes países, que o transplantado renal é um paciente com alta probabilidade de ter HA expressa por fenótipos diversos do considerado normal e que esses padrões possam estar correlacionados com piores desfechos cardiovasculares e do próprio enxerto, possivelmente também com mortalidade, como ocorre em adultos hipertensos não transplantados, por motivos que ainda devem ser melhor esclarecidos[63].

■ Conclusões e Perspectivas

Em resumo, uma gama de evidências suporta a superioridade da MAPA, em relação a medidas isoladas da PA para o diagnóstico, classificação, predição de risco e para o tratamento da HA, em pacientes com DRC e TX.

Nessas populações, os diferentes fenótipos diagnosticados, por meio da MAPA, associam-se com tomada de decisão mais apropriada e mesmo com desfechos, tais como, lesões de órgãos-alvo e eventos renais adversos, traduzidos por agravamento da proteinúria, redução do ritmo de filtração glomerular e lesões cardiovasculares.

Os padrões mais frequentemente observados são representados pela redução ou mesmo inversão do descenso da pressão arterial no sono, pela hipertensão durante o sono (só diagnosticada pela MAPA) e pela hipertensão mascarada. A cronoterapia tem sido utilizada, com resultados encorajadores. Contudo, estudos prospectivos e de longa duração são necessários para o melhor estabelecimento dessa estratégia terapêutica.

Outros parâmetros obtidos pela MAPA, tais como, a elevação matutina da pressão arterial, a análise da rigidez vascular e da variabilidade da pressão arterial, a medida da velocidade de onda de pulso e da pressão central, ainda se encontram em fase de estudos em DRC e TX renal.

■ Referências

1. Kidney Disease: Improving Global Outcomes (KDIGO) CKD Work Group. KDIGO 2012 Clinical Practice Guideline for the Evaluation and Management of Chronic Kidney Disease. Kidney Int. (Suppl) 2013;3:1-150.
2. KDOQI - Inker LA, Astor BC, Fox CH, Isakowa T, Lash JP, Peralta CA, et al. KDOQI US Commentary on the 2012 KDIGO Clinical Practice Guideline for the Evaluation and Management of CKD. Am J Kidney Dis. 2013;63(5):713-735.
3. Censo da Sociedade Brasileira de Nefrologia 2018. Available at[www.sbn.org.br]. Acessed in: 14 nov 2019.
4. United States Renal Data System. USRDS Annual Data Report: Epidemiology of Kidney Disease in the United States: National Institutes of Health. Bethesda, MD: National Institute of Diabetes and Digestive and Kidney Diseases, 2018. Available at: [https://www.usrds.org/2018/download/v1_00_ExecSummary_18.pdf]. Acessed in: 29 oct 2019.
5. Astor BC, Shafi T, Hoogeveen RC, Matsushita K, Ballantyne CM, Inker LA, et al. Novel markers of kidney function as predictors of ESRD, cardiovascular disease, and mortality in the general population. Am J Kidney Dis. 2012;59:653-62.

6. Sarafidis PA, Persu A, Agarwal R, Burnier M, de Leeuw P, Ferro CJ, et al. Hypertension in dialysis patients: a consensus document by the European Renal and Cardiovascular Medicine (EURECA-m) working group of the European Renal Association-European Dialysis and Transplant Association (ERA-EDTA) and the Hypertension and the Kidney working group of the European Society of Hypertension (ESH). Nephrol Dial Transplant. 2017;32:620-40.

7. Ku E, Lee BJ, Wei J, Weir MR. Hypertension in CKD: Core Curriculum 2019. Am J of Kidney Dis. 2019;74 (1): 120-131.

8. Lash JP, Go AS, Appel LJ, He J, Ojo A, Rahman M, et al. for Chronic Renal Insufficiency Cohort (CRIC) Study Group. CRIC Study; baseline characteristics and associations with kidney function. Clin J Am Soc Nephrol. 2009; 4(8): 1302-1311.

9. Parati G, Ochoa JE, Bilo G, Agarwal R, Covic A, Dekker FW, et al. On behalf of the European Renal and Cardiovascular Medicine (EURECA-m) working group of the European Renal Association–European Dialysis Transplantation Association (ERA-EDTA). (Hypertension in Chronic Kidney Disease Part 1. Out-of-Office Blood Pressure Monitoring: Methods, Thresholds, and Patterns. Hypertension 2016;67:1093-1101.

10. Parati G, Ochoa JE, Bilo G. White Coat and Masked Hypertension in Chronic Kidney Disease: Importance of the Difference Between Office and Out-of-Office Blood Pressure Measurements. J Am Heart Assoc. 2019;8(9):e012299.

11. Zoccali C, Tripepi R, Torino C, Tripepi G, Mallamaci F. Moderator's view: Ambulatory blood pressure monitoring and home blood pressure for the prognosis, diagnosis and treatment of hypertension in dialysis patients. Nephrol Dial Transplant. 2015;30:1443–1448.

12. Parati G, Ochoa JE, Bilo G, Agarwal R, Covic A, Dekker FW, et al. On behalf of European Renal and Cardiovascular Medicine working group of the European Renal Association European Dialysis Transplantation Association (ERA EDTA). Hypertension in chronic kidney disease part 2: role of ambulatory and home blood pressure monitoring for assessing alterations in blood pressure variability and blood pressure profiles. Hypertension 2016;67:1102–1110.

13. Agarwal R, Flynn J, Pogue V, Rahman M, Reisin E, Weir MR. Assessment and management of hypertension in patients on dialysis. J Am Soc Nephrol. 2014;25:1630–1646.

14. Ku E, Hsu RK, Tuot DS, Bae SR, Lipkowitz MS, Smogorzewski MJ, Grimes BA, Weir MR. Magnitude of the difference between clinic and ambulatory blood pressures and risk of adverse outcomes in patients with chronic kidney disease. J Am Heart Assoc. 2019;8: e011013.

15. Cohen DL, Huan Y and Townsend RR. Ambulatory Blood Pressure in Chronic Kidney Disease. Curr Hypertens Rep. 2013;15:160–166.

16. 6a Diretrizes de Monitorização Ambulatorial da Pressão Arterial 4a Diretrizes de Monitorização Residencial da Pressão Arterial. Arq Bras Cardiol 2018;110(5) Suppl. 1.

17. Agarwal R, Pappas MK and Sinha AD. Masked Uncontrolled Hypertension in CKD. J Am Soc Nephrol. 2016;27: 924–932.

18. Gorostidi M, Sarafidis PA, de la Sierra A et al. Spanish ABPM Registry Investigators. Differences between office and 24-hour blood pressure control in hypertensive patients with CKD: A 5,693-patient cross-sectional analysis from Spain. Am J Kidney Dis. 2013;62:285–294.

19. Bangash F and Agarwal R. Masked Hypertension and White-Coat Hypertension in Chronic Kidney Disease: A Meta-analysis. Clin J Am Soc Nephrol. 2009;4:656–664.

20. Pogue V, Rahman M, Lipkowitz M, Toto R, Miller E, Faulkner, M, et al. For the African American Study of Kidney Disease and Hypertension Collaborative Research Group. Disparate estimates of hypertension control from ambulatory and clinic blood pressure measurements in hypertensive kidney disease. Hypertension 2009;53:20-27.

21. Hermida RC, Ayala DE, Mojón A, Smolensky MH & Fernández JR. Diagnosiss and management of hypertension: around-the-clock ambulatory blood pressure monitoring is substantially more effective and less costly than daytime office blood pressure measurements. Chonobiology International, 2019;36 (11); 1-13.

22. Farmer CK, Goldsmith DJ, Cox J Cox J, Dallyn P, Kingswood JC, Sharpstone P. An investigation of the effect of advancing uraemia, renal replacement therapy and renal transplantation on blood pressure diurnal variability. Nephrol Dial Transplant. 1997;12:2301–2307.

23. Mojón A, Ayala DE, Piñeiro L, Otero A, Crespo JJ, Moyá A, Bóveda J, de Lis JP, Fernández JR, Hermida RC; Hygia Project Investigators. Comparison of ambulatory blood pressure parameters of hypertensive patients with and without chronic kidney disease. Chronobiol Int. 2013;30:145–158.

24. Narkiewicz K, Winnicki M, Schroeder K, Phillips BG, Kato M, Cwalina E, Somers VK. Relationship between muscle sympathetic nerve activity and diurnal blood pressure profile. Hypertension 2002;39:168–172.

25. Fujii T, Uzu T, Nishimura M, Takeji M, Kuroda S, Nakamura , et al. Circadian rhythm of natriuresis is disturbed in nondipper type of essential hypertension. Am J Kidney Dis. 1999;33:29-35.

26. Quinaglia T, Martins LC, Figueiredo VN, Santos RC, Yugar-Toledo JC, Martin JF et al. Non-dipping pattern relates to endothelial dysfunction in patients with uncontrolled resistant hypertension. J Hum Hypertens. 2011;25:656–664.

27. Agarwal R, Andersen MJ. Prognostic importance of ambulatory blood pressure recordings in patients with chronic kidney disease. Kidney International 2006;69:1175–1180.

28. Nakai K, Fujii H, Watanabe K, Watanabe S, Awata R, Kono K et al. Riser pattern is a predictor of kidney mortality among patients with chronic kidney disease. Clin Exp Hypertens. 2016;38(5):476-81.

29. Redon J, Plancha E, Swift PA, Pons S, Muñoz J, Martinez F. Nocturnal blood pressure and progression to end-stage renal disease or death in nondiabetic chronic kidney disease stages 3 and 4. J Hypertens. 2010;28:602–607.

30. Amar J, Vernier I, Rossignol E, Bongard V, Arnaud C, Conte JJ et al. Nocturnal blood pressure and 24-hour pulse pressure are potent indicators of mortality in hemodialysis patients. Kidney Int. 2000;57:2485–2491.

31. Tripepi G, Fagugli RM, Dattolo P, Parlongo G, Mallamaci F, Buoncristiani U et al. Prognostic value of 24-hour ambulatory blood pressure monitoring and of night/day ratio in nondiabetic, cardiovascular events-free hemodialysis patients. Kidney Int. 2005;68:1294–1302.

32. Minutolo R, Agarwal R, Borrelli S, Chiodini P, Bellizzi V, Nappi F et al. Prognostic role of ambulatory blood pressure measurement in patients with nondialysis chronic kidney disease. Arch Intern Med. 2011;171:1090-1098.

33. Minutolo R, Gabbai FB, Borrelli S, Scigliano R, Trucillo P, Baldanza D et al. Changing the timing of antihypertensive therapy to reduce nocturnal blood pressure in CKD: an 8-week uncontrolled trial. Am J Kidney Dis. 2007;50:908–917.

34. Hermida RC, Ayala DE, Mojón A, Fernández JR. Decreasing sleep-time blood pressure determined by ambulatory monitoring reduces cardiovascular risk. J Am Coll Cardiol. 2011;58:1165-1173.

35. Crespo JJ, Piñeiro L, Otero A, Castiñeira C, Ríos MT, Regueiro A, on behalf of the nHygia Project Investigators. Administration-time-dependent effects of hypertension treatment on ambulatory blood pressure in patients with chronic kidney disease. Chronobiol Int. 2013;30:159-175.

36. Wang C, Zhang J, Liu X, Li C-C, Ye ZC, Peng H et al. Effect of Valsartan With Bedtime Dosing on Chronic Kidney Disease Patients With Nondipping Blood Pressure Pattern. J Clin Hypertens (Greenwich). 2013; 15:48-54.

37. Rahman M, Greene T, Phillips RA, Agodoa LY, Bakris GL, Charleston J et al. A Trial of 2 Strategies to Reduce Nocturnal Blood Pressure in Blacks With Chronic Kidney Disease. Hypertension. 2013;61:82-88.

38. Angeli F, Gentile G, Trapasso M, Verdecchia P, Reboldi G. Role and prognostic value of individual ambulatory blood pressure components in chronic kidney disease. Journal of Human Hypertension 2018; 32:625–632.

39. Wang C, Zhang J, Deng W, Gong W, Liu X, Ye Z et al. Nighttime systolic blood-pressure load is correlated with target-organ damage independent of ambulatory blood-pressure level in patients with non-diabetic chronic kidney disease. PLoS ONE. 2015;10:e0131546.

40. Sarafidis PA, Ruilope LM, Loutradis C, Gorostidi M, de la Sierra A, de la Cruz JJ et al. Blood pressure variability increases with advancing chronic kidney disease stage: a cross-sectional analysis of 16 546 hypertensive patients. J Hypertens. 2018;36: 1076-85.

41. Gismondi RA, Neves MF, Oigman W and Bregman R. Ambulatory Arterial Stiffness Index Is Higher in Hypertensive Patients with Chronic Kidney Disease. Int J Hypertens. 2012; 2012: 178078.

42. Laszlo A, Reusz G, Nemcsik J. Ambulatory arterial stiffness in chronic kidney disease: a methodological review. Hypertens Res. 2016;39:192-8.

43. Velasquez MT, Beddhu S, Nobakht E, Rahman M and Raj DS. Ambulatory Blood Pressure in Chronic Kidney Disease: Ready for Prime Time? KI Reports. 2016; 1:94104.

44. Kasiske BL, Anjum S, Shah S, Skogen J, Kandaswamy C, Danielson B et al. Hypertension after kidney transplantation. Am J Kidney Dis. 2004; 43: 1071-1081.

45. Opelz G, Zeier M, Laux G, Morath C and Dohler B. No improvement of patient or graft survival in transplant recipients treated with angiotensin-converting enzyme inhibitors or angiotensin II type 1 receptor blockers: A collaborative transplant study report. J Am Soc Nephrol. 2006;17: 3257–3262.

46. Weir MR, Burgess ED, Cooper JE, Fenves AZ, Goldsmith D, McKay D et al. Assessment and management of hypertension in transplant patients. J Am Soc Nephrol 2015; 26: 1248–1260.

47. Ponticelli C, Cucchiari D and Graziani G. Hypertension in kidney transplant recipients. Transplant International 2011; 24: 523-533.

48. Gatzka CD, Schobel HP, Klingbeil AU, Neumayer HH, Schmieder RE. Normalization of circadian blood pressure profiles after renal transplantation. Transplantation 1995;59:1270-1274.

49. Lebeau JP, Cadwallader JS, Aubin-Auger I Alain Mercier, Pasquet T, Rusch E et al. The concept and definition of therapeutic inertia in hypertension in primary care: a qualitative systematic review. BMC Fam Pract. 2014; 15: 130.

50. Altheaby A, Al Dalbhi S, Alghamdi Y, Almigbal TH, Alotaibi KN, Batais MA et al. Effect of donor hypertension on renal transplant recipients' blood pressure, allograft outcomes and survival: a systematic review and meta-analysis. Am J Cardiovasc Dis. 2019;9(4):49-58.

51. Rodrigues CIS e Moura LRR. Hipertensão no Transplante Renal. In: Tratado de Nefrologia. 1ª ed. Rio de Janeiro. Atheneu, 2018 p. 1261-1269.

52. Motte DG, Kribs M, Abdelfatah AB, Ducloux D, Motte G, Kribs M et al. Hypertension in renal transplantation: donor and recipient risk factors. Clin Nephrol. 2002; 57: 409-413.

53. Castillo-Lugo JA, Vergne-Marini P. Hypertension in kidney transplantation. Semin Nephrol, 2005; 4:252-260.

54. Wadei HM, Amer H, Taler SJ, Cosio FG, Griffin MC, Grande JP et al. Diurnal blood pressure changes one year after kidney transplantation: relationship to allograft function, histology, and resistive index. J Am Soc Nephrol. 2007; 18: 1607-1615.

55. Mallamaci F, Tripepi R, D'Arrigo G Porto G, Versace MC, Marino C et al. Long-term blood pressure monitoring by office and 24-h ambulatory blood pressure in renal transplant patients: a longitudinal study. Nephrol Dial Transplant 2019; 34: 1558–1564.

56. Gluskin E, Tzukert K, Levi I M-Y, Gotsman O, Sagiv I, Abel R. Ambulatory monitoring unmasks hypertension among kidney transplant patients: single center experience and review of the literature. BMC Nephrol. 2019;20(1):284.

57. Ahmed J, Ozorio V, Farrant M, Van de Merwe W. Ambulatory vs. office blood pressure monitoring in renal transplant recipients. J Clin Hypertens. 2015; 17: 46–50.

58. Kendirlinan Demirkol O, Oruc M, Ikitimur B , Ozcan S, Gulcicek S, Soylu H, et al. Ambulatory blood pressure monitoring and echocardiographic findings in renal transplant recipients. J Clin Hypertens. 2016; 18: 766–771.

59. Agena F, Prado ESP, Souza PS, Silva GV, Lemos FBCL, Mion D, et al. Home blood pressure (BP) monitoring in kidney transplant recipients is more adequate to monitor BP than office BP. Nephrology Dialysis Transplantation 2011; 26(11): 3745–3749.

60. Fernandez Fresnedo G, Franco Esteve A, Gomez Huertas E , Cabello Chaves V, Díz Gómez JM, Osorio Moratalla JM et al. Ambulatory blood pressure monitoring in kidney transplant patients: RETENAL study. Transplant Proc. 2012; 44: 2601–2602.

61. Ibernon M, Moreso F, Sarrias X , Sarrias M, Grinyó JM, Fernandez-Real JM et al. Reverse dipper pattern of blood pressure at 3 months is associated with inflammation and outcome after renal transplantation. Nephrol Dial Transplant 2012; 27: 2089–2095.

62. Wein KC, Gourishankar S. Evaluating the utility of ambulatory blood pressure monitoring in kidney transplant recipients. Clin Transplant 2012; 26: E465–E470.

63. Banegas JR, Ruilope LM, de la Sierra A, Vinyoles E, Gorostidi M, de la Cruz JJ, el al. Relationship between clinic and ambulatory blood-pressure measurements and mortality. N Engl J Med 2018; 378: 1509–1520.

Parte 3

MAPA na Prática Clínica

O que Mudou com o Advento da MAPA no Diagnóstico, Tratamento e Prognóstico da Hipertensão Arterial

Capítulo 15

- Paulo César Brandão Veiga Jardim • Fernando Nobre
- Décio Mion Júnior

■ Uma longa e encantadora história da medida da pressão arterial

A velocidade com que a ciência evolui modifica completamente os paradigmas. O desconhecido se torna de domínio público, o difícil se torna corriqueiro e o ritmo fica cada vez mais frenético.

Mas não foi sempre assim. Para se conhecer o presente e procurar projetar o futuro é necessário que se conheça um pouco da história e da evolução dos fatos. Abordaremos os aspectos evolutivos da medida da pressão arterial e em seguida o que mudou e deve mudar com o advento da MAPA e das demais maneiras de medidas da pressão arterial fora do consultório.

Tudo começou antes de Cristo.

Antes da pressão arterial, o pulso arterial.

Em 300 a.C., Herófilo descreveu detalhadamente as pulsações fazendo referência a sístole e diástole. Outro médico da Alexandria, Erasistrato, em 310 a.C., já fazia referência ao coração "que leva o sangue, por ele denominado espirito vital, pelas artérias a todo o corpo"[1-3].

Descrições ocorreram ao longo do tempo, mas há um registro casual, marcante, que destacou a diferença de pressão entre artérias e veias. Foi visto na tela do pintor Giovanni Di Paolo, que viveu nos anos 1400 (Figura 15.1). Ao representar a decapitação de São João Batista, indicou alguns vasos jorrando enquanto outros gotejavam[4].

Praticamente só um século depois, Santorio e Galileo Galilei compartilharam de alguma maneira a invenção de um aparelho para registrar o pulso (*pulsilogium*), que media a frequência e a variação do pulso[4].

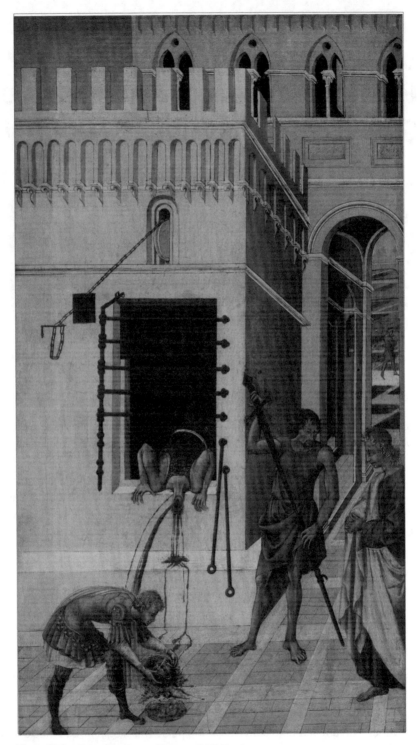
Figura 15.1 – Tela do pintor Giovanni Di Paolo.

No mesmo século, o inglês William Harvey publicou inúmeros e importantes estudos sobre a circulação, mas à época não recebeu os créditos adequados, sendo muito questionado. O assunto só ganhou novamente destaque outros 100 anos após, quando o reverendo Stephen Hales fez a primeira e tão descrita medida da pressão arterial, em experiência realizada em um animal[5].

Em 1733, assim descreveu: "Em dezembro, eu imobilizei uma égua, com 1,4 m de altura e cerca de 14 anos, que tinha uma fístula na sua virilha. Não era nem forte, nem fraca. Tendo aberto sua artéria crural esquerda em cerca de 7,6 cm a partir de seu ventre, eu inseri um tubo de cobre com 0,4 cm de calibre e, por meio de um outro tubo de cobre que estava firmemente adaptado ao primeiro, eu fixei um tubo de vidro de, aproximadamente, o mesmo diâmetro, com 2,7 m de comprimento. Então, soltando a ligadura da artéria, o sangue subiu a 2,5 m no tubo de vidro, acima do ventrículo esquerdo do coração... quando atingia sua máxima altura, oscilava 5, 7,5 ou 10 cm após cada pulsação. Então eu tirei o tubo de vidro, e deixei-o sangue jorrar livremente, quando a altura máxima atingida pelo jato não era mais do que 61 cm. Eu medi como o sangue jorrava da artéria, e após cada quartil que saía, eu refixei o tubo de vidro na artéria para ver o quanto a força do sangue tinha diminuído; isto eu repeti até 8 quartil, quando a força tornou-se então fraca....." (Figura 15.2).

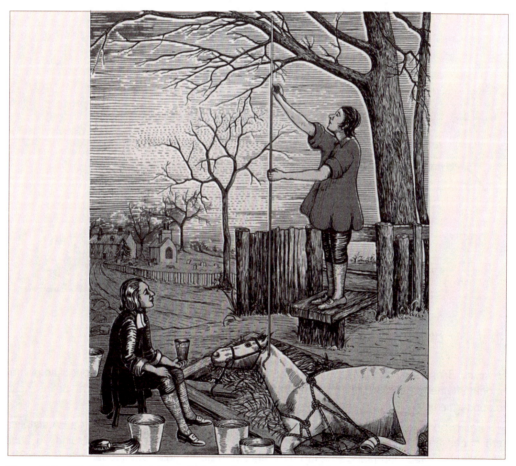

Figura 15.2 – Medida da pressão arterial pelo reverendo Stephen Hales em 1733.

Na verdade, o reverendo não estava interessado na pressão arterial, mas no volume de sangue circulante. O reverendo Hales foi reconhecido pelos seus trabalhos, não foi contestado, mas seus estudos caíram no esquecimento[3-5].

Após quase um século, em 1828, Jean Leonard Marie Poiseuille (1799-1869)[4], apresentou em sua tese de doutorado um aparelho que denominou "hemodinamômetro" e que era uma edição melhorada do manômetro de Hales.

Neste, ele modificou o tubo de vidro por um tubo em U, que era preenchido parcialmente com mercúrio (Figura 15.3).

O aparelho era conectado a uma cânula cheia de carbonato de potássio (anticoagulante) e está diretamente inserida na artéria do animal em experiência. Estava realizada a primeira medida invasiva da pressão arterial, com as características próximas das que são feitas atualmente[5].

Em 1834, dois cientistas franceses Hérrison e Gernier, criaram um aparelho para tentar medir de modo não invasivo a pulso arterial. Foi o primeiro a receber o nome de "esfigmomanômetro". Havia um tubo com um reservatório de mercúrio na parte inferior e uma coluna graduada em milímetros logo acima. A ideia era de que o peso do mercúrio comprimisse a artéria e cada pulsação movimentava a coluna de Hg. Caiu no esquecimento pela dificuldade em medir a oscilação do pulso e medir a pressão[4].

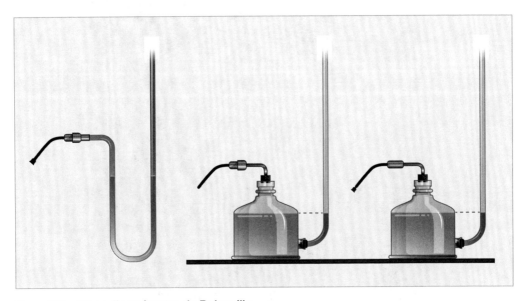

Figura 15.3 – **Hemodinamômetro de Poiseuille.**

Em 1847, Karl Ludwig, na mesma linha de raciocínio e usando o mesmo princípio do hemodinamômetro de Poiseuille, acrescenta um flutuador conectado a uma agulha de inscrição e consegue inscrever as ondas de pressão[1-6].

Em 1855, Karl Vierordt[4] teve o grande mérito de indicar que para se medir a PA sistólica era necessário impedir completamente a passagem da onda de pulso obstruindo o fluxo sanguíneo. O aparelho por ele criado não funcionou de maneira adequada, mas o conceito estava correto e deu margem a novas invenções[1-6].

No ano seguinte, Faivre, durante uma cirurgia cateterizou a artéria femoral de um paciente e a ligou a um manômetro de mercúrio, registrando uma pressão de 120 mmHg. Na canulação da artéria braquial encontrou valores entre 115 e 120 mmHg. A partir de um valor encontrado e referido, estava iniciada a busca por valores de pressão chamados de normais[6].

A partir daí, de 1860 a 1896, foram propostos diversos aparelhos com a finalidade de medir a pressão arterial. A cada nova proposta havia um pequeno avanço e a possibilidade de se ultrapassar algumas limitações.

Em dezembro de 1896, Scipione Riva-Rocci (Figura 15.4) descreveu, em duas publicações, "um novo esfigmomanômetro". De acordo com suas premissas, para a aplicação clínica, era necessário um aparelho sensível, portátil, de fácil manejo, de aplicação incruenta e, ao mesmo tempo, acurado. Riva-Rocci escolheu a artéria umeral, por "ser um ponto mais perto da aorta, sem circulação colateral, e que expressa melhor a carga total para impedir a propagação da onda esfígmica"[6]. Essa carga total deveria ser exercida sobre a artéria, por todos os lados, igualmente. Seu aparelho compunha-se de duas partes, uma destinada a exercer compressão sobre a artéria, e outra que permitia medir a pressão exercida. Chamou-o de "angioparatlibometro"[7]. Sua técnica consistia de um manguito, de 4 a 5 cm de largura, que cobria o braço em toda a sua circunferência, e que era inflado pela dupla bola de Richardson, entre os quais, estava interposto um manômetro de coluna de Hg (Figura 15.5). Inflava-se o manguito, até total desaparecimento do pulso radial, seguindo-se desinflação, até o seu reaparecimento, quando então, era medida a PS, no manômetro[6,7]. Seu aparelho, que não teve o nome que pretendia, ficou universalmente conhecido como "esfigmomanômetro de Riva-Rocci", marcou o fim da era das pesquisas de um método clínico simples para a avaliação da PA. A partir de então, a única mudança efetiva no aparelho foi em 1901, quando H. von Recklinghausen aumentou a largura do manguito para 12 cm.

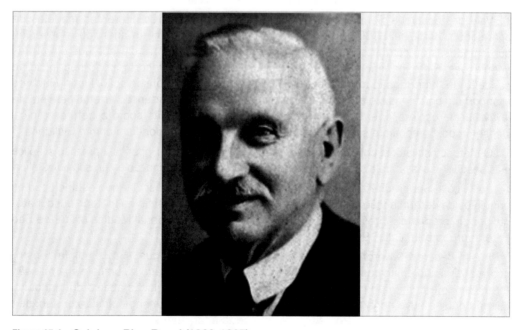

Figura 15.4 – Scipione Riva-Rocci (1863-1937).

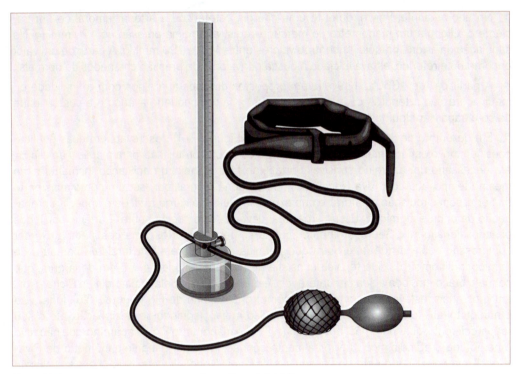

Figura 15.5 – Esfigmomanômetro de Riva-Rocci (1896).

Vale destacar que Samuel S.R. von Basch, que inventou três diferentes modelos de aparelhos a partir de 1880, foi o primeiro a utilizar um manômetro aneroide e observou que em idosos ou com arteriosclerose a pressão sistólica era mais elevada que em outras populações. Ele denominou de "aterosclerose latente" e de um certo modo deu início ao conceito de "hipertensão arterial essencial". Em função dessa observação, Henri Huchard avançou um pouco mais e aventou a possibilidade de que a hipertensão arterial persistente levava a aterosclerose, e, também, dependia de outras doenças como a nefrite crônica. Desse modo, começam a surgir alguns conceitos que já correspondiam com a realidade[4,5].

O método oscilatório, então disponível, definia de maneira clara, apenas a pressão sistólica e as pesquisas passaram a se concentrar em meios para a determinação da pressão diastólica.

Foi Nicolai Segeivich Korotkoff (Figura 15.6), um cirurgião vascular que estabeleceu os princípios da determinação definitiva da pressão diastólica, por meio do método auscultatório, por ele proposto. Apresentou seu trabalho na Academia Imperial Médica Militar de São Petersburgo no final de 1904[7,8].

Assim descreveu Korotkoff: "Baseado nas observações de que, sob completa constrição, a artéria não emite sons... O aparelho de Riva-Rocci é colocado no braço e sua pressão é rapidamente aumentada até bloquear completamente a circulação abaixo do manguito, quando não se ouve nenhum som no estetoscópio de criança (manoauricular). Então, deixando a pressão do manômetro de Hg cair até certa altura, um som curto e fraco é ouvido, o que indica a passagem de parte da onda de pulso sob o manguito, caracterizando a

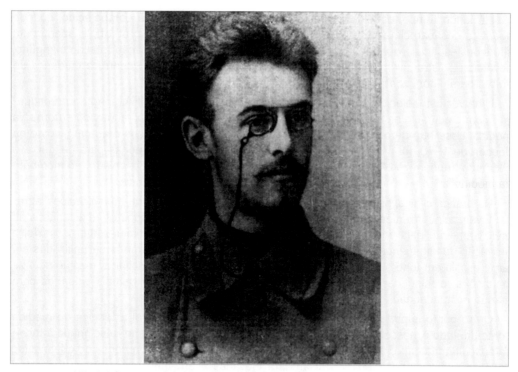

Figura 15.6 – Nikolai Sergeyevich Korotkov (1874 – 1920).

pressão máxima. Deixando a pressão do manômetro cair, progressivamente, ouve-se o sopro da compressão sistólica, e que se torna novamente, som. Finalmente, todos os sons desaparecem, o que indica livre passagem do fluxo sanguíneo ou, em outras palavras, a PA mínima ultrapassou a pressão exercida pelo manguito. Este momento corresponde a PA mínima. As experiências mostraram também, que o primeiro som aparece 10 a 12 mmHg antes da palpação do pulso radial"[1,4,7,8].

A discussão ficou no ar e só em 1910, com a publicação de sua tese de doutorado, o assunto foi, de certo modo, oficializado. O estetoscópio biauricular foi adotado por ele, logo a seguir, pois facilitava a ausculta e a tornava mais precisa.

Nesse intervalo de tempo, novas discussões surgiram a respeito da PA diastólica, quando Ettinger, em 1907, acrescentou o quarto som, aos três descritos por Korotkoff, ou seja, a fase em que há uma nítida e brusca atenuação do som, "o som abafado"[10].

As discussões quanto a melhor determinação da PA diastólica corresponder ao "abafamento do som", seu "desaparecimento completo" ou até que se devesse registrar as duas fases, continuaram até 1939, quando as sociedades de cardiologia inglesa, americana e irlandesa recomendaram o método palpatório/auscultatório, proposto por Korotkoff, para a medida da PA[11].

Deve ser lembrado que o comitê americano, tempos depois, ainda propunha a fase IV como melhor parâmetro para a PA diastólica[12].

Há longo tempo, está definido que o valor da PA diastólica é estabelecido, quando ocorre o desaparecimento total dos sons na artéria (fase V de Korotkoff) e apenas em situações especiais, quando o som permanece audível até a desinflação total do manguito, devemos registrar, além do valor "zero", o valor da medida, quando ocorre a mudança do timbre para o som abafado (fase IV).

Uma vez estabelecidos os métodos e regras para a medida da PA, surgiu a preocupação com a acurácia na medida, dependente do observador e das situações do entorno da medida. Esse fato gerou a busca por equipamentos semiautomáticos e automáticos e na década de 1970, foi desenvolvido um aparelho que foi utilizado apenas para pesquisa, o chamado "random-zero", na tentativa de se afastar a influência do observador no momento da medida[13,14].

Na prática clínica, os aparelhos de coluna de mercúrio, apesar de mais precisos, apresentavam o inconveniente da dificuldade de manipulação e dos aspectos relacionados ao meio ambiente pela utilização do mercúrio. Por esse motivo, a primeira alternativa foi a utilização dos aparelhos aneroides, que ganharam espaço e passaram a ser utilizados em larga escala em todo o mundo, mostrando-se adequados para uso clínico, mesmo com as limitações relacionadas à necessidade de calibração periódica, e demais cuidados para manutenção adequada do equipamento.

Outro ponto importante, e que sempre causou preocupação, foi a técnica de medida como um todo e, nesse caso específico, a possibilidade de imprecisão relacionada à técnica auscultatória dependente do observador. Além disso, a simples presença do observador, causava muitas vezes medidas falsamente elevadas e encaminhava a pesquisa para o encontro de outros métodos de medida da pressão.

A técnica oscilométrica foi o passo seguinte, abria a possibilidade de afastar o viés do observador, de permitir medidas fora do consultório. Pelo método é estabelecido o valor da PA sistólica e o valor da diastólica calculado por fórmula matemática. Inicialmente, os equipamentos eram menos precisos, com limitações para calibração, mas ao longo do tempo, foram surgindo aparelhos cada vez mais robustos, de fácil manipulação e finalmente validados pelas agências reguladoras. Ainda havia uma limitação que progressivamente ficou menor. Tratava-se do custo. Esse era, em uma fase inicial, bastante elevado para sua popularização, entretanto, na atualidade tem custo bastante razoável e está ao alcance da maioria da população.

Seu uso foi popularizado, também, para pesquisa científica o que aumentou sua utilização na prática clínica. Na atualidade, os equipamentos de coluna de mercúrio estão praticamente proscritos pelos problemas ambientais, os aneroides ainda são utilizados rotineiramente, mas os equipamentos digitais semiautomáticos e automáticos dia a dia, ganham espaço para uso clínico e mesmo, para a população geral.

Há aparelhos validados, de fácil manipulação e baixo custo. Os mais confiáveis são aqueles para uso no braço, enquanto os de punho ainda estão em fase de evolução. Não podemos ignorar os novos dispositivos que estão acoplados aos diversos equipamentos eletrônicos muito popularizados (smartphones, relógios digitais, etc.) que progressivamente vão sendo aperfeiçoados e acabarão por ser utilizados, também, na rotina diária.

Um aspecto que sempre causou interesse e preocupação, por parte da comunidade científica e dos médicos em geral, foi o fato dos valores da PA serem, em boa parte das vezes, mais elevados quando a medida era feita no consultório, na presença do médico e

162 ■ PARTE 3 | MAPA NA PRÁTICA CLÍNICA

ao contrário, apresentarem valores menores, quando realizadas em ambiente domiciliar ou por outros profissionais de saúde. Esse fato, dentre outros, levou à busca por métodos de avaliação da pressão fora do consultório e realizada de maneira semiautomática ou automática. Esse foi a caminho para a criação do método da Monitorização Ambulatorial da Pressão Arterial (MAPA), depois da Monitorização Residencial da Pressão Arterial (MRPA) e também da Auto Medida da Pressão Arterial (AMPA).

Em 1941, Harry Weiss, publica trabalho apresentando um aparelho para medida automática da pressão arterial. O método era auscultatório e oscilométrico e o aparelho dava a possibilidade da realização de medidas em intervalos de tempos programados. Assim, permitia a realização de medidas sem a presença do observador[15].

■ Ganhos e avanços da medida da pressão arterial fora do consultório

Desde que, na década de 1960, começou-se a registrar a pressão arterial fora do consultório, sem a presença de um observador, um conjunto de velhos paradigmas foi gradativamente modificado.

Podemos estabelecer cinco pontos que muito bem refletem essas mudanças:

- O conceito de que a medida da PA só podia ser realizada no consultório médico e a interpretação do papel do médico na medida da pressão arterial.
- As possibilidades de diagnósticos da medida da PA não só de normotensão e hipertensão, mas, também, incluindo Hipertensão do Avental Branco e Hipertensão Mascarada.
- No fluxograma do diagnóstico de hipertensão a MAPA deve ser recomendada em pacientes com PA ≥ 140/90 mmHg no consultório.
- A avaliação do prognóstico, pois é o método que apresenta melhor correlação com todos desfechos cardiovasculares;
- A avaliação da eficácia do tratamento permitindo a avaliação nas 24 horas, pois é o único método que avalia a PA durante o sono.

Não é sem razão que Alberto Zanchetti já afirmara em 1997:

"Indeed, it is somewhat paradoxical that a clinical condition such as arterial hypertension, which is defined in terms of blood pressure values only, may be diagnosed on the basis of few occasional blood pressure measurements, and that life-long treatment is often instituted following measurements taken over just a few minutes AJH 1997; 10:1069-1080)"[16].

- **O conceito de que a medida da PA só podia ser realizada no consultório médico e a interpretação do papel do médico na medida da pressão arterial.**

There are pronounced changes in the patient's pulse on the appearance of the doctor[17].

■ CAPÍTULO 15

■ Visita do médico e variações da pressão arterial

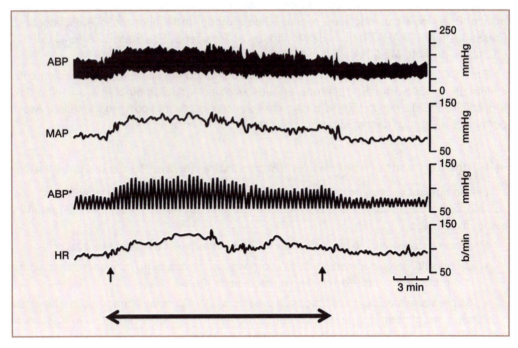

Figura 15.7 – Registro contínuo da pressão arterial, observando-se elevação marcada quando da presença do médico[18].

Por essas e outras razões, o médico representa, dentre todos os profissionais envolvidos na medida da pressão arterial, o que determina o maior efeito de avental branco (definido como a diferença da pressão arterial entre a medida sem a presença do observador e aquela registrada, nesse caso, pelo médico).

- **As possibilidades de diagnósticos da medida da PA não só de normotensão e hipertensão, mas também, incluindo hipertensão do avental branco e hipertensão mascarada.**

Com o advento da MAPA, foi possível identificar-se dois outros comportamentos da Pressão Arterial anteriormente não reconhecidos.

Hipertensão do Avental Branco, condição na qual os valores de pressão arterial são sistematicamente elevados nas medidas obtidas no consultório com comportamento normal pela MAPA de 24 horas[19] (veja Capítulo 4).

Por outro lado, outra situação reconhecida com características opostas a esse padrão que se constitui em registros sistematicamente normais nas medidas convencionais e elevadas na MAPA de 24 horas[19].

Esses dois novos fenótipos têm sido estudados e há demonstrações que são condições clínicas com prognósticos bastantes distintos e, no caso da hipertensão mascarada, maior do que nos pacientes com hipertensão verdadeira[20] (veja Capítulo 5).

- **No fluxograma do diagnóstico de hipertensão a MAPA deve ser recomendada em pacientes com PA ≥ 140/90 mmHg no consultório (Figura 15.8).**

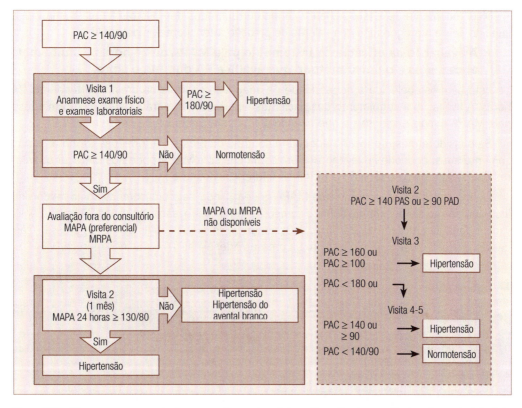

Figura 15.8 – Fluxograma sugerindo a maneira racional de aplicação da monitorização ambulatorial da pressão arterial para avaliação dos diversos comportamentos da pressão arterial[19].

MAPA = monitorização ambulatorial da pressão arterial; MRPA = monitorização residencial da pressão arterial; PAC = pressão arterial no consultório.

Estudos de avaliação do custo-benefício com o emprego da MAPA demonstraram, desde a década de 1990, que a sua aplicação naqueles pacientes que, no consultório, exibirem pressão arterial de, pelo menos, 140 × 90 mmHg serão beneficiados com a observação da pressão arterial fora da clínica, sem custo adicional em decorrência da realização do exame[21].

Assim, diante dessas observações e de outras, ainda mais recentes, está claro que a indicação e aplicação da MAPA para fins de diagnóstico está claramente reconhecida e justificada.

- **A avaliação do prognóstico, pois é o método que apresenta melhor correlação com todos os desfechos cardiovasculares.**

Há melhor correlação entre risco cardiovascular e PA média de 24 horas na MAPA, do que com a PA de consultório[21-25].

Perloff et al.[25], em 1983, foram pioneiros em avaliar mais de mil pacientes hipertensos pela MAPA e medida de PA de consultório e mostrar que as medidas da MAPA são um indicador de prognóstico de risco independente. Valores maiores nas 24 horas eram mais consistentes na determinação do nível de risco, que os obtidos pelas medidas casuais ou de consultório.

Mais recentemente, esses achados foram corroborados demonstrando, mais uma vez, o impacto sobre o prognóstico dos valores de pressão arterial obtidos pela MAPA[20].

- **A avaliação da eficácia do tratamento pela MAPA de 24 horas é muito mais eficaz, pois é o único método que avalia a PA durante o sono.**

Está bem estabelecida a necessidade de adequado controle da pressão arterial nas 24 horas. A avaliação e seguimento dos pacientes hipertensos sob tratamento medicamentoso pela MAPA é mais eficiente, do que quando utilizadas as medidas de consultório[20].

Se considerarmos o papel do adequado controle da pressão arterial nas 24 horas e não somente em subperíodos e levando-se em conta que só a MAPA pode nos oferecer os valores da PA durante o sono, esse é o grande diferencial do método[26].

Outros dados obtidos por meio da MAPA podem, ainda, ser considerados como tendo sido incorporados ao conhecimento sobre o comportamento da pressão arterial nas 24 horas, como: variabilidade da pressão nas 24 horas, pressão de pulso, áreas sob as curvas de pressão, cargas de pressão e outros que o registro da pressão arterial nas 24 horas nos oferece.

■ Referências

1. Introcaso L. História da medida da pressão arterial. 100 anos do esfigmomanômetro. Arq Bras Cardiol 1996, 67(5):305-11.
2. Castiglioni A - historia de la Medicina. Barcelona: Salvat, 1941; p. 180, 181, 722.
3. Jardim, PCBV, Sousa, ALL. Aspectos históricos e tendências atuais na medida de pressão arterial. Rev. Bras. Hipertens. 2000;7 (1):25-30.
4. Dominguez RC, Micheli A - Evolucion de la esfigmomanometria. Arch Inst Cardiol. Méx 1994; 34:315-23.
5. Booth J - A short history of blood pressure measurement. Proc Roy Soc Med 1977; 70: 793-799.
6. Major RH - The history of taking blood pressure. Ann Med History 1930; 2:47-50.
7. Jaakko I - "RR 160/80" Scipione Riva-Rocci (1863-1937). Duodecim 1993; 109: 1493-4.
8. Cantwell JD - Profiles in cardiology: Nicolai S. Korotkoff (1874-1920). ClinCardiol. 1989; 12:233-5.
9. Segall HN - History of Medicine: How Korotkoff, the surgeon, discovered the auscultatory method of measuring arterial pressure. Ann Intern Med 1975; 83: 561-2.
10. Askey JM - History of Medicine: The auscultatory gap in sphigmomanometry. An Intern Med 1974; 80: 94-7.
11. American Heart Association and the Cardiol Society of Great Britain an Ireland Combined Committees: Standard method for taking, and recording blood pressure readings. JAMA 1939; 113: 294-7.
12. Committee of the American Heart Association: Recommendations for human blood pressure determination by sphygmomanometers. Circulation 1967; 36: 980-8.
13. Wright BM, Dore CF - A random-zero sphygmomanometer. Lancet 1970; 1: 337-8.
14. De Gaudemaris R, Folson AR, Prineas RJ, Luepeker RV - The random-zero versus the standard mercury sphygmomanometer: a systematic blood pressure difference. Am J Epidemiol 1985; 121: 282-90.
15. Weiss H. An automatic blood pressure recording apparatus. J.Lab. Clin. Med. 1941;26:1351-8.
16. Zanchetti A. The Role of Ambulatory Blood Pressure Monitoring in Clinical Practice. Am J Hypertens 1997;10:1069–1080.
17. Christoph Hellwig 1738 Zurahame der Kranckheit Ersehen, ed 3, 1738 Paris, de Bure L'Ainé, 1756, p 471.
18. Parati G, Ravogli A, Trazzi S, et al. Balanced 24-hour blood pressure control by angiotensin-converting enzyme inhibitors administered once daily. J Human Hypert, 1989; 3:3-9.
19. Fernando Nobre, Décio Mion Júnior. Ambulatory Blood Pressure Monitoring: Five Decades of More Light and Less Shadows. Arq Bras Cardiol. 2016 Jun; 106(6): 528–537.
20. Staessen J, Byttebier G, Buntix F et al. Antihypertensive Treatment Based on Conventional or Ambulatory Blood Pressure Measurement. A Randomized Controlled TrialJAMA 1997; 278(13): 1065-72.

21. Sega R, Facchetti R, Bombelli M, Cesana G, Corrão G, Grassi G, et al. Prognostic value of ambulatory and home blood pressures compared with office blood pressure in the general population. Follow-up results from the Pressioni Aarteriose Monitorate e Loro Associazioni (PAMELA) study. Circulation. 2005;111(14):1777-83.
22. Kikuya M, Ohkubo T, Asayama K, Metoki H, Obara T, Saito S, et al. Ambulatory blood pressure and 10-year risk of cardiovascular and noncardiovascular mortality: the Ohasama study. Hypertension. 2005;45(2):240-5.
23. Dolan E, Stanton A, Thijs L, Hinedi K, Atkins N, Mcclory S, et al. Superiority of ambulatory over clinic blood pressure measurement in predicting mortality: the Dublin outcome study. Hypertension. 2005;46(1):156-61.
24. Hansen TW, Kikuya M, Thijs L, Bjorklund-Bodegard K, Kuznetsova T, Ohkubo T, et al; IDACO Investigators. Prognostic superiority of daytime ambulatory over conventional blood pressure in four populations: a meta--analysis of 7030 individuals. J Hypertens. 2007;25(8):1554-64.
25. Perloff D, Sokolov M, Cowam R. The prognostic value of ambulatory blood pressure. JAMA. 1983;249(20):2792-8.
26. Ortega KC, da Silva GV, Mion D Jr. Nocturnal blood pressure fall changes in correlation with urinary sodium excretion. Hypertension. 2008; 52 (2):e10.

Pressão Arterial Central e Velocidade de Onda de Pulso: Utilidades, Indicações e Limitações

Capítulo 16

- Weimar Sebba Barroso • Eduardo Costa Duarte Barbosa
- Gilberto Campos Guimarães Filho • Sayuri Inuzuka

O envelhecimento do sistema cardiovascular (CV) está relacionado à alterações na função e estrutura arteriais, especialmente dos grandes vasos, contribuindo para os fenômenos de arteriosclerose e aterosclerose[1,2] (Tabela 16.1).

Esse processo pode ocorrer de modo natural pelo desgaste e modificação progressiva da estrutura e função da parede arterial, que advém do estresse mecânico de distensão, induzido a cada ciclo cardíaco em conexão com a amplitude da onda de pulso e de pressão incidente e reflexa[3,4] (Figura 16.1).

No entanto, existem condições que aceleram o processo de envelhecimento vascular (EVA), por conta da exposição excessiva a fatores mecânicos e/ou químicos ou por uma falha dos mecanismos de reparo: programação fetal, fatores genéticos, hipertensão arterial sistêmica (HAS), dislipidemias, diabetes *mellitus*, doença renal crônica, doenças crônicas com componente inflamatório, tabagismo, dentre outros[5,6].

Nilsson, Lurbe e Laurent, em 2008, enumeraram vários componentes do EVA, incluindo arteriosclerose, aterosclerose e vasoconstrição excessiva, com sua expressão clínica: enrijecimento arterial, aumento da pressão de pulso central, espessamento médio-intimal da carótida, disfunção endotelial e aumento resistência periférica total, respectivamente[7] (Figura 16.2).

A arteriosclerose, ou seja, enrijecimento arterial, é a característica clínica mais evidente do processo de envelhecimento do sistema arterial[8], sua mensuração tem sido bem padronizados e referenciados[9,10] e um número crescente de estudos epidemiológicos analisaram seus determinantes independentes[11-13].

Tabela 16.1 – Modificações arteriais relacionadas ao envelhecimento[1]

Alterações funcionais
Diminuição da complacência das artérias de médio e grosso calibre
Elevação isolada da pressão artéria sistólica
Aumento da pressão de pulso
Aumento da velocidade de onda de pulso
Disfunção endotelial
Anatomia macroscópica
Dilatação, alongamento e tortuosidade das artérias musculares e aorta
Aumento do lúmen e espessura da parede dos vasos de médio e grosso calibres
Microscopia da parede arterial
Hipertrofia das células musculares lisas da camada média sem hiperplasia
Migração de células musculares lisas da camada média para a camada íntima, com mudança do fenótipo diferenciado de contração para o de síntese
Fragmentação da elastina nas camadas média e elástica interna
Esclerose e calcificação da camada média (esclerose de Mönckeberg)
Aumento da espessura das camadas média e íntima
Aumento substancial dos níveis de angiotensina II
Irregularidades nas dimensões e nos formatos das células endoteliais (área de turbulências)

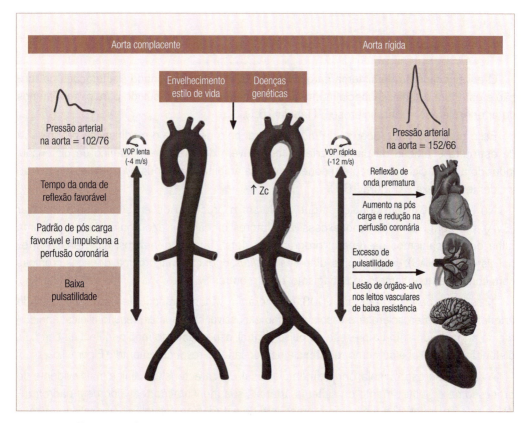

Figura 16.1 – Fisiopatogênese do envelhecimento vascular[4].

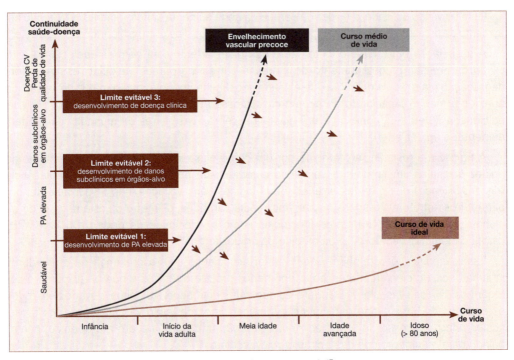

Figura 16.2 – Curso de vida aplicado ao enrijecimento arterial[7].

A rigidez arterial e a pressão arterial (PA) são preditores independentes morbidade e mortalidade cardiovasculares[14-16]. A elevação desses parâmetros nas grandes artérias, desempenha papel central em um ciclo vicioso de disfunção hemodinâmica, caracterizado por pulsatilidade excessiva que contribui, além da hipertensão sistólica isolada, para insuficiência cardíaca (IC), comprometimento da perfusão coronariana, doença renal crônica, cerebrovascular e outras condições crônicas[17,18].

Embora o enrijecimento da parede arterial preceda a hipertensão sistólica isolada[19] e contribua causalmente para os danos nos órgãos-alvo, a própria parede arterial é um órgão-alvo, que é profundamente afetado pelo envelhecimento e por vários estados patológicos, incluindo diabetes, obesidade, tabagismo, hipercolesterolemia e doença renal crônica (DRC).

Consistente com o papel central da rigidez arterial na função cardiovascular, as medidas da rigidez arterial, por predizerem risco cardiovascular, podem representar um biomarcador promissor na prevenção de desfechos cardiovasculares[4,20,21].

Rigidez arterial como consequência do envelhecimento vascular

A cada batimento cardíaco, uma onda de pulso é gerada e percorre o leito arterial até encontrar resistência periférica em um ponto de bifurcação, que gera uma nova onda refletida de volta ao coração. A velocidade dessa onda refletida e o momento do ciclo cardíaco em que ela ocorrerá (sístole ou diástole) dependem da resistência vascular periférica, da elasticidade, principalmente das grandes artérias, e também da pressão central, e está relacionada aos principais desfechos cardiovasculares[22,23].

Com o avanço da idade, a rigidez da parede da aorta aumenta uniformemente, resultando em aumento de pressão de pulso (PP = pressão sistólica menos diastólica) e hipertensão incidente[24].

A associação entre HAS e incremento da rigidez arterial está bem estabelecida. A elevação da pressão produz aumento do estresse pulsátil na parede vascular resultando em degradação mais rápida das fibras de elastina substituída por colágeno e matriz proteica, que apresenta menor capacidade de acomodar a pressão da onda de pulso incidente[25,26] que, adicionada à perda da conexão entre elastina e células vasculares do músculo liso, podem aumentar a rigidez arterial[4,5].

A rigidez é a resistência oferecida por um corpo elástico à deformação[4]. O aumento da rigidez arterial é um fenômeno complexo caracterizado pela diminuição da complacência (distensibilidade) das grandes artérias. Seus índices são avaliados, não invasivamente, por parâmetros estruturais (espessura a íntima-média carotídea, diâmetro da artéria carótida ou placas carotídeas) ou parâmetros funcionais como a velocidade de onda de pulso (VOP) carotídea femoral, padrão-ouro na medida da rigidez arterial[2].

Essas modificações também podem estar associadas com a presença de marcadores inflamatórios, de biomarcadores, com fenômenos pró-aterogênicos e que participam na patogênese da lesão vascular[27,28]. Sugere-se que estes marcadores estejam elevados em todos os estágios da HA e ainda participem dos mecanismos de lesão vascular e aterosclerose, acelerando o processo de envelhecimento, ativação inflamatória e pró-aterogênico; contribuindo para o aumento dos desfechos cardiovasculares[22].

O marcador de rigidez aórtica mais robusto e bem estudado, a velocidade da onda de pulso carotídeo-femoral (VOPcf), mostrou um valor preditivo incremental para futuros eventos cardiovasculares e mortalidade por todas as causas além dos escores clássicos de risco e da pressão arterial, que é o principal determinante modificável da rigidez aórtica[21,29]. Embora diversas sociedades científicas tenham recomendado o uso da VOPcf na prática clínica com elevado nível de evidência e recomendação (IIA, A) para a identificação precoce do dano vascular, concorda-se que a simplificação da tecnologia e a pesquisa de novos métodos mais acessíveis para medir ou estimar a rigidez aórtica facilitaram sua incorporação na prática clínica[4,22,23,30,31].

A velocidade de onda de pulso fornece uma maneira direta e tangível de quantificar a rigidez arterial *in vivo*: quanto mais rígida a artéria, maior a VOP, que é expressa em m/s e é calculada em princípio como a razão da distância entre dois locais arteriais e o atraso no tempo do pulso entre eles (Figura 16.3)[4].

O principal alvo para as medidas de rigidez arterial é a aorta, por ser a artéria maior e mais elástica, assim como, a mais propensa ao desenvolvimento rigidez anormal, em resposta à exposição cumulativa à carga hemodinâmica e fatores de risco. A aorta mais rígida conduz as ondas, que viajam para frente e para trás em maior velocidade e, portanto, promovem uma chegada mais precoce da onda refletida, a qualquer distância, aos locais de reflexão/órgãos-alvo[4].

Essas estimativas da VOPcf mostraram fortes correlações com medições *in vivo* e incremento no papel preditivo, em comparação com os escores de risco tradicionais, especialmente, em pacientes com hipertensão não tratada[32].

Vlachopoulos et al.[29] em uma metanálise com 17 estudos, reportaram que valores elevados de VOP ($\geq$ 12 m/s) prediziam aumento de 102% no risco de mortalidade em decorrência de eventos cardiovasculares. Além disso, mostraram que o aumento de 1 m/s na VOP correspondeu ao

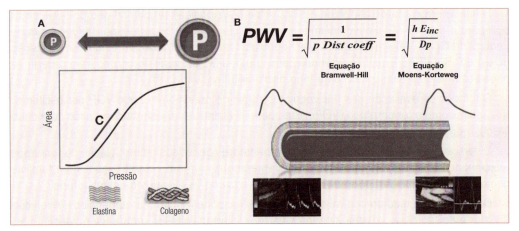

Figura 16.3 – Conformidade, distensibilidade e velocidade de onda de pulso[4].

A – Relação entre pressão intra-arterial e área, a curva que descreve a relação pressão/área é dependente do teor de elastina e de colágeno. Maior quantidade de elastina permite maior complacência/elasticidade e, maior quantidade de colágeno está associada à maior rigidez arterial. *B* – Em um modelo de tubo homogêneo, o coeficiente de distensibilidade, está teoricamente relacionado à velocidade de onda de pulso (VOP) via equação de Bramwell-Hill onde p é a densidade do sangue em relação inversa com a VOP e dist coeff é um fator de correção para idades entre 20 e 70 anos. Uma equação alternativa é a de Moens-Korteweg que relaciona VOP com complacência de parede (E_{inc} = módulo de elasticidade incremental, h = espessura de parede, d = diâmetro do lúmen). PWV = velocidade de onda de pulso.

incremento de 15% no risco cardiovascular. Tais dados levaram à inclusão da VOPcf, como parte da avaliação do risco cardiovascular, na atenção primária e secundária.

Quando a VOP aumenta, a somatória das ondas de reflexão retorna a raiz da aorta ainda na fase média ou final da sístole, produzindo elevação da pressão sistólica, com perda do incremento da pressão diastólica e alargamento da PP aórtica. Esse fenômeno pode ser totalmente esquecido ou subestimado pelas medições de PP na artéria braquial devido a duas razões: 1) a onda refletida tende a aumentar a pressão sistólica central em um grau maior que a pressão braquial; 2) a onda refletida, não apenas aumenta a pressão de pico central, mas, tem um efeito predominante na morfologia da forma de onda de pressão, com um componente sistólico médio a tardio pronunciado em relação à pressão sistólica e diastólica precoce, determinante chave das interações ventricular-vasculares anormais[33-35].

A VOPcf, atualmente o índice de rigidez arterial mais amplamente estudado, preenche os critérios para ser considerado um biomarcador clinicamente útil[23]. Ela é reprodutível, precisa e fácil de medir de maneira não invasiva, de acordo com um protocolo bem definido, especialmente útil para re-estratificar o risco dos indivíduos classificados como intermediário e nos mais jovens[4]. Especificamente para a HAS, representa não apenas danos a órgãos mediados por doenças, mas também um preditor de seu desenvolvimento[18].

Os estudos mais robustos mostram que a idade e a pressão arterial são os principais determinantes da rigidez arterial. No entanto, há a possibilidade de que outras variáveis, como o diabetes, as dislipidemias e a obesidade serem importantes atores nesse cenário complexo[36].

Assim sendo, um método que utiliza um escore clínico simples (escore SAGE: PAS, idade, glicemia e taxa de filtração glomerular estimada) é capaz de predizer os potenciais portadores de dano vascular precoce com base nessas variáveis clínicas aplicadas a um escore de pontos e, nesse casos, identificar os indivíduos que mais se beneficiariam da avaliação de VOP[37].

Levando em conta os aspectos étnicos e/ou de exposição ambiental que podem contribuir para o processo de envelhecimento arterial[13], a Liga de Hipertensão da Universidade Federal de Goiás, em parceria com Vlachopoulos[37], está conduzindo um estudo de validação do escore SAGE no Brasil, facilitando assim, a utilização da VOP de acordo com o perfil da populaçãonacional e utilizando o método oscilométrico.

O método de avaliação dos parâmetros centrais de pressão arterial e VOP por oscilometria, assim como o tonométrico (VOPcf), também é validado e apresenta correlação com dano vascular precoce[38].

Diversos estudos mostraram a influência de fatores genéticos na modulação de fenótipos relacionados à rigidez arterial[39,40]. Concomitantemente, inúmeras investigações com famílias demonstraram herança moderada (21-66%) para traços associados à rigidez arterial[41,42].

Desse modo, a medida central da pressão arterial pode resultar em benefícios em relação à maior precisão para o diagnóstico da hipertensão arterial, maior segurança na decisão terapêutica e melhor definição do prognóstico[43,44].

A implantação das medidas da rigidez arterial na prática clínica podem auxiliar, também, na escolha das opções terapêuticas mais apropriadas para controlar a HAS e os fatores de risco associados, por efeitos sinérgicos, para reduzir ainda mais o risco residual e reforçar a proteção cardiovascular[45].

■ Efeitos da rigidez arterial em órgãos-alvo

O aumento na rigidez arterial está associado a eventos cardiovasculares como infarto do miocárdio, acidente vascular encefálico e doença renal crônica[46,47].

Acredita-se que a fisiopatologia da rigidez arterial seja multifatorial, incluindo hormônio, inflamação, disfunção endotelial e estresse de cisalhamento por fatores de risco como hipertensão arterial, dislipidemia, doença renal crônica e diabetes *mellitus*[47].

As medidas de rigidez aórtica e dos valores centrais da PA, e o seu aumento, demonstraram forte correlação com doença cardiovascular (DCV) e lesões em órgãos-alvo (LOA)[12,20,48-53]. A elevação desses parâmetros centrais está associada a carga pulsátil excessiva no coração, o que contribui para um aumento de massa e redução da tensão longitudinal do ventrículo esquerdo (VE)[54-56]. Nessas mesmas condições, lesões microvasculares em órgãos de alto fluxo como o cérebro e os rins também são evidenciadas, sugerindo que órgãos de baixa impedância tenham seus pequenos vasos danificados, quando expostos a elevados níveis de pressão e pulsatilidade[57].

Mesmo em indivíduos saudáveis, a medida dos parâmetros centrais foi capaz de prever eventos cardiovasculares futuros e melhorar a classificação de risco após o ajuste para outros fatores de risco estabelecidos, reduzindo, portanto lesões em órgãos nobres como coração, cérebro e rim[20].

A maioria dos escores de previsão de risco para eventos cardiovasculares futuros, como o Framingham Risk Score (FRS) e a avaliação sistemática de risco coronariano (SCORE), incorpora a PA em suas variáveis[58]. No entanto, devido à necessidade de simplicidade dos escores, o desempenho preditivo geral é subótimo[59]. Essa limitação incentivou pesquisas para a investigação e implementação da VOP nos escores como Framingham e SCORE, associados ou influenciados pela HAS, a fim de preencher a lacuna de risco residual perdida, bem como, melhorar a individualização do risco de DCV. Foi evidenciado que, mesmo a medidas de aterosclerose, aumenta significativamente o valor preditivo para desfechos cardiovasculares, permitindo, portanto, a reclassificação do risco CV dos indivíduos e posterior melhora do prognóstico[23,60-63]. Logo, a VOP elevada em um indivíduo com fator de risco CV intermediário é capaz de mudar a estratégia de abordagem terapêutica.

Apesar de ainda não existirem muitos estudos que comprovando que a redução da pressão central possa trazer algum benefício adicional no seu uso para além da redução da PA braquial, os dados do estudo CAFE apontam para essa possibilidade de proteção adicional[64].

■ Rigidez arterial e doenças cerebrovasculares

A doença cerebrovascular pode ser amplamente dividida em duas categorias: acidente vascular encefálico microvascular e macrovascular. As doenças microvasculares cerebrais incluem infarto lacunar, lesões de alta intensidade da substância branca e hemorragia intracerebral, que são frequentemente observadas nas regiões perfundidas por artérias perfurantes profundas[65].

Recentemente, a rigidez aórtica tem sido associada a um risco aumentado de danos à estrutura microvascular e à função de vários órgãos-alvo, incluindo os rins e o cérebro[50,66-68]. Vários fatores, incluindo barreira hematoencefálica e disfunção endotelial, hipertensão arterial, dislipidemia, diabetes *mellitus* e tabagismo, contribuem para a doença microvascular cerebral em adultos mais velhos; no entanto, os mecanismos pelos quais a rigidez aórtica leva à disfunção cognitiva são complexos e ainda incompletamente compreendidos. O cérebro é caracterizado por alto fluxo, o que requer baixa impedância microvascular[69].

Com base na lei de Ohm, o fluxo médio para um leito vascular é igual a pressão arterial média (PAM) dividido pela resistência periférica; se os vasos de resistência constringem ou remodelam em resposta a um aumento na PP sem alteração na PAM, a resistência aumentará e o fluxo médio cairá[70]. Assim, o aumento de PP com PAM inalterado ou em queda, como geralmente ocorre além de 60 anos[71], poderia interferir na autorregulação do fluxo sanguíneo em órgãos críticos, como o cérebro e os rins[57].

A variabilidade acentuada da pressão arterial é comum em pessoas idosas e pode sensibilizar ainda mais o cérebro em relação à sua capacidade de autorregulação e/ou vasoreatividade[72].

Maior variabilidade da PA pela MAPA de 24 horas foi associada à doença cerebral de pequenos vasos mais prevalente em adultos hipertensos[73].

Vários estudos encontraram associação lesões encefálicas microvasculares com elevações da VOP aórtica e da PA[51,74-76]. Do ponto de vista fisiopatogênico, com o enrijecimento da aorta a pulsação da PA em grandes artérias se torna maior; assim, um estresse pulsátil mais alto é imposto às frágeis paredes microvasculares, o que resulta em lesão microvascular e, eventualmente, causa acidente vascular encefálico isquêmico ou hemorrágico[65].

Com relação às lesões macrovasculares, estudos demonstraram que a VOP aórtica é um preditor independente de acidente vascular encefálico fatal[77].

A idade é um poderoso preditor de declínio cognitivo e demência, incluindo a doença de Alzheimer. A maioria dos estudos conduzidos até o momento, mostra uma correlação positiva entre a VOP e o comprometimento cognitivo[68,78-80], mas resultados inconsistentes são observados na previsão da demência. Trabalhos recentes sugerem que o aumento da rigidez aórtica pode contribuir para o componente inexplicável do declínio da função cerebral com a idade[51].

■ CAPÍTULO 16

Estudo realizado por ROUCH et al., 2018, mostrou que indivíduos com comprometimento cognitivo leve (CCL) e VOP elevada tiveram um maior risco de demência. Essa correlação foi independente de idade, sexo, nível educacional, pressão arterial periférica, doenças CV e índice de massa corpórea. A rigidez arterial pareceu ser um determinante independente de conversão de CCL em demência[66,81].

Maior rigidez aórtica e pulsatilidade do fluxo carotídeo foram associadas com doença de pequenos vasos no cérebro, incluindo maior prevalência de infartos subcorticais, maior volume da substância branca e menores volumes cerebrais[51].

Outros estudos demonstraram relações semelhantes de rigidez aórtica com micro-sangramentos cerebrais e espaços perivasculares dilatados ou Virchow-Robin[82-84].

Como as terapias atuais para tratar o comprometimento neurocognitivo avançado e a neurodegeneração são relativamente ineficazes, as intervenções projetadas para modificar os fatores vasculares, que se concentram na função vascular e vascular cerebrovascular, podem representar uma oportunidade crítica para prevenir ou retardar o comprometimento da memória e o início da doença de Alzheimer[69].

■ Rigidez arterial e doença renal crônica

Os rins são expostos a um volume extraordinário de fluxo sanguíneo, por meio de uma ampla gama de condições hemodinâmicas. A resistência vascular relativamente baixa, que permite uma taxa de fluxo tão alta, também torna os rins vulneráveis ao barotrauma, pois são suscetíveis aos aspectos pulsáteis da pressão arterial e do fluxo sanguíneo. Em particular, a pulsatilidade excessiva na pressão arterial danifica o glomérulo, resultando em proteinúria e perda da função renal[85] com posterior prejuízo na desregulação do metabolismo ósseo e mineral[86].

No que diz respeito à rigidez arterial, estudos mostram que declínios na função renal estão associados aos fatores à elevação da rigidez arterial, o que, por sua vez, promove mais perda de função renal[21].

Estudos demonstram que, na doença renal crônica (DRC) estabelecida, a VOP aumenta, particularmente quando a função renal diminui, sendo que esse mesmo parâmetro se intensifica mais ainda quando o paciente for diabético[87].

Pouco se sabe sobre o papel da rigidez arterial na perda progressiva da função renal em pacientes com DRC estabelecida, embora o estado vasodilatador do rim sugira que seria uma influência importante[88]. Porém, o estudo CRIC mostrou que a VOP aórtica foi um preditor independente de morte e progressão da DRC. Seus resultados também sugerem que a redução da rigidez da aorta pode ser benéfica nessa população com alto risco de morte e progressão da DRC[89].

O enrijecimento da aorta tem forte influência na hipertrofia ventricular esquerda e isquemia coronariana, o que pode explicar o aumento da mortalidade cardiovascular observado em estudos longitudinais[90-92]. Em estudos que incorporam a VOP aórtica prospectivamente, até metade das mortes ocorrem por causas não cardiovasculares[29]. Embora os mecanismos que ligam as medidas de rigidez arterial a todas as causas da morte, ainda estejam por determinar, é provável que processos patogênicos comuns, como inflamação, envelhecimento e estresse oxidativo contribuam, tanto para a rigidez arterial, quanto para a morte por causas não cardiovasculares[29].

A rigidez arterial é um fator contribuinte, independente da pressão arterial na DRC incidente, causando morbidade e mortalidade substancial, mostrando então, que o tratamento de pacientes com insuficiência renal vai além do tratamento da pressão arterial. Quando o foco terapêutico se estende para a redução da rigidez arterial, seu valor preditivo mostrou ser independente na redução de morte por todas as causas naqueles com DRC terminal. Contudo, a evidência do seu valor prognóstico, baseado na redução da VOP ainda é limitada[89].

■ Rigidez arterial e doenças cardiovasculares

Até o momento, vários estudos prospectivos de coorte observacional foram realizados para investigar a capacidade preditiva dos índices centrais da PA para eventos cardiovasculares. A maioria dos dados atualmente disponíveis indica que os parâmetros centrais como pressão sistólica central (PASc), PP central, augmentation index (Aix) e pressão de pulso amplificada (PPA), além da VOP, podem prever os desfechos CV com mais precisão e de modo independente do que PA braquial, particularmente, em populações de risco[93].

Grandes estudos epidemiológicos têm associado a amplificação da PP central com a incidência de desfechos cardiovasculares. Dentre eles o estudo PARTAGE incluiu 1126 idosas e mostrou que a amplificação reduzida da PP esteve associada à presença de doença CV e, sendo, portanto, um preditor de risco independente de mortalidade CV e total[94,95].

O aumento da rigidez de grandes artérias é capaz de interagir na relação ventrículo arterial. O retorno precoce das ondas refletidas impactam na elevação da pressão sistólica central com picos de estresse na parede do ventrículo esquerdo, afetando o seu remodelamento e causando fibrose, disfunção diastólica e pressão de perfusão coronariana e uma diminuição na área sob a curva de pressão na diástole, que é um determinante chave do fluxo sanguíneo coronariano[96] (Figura 16.4).

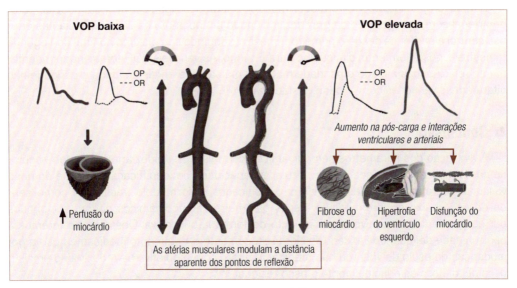

Figura 16.4 – Consequência cardíacas da rigidez arterial[4].

OP = onda de progressão; OR = onda de reflexão; VOP = velocidade de onda pulso.

Tais achados têm associação independente com a disfunção diastólica e atrial, aumentando o risco de insuficiência cardíaca e fibrilação atrial repectivamente[34,35,97]. Principalmente quando associada ao avanço da idade, hipertensão e obesidade, a elevação da rigidez da aorta contribui para a insuficiência cardíaca com fração de ejeção preservada[98].

O aumento progressivo da rigidez arterial e resistência vascular acelera a velocidade das ondas refletidas com consequente aumento nas PASc e redução do componente diastólico central; em consequência se observa redução do fluxo da aorta ascendente para as artérias coronárias e, desse modo, aumenta a predisposição dos hipertensos à isquemia miocárdica[65]. Esse risco pode ser aumentado ainda mais pela presença de estenose coronária aterosclerótica[99] e/ou hipertrofia ventricular esquerda com aumento da demanda de oxigênio[100]. Obviamente, são necessários mais estudos para investigar a ligação crucial entre o fluxo pulsátil aórtico e coronário.

■ Rigidez arterial e gravidez

Durante a gestação, dadas as necessidades metabólicas, ocorre uma elevação do fluxo vascular placentário com redução da sua resistência. Situação semelhando aos vasos renais, porém em menores proporções[101].

Em resposta à redução da resistência e tônus vascular sistêmico, e para evitar o aumento da PP sob elevação do volume sistólico e frequência cardíaca, a placenta reduz a rigidez arterial. Alterações esdas que se iniciam nas primeiras semanas de uma gestação normal[102,103].

Por outro lado, na doença hipertensiva específica da gestação, ocorre aumento da rigidez arterial[101]. Uma metanálise[104] demonstrou que a VOP carotídeo-femoral é aumentada precocemente em mulheres que subsequentemente desenvolvem pré-eclâmpsia ou retardo de crescimento intrauterino.

Estudo longitudinal de Wowern et al. mostrou alterações significativas na rigidez da parede arterial com a progressão da gravidez, indicando um aumento da complacência nas artérias central e periférica desde o primeiro trimestre, atingindo seu máximo no final do segundo trimestre e, posteriormente, diminuindo para o termo. As variáveis VOP foram independentemente relacionadas à idade e paridade materna, mas as diferenças de idade e paridade não alteraram as variações com a idade gestacional[105,106].

■ Conclusão

A avaliação dos parâmetros hemodinâmicos centrais e de rigidez arterial adiciona acuraria na estratificação de risco cardiovascular e capacidade de identificação precoce do dano vascular, sobretudo naqueles indivíduos classificados, pelo modelo tradicional, como sendo de risco baixo ou intermediário. Esses parâmetros hemodinâmicos podem ser obtidos por equipamentos disponíveis no momento de forma não invasiva. Desse modo teremos a oportunidade de, quando indicado, iniciar precocemente o tratamento medicamentoso e por mudanças de estilo de vida (ou não medicamentoso) com o objetivo de reduzir ainda mais o risco absoluto, mas principalmente o risco residual[15,45].

Dessa maneira, a medida central da PA se apresenta como método promissor, em termos de melhor correlação com eventos cardiovasculares[107] e já se encontra recomendada em vários *guidelines* como ferramenta útil na re-estratificação do risco cardiovascular e para uma avaliação mais individualizada do[108-110].

Esses novos parâmetros hemodinâmicos de grande importância podem ser obtidos por equipamentos disponíveis no mercado por meio de métodos não invasivos.

Ainda, com a possibilidade de identificar os valores de pressão arterial, tanto periféricos, quanto centrais e também, a análise de rigidez arterial e de resistência vascular, o médico tem em suas mãos a possibilidade de um entendimento mais detalhado não somente do risco como também do perfil hemodinâmico e, dessa forma, uma possibilidade de estabelecer estratégias mais adequadas para o tratamento[9,45,111].

■ Referências

1. Borges JL. Manual de Cardiogeriatria, 2018. 4th ed. pp.17-18.
2. Lanzer P, Manfred B, Sorribas V, Thiriet M, Janzen J, Zeller T, et al. Medial vascular calcification revisited: review and perspectives.Eur Heart J. 2014; 35:1515-1525.
3. Nichols WW. Clinical measurement of arterial stiffness obtained from noninvasive pressure waveforms. Am J Hypertens. 2005; 18(1-2):3-10.
4. Chirinos JA, Segers P, Hughes T, Townsend T. Large-artery stiffness in health and disease. JACC.2019; 74(9):1237-1263.
5. Brandão A, Amodeo C, Alcântara C, Barbosa E, Nobre F, Pinto F, et al. I posicionamento luso brasileiro de pressão arterial central. Arq Bras Cardiol. 2017; 108(2):100-108.
6. Papakatsikaa S, Staboulib S, Antzaa S, Kotsisa V. Early vascular aging: a new target for hypertension treatment. Curr Pharm Des. 2016;22(1):122-126.
7. Nilsson PM, Lurbe E, Laurent S. The early life origins of vascular ageing and cardiovascular risk: the EVA syndrome. J I Iypertens. 2008; 26:1049–1057.
8. Nichols WW, O'Rourke MF, Vlachopoulos C. McDonald's Blood Flow in Arteries; Theoretical, Experimental And Clinical Principles. 2011. 6th ed. 55.
9. Laurent S, Cockcroft J, Van Bortel L, Boutouyrie P, Giannattasio C,Hayoz D, et al. Expert consensus document on arterial stiffness: methodological issues and clinical applications. Eur Heart J. 2006;27:2588–2605.
10. Mattace-Raso FUS, Hofman A, Verwoert GC, Witteman JCM, Wilkinson I, Cockcroft J. Reference values for carotid-femoral pulse wave velocity in the reference values for arterial stiffness' collaboration database. Eur Heart J. 2010;31:2338–2350.
11. Laurent S, Boutouyrie P, Asmar R, Gautier I, Laloux B, Guize L, et al. Aortic stiffness is an independent predictor of all-cause and cardiovascular mortality in hypertensive patients. Hypertension. 2001;37:1236–1241.
12. Boutouyrie P, Tropeano AI, Asmar R, Gautier I, Benetos A, Lacolley P, et al. Aortic stiffness is an independent predictor of primary coronary events in hypertensive patients: a longitudinal study. Hypertension. 2002;39:10–15.
13. Mitchell GF, Hwang SJ, Vasan RS, Larson MG, Pencina MJ, Hamburg NM, et al. Arterial stiffness and cardiovascular events: the Framingham Heart Study. Circulation. 2010;121:505–511.
14. Cunha PG, Cotter J, Oliveira P, Vila I, Boutouyrie P, Laurent S, et al. Pulse wave velocity distribution in a cohort study: from arterial stiffness to early vascular aging. J Hypertens. 2015;33:1438–1445.
15. Cunha PG, Boutouyrie P, Nilsson PM, Laurent S. Early Vascular Ageing (EVA): definitions and clinical applicability. Curr Hypertens Rev. 2017;13:8–15.
16. Chirinos JA, Khan A, Bansal N, Dries DL, Feldman HI, Ford V, et al. Arterial stiffness, central pressures, and incident hospitalized heart failure in the chronic renal insufficiency cohort study. Circ Heart Fail. 2014; 7:709–716.
17. Kario K, Kanegae H, Oikawa T, Suzuki K. Hypertension is predicted by both large and small artery disease. Hypertension. 2019; 73(1):75-83.
18. Nilsson PM, Boutouyrie P, Laurent S. Vascular aging: A tale of EVA and ADAM in cardiovascular risk assessment and prevention. Hypertension. 2009; 54(1):3-10.
19. Kaess BM, Rong J, Larson MG, Hamburg NM, Vita JA, Levy D, et al. Aortic stiffness, blood pressure progression, and incident hypertension. JAMA. 2012; 308:875–881.
20. Payne RA, Wilkinson IB, Webb DJ. Arterial stiffness and hypertension: emerging concepts. Hypertension. 2010; 55:9–14.
21. Ben-Shlomo Y, Spears M, Boustred C, May M, Anderson SG, Benjamin EJ, et al. Aortic pulse wave velocity improves cardiovascular event prediction: an individual participant meta-analysis of prospective observational data from 17,635 subjects. J Am Coll Cardiol. 2014; 63:636–646.

22. Townsend RR, Wilkinson IB, Schiffrin EL, Avolio AP, Chirinos JA, Cockcroft JR, et al. Recommendations for improving and standardizing vascular research on arterial stiffness: a scientific statement from the American Heart Association. Hypertension. 2015;66(3):698-722.

23. Vlachopoulos C, Xaplanteris P, Aboyans V, Brodmann M, Cifkova R, Cosentino F, et al. The role of vascular biomarkers for primary and secondary prevention. A position paper from the European Society of Cardiology Working Group on peripheral circulation: Endorsed by the Association for Research into Arterial Structure and Physiology (ARTERY) Society. Atherosclerosis. 2015;241(2):507-532.

24. Mitchell GF, Wang N, Palmisano JN, Larson MG, Hamburg NM, Vita JA, et al. Hemodynamic correlates of blood pressure across the adult age spectrum: noninvasive evaluation in the Framingham Heart Study. Circulation. 2010; 122:1379-1386.

25. McEniery CM, Spratt M, Munnery M, Yarnell J, Lowe GD, Rumley A, et al. An analysis of prospective risk factors for aortic stiffness in men: 20-year follow-up from the Caerphilly prospective study. Hypertension. 2010;56(1):36-43.

26. Laurent S. Defining vascular aging and cardiovascular risk. J Hypertens. 2012; 30 Suppl:3-8.

27. Tsioufis C, Dimitriadis K, Selima M, Thomopoulos C, Mihas C, Skiadas I, et al. Low-grade inflammation and hypoadiponectinaemia have an additive detrimental effect on aortic stiffness in essential hypertensive patients. Eur Heart J. 2007;28(9):1162-1169.

28. Nigam A, Mitchell GF, Lambert J, Tardif JC. Relation between conduit vessel stiffness (assessed by tonometry) and endothelial function (assessed by flow-mediated dilatation) in patients with and without coronary heart disease. Am J Cardiol. 2003;92(4):395-399.

29. Vlachopoulos C, Aznaouridis K, Stefanadis C. Prediction of cardiovascular events and all – cause mortality with arterial stiffness: a systematic review and meta-analysis. J Am Coll Cardiol. 2010; 55(13): 1318-1327.

30. Olsen MH, Angell SY, Asma S, Boutouyrie P, Burger D, Chirinos JA, et al. A call to action and a lifecourse strategy to address the global burden of raised blood pressure on current and future generations. The Lancet Commission on Hypertension.Lancet. 2016; 388(10060):2665-2712.

31. Williams B, Mancia G, Spiering W, Agabiti Rosei E, Azizi M, Burnier M, et al. 2018 ESC/ESH Guidelines for the management of arterial hypertension. Eur Heart J. 2018; 39(33):3021-3104.

32. Greve SV, Blicher MK, Kruger R, Sehestedt T, Gram-Kampmann E, Rasmussen S, et al. Estimated carotid--femoral pulse wave velocity has similar predictive value as measured carotid-femoral pulse wave velocity. J Hypertens. 2016; 34(7):1279-1289.

33. Weber T, Chirinos JA. Pulsatile arterial haemodynamics in heart failure. Eur Heart J. 2018; 39:3847–3854.

34. Chirinos JA. Deep phenotyping of systemic arterial hemodynamics in HFpEF (part 2): clinical and therapeutic considerations. J Cardiovasc Transl Res. 2017; 10:261–274.

35. Chirinos JA1, Segers P, Gillebert TC, Gupta AK, De Buyzere mL, De Bacquer D, et al. Arterial properties as determinants of time-varying myocardial estresse in humans. Hypertension. 2012; 60:64–70.

36. Alvim RO, Santos PCJL, Bortolotto LA, Mill JG, Pereira AC. Arterial Stiffness: Pathophysiological and Genetic Aspects. International Journal of Cardiovascular Sciences. 2017; 30(5):433-441.

37. Xaplanteris P, Vlachopoulos C, Protogerou AD, Aznaouridis K, Terentes-Printzios D, Argyris AA, et al. A clinical score for prediction of elevated aortic stiffness: derivation and validation in 3943 hypertensive patients. J Hypertens. 2019; 37(2):339-346.

38. Fagundes RR, Vitorino PV, Lelis ES, Jardim PCBV, Sousa ALL, Jardim TV, et al. Relationship between pulse wave velocity and cardiovascular biomarkers in patients with risk factors. Arq Bras Cardiol. 2019; ahead of print.

39. Camp NJ, Hopkins PN, Hasstedt SJ, Coon H, Malhotra A, Cawthon RM, et al. Genome-wide multipoint parametric linkage analysis of pulse pressure in large, extended Utah pedigrees. Hypertension. 2003;42(3):322-328.

40. DeStefano AL, Larson MG, Mitchell GF, Benjamin EJ, Vasan RS, Li J, et al. Genome-wide scan for pulse pressure in the National Heart, Lung and Blood Institute's Framingham Heart Study. Hypertension. 2004;44(2):152-155.

41. Atwood LD, Samollow PB, Hixson JE, Stern MP, MacCluer JW. Genome-wide linkage analysis of pulse pressure in Mexican Americans. Hypertension. 2001;37(2 Pt 2): 425-428.

42. Levy D, Larson MG, Benjamin EJ, Newton-Cheh C, Wang TJ, Hwang SJ, et al. Framingham Heart Study 100K Project: genome-wide associations for blood pressure and arterial stiffness. BMC Med Genet. 2007;8 Suppl 1:S3.

43. Sharman JE, Laurent S. Central blood pressure in the management of hypertension: soon reaching the goal? J Hum Hypertens. 2013;27(7):405-411.

44. Mitchell GF. Central pressure should not be used in clinical practice. Artery Res. 2015; 9:8-13.

45. Laurent S, Boutouyrie P, Cunha PG, Lacolley P, Nilsson PM. Concept of extremes in vascular aging from early vascular aging to supernormal vascular aging. Hypertension. 2019;74:218-228.

46. Zieman SJ, Melenovsky V, Kass DA. Mechanisms, pathophysiology, and therapy of arterial stiffness. Arterioscler Thromb Vasc Biol. 2005; 25:932-943.

47. Cavalcante JL, Lima JA, Redheuil A, et al. Aortic stiffness: current understanding and future directions. J Am Coll Cardiol. 2011; 55:1511-1522.
48. Cooper LL, Palmisano JN, Benjamin EJ, Larson MG, Vasan RS, Mitchell GF, et al. Microvascular function contributes to the relation between aortic stiffness and cardiovascular events: The Framingham Heart Study. Circ Cardiovasc Imaging. 2016; 9(12).
49. Cooper LL, Rong J, Benjamin EJ, Larson MG, Levy D, Vita JA, et al. Components of hemodynamic load and cardiovascular events: the Framingham Heart Study. Circulation. 2015; 131:354-361.
50. Cooper LL, Woodard T, Sigurdsson S, van Buchem MA, Torjesen AA, Inker LA, et al. Cerebrovascular damage mediates relations between aortic stiffness and memory. Hypertension. 2016; 67(1):176-182.
51. Mitchell GF, van Buchem MA, Sigurdsson S, Gotal JD, Jonsdottir MK, Kjartansson O, et al. Arterial stiffness, pressure and flow pulsatility and brain structure and function: the Age, Gene/Environment Susceptibility--Reykjavik study. Brain. 2011; 134:3398-3407.
52. Woodard T, Sigurdsson S, Gotal JD, Torjesen AA, Inker LA, Aspelund T, et al. Mediation analysis of aortic stiffness and renal microvascular function. J Am Soc Nephrol. 2015; 26:1181-1187.
53. Woodard T, Sigurdsson S, Gotal JD, Torjesen AA, Inker LA, Aspelund T, et al. Segmental kidney volumes measured by dynamic contrast-enhanced magnetic resonance imaging and their association with CKD in older people. Am J Kidney Dis. 2015; 65:41-48.
54. Bell V, McCabe EL, Larson MG, Rong J, Merz AA, Osypiuk E, et al. Relations between aortic stiffness and left ventricular mechanical function in the community. J Am Heart Assoc. 2017; 6(1).
55. Bell V, Sigurdsson S, Westenberg JJ, Gotal JD, Torjesen AA, Aspelund T, et al. Relations between aortic stiffness and left ventricular structure and function in older participants in the age, gene/environment susceptibility--Reykjavik Study. Circ. Cardiovasc Imaging. 2015; 4(8).
56. Kaess BM, Rong J, Larson MG, Hamburg NM, Vita JA, Cheng S, et al. Relations of central hemodynamics and aortic stiffness with left ventricular structure and function: The Framingham Heart Study. J Am Heart Assoc. 2016; 5(3).
57. Mitchell GF. Effects of central arterial aging on the structure and function of the peripheral vasculature: implications for end-organ damage. J Appl Physiol. 2008; 105:1652-1660.
58. Damen JA, Hooft L, Schuit E, Debray TP, Collins GS, Tzoulaki I, et al. Prediction models for cardiovascular disease risk in the general population: systematic review. BMJ. 2016; 353:i2416.
59. Redon J. Global cardiovascular risk assessment: strengths and limitations. High BloodPress Cardiovasc Prev. 2016; 23(2):87-90.
60. Willum-Hansen T, Staessen JA, Torp-Pedersen C, Rasmussen S, Thijs L, Ibsen H, et al. Prognostic value of aortic pulse wave velocity as index of arterial stiffness in the general population. Circulation. 2006;113(5):664-670.
61. Boutouyrie P, Tropeano AI, Asmar R, Gautier I, Benetos A, Lacolley P, et al. Aortic stiffness is an independent predictor of primary coronary events in hypertensive patients: a longitudinal study. Hypertension. 2002;39(1):10-15.
62. Sehestedt T, Jeppesen J, Hansen TW, Wachtell K, Ibsen H, Torp-Pedersen C, et al. Risk prediction is improved by adding markers of subclinical organ damage to SCORE. Eur Heart J. 2010;31(7):883-891.
63. Mattace-Raso FU, van der Cammen TJ, Hofman A, van Popele NM, Bos mL, Schalekamp MA, et al. Arterial stiffness and risk of coronary heart disease and stroke: the Rotterdam Study. Circulation. 2006;113(5):657-663.
64. Williams B, Lacy PS, Thom SM, Cruickshank K, StantonA, Collier D,et al. Differential impact of blood pressure–lowering drugs on central aortic pressure and clinical outcomes principal results of the conduit artery function evaluation (CAFE) Study.Circulation. 2006;113:1213-1225.
65. Hashimoto J. Central hemodynamics for management of arteriosclerotic diseases. J Atheroscler Thromb. 2017; 24(8):765-778.
66. Pase MP, Himali JJ, Mitchell GF, Beiser A, Maillard P, Tsao C, et al. Association of aortic stiffness with cognition and brain aging in young and middle-aged adults: the Framingham Third Generation Cohort Study. Hypertension. 2016; 67:513-519.
67. Maillard P, Mitchell GF, Himali JJ, Beiser A, Tsao CW, Pase MP, et al. Effects of arterial stiffness on brain integrity in young adults from the Framingham Heart Study. Stroke. 2016; 47:1030–1036.
68. Tsao CW, Himali JJ, Beiser AS, Larson MG, DeCarli C, Vasan RS, et al. Association of arterial stiffness with progression of subclinical brain and cognitive disease. Neurology. 2016; 86:619–626.
69. Cooper LL, Mitchell GF. Aortic stiffness, cerebrovascular dysfunction, and memory. Pulse (Basel). 2016; 4(2-3):69-77.
70. Loutzenhiser R, Griffin K, Williamson G, Bidani A. Renal autoregulation: new perspectives regarding the protective and regulatory roles of the underlying mechanisms. Am J Physiol Regul Integr Comp Physiol. 2006; 290:R1153-R1167.
71. Franklin SS, Gustin W, Wong ND, Larson MG, Weber MA, Kannel WB,et al. Hemodynamic patterns of age--related changes in blood pressure. The Framingham Heart Study. Circulation. 1997; 96:308-315.

72. Mitchell GF. Aortic stiffness, pressure and flow pulsatility, and target organ damage. J Appl Physiol (1985). 2018; 125(6):1871-1880.
73. Filomena J, Riba-Llena I, Vinyoles E, Tovar JL, Mundet X, Castane X, et al. Short-term blood pressure variability relates to the presence of subclinical brain small vessel disease in primary hypertension. Hypertension. 2015; 66:634-640.
74. Henskens LH, Kroon AA, van Oostenbrugge RJ, Gronenschild EH, Fuss-Lejeune MM, Hofman PA, et al. Increased aortic pulse wave velocity is associated with silent cerebral small-vessel disease in hypertensive patients. Hypertension. 2008; 52:1120-1126.
75. Shrestha I, Takahashi T, Nomura E, Ohtsuki T, Ohshita T, Ueno H, et al. Association between central systolic blood pressure, white matter lesions in cerebral MRI and carotid atherosclerosis. Hypertens Res. 2009; 32:869-874.
76. Laurent S, Katsahian S, Fassot C, Tropeano AI, Gautier I, Laloux B, et al. Aortic stiffness is an independent predictor of fatal stroke in essential hypertension. Stroke. 2003; 34:1203-1206.
77. Li X, Lyu P, Ren Y, An J, Dong Y. Arterial stiffness and cognitive impairment. J Neurol Sci. 2017; 380:1-10.
78. Singer J, Trollor JN, Baune BT, Sachdev PS, Smith E. Arterial stiffness, the brain and cognition: a systematic review. Ageing Res Rev. 2014; 15:16-27.
79. Watfa G, Benetos A, Kearney-Schwartz A, Labat C, Gautier S, Hanon O, et al. Do arterial hemodynamic parameters predict cognitive decline over a period of 2 years in individuals older than 80 years living in nursing homes? The PARTAGE Study. J Am Med Dir Assoc. 2015; 16(7):598-602.
80. Rouch L, Cestac P, Sallerin B, Andrieu S, Bailly H, Beunardeau M, et al. Pulse wave velocity is associated with greater risk of dementia in mild cognitive impairment patients. Hypertension. 2018; 72(5):1109-1116.
81. Doubal FN, MacLullich AM, Ferguson KJ, Dennis MS, Wardlaw JM. Enlarged perivascular spaces on MRI are a feature of cerebral small vessel disease. Stroke. 2010; 41:450-454.
82. Patankar TF, Mitra D, Varma A, Snowden J, Neary D, Jackson A. Dilatation of the Virchow-Robin space is a sensitive indicator of cerebral microvascular disease: study in elderly patients with dementia. Am J Neuroradiol. 2005; 26:1512-1520.
83. Rouhl RP, van Oostenbrugge RJ, Knottnerus IL, Staals JE, Lodder J. Virchow-Robin spaces relate to cerebral small vessel disease severity. J Neurol. 2008; 255:692-696.
84. Hashimoto J, Ito S. Central pulse pressure and aortic stiffness determine renal hemodynamics: pathophysiological implication for microalbuminuria in hypertension. Hypertension. 2011; 58:839-846.
85. Coban M, Inci A, Yilmaz U, Asilturk E. The association of fibroblast growth factor 23 with arterial stiffness and atherosclerosis in patients with autosomal dominant polycystic kidney disease. Kidney Blood Press Res. 2018; 43:1160-1173.
86. Lioufas N, Hawley CM, Cameron JD, Toussaint ND. Chronic Kidney Disease and Pulse Wave VelocityÇ A Narrative Review. Int J Hypertens. 2019; 2019: 9189362.
87. Townsend RR, Anderson AH, Chirinos JA, Feldman HI, Grunwald JE, Nessel L, et al. Association of pulse wave velocity with chronic kidney disease progression and mortality: findings from the CRIC study (Chronic Renal Insufficiency Cohort). Hypertension. 2018; 71(6):1101-1107.
88. Townsend RR, Wimmer NJ, Chirinos JA, et al. Aortic PWV in chronic kidney disease: a CRIC ancillary study. Am J Hypertens. 2010; 23:282-289.
89. Sutton-Tyrrell K, Najjar SS, Boudreau RM, Venkitachalam L, Kupelian V, Simonsick EM, et al. Elevated aortic pulse wave velocity, a marker of arterial stiffness, predicts cardiovascular events in well-functioning older adults. Circulation. 2005; 111(25):3384-3390.
90. Kitahara T, Ono K, Tsuchida A, Kawai H, Shinohara M, Ishii Y, et al. Impact of brachial-ankle pulse wave velocity and ankle-brachial blood pressure index on mortality in hemodialysis patients.Am J Kidney Dis. 2005; 46:688-696.
91. Laurent S, Cockcroft J, Van Bortel L, Boutouyrie P, Giannattasio C, Hayoz D, et al. Expert consensus document on arterial stiffness: methodological issues and clinical applications. Eur Heart J. 2006; 27:2588-2605.
92. Hashimoto J, Ito S. Central blood pressure and prediction of cardiovascular events. Current Hypertension Reviews. 2012; 8:108-113.
93. Benetos A, Watfa G, Hanon O, Salvi P, Fantin F, Toulza O, et al. Pulse wave velocity is associated with 1-year cognitive decline in the elderly older than 80 years: The PARTAGE study. J Am Med Dir Assoc. 2012; 13(3): 239-243.
94. Finkler B, Eibel B, Barroso WS, Barbosa E. Arterial stiffness and coronary artery disease. J Cardiol & Cardiovasc Ther. 2019;14(3).
95. Kobayashi S, Yano M, Kohno M, Obayashi M, Hisamatsu Y, Ryoke T, et al. Influence of aortic impedance on the development of pressure-overload left ventricular hypertrophy in rats. Circulation. 1996; 94:3362-3368.
96. 97.Chirinos JA, Segers P, Duprez DA, Brumback L, Bluemke DA, Zamani P, et al. Late systolic central hypertension as a predictor of incident heart failure: the Multi-Ethnic Study of Atherosclerosis. J Am Heart Assoc. 2015;4(3).

97. Desai AS, Mitchell GF, Fang JC, Creager MA. Central aortic stiffness is increased in patients with heart failure and preserved ejection fraction. J Card Fail. 2009; 15:658-664.

98. Weber T, Auer J, O'Rourke MF, Kvas E, Lassnig E, Berent R, et al. Arterial stiffness, wave reflections, and the risk of coronary artery disease. Circulation. 2004; 109(2):184-189;

99. Hoffman JI, Buckberg GD. The myocardial oxygen supply:demand index revisited. J Am Heart Assoc. 2014; 3(1).

100. Tan I, Butlin M, Avolio A. Does increase in arterial stiffness and wave reflection precede development of placental-mediated complications in pregnancy? J Hypertens. 2018; 36:1029-1031.

101. Duvekot JJ, Cheriex EC, Pieters PA, Menheere PP, Peeters LH. Early pregnancy changes in hemodynamics and volume homeostasis are consecutive adjustments triggered by a primary fall in systemic vascular tone. Am J Obstet Gynecol. 1993; 169(6):1382-1392.

102. Melchiorre K, Sharma R, Thilaganathan B. Cardiac structure and function in normal pregnancy. Curr Opin Obstet Gynecol. 2012; 24(6):413-421.

103. Osman MW, Nath M, Breslin E, Khalil A, Webb DR, Robinson TG, et al. Association between arterial stiffness and wave reflection with subsequent development of placentalmediated diseases during pregnancy: findings of a systematic review and meta-analysis. J Hypertens. 2018; 36:1005-1014.

104. Wowern E, PerOlofsson K. Arterial stiffness in normal pregnancy as assessed by digital pulse wave analysis by photoplethysmography – A longitudinal study. Pregnancy Hypertension. 2019; 15:51-56.

105. Lucaa M, Giuliaa C, Claudiab F, Stephaniea C, Annalisaa A, Elsac V, et al. Arterial stiffness in normal pregnancy at 11–13 weeks of gestation and risk of late-onset hypertensive disorders of pregnancy. J Hypertens. 2019; 37(5):1018–1022.

106. Wang KL, Cheng HM, Sung SH, Chuang SY, Li CH, Spurgeon HA, et al. Wave reflection and arterial stiffness in the prediction of 15-year all-cause and cardiovascular mortalities: a community-based study. Hypertension. 2010;55(3):799-805.

107. Townsend RR, Wilkinson IB, Schiffrin EL, Avolio AP, Chirinos JA, Cockcroft JR, et al. Recommendations for improving and standardizing vascular research on arterial stiffness: a scientific statement from the American Heart Association. Hypertension. 2015;66(3):698-722.

108. Malachias MVB, Souza WKSB, Plavnik FL, Rodrigues CIS, Brandão AA, Neves MFT, et al. 7ª Diretriz Brasileira de Hipertensão Arterial. Arq Bras Cardiol.2016;107:1-83.

109. Williams B, Mancia G, Spiering W, Rosei EA, Azizi M, Burnier M,et al. 2018 ESC/ESH Guidelines for the management of arterial hypertension.Eur Heart J. 2018;39(33):3021-3104.

110. Mitchell GF. Does measurement of central blood pressure have treatment consequences in the clinical praxis? Curr Hypertens Rep. 2015;17(8):66.

Dados Obtidos com a MAPA e Significados Clínicos

Capítulo 17

- Ronaldo Altenburg Gismondi • Mario Fritsch Toro Neves
- Wille Oigman

Todo relatório de MAPA é acompanhado de um laudo descritivo do exame, incluindo informações se os achados são normais ou não. Mesmo assim, o médico solicitante deve ser capaz de interpretar os principais parâmetros apresentados pelo exame, a fim de obter mais informações para o prognóstico e de orientação ao tratamento, que a mera classificação do exame em "normal/anormal". A seguir, apresentamos os principais parâmetros da MAPA.

■ Média da pressão arterial

- Definição: média aritmética de todas as medidas.
- Utilidade:
  - Diagnóstico de hipertensão
  - Prognóstico
  - Orientação para o tratamento.

A média da PA é classificada nas 24 horas, horário de vigília e sono. Desde o trabalho pioneiro de Perloff et al., em 1983, a média de PA, nas três definições, é o parâmetro com correlação prognóstica mais consistente e direta[1]. A metanálise de Conen e Bamberg é o estudo de prognóstico geral da MAPA mais recente[2]. Foram incluídos 15 coortes, com um total de 19.771 participantes e um acompanhamento que variou de 1 a 11 anos. Os resultados mostraram um aumento de 27% no risco de eventos cardiovasculares a cada aumento de 10 mmHg na PA sistólica nas 24 horas, de modo independente da PA no consultório. Além disso, tanto a média da PA na vigília, como no sono foram preditoras do risco cardiovascular.

O valor da média da PA considerado normal é motivo de grande debate, assim como ocorre na PA de consultório. Para alguns, o normal é definido a parte do momento que os estudos mostram aumento do risco cardiovascular. O posicionamento do American College of Cardiology, define como média normal da PA nas 24 horas valores até 120 × 80 mmHg[3]. Mas, todas as demais diretrizes consideram como valores anormais os que estão expressos abaixo, incluindo as diretrizes brasileiras de MAPA VI[4].

Tabela 17.1 – Valores considerados anormais pela MAPA no período total de exame e em subperíodos[2,11-13]

Período	Valores anormais
24 horas	≥ 130/80
Vigília	≥ 135/85
Sono	≥ 120/70

Outro dado de fácil obtenção é a pressão de pulso, que em diversos trabalhos mostra boa relação com a rigidez vascular. Em um trabalho clássico, Verdecchia et al. mostraram aumento no risco de AVE quando a PP > 53 mmHg nas 24 horas[5]. Nobre e Mion também demonstraram que a área sob a curva da PA pode ter valor prognóstico, pois houve correlação com a massa ventricular esquerda em um grupo de pacientes[6].

Enquanto no prognóstico há vários trabalhos com MAPA, para guiar o tratamento há poucos estudos realizados. No ensaio clínico com maior amostra, Schrader et al. acompanharam 851 pacientes ao longo de cinco anos, comparando tratamento guiado pela PA de consultório *versus* pela MAPA[7]. Ao final, observaram que o grupo da MAPA obteve uma redução de 47% no risco de eventos cardiovasculares.

■ Descenso da PA sistólica durante o sono

- Definição: [(PA vigília – PA no sono) * 100]/PA nas 24 horas.
- Utilidade:
  - Diagnóstico de hipertensão arterial sistêmica;
  - Prognóstico;
  - Orientação para o tratamento.
- Classificação.

Tabela 17.2 – Classificação das possíveis variações entre as pressões na vigília e no sono[2]

Descenso presente	≥ 10 ≤ 20
Descenso ausente ou ascensão da PA	≤ 0
Atenuado	> 0 < 10
Descenso acentuado	> 20%

O trabalho pioneiro de O'Brien et al., em 1998, mostrou relação entre o risco de AVC e a queda da PA sistólica durante o sono[8]. Desde então, mesmo que de modo não unânime, a maior parte dos trabalhos tem mostrado que o descenso durante o sono da PA apresenta bom valor preditivo para complicações cardiovasculares. O perfil mais estudado é o que não apresenta o descenso fisiológico durante o sono representado por uma queda da PA de pelo menos 10%[9].

Além disso, o valor da PA no sono também é importante. Pacientes com PA na vigília normal e PA no sono aumentada, a chamada hipertensão no sono, apresentam pior prognóstico que os normotensos, mesmo que a média nas 24 horas fique normal[10]. Há diversos mecanismos fisiopatológicos envolvidos, como aumento da atividade simpática, disfunção autonômica, disfunção endotelial, excreção circadiana anormal do sódio, resistência insulínica e, com destaque, a apneia obstrutiva do sono (AOS). Pacientes que roncam e apresentam sonolência diurna devem ser avaliados por MAPA quanto à presença de hipertensão no sono. E o mesmo vale para o inverso: pacientes com hipertensão no sono devem realizar pesquisa de AOS.

O uso de medicação anti-hipertensiva ao deitar-se para dormir para induzir descenso durante o sono é tema ainda controverso, mas, estudo recente trouxe informação importante. Hermida et al., aleatorizaram 19.084 pacientes para tomada diária única matinal ou dividida em manhã/noite[11]. A estratégia com dose a noite mostrou melhor controle da PA e redução no risco cardiovascular, incluindo 56% a menos na mortalidade. O parâmetro com melhor correlação com prognóstico foi justamente a menor PA no sono no grupo com tomada dividida.

■ Ascensão matinal

- Definição: diferença entre a PAS matinal (média das pressões nas primeiras duas horas após o despertar) e a menor PAS durante o sono (média da pressão mais baixa e das pressões imediatamente antes e após a ela). Considerada anormal se > 20 mmHg.
- Utilidade: prognóstico.

A ascensão matinal é tema ainda controverso. Primeiro, na definição do horário ideal para cálculo. Segundo, porque nem todos os trabalhos mostram correlação com desfecho cardiovascular. A diretriz de MAPA da SBC não recomenda o uso da ascensão matinal como parâmetro para estabelecer prognóstico. Por outro lado, um trabalho recente com 1.073 hipertensos, acompanhados por uma média de 10 anos, mostrou que, tanto a ascensão matinal da PA sistólica, como da PA diastólica acima de 27/20 mmHg correlacionaram-se com quase o dobro da chance de eventos cardiovasculares[12]. A grande diferença desse estudo foi a definição de ascensão matinal, usando pontos de corte mais alto e definindo como média PA nas primeiras duas horas após acordar, menos média nas duas horas antes de acordar.

■ Cargas de pressão arterial

- Definição: percentual de medidas da PA (sistólica e diastólica) acima da meta. Pode ser calculada para 24 horas, vigília e sono.

Em comparação com a média da PA, a carga de pressão agrega pouco valor prognóstico. Por isso, a diretriz de MAPA da SBC[4] não recomenda sua utilização para estimativa do risco cardiovascular ou estabelecimento de diagnóstico e comportamento da pressão arterial.

■ Variabilidade da pressão arterial

- Definição: coeficiente de variação [(DP/média da PA)/100].

Ao contrário dos demais parâmetros, a variabilidade da PA apresenta diversas definições. A mais consagrada é o uso do desvio-padrão (DP) da média. Por outro lado, pesquisas recentes sugerem que novas fórmulas podem ser mais eficazes, como o coeficiente de variância e até mesmo a mais recente "variabilidade real média", do inglês ARV (*Average Real Variability*).

Em um trabalho clássico, um DP > 15 mmHg e um CV > 10,6% estiveram associados com maior risco de eventos cardiovasculares[13]. Outro trabalho, por sua vez, encontrou relação com valores de DP da PA sistólica no sono > 10,8 mmHg[14]. Estudos maiores, realizados na década seguinte, questionaram se o DP e o CV apresentavam valor prognóstico independente da média da PA. Por isso, novos parâmetros foram propostos[15]. O mais recente é o ARV, que se baseia em um cálculo matemático complexo para definir a variabilidade da PA nas 24 horas [16]. Em uma metanálise recente, o ARV mostrou correlação com o risco de eventos cardiovasculares independente das médias de PA e, no futuro, poderá ser o índice de escolha para avaliar a variabilidade da PA pela MAPA[17].

■ Conclusão

A média da PA nas 24 horas, o comportamento durante o sono e o descenso durante o sono são os parâmetros da MAPA com maior informação para prognóstico, diagnóstico e orientação do tratamento. Novos métodos de cálculo da ascensão matinal e da variabilidade da PA necessitam de estudos maiores para serem validados como rotina da realização da MAPA.

Tabela 17.3 – **Parâmetros obtidos pela MAPA: conceitos e valores de normalidae**

Parâmetro	Definição	Valor normal
Média PA - 24 horas - Vigília - Sono	Média aritmética da pressão arterial	< 130 × 80 mmHg < 135 × 85 mmHg < 120 × 70 mmHg
Descenso no sono	% de queda ou elevação da PA entre a vigília e o sono	10 a 20%
Ascensão matinal	Diferença entre a PAS matinal (média das pressões nas primeiras duas horas após o despertar) e a menor PAS durante o sono (média da pressão mais baixa e das pressões imediatamente antes e após a mais baixa)	< 20 mmHg
Cargas de pressão	Percentual de medidas da PA (sistólica e diastólica) acima da meta. Pode ser calculada para 24 horas, vigília e sono	< 50%
Variabilidade PA	Coeficiente de variação [(DP/média da PA)*100] ou Desvio-padrão	CV < 10,6% ou DP < 15 mmHg (24 horas)

PA = pressão arterial; CV = coeficiente de variação; DP = desvio padrão.

■ Referências

1. Perloff D, Sokolow M, Cowan R: The Prognostic Value of Ambulatory Blood Pressures. JAMA J Am Med Assoc 1983;249:2792–2798.
2. Conen D, Bamberg F: Noninvasive 24-h ambulatory blood pressure and cardiovascular disease: a systematic review and meta-analysis. J Hypertens 2008;26:1290–9.
3. Whelton PK, Carey RM, Aronow WS, Casey DE, Collins KJ, Dennison Himmelfarb C, et al.: 2017 ACC/AHA/AAPA/ABC/ACPM/AGS/APhA/ASH/ASPC/NMA/PCNA Guideline for the Prevention, Detec-

tion, Evaluation, and Management of High Blood Pressure in Adults: Executive Summary. Hypertension 2017;71:HYP.0000000000000066.

4. Nobre F, Mion Júnior D, Gomes MAM, Barbosa ECD, Rodrigues CIS, Neves MFT, Brandão AA A, AA, Feitosa AM, Machado CA, Poli-de-Figueiredo CE, Amodeo C, Forjaz CLM, Giorgi DMA C, EB, Lima Jr. E, Plavnik FL, Silva GV, Chaves Jr. H, Vilela-Martin JFV, Ribeiro JM, Gusmão JL, YugarToledo JC, Bortolotto LA, Scala LCN, Malachias MVB, Wajngarten M, Gus M, Passarelli Jr. O J, PCBV, Miranda RD, Paula RB, Ferreira-Filho SR, Andrade S, Geleilete TJM KV, Souza WKSB, Oigman W PR: Monitorização Residencial da Pressão Arterial e Monitorização Ambulatorial da Pressão Arterial. Arq Bras Cardiol 2018;110.

5. Verdecchia P, Schillaci G, Borgioni C, Ciucci A, Pede S, Porcellati C: Ambulatory pulse pressure: A potent predictor of total cardiovascular risk in hypertension. Hypertension 1998;32:983–988.

6. Nobre F, Mion D: Is the area under blood pressure curve the best parameter to evaluate 24-h ambulatory blood pressure monitoring data? Blood Press Monit 2005 [cited 2019 Nov 3];10:263–70.

7. Schrader J, Lüders S, Züchner C, Herbold M, Schrandt G: Practice vs. ambulatory blood pressure measurement under treatment with ramipril (PLUR Study): a randomised, prospective long-term study to evaluate the benefits of ABPM in patients on antihypertensive treatment. J Hum Hypertens 2000 [cited 2019 Nov 3];14:435–40.

8. O'Brien E, Sheridan J, O'Malley K: DIPPERS AND NON-DIPPERS. Lancet 1988;332:397.

9. de la Sierra A, Kario K, Cardoso CRL, O'Brien E, Salles GF, Hoshide S, et al.: Prognostic Effect of the Nocturnal Blood Pressure Fall in Hypertensive Patients. Hypertension 2016;67:693–700.

10. Fagard RH, Celis H, Thijs L, Staessen JA, Clement DL, De Buyzere ML, et al.: Daytime and nighttime blood pressure as predictors of death and cause-specific cardiovascular events in hypertension. Hypertens (Dallas, Tex 1979) 2008;51:55–61.

11. Hermida RC, Crespo JJ, Domínguez-Sardiña M, Otero A, Moyá A, Ríos MT, et al.: Bedtime hypertension treatment improves cardiovascular risk reduction: the Hygia Chronotherapy Trial. Eur Heart J 2019; DOI: 10.1093/eurheartj/ehz754

12. Coccina F, Pierdomenico AM, Cuccurullo C, Vitulli P, Pizzicannella J, Cipollone F, et al.: Prognostic value of morning surge of blood pressure in middle-aged treated hypertensive patients. J Clin Hypertens (Greenwich) 2019;21:904–910.

13. Eto M, Toba K, Akishita M, Kozaki K, Watanabe T, Kim S, et al.: Impact of blood pressure variability on cardiovascular events in elderly patients with hypertension. Hypertens Res 2005;28:1–7.

14. Verdecchia P, Angeli F, Gattobigio R, Rapicetta C, Reboldi G: Impact of Blood Pressure Variability on Cardiac and Cerebrovascular Complications in Hypertension. Am J Hypertens 2007;20:154–161.

15. Boggia J, Asayama K, Li Y, Hansen TW, Mena L, Schutte R: Cardiovascular risk stratification and blood pressure variability on ambulatory and home blood pressure measurement. Curr Hypertens Rep 2014;16:470.

16. Mena LJ, Maestre GE, Hansen TW, Thijs L, Liu Y, Boggia J, et al.: How many measurements are needed to estimate blood pressure variability without loss of prognostic information? Am J Hypertens 2014;27:46–55.

17. Mena LJ, Felix VG, Melgarejo JD, Maestre GE: 24-Hour Blood Pressure Variability Assessed by Average Real Variability: A Systematic Review and Meta-Analysis. J Am Heart Assoc 2017;6. DOI: 10.1161/JAHA.117.006895.

Produção de Relatórios

Capítulo 18

• Fernando Nobre

Em um relatório de MAPA de 24 horas é necessário que sejam considerados os seguintes aspectos[1]:

- Qualidade do procedimento;
- Pressões sistólicas/diastólicas;
- Variação da pressão arterial entre a vigília e o sono;
- Correlações entre as atividades realizadas, medicamentos utilizados e sintomas relatados durante o exame e variações da pressão arterial;
- Picos de pressão ou hipotensões;
- Outros eventuais aspectos observados;
- Conclusões.

Essas observações e análises são fundamentais para que a MAPA possa atender aos objetivos para que foi indicada.

Apesar de algumas poucas limitações ao seu emprego, o método está incorporado a nossa prática clínica diária e, por isso, devemos dispor desses dados como realidade.

Assim, vamos discutir, a seguir, os aspectos acima enumerados.

■ Qualidade do procedimento

De acordo com as VI Diretrizes Brasileiras para Utilização da Monitorização Ambulatorial da Pressão Arterial[2], o exame terá boa qualidade técnica e, portanto, validade para análise e avaliação dos propósitos para os quais foi indicado, quando obtivermos pelo menos 24 medidas válidas nas 24 horas, com, no mínimo, 16 medidas no período de vigília e 8 durante o sono.

O conjunto de normas recentemente apresentadas pelo grupo internacional de MAPA estabelece os seguintes critérios: mínimo de 20 medidas válidas na vigília e 7 no sono com 70% das medidas programadas nas 24 horas válidas.

Veja na Tabela 18.1 considerando os critérios de validade de acordo com as duas publicações citadas[2,3].

Tabela 18.1 – Critérios de validade para MAPA de acordo com os dois principais documentos referidos[2,3]

Documento	Número na vigília	Número na vigília	Total
VI Diretriz de MAPA[2]	16	8	24
Grupo de estudos em MAPA[3]	20	7	70% das medidas válidas

A Figura 18.1 exibe um exemplo de exame sem a qualidade mínima de validade recomendada para uma monitorização ambulatorial da medida de pressão arterial em 24 horas.

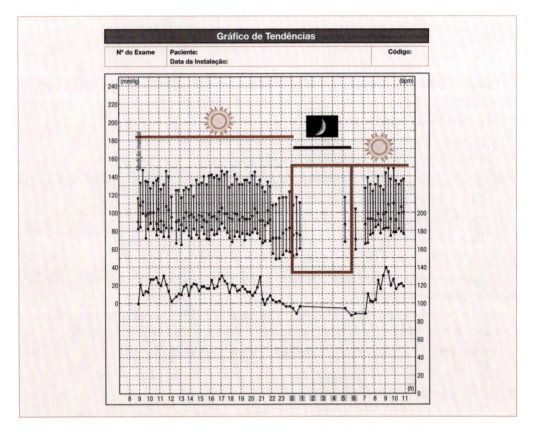

Figura 18.1 – MAPA com apenas quatro medidas de pressão arterial no período de sono.

Embora os números totais de registros de pressão estejam dentro de valores aceitáveis nesse período específico, não atende critérios mínimos recomendados.

É aconselhável que o número total das medidas seja distribuído homogeneamente nas 24 horas evitando-se, assim, que longos períodos fiquem sem registro embora o número em cada um deles esteja de conformidade com o recomendado.

Exames que não apresentarem esse número mínimo de medidas poderão ser considerados apropriados para análise desde que atendam a condições especiais para suas indicações, segundo juízo clínico.

■ Pressões sistólicas e diastólicas

As pressões arteriais sistólicas e a diastólicas devem ser avaliadas com o objetivo de se estabelecerem os valores máximo e mínimo de ambas nas 24 horas, além da obtenção das suas médias em igual período e em subperíodos tais como: vigília e sono.

Quando se tem o valor mínimo e máximo obtidos, pode-se definir com clareza esse intervalo de variação. Assim, se em determinada MAPA obtivermos pressões sistólicas entre 104 e 186 mmHg e pressões diastólicas entre 68 e 103 mmHg, estão definidos os valores limites de variação de ambas.

As médias de pressões obtidas nas 24 horas, por intermédio da MAPA, constituem-se no "padrão-ouro" dentre os parâmetros obtidos pelo método, por apresentarem as mais consistentes correlações de seus valores com lesões em órgãos-alvo[4-6], morbidade[7,8] e mortalidade[9,10].

São considerados valores anormais para as pressões arteriais sistólica e diastólica segundo as principais diretrizes para realização da MAPA[2,11-13] como pode ser observado na Tabela 18.2.

Tabela 18.2 – **Valores considerados anormais pela MAPA no período total de exame e em subperíodos**[2,11-13]

Período	Valores anormais
24 horas	≥ 130/80
Vigília	≥ 135/85
Sono	≥ 120/70

■ Variações da pressão arterial entre os períodos de vigília e o sono

O comportamento circadiano da pressão arterial tem características próprias nas 24 horas, mostrando uma elevação entre as 6 e 12 horas seguida de outra, porém menos intensa, no intervalo de 16 às 18 horas. Entre 12 e 16 horas observa-se ligeira queda seguida de maior redução no período de 18 às 24 horas. Entretanto, a partir dessa hora continua havendo diminuição da pressão atingindo-se o nadir aproximadamente duas horas após o início do sono. Depois desse instante ocorrerá aumento modesto, que se acentuará nos momentos que coincidem com o despertar, que pode, entretanto, em alguns indivíduos, ocorrer abrupta e acentuada elevação da pressão nessas circunstâncias. Esse fato, frequentemente denominado ascensão rápida da pressão ao despertar, se presente, poderá ter importância clínica[14,15].

Como descrito, espera-se observar uma queda fisiológica relativa da pressão arterial durante o período de sono, comparada à vigília. Há situações, entretanto, nas quais pode haver ausência, atenuação ou até inversão dessa queda fisiológica esperada da pressão arterial.

Indivíduos com essa característica, são denominados sem descenso (ou com descenso atenuado), sendo distinguidos daqueles com comportamento "normal" para estas condições, chamados de com descenso[16].

A ausência ou atenuação do descenso entre os períodos de vigília e sono como marcador de risco, foi, primeiramente, identificada por O'Brien[17], em 1988.

Verdecchia e colaboradores analisaram indivíduos que apresentaram quedas de pressão arterial sistólica/diastólica menores que 10%, entre os períodos de vigília e sono, tendo observado esse comportamento em 35% dos seus pacientes estudados[18].

Nos indivíduos onde não se observa o descenso fisiológico a massa do ventrículo esquerdo foi significativamente maior que naqueles cuja pressão arterial não se reduziu com valores iguais ou superiores a 10% entre os períodos de vigília e sono, especialmente as mulheres. A ocorrência percentual de eventos cardiovasculares, fatais ou não, entre com descenso e sem descenso avaliando o impacto dessa situação foi de 1,79 contra 4,99% respectivamente[19]. Esse estudo teve duração de sete anos e meio em 1.187 pacientes com hipertensão arterial primária.

Ainda outros estudos mostrando a forte, direta e consistente relação entre o padrão circadiano da pressão arterial avaliado pela MAPA e eventos cardiovasculares foi avaliada, reafirmando essas informações.

A prevalência da não queda de PA durante o sono foi analisada por vários estudos, sendo que os valores diversos obtidos podem ser creditados a diferentes critérios protocolares utilizados.

A relação entre as variações das pressões arteriais na vigília e no sono pode ser expressa por valores absolutos, relativos e percentuais como abaixo explicitado.

Absoluto:

Valor da PA de vigília – Valor da PA de sono = X mmHg.

Percentual:

Valor da PA na vigília – Valor da PA no sono $\times$ 100/Valor da PA na vigília = X %.

A maioria dos programas para obtenção dos dados da MAPA nos oferece o percentual direto de variação entre os dois períodos em questão.

A classificação das possíveis variações entre as pressões na vigília e no sono está expressa na Tabela 18.3.

Tabela 18.3 – **Classificação das possíveis variações entre as pressões na vigília e no sono**[2]

Descenso presente	$\geq 10 \leq 20$
Descenso ausente ou ascensão da PA	≤ 0
Atenuado	$> 0 < 10$
Descenso acentuado	$> 20\%$

■ Correlações entre as atividades realizadas, medicamentos utilizados, sintomas relatados e outros eventuais dados do diário de atividades

As atividades realizadas, medicamentos utilizados e sintomas eventualmente relatados durante o período da MAPA, têm um papel importante na análise dos dados obtidos com a monitorização da pressão arterial, principalmente quando se correlacionam esses aspectos com as variações ocorridas na pressão arterial, tanto sistólica, como diastólica.

É necessário que se obtenham informações, as mais precisas e detalhadas, por intermédio das anotações constantes do "Diário de Atividades" que instruirão o médico para o estabelecimento e interpretação dessas correlações.

Ao se analisar a atividade realizada, deve-se ter em mente, pelo menos as seguintes situações temporais: período de trabalho; repouso (inclusive e especialmente de sono); com horários, os mais precisos, em que o paciente adormeceu e despertou; refeições; eventuais exercícios físicos; outras atividades especiais como, por exemplo: relações sexuais, emoções etc.

De posse dessas informações pode-se estabelecer adequada e judiciosa comparação das pressões com as atividades desenvolvidas.

Uma das indicações da MAPA refere-se à avaliação da eficácia terapêutica das drogas anti-hipertensivas. Nesse sentido, é absolutamente necessário que o paciente haja anotado criteriosamente os horários exatos em que fez uso da(s) medicação(ões). Para mais precisa avaliação recomendamos que os pacientes portem as medicações que utilizam regularmente quando da retirada do equipamento e avaliação do diário de atividades.

A ocorrência de sintomas pode, também, ser fundamental na interpretação dos dados obtidos com a MAPA e o paciente deve ser igualmente alertado para que os anote (se houver), da maneira mais clara possível, incluindo obrigatoriamente: horário exato de ocorrência, atividade que desenvolvia nesse momento, tipo de sintoma, intensidade subjetiva dele.

■ Picos de pressão e episódios de hipotensão

Os picos de pressão são definidos como uma elevação de pelo menos duas ou três medidas, muito acima das médias de pressão observadas, prévia e posteriormente, que atingem um valor máximo em um determinado período de tempo (Figura 18.2).

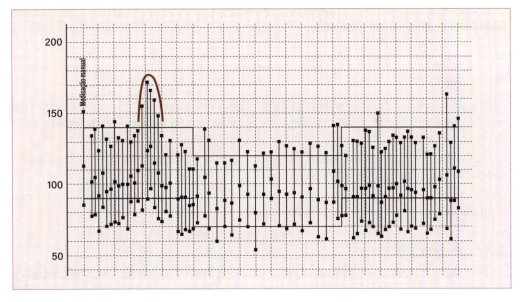

Figura 18.2 – **Pico de pressão.**
Fonte: Arquivo do autor.

Já os episódios de hipotensão são condições em que a pressão está substancialmente menor que as médias observadas nos registros da MAPA, sendo essa queda obrigatoriamente acompanhada de sintomas (Figura 18.3).

É importante diferenciar a presença de um artefato – em geral uma elevação pontual, isolada e incorreta da pressão arterial como pode ser observado na Figura 18.2.

Reduções ou elevações muito expressivas, porém isoladas da pressão arterial são, via de regra, artefatos que não deverão ser considerados.

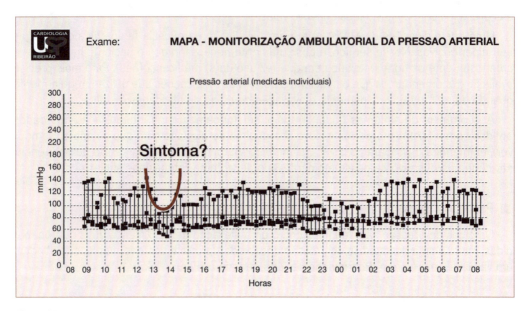

Figura 18.3 – Episódio de hipotensão.
Fonte: Arquivo do autor.

■ Outros dados

Há, ainda, possibilidade de análise de outros dados que eventualmente podem ser obtidos pela MAPA, como, por exemplo: as cargas de pressão, a variabilidade, a pressão de pulso e as áreas sob as curvas.

Esses parâmetros, apesar de terem importância na análise carecem de estudos que definam, com maior rigor, sua aplicabilidade.

As correlações com morbidade e mortalidade de cada uma dessas variáveis devem ser estabelecidas para suas mais amplas aplicações.

Cargas de pressão

Elas são definidas, de acordo com os critérios de White[20], como sendo o percentual de valores de pressão sistólica superiores a 140 mmHg durante a vigília e 120 mmHg durante o sono (cargas de pressão sistólicas) ou percentagem de valores maiores do que 90 e 80 mmHg respectivamente nos mesmos períodos, com relação a pressão diastólica.

As Cargas de Pressão, a despeito de restrições que têm particularmente para os valores próximos de 100%, representam igualmente às médias de pressão de 24 horas, um parâmetro capaz de refletir o comportamento da pressão arterial avaliado pela MAPA.

Nobre e Mion[21] demonstraram forte correlação entre as médias de pressão arterial e as cargas de pressão, quer sistólicas quer diastólicas (Figuras 18.4 e 18.5).

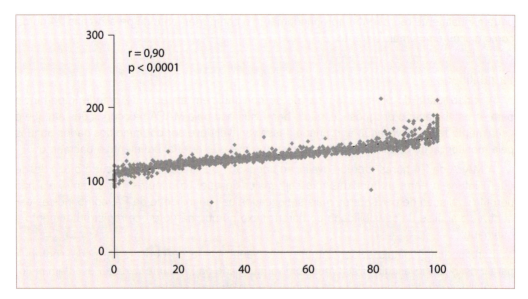

Figura 18.4 – Correlações entre as médias sistólicas de pressão de 24 horas e as cargas de pressão sistólica em igual período[21].

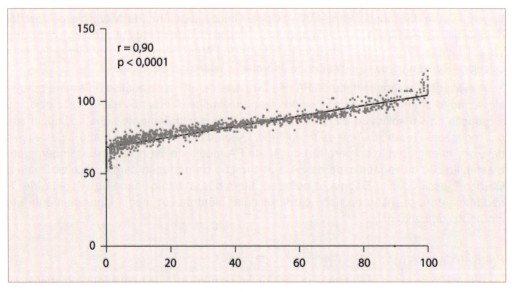

Figura 18.5 – Correlações entre as médias diastólicas de pressão de 24 horas e as cargas de pressão diastólica em igual período[21].

A despeito dessas correlações consistentes entre as médias e as cargas de pressão as limitações hoje apontadas para sua aplicação clínica estão relacionadas à falta de estudos que correlacionaram essa variável à morbidade e mortalidade, apesar de termos demonstrado, assim como outros autores, correlação entre valores de cargas de pressão e hipertrofia ventricular esquerda[21].

Há que se referenciar que, também, a análise das áreas sob as curvas de pressão, que podem igualmente representar apropriadamente o comportamento da pressão nas 24 horas, como discutiremos mais à frente.

Variabilidade

A variabilidade da pressão, apesar de se constituir em aspecto de grande importância para se estabelecer o prognóstico, não é bem estimada pela MAPA nas condições em que é usualmente feita. A avaliação apropriada dessa variável deve ser por meio dos dados obtidos pela monitorização continua capaz de registrar a pressão arterial batimento a batimento[22].

A MAPA de 24 horas oferece avaliação adequada da variabilidade de curto prazo desde que o intervalo entre as medidas não seja maior do que 15 minutos. No entanto, ela não permite avaliação de parâmetros mais sofisticados da variabilidade da PA, como índices espectrais e análise da sensibilidade do barorreflexo porque não oferece registro batimento a batimento[23].

Estudos longitudinais evidenciaram que a variabilidade de curto prazo pode contribuir para o risco cardiovascular. Pacientes com variabilidade da PA aumentada apresentam maior probabilidade de ter hipertensão do avental branco ou mascarada[24,25].

Mais recentemente, foi proposto um novo índice de variabilidade em curto prazo da PA – *average real variability* (ARV) que é uma representação mais confiável da variabilidade da série temporal que o desvio-padrão e pode ser menos sensível à baixa frequência de amostragem relativa dos monitores de MAPA. Os resultados sugerem que ARV acrescenta valor prognóstico para a MAPA e poderia auxiliar no uso de medidas terapêuticas para controlar a variabilidade da PA. Foi mostrado que 48 leituras de PA em 24 horas foram adequadas para calcular ARV sem perda significativa de informação sobre o prognóstico[26,27].

A avaliação da variabilidade da PA não faz parte da rotina de análise do exame porque ainda não existem valores estabelecidos de normalidade. Ainda não está estabelecido se a redução da variabilidade em curto prazo induzida por tratamento seria acompanhada por redução da mortalidade e da morbidade. Ou ainda, se o tratamento anti-hipertensivo deve ser orientado não só para a redução da PA média de 24 horas, mas também para a estabilização da variabilidade da PA e otimização da proteção cardiovascular. Dolan e O'Brien[28], assim como, Boggia et al.[29], ressaltam que a variabilidade da PA pela MAPA não aumenta a previsão de risco cardiovascular além da PA média, principalmente em indivíduos de baixo risco.

Pressão de pulso

A pressão de pulso (PP) tem sido considerada um importante marcador de prognóstico, particularmente para os pacientes com mais de 55 anos[30,31]. Cabe destacar, entretanto, que ela pode ser fortemente influenciada pela reação de alerta durante a visita médica, particularmente no que diz respeito à PA sistólica. Assim, a PP estimada pelas medidas de consultório pode ser superestimada. Verdecchia et al.[32] avaliaram 2010 pacientes pela MAPA e, de acordo com a distribuição da PP em *tercis*, encontraram taxas de risco para eventos cardiovasculares totais de: 1,19; 1,81 e 4,92, ao passo que para eventos fatais, as taxas foram de: 0,11, 0,17 e 1,23. Por esse estudo e para esse grupo de pacientes, os autores estratificaram como de alto risco os indivíduos que, pela MAPA, apresentaram pressão de pulso > 53 mmHg. Estudos prospectivos de apropriado delineamento são necessários para determinar, pela MAPA, o real significado prognóstico da PP na população em geral.

Áreas sob as curvas de pressão arterial

Esse dado passível de ser obtido pela MAPA tem merecido estudos em nosso Laboratório de MAPA, no Hospital das Clínicas da Faculdade de Medicina de Ribeirão Preto da Universidade de São Paulo.

As análises das áreas sob as curvas de pressões sistólica (ASCS) e diastólica (ASCD) apontam sólidas correlações entre as médias de pressões sistólica e diastólica com as áreas formadas sob as curvas de pressão.

Entretanto, com relação às ASCS e ASCD não foram identificadas as limitações relatadas na literatura com respeito às cargas de pressão, particularmente para os valores próximos de 100 %. As correlações das ASCS e ASCD com o índice de massa do ventrículo esquerdo foram tão consistentes quanto as obtidas com as médias de pressão arterial, em estudo conduzido em nosso serviço[17].

A Figura 18.6 mostra a correlação entre os valores das ASCS (em mmHg × h) e médias de pressão sistólica (em mmHg) com r = 0,89 e p < 0,0001.

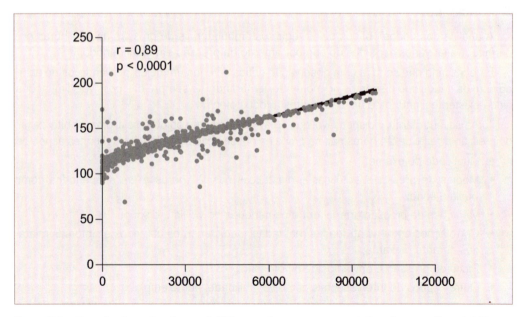

Figura 18.6 – Correlação entre áreas sistólicas sob as curvas e médias de pressões sistólicas.

Igualmente, a Figura 18.7 demonstra correlação consistente (r = 0,84 e p < 0,0001) entre as ASCD e as médias de pressão diastólica em aproximadamente 1.400 pacientes avaliados no Laboratório de MAPA da Divisão de Cardiologia do Hospital das Clínicas da Faculdade de Medicina de Ribeirão Preto da Universidade de São Paulo.

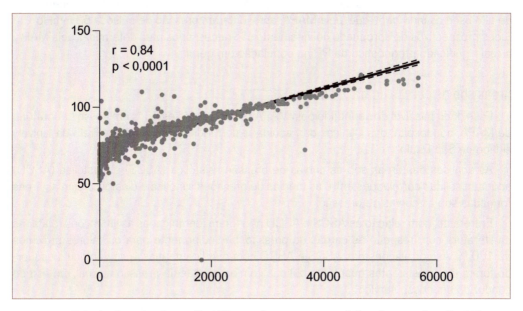

Figura 18.7 – Correlação entre áreas diastólicas sob as curvas e médias de pressões diastólicas.

■ Conclusões

A análise dos dados obtidos pelos registros ambulatoriais de pressão nas 24 horas nos permite avaliar vários aspectos do comportamento da pressão em igual período.

É necessário que se faça uma observação crítica de cada um deles, avaliando-os de acordo com os dados que dispomos no momento, lembrando-se sempre das possíveis limitações, ainda existentes, para este fim e inerentes a todos eles.

Torna-se, entretanto, indispensável que ao avaliar, com que objetivo seja, uma monitorização de pressão arterial de 24 horas não se omita na observação a análise dos seguintes aspectos:

- Qualidade do exame;
- Médias de pressões sistólicas e diastólicas nas 24 horas e em subperíodos como vigília e sono;
- Variações da pressão arterial entre os períodos de vigília e o sono;
- Correlações entre as atividades realizadas, medicamentos utilizados e sintomas relatados durante o exame;
- Picos de pressão e episódios de hipotensão;
- Outros dados de interesse, tais como variabilidade, por exemplo.

Levando-se em conta essas análises, pode-se produzir um relatório de MAPA onde os itens acima sejam analisados e interpretados.

■ Sugestões para a produção de relatório

Na quase totalidade dos casos, na clínica prática, os exames de MAPA são solicitados com dois objetivos definidos: a) avaliação do comportamento da pressão arterial em 24 horas com finalidade de se estabelecer o comportamento da pressão arterial considerando atualmente os quatro principais fenótipos – hipertensão verdadeira, hipertensão do avental branco, hipertensão mascarada e normotensão ou b) avaliação da eficácia da terapêutica anti-hipertensiva em uso.

Cada serviço bem constituído, entretanto, adota seu próprio modelo de relatório. Todos são adequados desde que atendendo a esses princípios acima definidos.

A Figura 18.8 exibe o modelo de relatório apresentado pelo Prof. Willian White, uma das maiores autoridades mundiais em MAPA, em Farmington, Estados Unidos.

Em nossos serviços, público e privado, adotamos um critério para produção de relatórios de MAPA que resumiremos a seguir.

- 1° Passo

Avaliar a qualidade do exame seguindo o estabelecido na Tabela 18.1.

AMBULATORY BLOOD PRESSURE REPORT
Section of Hypertension and Vascular Diseases
University of Connecticut Health Center, Farmington

Name:	Christodlous, Charles
Unit #:	TOO-632634
Date:	March 31- April 1, 1995
Age:	38 years
Referring MD:	G. Mansoor, M.D, Hypertension Unit, Medicine, UCHC
Diagnosis:	assess BP control
Medications:	Lisinopril 20 mg qd, Nifedipine CC 60 mg qd

Findings:
There were 72 readings performed over 24 hours using the Quiet Trak recorder. The patient slept between 2200 and 0530h and there were no complaints noted in the activity journal.

Office BP :	134/94 mm Hg
24-hour BP and HR:	141/89 ± 17/12 mm Hg and 86 ± 11 bpm
Awake BP and HR:	145/87 ± 16/12 mm Hg and 90 ± 8 bpm
Sleep BP and HR:	123/85 ± 7/8 mm Hg and 73 ± 8 bpm

% Awake SBPs > 140 mm Hg =	29/57 (51%)
% Awake DBPs > 90 mm Hg =	24/57 (42%)
% Sleep SBPs > 120 mm Hg =	10/15 (67%)
% Sleep DBPs > 80 mm Hg =	11/15 (73%)

Δ Awake - Sleep SBP =	22 mm Hg (- 15%)
Δ Awake - Sleep DBP =	2 mm Hg (- 2%)

Impression:
This study demonstrates that 51% of the awake systolic blood pressure readings and 42% of the awake diastolic blood pressure readings are elevated. There is a minimal decline in diastolic blood pressure during sleep. Present BP control appears inadequate under current drug therapy.

C. Daragjati / W.B. White, M.D., Section of Hypertension and Vascular Diseases

Figura 18.8 – Modelo de relatório do serviço de MAPA do Prof. Willian White, em Farmington, Estados Unidos.

- 2º. Passo

Identificar a razão pela qual o exame foi solicitado,

- 3º. Passo

Avaliar o comportamento das pressões arteriais sistólicas registrando:

> Maior valor obtido e horário
>
> Menor valor obtido e horário
>
> Médias nas 24 horas, vigília e sono.

- 4º. Passo

Avaliar o comportamento das pressões arteriais diastólicas registrando:

> Maior valor obtido e horário
>
> Menor valor obtido e horário
>
> Médias nas 24 horas, vigília e sono.

- 5º Passo

Avaliar e classificar (segundo o expresso na Tabela 18.3) o comportamento das pressões entre os períodos de vigília e sono.

- 6º. Passo

Avaliar anotações do diário de atividades (sintomas, medicamentos utilizados, horários das principais atividades como: almoço, jantar, sono e despertar, trabalho).

- 7º. Passo

Conclusões do relatório.

Considerando que o paciente NÃO esteja sob tratamento anti-hipertensivo e o objetivo do exame é definir o fenótipo em relação ao comportamento da pressão arterial podemos ter duas possibilidades COMPORTAMENTO NORMAL (Figura 18.9) ou COMPORTAMENTO ANORMAL DA PRESSÃO ARTERIAL NAS 24 HORAS. Essa classificação dependerá, obviamente dos valores de Pressão Arterial nas 24 horas estarem dentro da normalidade ou não.

O relatório deverá deter-se em avaliar o comportamento das pressões arteriais de acordo com os dados obtidos.

Ficará, por exemplo, a critério médico que solicitou o exame e que, portanto, conhece a pressão de consultório estabelecer os diagnósticos de hipertensão do avental branco e hipertensão mascarada.

A confirmação de elevação da pressão arterial observada no consultório corroborada também por valores anormais na MAPA de 24 horas confirmará o diagnóstico de hipertensão arterial.

Se o paciente está em uso de medicamentos para o controle da pressão arterial sugerimos seguir o mesmo roteiro até o Passo 7 com as seguintes conclusões:

O(s) medicamento(s) referidos como utilizados PARECEM (M) ou NÃO PARECEM (M) EXERCER ADEQUADO CONTROLE DA PRESSÃO ARTERIAL NAS 24 HORAS (considerando-se para essas duas possibilidades de PA de 24 horas $\geq 130 \times 80$ mmHg).

A Figura 18.10 mostra exemplo de laudo de exames empregado para avaliação de eficácia do tratamento anti-hipertensivo instituído.

Para avaliar exemplos práticos de laudos o leitor deverá buscar o Capítulo 19 da Parte III.

1 – Dados Básicos		
Total de Medições:	73	
Medições Válidas:	53 = 72%	
2 – Valores Médios		**Normalidade**
Período Total:	105 / 63 mmHg	até 129 / 79 mmHg
Período da Vigília:	115 / 69 mmHg	até 134 / 84 mmHg
Período do Sono:	90 / 53 mmHg	até 119 / 69 mmHg
Pressão Matinal:	98 / 52 mmHg	
Ascenso Matinal*:	13 mmHg	
Descenso de P.A. no Sono:	21% / 23%	acima de 10% / 10%
Carga Pressórica** na Vigília:	0% / 9%	até 50% / 50%
Carga Pressórica** no Sono:	0% / 0%	até 50% / 50%
Carga Pressórica** Total:	0% / 6%	até 50% / 50%

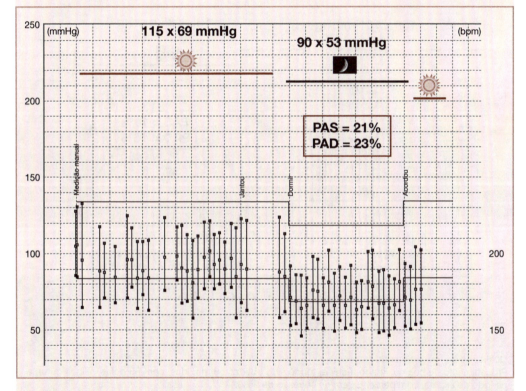

Conclusão do Laudo

COMPORTAMENTO NORMAL DA PRESSÃO ARTERIAL NAS 24 HORAS

Figura 18.9 – **Exemplo de laudo onde o exame foi solicitado para avaliação do comportamento da pressão arterial nas 24 horas.**
Observar que se os valores médios de Pressão Arterial obtidos nas 24 horas fossem ≥ 130 x 80 mmHg a conclusão seria oposta a essa.

■ CAPÍTULO 18   203

1 – Dados Básicos		
Total de Medições:	66	
Medições Válidas:	63 = 95%	
2 – Valores Médios		**Normalidade**
Período Total:	149 / 95 mmHg	até 129 / 79 mmHg
Período da Vigília:	158 / 101 mmHg	até 134 / 84 mmHg
Período do Sono:	135 / 85 mmHg	até 119 / 69 mmHg
Pressão Matinal:	150 / 101 mmHg	
Ascenso Matinal*:	29 mmHg	
Descenso de P.A. no Sono:	15% / 16%	acima de 10% / 10%
Carga Pressórica** na Vigília:	98% / 95%	até 50% / 50%
Carga Pressórica** no Sono:	83% / 87%	até 50% / 50%
Carga Pressórica** Total:	92% / 92%	até 50% / 50%

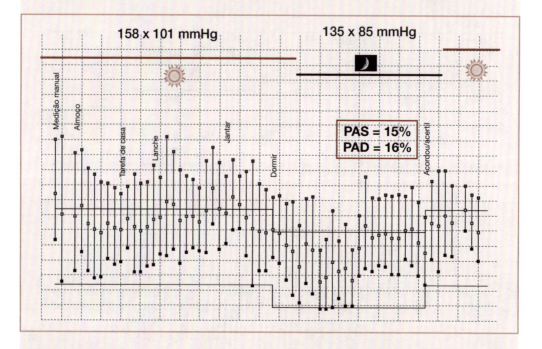

Qualidade do Procedimento:
Procedimento de boa qualidade técnica, tendo sido obtidas 66 medidas, com 63 delas válidas durante o período de exame, com percentagem de sucesso de 95%.

Pressões Sistólicas:
O maior valor de pressão sistólica obtido foi de 182 mmHg enquanto o menor valor foi de 107 mmHg. A média de pressão sistólica nas 24 horas foi de 149 mmHg (Admitem-se como anormais valores iguais ou superiores a 130 mmHg).

Figura 18.10 – Exemplo de laudo onde o exame foi solicitado para avaliação da eficácia da terapêutica instituída.

Continua...

Continuação

Pressões Diastólicas:
O maior valor de pressão diastólica obtido foi de 124 mmHg as enquanto o menor valor foi de 68 mmHg. A média de pressão diastólica nas 24 horas foi de 95 mmHg (Admitem-se como anormais valores iguais ou superiores a 80 mmHg).

Variação da pressão entre a vigília e o sono:
Houve redução de 15% da pressão sistólica e de 16% na pressão diastólica entre os dois períodos referidos. (Valores inferiores a 10% estão relacionados à maior probabilidade de complicações cardiovasculares).

Picos de pressão e episódios de hipotensão:
Não foram observados picos de pressão.
Não foram registrados episódios de hipotensão.

Correlações entre atividades, sintomas, medicamentos e variações da pressão:
As atividades relatadas não se relacionaram a alterações significativas da pressão arterial durante o exame.
Não foram relatados sintomas.
Há registro do uso de medicamento anti-hipertensivo durante o exame.

CONCLUSÕES:

O MEDICAMENTO REFERIDO COMO UTILIZADO PARECE NÃO EXERCER ADEQUADO CONTROLE DA PRESSÃO ARTERIAL NAS 24 HORAS.

Revisado
Prof. Dr. Fernando Nobre   Dr. Humberto Benedetti de Paula
Cremesp 22.313   Cremesp 174.107

Figura 18.10 – Exemplo de laudo onde o exame foi solicitado para avaliação da eficácia da terapêutica instituída.

observar que se os valores médios de Pressão Arterial obtidos nas 24 horas fossem < 130 x 80 mmHg a conclusão seria oposta a essa.

■ Referências

1. Décio Mion Jr, Fernando Nobre, Wille Oigman - MAPA – Monitorização Ambulatorial da Pressão Arterial. 5ª. Edição. Editora Atheneu, Brasil, 2014.
2. Nobre F, Mion Jr. D, Gomes MAM, Barbosa ECD, Rodrigues CIS, Neves MFT et al. 6ª Diretrizes de Monitorização Ambulatorial da Pressão Arterial e 4ª Diretrizes de Monitorização Residencial da Pressão Arterial. Arq Bras Cardiol 2018; 110(5Supl.1):1-29.
3. Stergiou GS, Palatini P, Asmar R, Bilo G, de la Sierra A, Head G, Kario K, Mihailidou A, Wang J, Mancia G, O'Brien E, Parati G. Blood pressure monitoring: theory and practice. European Society of Hypertension Working Group on Blood Pressure Monitoring and Cardiovascular Variability Teaching Course Proceedings.Blood Press Monit. 2018 Feb;23(1):1-8.
4. Yilmaz BA, Mete T, Dincer I, Kutlay S, Sengul S, Keven K, Erturk S.Predictors of left ventricular hypertrophy in patients with chronic kidney disease. Ren Fail. 2007;29(3):303-7.
5. Cuspidi C, Meani S, Valerio C, Esposito A, Sala C, Maisaidi M, Zanchetti A, Mancia G.Ambulatory blood pressure, target organ damage and aortic root size in never-treated essential hypertensive patients. J Hum Hypertens. 2007 Jul; 21(7):531-8.
6. Parati G, Faini A, Valentini M.Blood pressure variability: its measurement and significance in hypertension. Curr Hypertens Rep. 2006 Jun;8(3):199-204.
7. Kikuya M, Hansen TW, Thijs L, Bjorklund-Bodegard K, Kuznetsova T, Ohkubo T, Richart T, Torp-Pedersen C, Lind L, Ibsen H, Imai Y, Staessen JA; International Database on Ambulatory blood pressure monitoring in relation to

Cardiovascular Outcomes Investigators.Diagnostic thresholds for ambulatory blood pressure monitoring based on 10-year cardiovascular risk. Circulation. 2007;115(16):2145-52.

8. Perloff D, Sokolow M, Cowan R. The prognostic value of ambulatory blood pressure. JAMA; 1983; 249:2792-2798.

9. Okubo T, Imai Y, Tsujii I, Nagai K, Watanabe N, Minami N, Itoh O, Bando T, Sakuma M, Fukao A, Satoh H, Hisamichi, Abe K. Predection of mortality blood pressure measurements: A pilot study in Ohasama. J Hypertens 1997;815:357-364.

10. Verdecchia P, Angeli F, Cavallini C.Ambulatory blood pressure cerebrovascular and cardiovascular mortality: the Ohasama Study. J Hypertens. 2006 Sep;24(9):1841-8.

11. Bryan Williams* (ESC Chairperson) (UK), Giuseppe Mancia* (ESH Chairperson) (Italy), Wilko Spiering (The Netherlands), Enrico Agabiti Rosei (Italy), Michel Azizi (France), Michel Burnier (Switzerland et al. 2018 ESC/ESH Guidelines for themanagement of arterial hypertension The Task Force for the management of arterial hypertension of the European Society of Cardiology (ESC) and the European Society of Hypertension (ESH). European Heart Journal (2018) 00,1-98.

12. Parati G, Stergiou G, O'Brien E, Asmar R, Beilin L, Bilo G, et al; European Society of Hypertension Working Group on Blood Pressure Monitoring and Cardiovascular Variability. European Society of Hypertension practice guidelines for ambulatory blood pressure monitoring. J Hypertens. 2014;32(7):1359-66.

13. JCS Joint Working Group. Guidelines for the clinical use of 24 hours ambulatory blood pressure monitoring (ABPM) (JCS 2010): digest version. Circ J. 2012;76(2):508-19.

14. Redon J, Bertolin V, Giner V, Lurbe E. Assessment of blood pressure early morning rise. Blood Press Monit. 2001 Aug;6(4):207-10.

15. Metoki H, Ohkubo T, Kikuya M, Asayama K, Obara T, Hara A, Hirose T, Hashimoto J, Totsune K, Hoshi H, Satoh H, Imai Y.Prognostic significance of night-time, early morning, and daytime blood pressures on the risk of cerebrovascular and cardiovascular mortality: the Ohasama Study. J Hypertens. 2006 Sep;24(9):1841-8.

16. Verdecchia P, Schillaci G, Guerrieri M et al. Circadian blood pressure changes and leht-ventricular hypertrophy in essential hypertension. Circulation. 1990; 81: 528-536.

17. O'Brien E, Scheridan J, O'Malley K. Dippers and non-dippers (letter). Lancet. 1988; ii: 397.

18. Verdecchia P, Schillaci G, Porcellari C. Dippers x non-dippers. J Hypertens. 1991; 9 (suppl 8): S42-S44.

19. Birkenhager AM, van den Meiracker AH.Causes and consequences of a non-dipping blood pressure profile. Neth J Med. 2007 Apr;65(4):127-31.

20. White WP, Dey HM, Schulman P. Assesment of daily blood pressure load as a determinant of cardiac function in patients with mild-to-moderate hypertension. Am Heart J. 1989; 118: 282-295.

21. Nobre F and Mion Jr D. Is the area under the blood pressure curve the best parameter to evaluate 24-hour ambulatory blood pressure monitoring data? Blood Pres Monit 2005;10 (5): 263-270.

22. Mena LJ, Felix VG, Melgarejo JD, 24-Hour Blood PressureVariability Assessed by Average Real Variability: A Systematic Review and Meta-Analysis. J Am Heart Assoc. 2017 Oct 19;6(10).

23. Parati G. Blood pressure variability: its measurement and significance in hypertension. J Hypertens Suppl. 2005;23(1):S19-25.

24. Mancia G, Bombelli M, Facchetti R, Madotto F, Corrao G, Trevano FQ, et al. Long-term prognostic value of blood pressure variability in the general population: results of the Pressioni Arteriose Monitorate e Loro Associazioni study. Hypertension. 2007;49(6):1265-70.

25. Hansen TW, Thijs L, Li Y, Boggia J, Kikuya M, Bjorklund-Bodegard K, et al; International Database on Ambulatory Blood Pressure in Relation to Cardiovascular Outcomes Investigators. Prognostic value of reading-to-reading blood pressure variability over 24 h in 8938 subjects from 11 populations. Hypertension. 2010;55(4):1049-57. Erratum in: Hypertension. 2010;55(6):e27.

26. Mena L, Pintos S, Queipo NV, Aizpúrua JA, Maestre G, Sulbarán T. A reliable index for the prognostic significance of blood pressure variability. J Hypertens. 2005,23(3):505-11.

27. Mena LJ, Maestre GE, Hansen TW, Thijs L, Liu Y, Boggia J, et al; International Database on Ambulatory Blood Pressure in Relation to Cardiovascular Outcomes (IDACO) Investigators. How many measurements are needed to estimate blood pressure variability without loss of prognostic information? Am J Hypertens. 2014;27(1):46-55.

28. Dolan E, O'Brien E. Is it daily, monthly, or yearly blood pressure variability that enhances cardiovascular risk? Curr Cardiol Rep. 2015;17(11):93.

29. Boggia J, Asayama K, Li Y, Hansen TW, Mena L, Schutte R. Cardiovascular risk stratification and blood pressure variability on ambulatory and home blood pressure measurement. Curr Hypertens Rep. 2014;16(9):470.

30. Ben-Dov IZ, Kark JD, Bem-Ishay D, Mekler J, Bem-Arie L, Bursztyn M. Predictors of all-cause mortality in clinical ambulatory monitoring: unique aspects of blood pressure during sleep. Hypertension. 2007;49(6):1235-41.

31. Franklin SS, Kham SA, Wong ND, Larson MG, Levy D. Is pulse pressure useful in predicting risk of coronary heart disease? The Framingham Heart Study. Circulation. 1999;100(4):354-60.

32. Verdecchia P, Schillaci G, Borgioni C, Ciucci A, Pede S, Porcellati C. Ambulatory pulse pressure: a potent predictor of total cardiovascular risk in hypertension. Hypertension. 1998;32(6):983-8.

Exemplos Interpretados e Comentados de MAPA

Capítulo **19**

• Fernando Nobre • Eduardo Couto Carvalho • Fernando Pinto • Humberto Benedetti de Paula • Roberta Borges Figueiredo • Vitor Paixão

Exemplo 1

Unidade Clínica de Hipertensão
DIVISÃO DE CARDIOLOGIA
Laboratório de Monitorização
Ambulatorial (MAPA) da Pressão Arterial.

0639805A

Nasc.: 28/01/1952   Sexo: F   Cor: Branco

Data do Exame: 10/01/2007

Exame: 1884535   **MAPA – MONITORIZAÇÃO AMBULATORIAL DA PRESSÃO ARTERIAL**

24 HORAS

Parâmetro Analisado	Valores Mínimo	Valores Média	Valores Máximo
Pressão Sistólica (mmHg)	76	105	130
Pressão Diastólica (mmHg)	43	67	88
Pressão Média (mmHg)	62	81	104
Frequência Cardíaca (bpm)	65	83	124

Carga Pressórica Sistólica (%)	1
Carga Pressórica Diastólica (%)	11
Área Sistólica sob a Curva (mmHg x h)	125
Área Diastólica sob a Curva (mmHg x h)	1.834

VIGÍLIA

Parâmetro Analisado	Valores Mínimo	Valores Média	Valores Máximo
Pressão Sistólica (mmHg)	76	104	128
Pressão Diastólica (mmHg)	73	66	86
Pressão Média (mmHg)	62	81	97
Frequência Cardíaca (bpm)	65	86	124

Carga Pressórica Sistólica (%)	
Carga Pressórica Diastólica (%)	2
Área Sistólica sob a Curva (mmHg x h)	0
Área Diastólica sob a Curva (mmHg x h)	2

SONO

Parâmetro Analisado	Valores Mínimo	Valores Média	Valores Máximo
Pressão Sistólica (mmHg)	90	105	130
Pressão Diastólica (mmHg)	54	69	88
Pressão Média (mmHg)	68	82	104
Frequência Cardíaca (bpm)	65	76	89

Carga Pressórica Sistólica (%)	4
Carga Pressórica Diastólica (%)	42
Área Sistólica sob a Curva (mmHg x h)	125
Área Diastólica sob a Curva (mmHg x h)	1.833

Diferenças (% e mmHg) entre VIGÍLIA e SONO

Pressão Arterial Sistólica	-1% e -1 mmHg
Pressão Arterial Diastólica	-5% e -3 mmHg

| Unidade Clínica de Hipertensão
DIVISÃO DE CARDIOLOGIA
Laboratório de Monitorização
Ambulatorial (MAPA) da Pressão Arterial. | **0639805A**
Nasc.: 28/01/1952 Sexo: F Cor: Branco
Data do Exame: 10/01/2007 07:26:09 |

 Exame: 1884535 **MAPA – MONITORIZAÇÃO AMBULATORIAL DA PRESSÃO ARTERIAL**

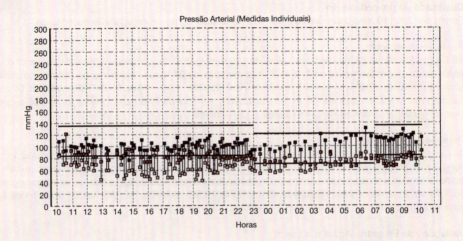

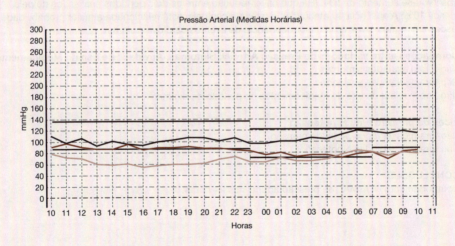

Legenda: ——— Pressão Arterial Sistólica
——— Pressão Arterial Diastólica
——— Frequência Cardíaca

Unidade Clínica de Hipertensão
DIVISÃO DE CARDIOLOGIA
Laboratório de Monitorização
Ambulatorial (MAPA) da Pressão Arterial.

0639805A

Nasc.: 28/01/1952   Sexo: F   Cor: Branco

Data do Exame: 10/01/2007 07:26:09

Exame: 1884535   **MAPA – MONITORIZAÇÃO AMBULATORIAL DA PRESSÃO ARTERIAL**

Qualidade do procedimento:
Foram obtidas 110 medidas durante o período do exame, com percentagem de sucesso de 91%.

Pressões Sistólicas:
As Cargas Sistólicas (% de medidas acima de 135 mmHg durante a vigília e 120 mmHg durante o sono) foram respectivamente de 1, 0 e 4% nos períodos de 24 horas, vigília e sono (Admite-se como anormais, valores > 50%). A maior Pressão Arterial Sistólica (PAS) obtida foi de 130 mmHg às 06:26h, sendo o menor valor registrado 76 mmHg às 12:56h. A média da PAS nas 24 horas foi de 105 mmHg (Admite-se como anormais nas 24h valores ≥ 130 mmHg).

Pressões Diastólicas:
As Cargas Diastólicas (% de medidas acima de 85 mmHg durante a vigília e 70 mmHg durante o sono) foram respectivamente de 11, 2 e 42% nos períodos de 24 horas, vigília e sono (Admite-se como anormais, valores > 50%). A maior Pressão Arterial Diastólica (PAD) obtida foi de 88 mmHg às 06:26h, sendo o menor valor registrado 43 mmHg às 19:36h. A média da PAD nas 24 horas foi de 67 mmHg (Admite-se como anormais nas 24h valores ≥ 80 mmHg).

Variações da PA entre Vigília e o Sono:
Houve aumento da PAS, entre os dois períodos acima referidos de 1% enquanto que para a PAD observou-se aumento de 5%. (Há que haver redução entre os dois períodos analisados de pelo menos 10%. A ausência ou atenuação destes percentuais, está relacionada a maior probabilidade de lesões em órgãos-alvos e/ou maior ocorrência de eventos cardiovasculares).

Correlações entre variações de Pressão Arterial, Sintomas, Atividades e uso de Medicamentos:
Não foram relatados sintomas.
Não foram relatadas atividades.
Não houve relato de uso de medicamentos no período do exame.

Picos de pressão e/ou Hipotensão:
Não foram observados picos de pressão.
Não foram observadas hipotensões.

CONCLUSÕES
Comportamento NORMAL da pressão arterial nas 24 horas.

CRM -

Exemplo 2

Unidade Clínica de Hipertensão
DIVISÃO DE CARDIOLOGIA
Laboratório de Monitorização
Ambulatorial (MAPA) da Pressão Arterial.

0729921E

Nasc.: 26/10/1968   Sexo: F   Cor: Branco

Data do Exame: 16/01/2007

Exame: 1940768   **MAPA – MONITORIZAÇÃO AMBULATORIAL DA PRESSÃO ARTERIAL**

24 HORAS

Parâmetro Analisado	Mínimo	Média	Máximo
Pressão Sistólica (mmHg)	92	121	150
Pressão Diastólica (mmHg)	52	73	106
Pressão Média (mmHg)	65	90	114
Frequência Cardíaca (bpm)	42	66	87

Carga Pressórica Sistólica (%)	16
Carga Pressórica Diastólica (%)	19
Área Sistólica sob a Curva (mmHg x h)	1.478
Área Diastólica sob a Curva (mmHg x h)	1.857

VIGÍLIA

Parâmetro Analisado	Mínimo	Média	Máximo
Pressão Sistólica (mmHg)	102	122	150
Pressão Diastólica (mmHg)	52	74	106
Pressão Média (mmHg)	65	91	114
Frequência Cardíaca (bpm)	42	66	87

Carga Pressórica Sistólica (%)	11
Carga Pressórica Diastólica (%)	11
Área Sistólica sob a Curva (mmHg x h)	667
Área Diastólica sob a Curva (mmHg x h)	641

SONO

Parâmetro Analisado	Mínimo	Média	Máximo
Pressão Sistólica (mmHg)	92	117	134
Pressão Diastólica (mmHg)	58	69	81
Pressão Média (mmHg)	69	86	101
Frequência Cardíaca (bpm)	61	64	70

Carga Pressórica Sistólica (%)	35
Carga Pressórica Diastólica (%)	48
Área Sistólica sob a Curva (mmHg x h)	812
Área Diastólica sob a Curva (mmHg x h)	1.216

Diferenças (% e mmHg) entre VIGÍLIA e SONO

Pressão Arterial Sistólica	4% e 5 mmHg
Pressão Arterial Diastólica	7% e 5 mmHg

Unidade Clínica de Hipertensão
DIVISÃO DE CARDIOLOGIA
Laboratório de Monitorização
Ambulatorial (MAPA) da Pressão Arterial.

0729921E

Nasc.: 26/10/1968   Sexo: F   Cor: Branco

Data do Exame: 16/01/2007 07:49:51

Exame: 1940768   **MAPA – MONITORIZAÇÃO AMBULATORIAL DA PRESSÃO ARTERIAL**

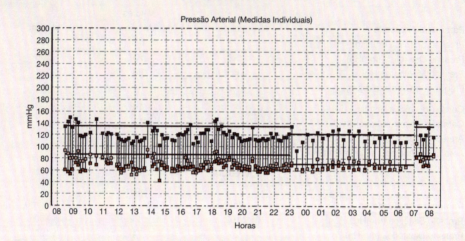

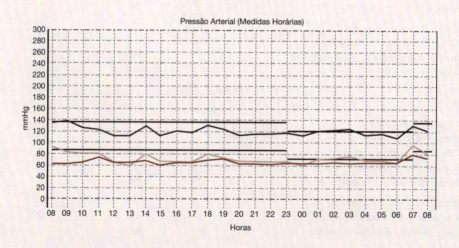

Legenda: ——— Pressão Arterial Sistólica
——— Pressão Arterial Diastólica
——— Frequência Cardíaca

Unidade Clínica de Hipertensão
DIVISÃO DE CARDIOLOGIA
Laboratório de Monitorização
Ambulatorial (MAPA) da Pressão Arterial.

0729921E

Nasc.: 26/10/1968   Sexo: F   Cor: Branco

Data do Exame: 16/01/2007 07:49:51

Exame: 1940768   **MAPA – MONITORIZAÇÃO AMBULATORIAL DA PRESSÃO ARTERIAL**

Qualidade do procedimento:
Foram obtidas 110 medidas durante o período do exame, com percentagem de sucesso de 91%.

Pressões Sistólicas:
As Cargas Sistólicas (% de medidas acima de 135 mmHg durante a vigília e 120 mmHg durante o sono) foram respectivamente de 0, 0 e 0% nos períodos de 24 horas, vigília e sono (Admite-se como anormais, valores > 50%). A maior Pressão Arterial Sistólica (PAS) obtida foi de 116 mmHg às 20:45h, sendo o menor valor registrado 79 mmHg às 23:25h. A média da PAS nas 24 horas foi de 96 mmHg (Admite-se como anormais nas 24h valores ≥ 130 mmHg).

Pressões Diastólicas:
As Cargas Diastólicas (% de medidas acima de 85 mmHg durante a vigília e 70 mmHg durante o sono) foram respectivamente de 0, 0 e 0% nos períodos de 24 horas, vigília e sono (Admite-se como anormais, valores > 50%). A maior Pressão Arterial Diastólica (PAD) obtida foi de 74 mmHg às 20:53h, sendo o menor valor registrado 40 mmHg às 12:53h. A média da PAD nas 24 horas foi de 58 mmHg (Admite-se como anormais nas 24h valores ≥ 80 mmHg).

Variações da PA entre Vigília e o Sono:
Houve descenso da PAS, entre os dois períodos acima referidos de 5% enquanto que para a PAD observou-se descenso de 5%. (Há que haver redução entre os dois períodos analisados de pelo menos 10%. A ausência ou atenuação destes percentuais, está relacionada a maior probabilidade de lesões em órgãos-alvo e/ou maior ocorrência de eventos cardiovasculares).

Correlações entre variações de Pressão Arterial, Sintomas, Atividades e uso de Medicamentos:
Não foram relatados sintomas.
As atividades relatadas não se correlacionam com alterações segnificativas da Pressão Arterial.
Não houve relato de uso de medicamentos no período do exame.

Picos de pressão e/ou Hipotensão:
Não foram observados picos de pressão.
Não foram observadas hipotensões.

CONCLUSÕES
Comportamento NORMAL da pressão arterial nas 24 horas.

CRM -

Exemplo 3

Unidade Clínica de Hipertensão
DIVISÃO DE CARDIOLOGIA
Laboratório de Monitorização
Ambulatorial (MAPA) da Pressão Arterial.

0342351E

Nasc.: 17/07/1938 Sexo: F Cor: Branco

Data do Exame: 17/10/2005

Exame: 8673   **MAPA – MONITORIZAÇÃO AMBULATORIAL DA PRESSÃO ARTERIAL**

24 HORAS

Parâmetro Analisado	Valores		
	Mínimo	Média	Máximo
Pressão Sistólica (mmHg)	124	147	179
Pressão Diastólica (mmHg)	57	78	103
Pressão Média (mmHg)	82	102	129
Frequência Cardíaca (bpm)	65	81	98

Carga Pressórica Sistólica (%)	85
Carga Pressórica Diastólica (%)	42
Área Sistólica sob a Curva (mmHg x h)	25.168
Área Diastólica sob a Curva (mmHg x h)	5.126

VIGÍLIA

Parâmetro Analisado	Valores		
	Mínimo	Média	Máximo
Pressão Sistólica (mmHg)	124	147	179
Pressão Diastólica (mmHg)	57	78	103
Pressão Média (mmHg)	82	104	129
Frequência Cardíaca (bpm)	65	82	98

Carga Pressórica Sistólica (%)	81
Carga Pressórica Diastólica (%)	29
Área Sistólica sob a Curva (mmHg x h)	12.252
Área Diastólica sob a Curva (mmHg x h)	1.410

SONO

Parâmetro Analisado	Valores		
	Mínimo	Média	Máximo
Pressão Sistólica (mmHg)	128	148	172
Pressão Diastólica (mmHg)	66	79	91
Pressão Média (mmHg)	84	99	118
Frequência Cardíaca (bpm)	70	80	93

Carga Pressórica Sistólica (%)	100
Carga Pressórica Diastólica (%)	95
Área Sistólica sob a Curva (mmHg x h)	12.916
Área Diastólica sob a Curva (mmHg x h)	3.717

Diferenças (% e mmHg) entre VIGÍLIA e SONO

Pressão Arterial Sistólica	-1% e -1 mmHg
Pressão Arterial Diastólica	-1% e -1 mmHg

Unidade Clínica de Hipertensão
DIVISÃO DE CARDIOLOGIA
Laboratório de Monitorização
Ambulatorial (MAPA) da Pressão Arterial.

0342351E

Nasc.: 17/07/1938   Sexo: F   Cor: Branco

Data do Exame: 17/10/2005

Exame: 8673   **MAPA – MONITORIZAÇÃO AMBULATORIAL DA PRESSÃO ARTERIAL**

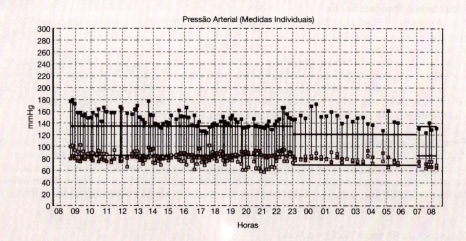

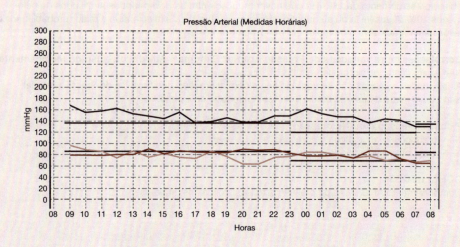

Legenda: ——— Pressão Arterial Sistólica
——— Pressão Arterial Diastólica
——— Frequência Cardíaca

Unidade Clínica de Hipertensão
DIVISÃO DE CARDIOLOGIA
Laboratório de Monitorização
Ambulatorial (MAPA) da Pressão Arterial.

0342351E

Nasc.: 17/07/1938   Sexo: F   Cor: Branco

Data do Exame: 17/10/2005

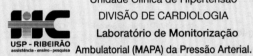 Exame: 8673   **MAPA – MONITORIZAÇÃO AMBULATORIAL DA PRESSÃO ARTERIAL**

Qualidade do procedimento:
Foram obtidas 106 medidas durante o período do exame, com percentagem de sucesso de 88%.

Pressões Sistólicas:
As Cargas Sistólicas (% de medidas acima de 135 mmHg durante a vigília e 120 mmHg durante o sono) foram respectivamente de 85, 81 e 100% nos períodos de 24 horas, vigília e sono (Admite-se como anormais, valores > 50%). A maior Pressão Arterial Sistólica (PAS) obtida foi de 179 mmHg às 08:48h, sendo o menor valor registrado 124 mmHg às 17:28h. A média da PAS nas 24 horas foi de 147 mmHg (Admite-se como anormais nas 24h valores ≥ 130 mmHg).

Pressões Diastólicas:
As Cargas Diastólicas (% de medidas acima de 85 mmHg durante a vigília e 70 mmHg durante o sono) foram respectivamente de 42, 29 e 95% nos períodos de 24 horas, vigília e sono (Admite-se como anormais, valores > 50%). A maior Pressão Arterial Diastólica (PAD) obtida foi de 103 mmHg às 09:18h, sendo o menor valor registrado 57 mmHg às 21:08h. A média da PAD nas 24 horas foi de 78 mmHg (Admite-se como anormais nas 24h valores ≥ 80 mmHg).

Variações da PA entre Vigília e o Sono:
Houve aumento da PAS, entre os dois períodos acima referidos de 1% enquanto que para a PAD observou-se aumento de 1%. (Há que haver redução entre os dois períodos analisados de pelo menos 10%. A ausência ou atenuação destes percentuais, está relacionada a maior probabilidade de lesões em órgãos-alvo e/ou maior ocorrência de eventos cardiovasculares).

Correlações entre variações de Pressão Arterial, Sintomas, Atividades e uso de Medicamentos:
Não foram relatados sintomas.
As atividades relatadas não se correlacionam com alterações significativas da Pressão Arterial.
Não houve relato de uso de medicamentos no período do exame.

Picos de pressão e/ou Hipotensão:
Não foram observados picos de pressão.
Não foram observadas hipotensões.

CONCLUSÕES
Comportamento ANORMAL da pressão arterial sistólica nas 24 horas.

CRM -

■ Exemplo 4

Unidade Clínica de Hipertensão
DIVISÃO DE CARDIOLOGIA
Laboratório de Monitorização
Ambulatorial (MAPA) da Pressão Arterial.

0789146A

Nasc.: 06/03/1957   Sexo: M   Cor: Branco

Data do Exame: 07/05/2007

Exame: 2862462   MAPA – MONITORIZAÇÃO AMBULATORIAL DA PRESSÃO ARTERIAL

24 HORAS

Parâmetro Analisado	Mínimo	Média	Máximo
Pressão Sistólica (mmHg)	104	119	140
Pressão Diastólica (mmHg)	61	76	93
Pressão Média (mmHg)	71	90	107
Frequência Cardíaca (bpm)	64	79	100

Carga Pressórica Sistólica (%)	12
Carga Pressórica Diastólica (%)	26
Área Sistólica sob a Curva (mmHg x h)	1.565
Área Diastólica sob a Curva (mmHg x h)	3.593

VIGÍLIA

Parâmetro Analisado	Mínimo	Média	Máximo
Pressão Sistólica (mmHg)	104	119	140
Pressão Diastólica (mmHg)	61	75	93
Pressão Média (mmHg)	71	90	107
Frequência Cardíaca (bpm)	64	80	100

Carga Pressórica Sistólica (%)	3
Carga Pressórica Diastólica (%)	11
Área Sistólica sob a Curva (mmHg x h)	14
Área Diastólica sob a Curva (mmHg x h)	313

SONO

Parâmetro Analisado	Mínimo	Média	Máximo
Pressão Sistólica (mmHg)	107	121	139
Pressão Diastólica (mmHg)	66	77	87
Pressão Média (mmHg)	80	91	106
Frequência Cardíaca (bpm)	65	77	93

Carga Pressórica Sistólica (%)	46
Carga Pressórica Diastólica (%)	83
Área Sistólica sob a Curva (mmHg x h)	1.551
Área Diastólica sob a Curva (mmHg x h)	3.280

Diferenças (% e mmHg) entre VIGÍLIA e SONO

Pressão Arterial Sistólica	-2% e -2 mmHg
Pressão Arterial Diastólica	-3% e -2 mmHg

Unidade Clínica de Hipertensão
DIVISÃO DE CARDIOLOGIA
Laboratório de Monitorização
Ambulatorial (MAPA) da Pressão Arterial.

0789146A

Nasc.: 06/03/1957   Sexo: M   Cor: Branco

Data do Exame: 07/05/2007

Exame: 2862462   **MAPA – MONITORIZAÇÃO AMBULATORIAL DA PRESSÃO ARTERIAL**

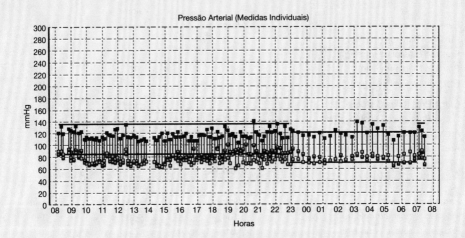

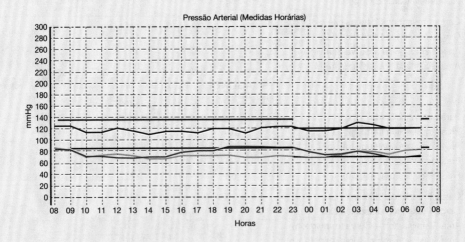

Legenda: ——— Pressão Arterial Sistólica
——— Pressão Arterial Diastólica
——— Frequência Cardíaca

Unidade Clínica de Hipertensão
DIVISÃO DE CARDIOLOGIA
Laboratório de Monitorização
Ambulatorial (MAPA) da Pressão Arterial.

0789146A

Nasc.: 06/03/1957 Sexo: M Cor: Branco

Data do Exame: 07/05/2007

Exame: 2862462 **MAPA – MONITORIZAÇÃO AMBULATORIAL DA PRESSÃO ARTERIAL**

Qualidade do procedimento:
Foram obtidas 114 medidas durante o período do exame, com percentagem de sucesso de 97%.

Pressões Sistólicas:
As Cargas Sistólicas (% de medidas acima de 135 mmHg durante a vigília e 120 mmHg durante o sono) foram respectivamente de 12, 3 e 46% nos períodos de 24 horas, vigília e sono (Admite-se como anormais, valores > 50%). A maior Pressão Arterial Sistólica (PAS) obtida foi de 140 mmHg às 20:38h, sendo o menor valor registrado 104 mmHg às 19:38h. A média da PAS nas 24 horas foi de 119 mmHg (Admite-se como anormais nas 24h valores ≥ 130 mmHg).

Pressões Diastólicas:
As Cargas Diastólicas (% de medidas acima de 85 mmHg durante a vigília e 70 mmHg durante o sono) foram respectivamente de 26, 11 e 83% nos períodos de 24 horas, vigília e sono (Admite-se como anormais, valores > 50%). A maior Pressão Arterial Diastólica (PAD) obtida foi de 93 mmHg às 12:30h, sendo o menor valor registrado 61 mmHg às 19:28h. A média da PAD nas 24 horas foi de 76 mmHg (Admite-se como anormais nas 24h valores ≥ 80 mmHg).

Variações da PA entre Vigília e o Sono:
Houve aumento da PAS, entre os dois períodos acima referidos de 2% enquanto que para a PAD observou-se aumento de 3%. (Há que haver redução entre os dois períodos analisados de pelo menos 10%. A ausência ou atenuação destes percentuais, está relacionada a maior probabilidade de lesões em órgãos-alvo e/ou maior ocorrência de eventos cardiovasculares).

Correlações entre variações de Pressão Arterial, Sintomas, Atividades e uso de Medicamentos:
Não foram relatados sintomas.
Não foram relatados atividades.
Houve relato de uso de medicamentos no período do exame.

Picos de pressão e/ou Hipotensão:
Não foram observados picos de pressão.
Não foram observadas hipotensões.

CONCLUSÕES
As medicações referidas como utilizadas parecem exercer adequado controle de pressão arterial nas 24 horas.

CRM -

■ Exemplo 5

Unidade Clínica de Hipertensão
DIVISÃO DE CARDIOLOGIA
Laboratório de Monitorização
Ambulatorial (MAPA) da Pressão Arterial.

0681404F

Nasc.: 01/06/1939 Sexo: F Cor: Branco

Data do Exame: 23/08/2005

Exame: 5432 **MAPA – MONITORIZAÇÃO AMBULATORIAL DA PRESSÃO ARTERIAL**

24 HORAS

Parâmetro Analisado	Mínimo	Média	Máximo
Pressão Sistólica (mmHg)	107	139	178
Pressão Diastólica (mmHg)	49	76	130
Pressão Média (mmHg)	68	99	139
Frequência Cardíaca (bpm)	64	75	95

Carga Pressórica Sistólica (%)	64
Carga Pressórica Diastólica (%)	41
Área Sistólica sob a Curva (mmHg x h)	17.524
Área Diastólica sob a Curva (mmHg x h)	4.081

VIGÍLIA

Parâmetro Analisado	Mínimo	Média	Máximo
Pressão Sistólica (mmHg)	107	139	178
Pressão Diastólica (mmHg)	49	78	130
Pressão Média (mmHg)	68	100	139
Frequência Cardíaca (bpm)	64	76	95

Carga Pressórica Sistólica (%)	58
Carga Pressórica Diastólica (%)	40
Área Sistólica sob a Curva (mmHg x h)	9.252
Área Diastólica sob a Curva (mmHg x h)	2.271

SONO

Parâmetro Analisado	Mínimo	Média	Máximo
Pressão Sistólica (mmHg)	118	136	167
Pressão Diastólica (mmHg)	57	70	89
Pressão Média (mmHg)	80	94	114
Frequência Cardíaca (bpm)	66	73	83

Carga Pressórica Sistólica (%)	87
Carga Pressórica Diastólica (%)	43
Área Sistólica sob a Curva (mmHg x h)	8.272
Área Diastólica sob a Curva (mmHg x h)	1.810

Diferenças (% e mmHg) entre VIGÍLIA e SONO

Pressão Arterial Sistólica	2% e 3 mmHg
Pressão Arterial Diastólica	10% e 8 mmHg

Unidade Clínica de Hipertensão
DIVISÃO DE CARDIOLOGIA
Laboratório de Monitorização
Ambulatorial (MAPA) da Pressão Arterial.

0681404F

Nasc.: 01/06/1939   Sexo: F   Cor: Branco

Data do Exame: 23/08/2005 11:37:23

Exame: 5432   **MAPA – MONITORIZAÇÃO AMBULATORIAL DA PRESSÃO ARTERIAL**

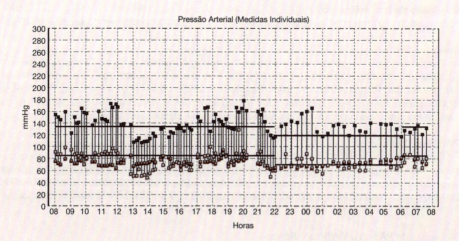

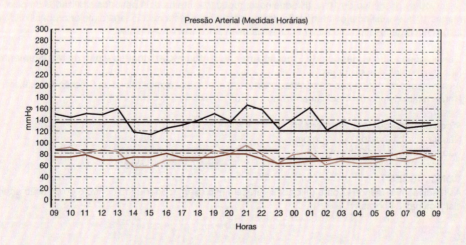

Legenda: ——— Pressão Arterial Sistólica
——— Pressão Arterial Diastólica
——— Frequência Cardíaca

■ CAPÍTULO 19 221

Unidade Clínica de Hipertensão
DIVISÃO DE CARDIOLOGIA
Laboratório de Monitorização
Ambulatorial (MAPA) da Pressão Arterial.

0681404F

Nasc.: 01/06/1939   Sexo: F   Cor: Branco

Data do Exame: 23/08/2005 11:37:23

Exame: 5432   **MAPA – MONITORIZAÇÃO AMBULATORIAL DA PRESSÃO ARTERIAL**

Qualidade do procedimento:
Foram obtidas 101 medidas durante o período do exame, com percentagem de sucesso de 87%.

Pressões Sistólicas:
As Cargas Sistólicas (% de medidas acima de 135 mmHg durante a vigília e 120 mmHg durante o sono) foram respectivamente de 64, 58 e 87% nos períodos de 24 horas, vigília e sono (Admite-se como anormais, valores > 50%). A maior Pressão Arterial Sistólica (PAS) obtida foi de 178 mmHg às 21:01h, sendo o menor valor registrado 107 mmHg às 14:01h. A média da PAS nas 24 horas foi de 139 mmHg (Admite-se como anormais nas 24h valores ≥ 130 mmHg).

Pressões Diastólicas:
As Cargas Diastólicas (% de medidas acima de 85 mmHg durante a vigília e 70 mmHg durante o sono) foram respectivamente de 41, 40 e 43% nos períodos de 24 horas, vigília e sono (Admite-se como anormais, valores > 50%). A maior Pressão Arterial Diastólica (PAD) obtida foi de 130 mmHg às 20:41h, sendo o menor valor registrado 49 mmHg às 14:51h. A média da PAD nas 24 horas foi de 76 mmHg (Admite-se como anormais nas 24h valores ≥ 80 mmHg).

Variações da PA entre Vigília e o Sono:
Houve descenso da PAS, entre os dois períodos acima referidos de 2% enquanto que para a PAD observou-se descenso de 10%. (Há que haver redução entre os dois períodos analisados de pelo menos 10%. A ausência ou atenuação destes percentuais, está relacionada a maior probabilidade de lesões em órgãos-alvo e/ou maior ocorrência de eventos cardiovasculares).

Correlações entre variações de Pressão Arterial, Sintomas, Atividades e uso de Medicamentos:
Não foram relatados sintomas.
As atividades relatadas não se correlacionam com alterações significativas da Pressão Arterial.
Houve relato de uso de medicamentos no período do exame.

Picos de pressão e/ou Hipotensão:
Não foram observados picos de pressão.
Não foram observadas hipotensões.

CONCLUSÕES
As medicações referidas como utilizadas parecem não exercer adequado controle de pressão arterial sistólica nas 24 horas.

CRM -

Exemplo 6

Unidade Clínica de Hipertensão
DIVISÃO DE CARDIOLOGIA
Laboratório de Monitorização
Ambulatorial (MAPA) da Pressão Arterial.

0573134A

Nasc.: 27/09/1963   Sexo: M   Cor: Branco

Data do Exame: 15/01/2007

Exame: 1918558   **MAPA – MONITORIZAÇÃO AMBULATORIAL DA PRESSÃO ARTERIAL**

24 HORAS

Parâmetro Analisado	Mínimo	Média	Máximo
Pressão Sistólica (mmHg)	103	126	183
Pressão Diastólica (mmHg)	63	86	110
Pressão Média (mmHg)	80	103	131
Frequência Cardíaca (bpm)	69	96	145

Carga Pressórica Sistólica (%)	29
Carga Pressórica Diastólica (%)	66
Área Sistólica sob a Curva (mmHg x h)	2.595
Área Diastólica sob a Curva (mmHg x h)	10.426

VIGÍLIA

Parâmetro Analisado	Mínimo	Média	Máximo
Pressão Sistólica (mmHg)	113	132	183
Pressão Diastólica (mmHg)	63	92	110
Pressão Média (mmHg)	80	108	131
Frequência Cardíaca (bpm)	76	102	145

Carga Pressórica Sistólica (%)	33
Carga Pressórica Diastólica (%)	67
Área Sistólica sob a Curva (mmHg x h)	2.004
Área Diastólica sob a Curva (mmHg x h)	7.275

SONO

Parâmetro Analisado	Mínimo	Média	Máximo
Pressão Sistólica (mmHg)	103	113	127
Pressão Diastólica (mmHg)	66	76	90
Pressão Média (mmHg)	82	91	102
Frequência Cardíaca (bpm)	69	83	91

Carga Pressórica Sistólica (%)	13
Carga Pressórica Diastólica (%)	60
Área Sistólica sob a Curva (mmHg x h)	592
Área Diastólica sob a Curva (mmHg x h)	3.151

Diferenças (% e mmHg) entre VIGÍLIA e SONO

Pressão Arterial Sistólica	14% e 19 mmHg
Pressão Arterial Diastólica	17% e 16 mmHg

| Unidade Clínica de Hipertensão
DIVISÃO DE CARDIOLOGIA
Laboratório de Monitorização
Ambulatorial (MAPA) da Pressão Arterial. | 0573134A
Nasc.: 27/09/1963 Sexo: M Cor: Branco
Data do Exame: 15/01/2007 08:43:48 |

Exame: 1918558 **MAPA – MONITORIZAÇÃO AMBULATORIAL DA PRESSÃO ARTERIAL**

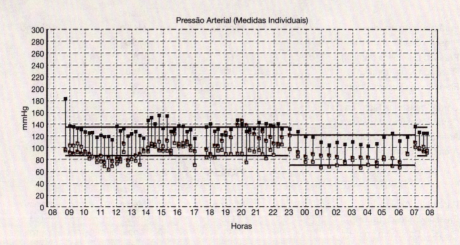

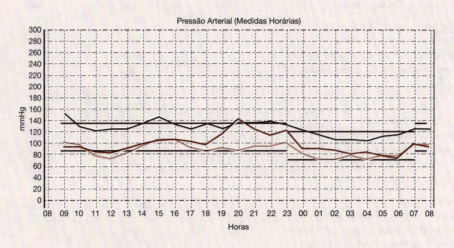

Legenda: ———— Pressão Arterial Sistólica
———— Pressão Arterial Diastólica
———— Frequência Cardíaca

224 ■ PARTE 3 | MAPA NA PRÁTICA CLÍNICA

| Unidade Clínica de Hipertensão
DIVISÃO DE CARDIOLOGIA
Laboratório de Monitorização
Ambulatorial (MAPA) da Pressão Arterial. | 0573134A
Nasc.: 27/09/1963 Sexo: M Cor: Branco
Data do Exame: 15/01/2007 08:43:48 |

Exame: 1918558   **MAPA – MONITORIZAÇÃO AMBULATORIAL DA PRESSÃO ARTERIAL**

Qualidade do procedimento:
Foram obtidas 73 medidas durante o período do exame, com percentagem de sucesso de 95%.

Pressões Sistólicas:
As Cargas Sistólicas (% de medidas acima de 135 mmHg durante a vigília e 120 mmHg durante o sono) foram respectivamente de 29, 33 e 13% nos períodos de 24 horas, vigília e sono (Admite-se como anormais, valores > 50%). A maior Pressão Arterial Sistólica (PAS) obtida foi de 183 mmHg às 08:45h, sendo o menor valor registrado 103 mmHg às 04:00h. A média da PAS nas 24 horas foi de 126 mmHg (Admite-se como anormais nas 24h valores ≥ 130 mmHg).

Pressões Diastólicas:
As Cargas Diastólicas (% de medidas acima de 85 mmHg durante a vigília e 70 mmHg durante o sono) foram respectivamente de 66, 67 e 60% nos períodos de 24 horas, vigília e sono (Admite-se como anormais, valores > 50%). A maior Pressão Arterial Diastólica (PAD) obtida foi de 110 mmHg às 14:45h, sendo o menor valor registrado 63 mmHg às 11:30h. A média da PAD nas 24 horas foi de 86 mmHg (Admite-se como anormais nas 24h valores ≥ 80 mmHg).

Variações da PA entre Vigília e o Sono:
Houve descenso da PAS, entre os dois períodos acima referidos de 14% enquanto que para a PAD observou-se descenso de 17%. (Há que haver redução entre os dois períodos analisados de pelo menos 10%. A ausência ou atenuação destes percentuais, está relacionada a maior probabilidade de lesões em órgãos-alvo e/ou maior ocorrência de eventos cardiovasculares).

Correlações entre variações de Pressão Arterial, Sintomas, Atividades e uso de Medicamentos:
Não foram relatados sintomas.
As atividades relatadas não se correlacionam com alterações significativas da Pressão Arterial.
Houve relato de uso de medicamentos no período do exame.

Picos de pressão e/ou Hipotensão:
Não foram observados picos de pressão.
Não foram observadas hipotensões.

CONCLUSÕES
As medicações referidas como utilizadas parecem não exercer adequado controle de pressão arterial diastólica nas 24 horas.

CRM -

Exemplo 7

Unidade Clínica de Hipertensão
DIVISÃO DE CARDIOLOGIA
Laboratório de Monitorização
Ambulatorial (MAPA) da Pressão Arterial.

0533894A

Nasc.: 05/02/1959 Sexo: M Cor: Branco

Data do Exame: 15/03/2006

 Exame: 119183 MAPA – MONITORIZAÇÃO AMBULATORIAL DA PRESSÃO ARTERIAL

24 HORAS

Parâmetro Analisado	Mínimo	Média	Máximo
Pressão Sistólica (mmHg)	128	178	219
Pressão Diastólica (mmHg)	84	125	150
Pressão Média (mmHg)	98	141	170
Frequência Cardíaca (bpm)	82	101	179

Carga Pressórica Sistólica (%)	100
Carga Pressórica Diastólica (%)	100
Área Sistólica sob a Curva (mmHg x h)	68.612
Área Diastólica sob a Curva (mmHg x h)	64.281

VIGÍLIA

Parâmetro Analisado	Mínimo	Média	Máximo
Pressão Sistólica (mmHg)	136	181	219
Pressão Diastólica (mmHg)	88	127	150
Pressão Média (mmHg)	103	144	170
Frequência Cardíaca (bpm)	83	102	124

Carga Pressórica Sistólica (%)	100
Carga Pressórica Diastólica (%)	100
Área Sistólica sob a Curva (mmHg x h)	45.018
Área Diastólica sob a Curva (mmHg x h)	40.859

SONO

Parâmetro Analisado	Mínimo	Média	Máximo
Pressão Sistólica (mmHg)	128	170	197
Pressão Diastólica (mmHg)	84	120	139
Pressão Média (mmHg)	98	135	155
Frequência Cardíaca (bpm)	82	97	179

Carga Pressórica Sistólica (%)	100
Carga Pressórica Diastólica (%)	100
Área Sistólica sob a Curva (mmHg x h)	23.594
Área Diastólica sob a Curva (mmHg x h)	23.421

Diferenças (% e mmHg) entre VIGÍLIA e SONO

Pressão Arterial Sistólica	6% e 11 mmHg
Pressão Arterial Diastólica	6% e 7 mmHg

Unidade Clínica de Hipertensão DIVISÃO DE CARDIOLOGIA Laboratório de Monitorização Ambulatorial (MAPA) da Pressão Arterial.	**0533894A** Nasc.: 05/02/1959　Sexo: M　Cor: Branco Data do Exame: 15/03/2006

 Exame: 119183　**MAPA – MONITORIZAÇÃO AMBULATORIAL DA PRESSÃO ARTERIAL**

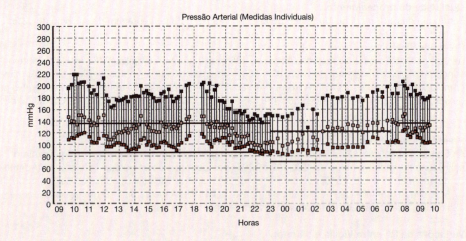

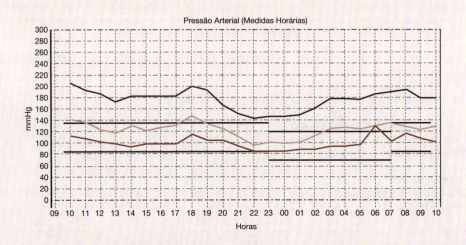

Legenda:　——— Pressão Arterial Sistólica
　　　　　——— Pressão Arterial Diastólica
　　　　　——— Frequência Cardíaca

■ CAPÍTULO 19　**227**

Unidade Clínica de Hipertensão
DIVISÃO DE CARDIOLOGIA
Laboratório de Monitorização
Ambulatorial (MAPA) da Pressão Arterial.

0533894A

Nasc.: 05/02/1959   Sexo: M   Cor: Branco

Data do Exame: 15/03/2006

Exame: 119183   **MAPA – MONITORIZAÇÃO AMBULATORIAL DA PRESSÃO ARTERIAL**

Qualidade do procedimento:
Foram obtidas 113 medidas durante o período do exame, com percentagem de sucesso de 92%.

Pressões Sistólicas:
As Cargas Sistólicas (% de medidas acima de 135 mmHg durante a vigília e 120 mmHg durante o sono) foram respectivamente de 100, 100 e 100% nos períodos de 24 horas, vigília e sono (Admite-se como anormais, valores > 50%). A maior Pressão Arterial Sistólica (PAS) obtida foi de 219 mmHg às 09:56h, sendo o menor valor registrado 128 mmHg às 01:26h. A média da PAS nas 24 horas foi de 178 mmHg (Admite-se como anormais nas 24h valores ≥ 130 mmHg).

Pressões Diastólicas:
As Cargas Diastólicas (% de medidas acima de 85 mmHg durante a vigília e 70 mmHg durante o sono) foram respectivamente de 100, 100 e 100% nos períodos de 24 horas, vigília e sono (Admite-se como anormais, valores > 50%). A maior Pressão Arterial Diastólica (PAD) obtida foi de 150 mmHg às 07:56h, sendo o menor valor registrado 84 mmHg às 01:26h. A média da PAD nas 24 horas foi de 125 mmHg (Admite-se como anormais nas 24h valores ≥ 80 mmHg).

Variações da PA entre Vigília e o Sono:
Houve descenso da PAS, entre os dois períodos acima referidos de 6% enquanto que para a PAD observou-se descenso de 6%. (Há que haver redução entre os dois períodos analisados de pelo menos 10%. A ausência ou atenuação destes percentuais, está relacionada a maior probabilidade de lesões em órgãos-alvo e/ou maior ocorrência de eventos cardiovasculares).

Correlações entre variações de Pressão Arterial, Sintomas, Atividades e uso de Medicamentos:
Não foram relatados sintomas.
Não foram relatados atividades.
Houve relato de uso de medicamentos no período do exame.

Picos de pressão e/ou Hipotensão:
Não foram observados picos de pressão.
Não foram observadas hipotensões.

CONCLUSÕES
As medicações referidas como utilizadas parecem não exercer adequado controle de pressão arterial nas 24 horas.

CRM -

Exemplo 8

Unidade Clínica de Hipertensão
DIVISÃO DE CARDIOLOGIA
Laboratório de Monitorização
Ambulatorial (MAPA) da Pressão Arterial.

06479931

Nasc.: 02/10/1955   Sexo: F   Cor: Branco

Data do Exame: 26/06/2007

Exame: 3317500   MAPA – MONITORIZAÇÃO AMBULATORIAL DA PRESSÃO ARTERIAL

24 HORAS

Parâmetro Analisado	Mínimo	Média	Máximo
Pressão Sistólica (mmHg)	85	138	182
Pressão Diastólica (mmHg)	53	84	118
Pressão Média (mmHg)	67	107	148
Frequência Cardíaca (bpm)	42	56	121
Carga Pressórica Sistólica (%)		79	
Carga Pressórica Diastólica (%)		68	
Área Sistólica sob a Curva (mmHg x h)		14.786	
Área Diastólica sob a Curva (mmHg x h)		7.984	

VIGÍLIA

Parâmetro Analisado	Mínimo	Média	Máximo
Pressão Sistólica (mmHg)	102	148	182
Pressão Diastólica (mmHg)	60	89	118
Pressão Média (mmHg)	84	114	148
Frequência Cardíaca (bpm)	43	59	121
Carga Pressórica Sistólica (%)		84	
Carga Pressórica Diastólica (%)		67	
Área Sistólica sob a Curva (mmHg x h)		13.150	
Área Diastólica sob a Curva (mmHg x h)		4.685	

SONO

Parâmetro Analisado	Mínimo	Média	Máximo
Pressão Sistólica (mmHg)	85	117	135
Pressão Diastólica (mmHg)	53	74	89
Pressão Média (mmHg)	67	92	108
Frequência Cardíaca (bpm)	42	49	58
Carga Pressórica Sistólica (%)		63	
Carga Pressórica Diastólica (%)		69	
Área Sistólica sob a Curva (mmHg x h)		1.636	
Área Diastólica sob a Curva (mmHg x h)		3.299	

Diferenças (% e mmHg) entre VIGÍLIA e SONO

Pressão Arterial Sistólica	21% e 31 mmHg
Pressão Arterial Diastólica	17% e 15 mmHg

Unidade Clínica de Hipertensão
DIVISÃO DE CARDIOLOGIA
Laboratório de Monitorização
Ambulatorial (MAPA) da Pressão Arterial.

0647993I

Nasc.: 02/10/1955   Sexo: F   Cor: Branco

Data do Exame: 26/06/2007 10:43:21

Exame: 3317500   **MAPA – MONITORIZAÇÃO AMBULATORIAL DA PRESSÃO ARTERIAL**

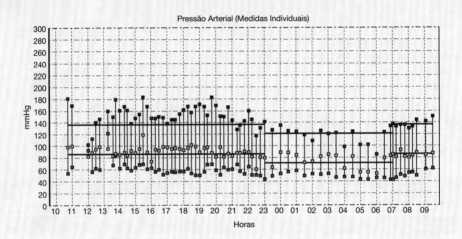

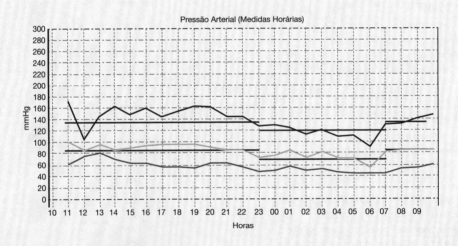

Legenda:
— Pressão Arterial Sistólica
— Pressão Arterial Diastólica
— Frequência Cardíaca

230 ■ PARTE 3 | MAPA NA PRÁTICA CLÍNICA

| Unidade Clínica de Hipertensão
DIVISÃO DE CARDIOLOGIA
Laboratório de Monitorização
Ambulatorial (MAPA) da Pressão Arterial. | 06479931
Nasc.: 02/10/1955 Sexo: F Cor: Branco
Data do Exame: 26/06/2007 10:43:21 |

Exame: 3317500 **MAPA – MONITORIZAÇÃO AMBULATORIAL DA PRESSÃO ARTERIAL**

Qualidade do procedimento:
Foram obtidas 71 medidas durante o período do exame, com percentagem de sucesso de 91%.

Pressões Sistólicas:
As Cargas Sistólicas (% de medidas acima de 135 mmHg durante a vigília e 120 mmHg durante o sono) foram respectivamente de 79, 84 e 63% nos períodos de 24 horas, vigília e sono (Admite-se como anormais, valores > 50%). A maior Pressão Arterial Sistólica (PAS) obtida foi de 182 mmHg às 15:30h, sendo o menor valor registrado 85 mmHg às 06:00h. A média da PAS nas 24 horas foi de 138 mmHg (Admite-se como anormais nas 24h valores ≥ 130 mmHg).

Pressões Diastólicas:
As Cargas Diastólicas (% de medidas acima de 85 mmHg durante a vigília e 70 mmHg durante o sono) foram respectivamente de 68, 67 e 69% nos períodos de 24 horas, vigília e sono (Admite-se como anormais, valores > 50%). A maior Pressão Arterial Diastólica (PAD) obtida foi de 118 mmHg às 15:30h, sendo o menor valor registrado 53 mmHg às 06:00h. A média da PAD nas 24 horas foi de 84 mmHg (Admite-se como anormais nas 24h valores ≥ 80 mmHg).

Variações da PA entre Vigília e o Sono:
Houve descenso da PAS, entre os dois períodos acima referidos de 21% enquanto que para a PAD observou-se descenso de 17%. (Há que haver redução entre os dois períodos analisados de pelo menos 10%. A ausência ou atenuação destes percentuais, está relacionada a maior probabilidade de lesões em órgãos-alvo e/ou maior ocorrência de eventos cardiovasculares).

Correlações entre variações de Pressão Arterial, Sintomas, Atividades e uso de Medicamentos:
Não foram relatados sintomas.
As atividades relatadas não se correlacionam com alterações significativas da Pressão Arterial.
Não houve relato de uso de medicamentos no período do exame.

Picos de pressão e/ou Hipotensão:
Não foram observados picos de pressão.
Não foram observadas hipotensões.

CONCLUSÕES
Comportamento ANORMAL da pressão arterial nas 24 horas.

CRM -

Exemplo 9

Unidade Clínica de Hipertensão
DIVISÃO DE CARDIOLOGIA
Laboratório de Monitorização
Ambulatorial (MAPA) da Pressão Arterial.

0728130G

Nasc.: 16/10/1991   Sexo: M   Cor: Branco

Data do Exame: 10/05/2007

Exame: 2897445   **MAPA – MONITORIZAÇÃO AMBULATORIAL DA PRESSÃO ARTERIAL**

24 HORAS

Parâmetro Analisado	Mínimo	Média	Máximo
Pressão Sistólica (mmHg)	135	164	205
Pressão Diastólica (mmHg)	62	92	126
Pressão Média (mmHg)	87	115	149
Frequência Cardíaca (bpm)	47	72	151

Carga Pressórica Sistólica (%)	100
Carga Pressórica Diastólica (%)	81
Área Sistólica sob a Curva (mmHg x h)	48.116
Área Diastólica sob a Curva (mmHg x h)	18.406

VIGÍLIA

Parâmetro Analisado	Mínimo	Média	Máximo
Pressão Sistólica (mmHg)	136	165	205
Pressão Diastólica (mmHg)	62	92	126
Pressão Média (mmHg)	87	115	149
Frequência Cardíaca (bpm)	50	75	151

Carga Pressórica Sistólica (%)	100
Carga Pressórica Diastólica (%)	79
Área Sistólica sob a Curva (mmHg x h)	28.500
Área Diastólica sob a Curva (mmHg x h)	8.945

SONO

Parâmetro Analisado	Mínimo	Média	Máximo
Pressão Sistólica (mmHg)	135	159	179
Pressão Diastólica (mmHg)	69	89	111
Pressão Média (mmHg)	93	110	147
Frequência Cardíaca (bpm)	47	73	141

Carga Pressórica Sistólica (%)	100
Carga Pressórica Diastólica (%)	92
Área Sistólica sob a Curva (mmHg x h)	19.616
Área Diastólica sob a Curva (mmHg x h)	9.461

Diferenças (% e mmHg) entre VIGÍLIA e SONO

Pressão Arterial Sistólica	4% e 6 mmHg
Pressão Arterial Diastólica	3% e 3 mmHg

Unidade Clínica de Hipertensão
DIVISÃO DE CARDIOLOGIA
Laboratório de Monitorização
Ambulatorial (MAPA) da Pressão Arterial.

0728130G

Nasc.: 16/10/1991   Sexo: M   Cor: Branco

Data do Exame: 10/05/2007 07:12:53

Exame: 2897445   **MAPA – MONITORIZAÇÃO AMBULATORIAL DA PRESSÃO ARTERIAL**

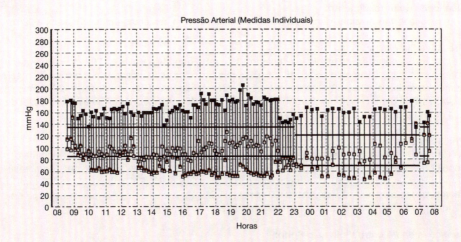

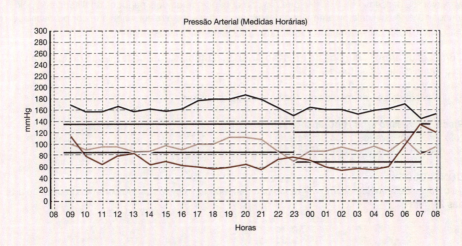

Legenda: —— Pressão Arterial Sistólica
          —— Pressão Arterial Diastólica
          —— Frequência Cardíaca

Unidade Clínica de Hipertensão
DIVISÃO DE CARDIOLOGIA
Laboratório de Monitorização
Ambulatorial (MAPA) da Pressão Arterial.

0728130G

Nasc.: 16/10/1991   Sexo: M   Cor: Branco

Data do Exame: 10/05/2007 07:12:53

Exame: 2897445   **MAPA – MONITORIZAÇÃO AMBULATORIAL DA PRESSÃO ARTERIAL**

Qualidade do procedimento:
Foram obtidas 113 medidas durante o período do exame, com percentagem de sucesso de 92%.

Pressões Sistólicas:
As Cargas Sistólicas (% de medidas acima de 135 mmHg durante a vigília e 120 mmHg durante o sono) foram respectivamente de 10, 100 e 100% nos períodos de 24 horas, vigília e sono (Admite-se como anormais, valores > 50%). A maior Pressão Arterial Sistólica (PAS) obtida foi de 205 mmHg às 19:44h, sendo o menor valor registrado 135 mmHg às 06:43h. A média da PAS nas 24 horas foi de 164 mmHg (Admite-se como anormais nas 24h valores ≥ 130 mmHg).

Pressões Diastólicas:
As Cargas Diastólicas (% de medidas acima de 85 mmHg durante a vigília e 70 mmHg durante o sono) foram respectivamente de 81, 79 e 92% nos períodos de 24 horas, vigília e sono (Admite-se como anormais, valores > 50%). A maior Pressão Arterial Diastólica (PAD) obtida foi de 126 mmHg às 18:44h, sendo o menor valor registrado 62 mmHg às 22:14h. A média da PAD nas 24 horas foi de 92 mmHg (Admite-se como anormais nas 24h valores ≥ 80 mmHg).

Variações da PA entre Vigília e o Sono:
Houve descenso da PAS, entre os dois períodos acima referidos de 4% enquanto que para a PAD observou-se descenso de 3%. (Há que haver redução entre os dois períodos analisados de pelo menos 10%. A ausência ou atenuação destes percentuais, está relacionada a maior probabilidade de lesões em órgãos-alvo e/ou maior ocorrência de eventos cardiovasculares).

Correlações entre variações de Pressão Arterial, Sintomas, Atividades e uso de Medicamentos:
Não foram relatados sintomas.
As atividades relatadas não se correlacionam com alterações significativas da Pressão Arterial.
Houve relato de uso de medicamentos no período do exame.

Picos de pressão e/ou Hipotensão:
Não foram observados picos de pressão.
Não foram observadas hipotensões.

CONCLUSÕES
As medicações referidas como utilizadas parecem não exercer adequado controle de pressão arterial nas 24 horas.

CRM -

■ Exemplo 10

Unidade Clínica de Hipertensão
DIVISÃO DE CARDIOLOGIA
Laboratório de Monitorização
Ambulatorial (MAPA) da Pressão Arterial.

00824901

Nasc.: 07/01/1970   Sexo: F   Cor: Branco

Data do Exame: 27/12/2006

Exame: 1784246   **MAPA – MONITORIZAÇÃO AMBULATORIAL DA PRESSÃO ARTERIAL**

24 HORAS

Parâmetro Analisado	Mínimo	Média	Máximo
Pressão Sistólica (mmHg)	127	157	201
Pressão Diastólica (mmHg)	87	110	131
Pressão Média (mmHg)	104	130	162
Frequência Cardíaca (bpm)	55	73	99

Carga Pressórica Sistólica (%)	100
Carga Pressórica Diastólica (%)	100
Área Sistólica sob a Curva (mmHg x h)	38.315
Área Diastólica sob a Curva (mmHg x h)	43.218

VIGÍLIA

Parâmetro Analisado	Mínimo	Média	Máximo
Pressão Sistólica (mmHg)	138	161	201
Pressão Diastólica (mmHg)	96	113	131
Pressão Média (mmHg)	116	134	162
Frequência Cardíaca (bpm)	56	76	99

Carga Pressórica Sistólica (%)	100
Carga Pressórica Diastólica (%)	100
Área Sistólica sob a Curva (mmHg x h)	25.173
Área Diastólica sob a Curva (mmHg x h)	27.538

SONO

Parâmetro Analisado	Mínimo	Média	Máximo
Pressão Sistólica (mmHg)	127	147	153
Pressão Diastólica (mmHg)	87	103	115
Pressão Média (mmHg)	104	121	131
Frequência Cardíaca (bpm)	55	65	76

Carga Pressórica Sistólica (%)	100
Carga Pressórica Diastólica (%)	100
Área Sistólica sob a Curva (mmHg x h)	13.142
Área Diastólica sob a Curva (mmHg x h)	15.680

Diferenças (% e mmHg) entre VIGÍLIA e SONO

Pressão Arterial Sistólica	9% e 14 mmHg
Pressão Arterial Diastólica	9% e 10 mmHg

Unidade Clínica de Hipertensão
DIVISÃO DE CARDIOLOGIA
Laboratório de Monitorização
Ambulatorial (MAPA) da Pressão Arterial.

00824901

Nasc.: 07/01/1970   Sexo: F   Cor: Branco

Data do Exame: 27/12/2006 08:37:37

Exame: 1784246   **MAPA – MONITORIZAÇÃO AMBULATORIAL DA PRESSÃO ARTERIAL**

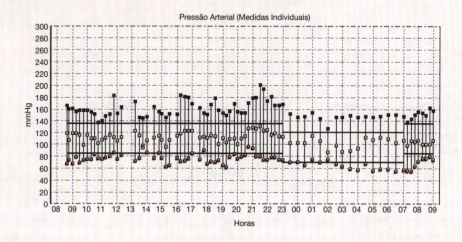

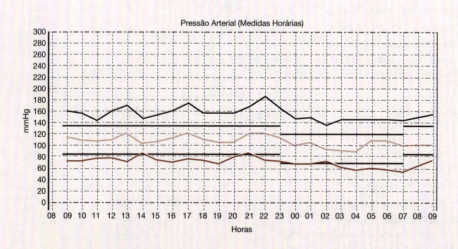

Legenda: ———— Pressão Arterial Sistólica
———— Pressão Arterial Diastólica
———— Frequência Cardíaca

Unidade Clínica de Hipertensão
DIVISÃO DE CARDIOLOGIA
Laboratório de Monitorização
Ambulatorial (MAPA) da Pressão Arterial.

0082490I

Nasc.: 07/01/1970   Sexo: F   Cor: Branco

Data do Exame: 27/12/2006 08:37:37

Exame: 1784246   **MAPA – MONITORIZAÇÃO AMBULATORIAL DA PRESSÃO ARTERIAL**

Qualidade do procedimento:
Foram obtidas 77 medidas durante o período do exame, com percentagem de sucesso de 92%.

Pressões Sistólicas:
As Cargas Sistólicas (% de medidas acima de 135 mmHg durante a vigília e 120 mmHg durante o sono) foram respectivamente de 100, 100 e 100% nos períodos de 24 horas, vigília e sono (Admite-se como anormais, valores > 50%). A maior Pressão Arterial Sistólica (PAS) obtida foi de 201 mmHg às 21:30h, sendo o menor valor registrado 127 mmHg às 02:00h. A média da PAS nas 24 horas foi de 157 mmHg (Admite-se como anormais nas 24h valores ≥ 130 mmHg).

Pressões Diastólicas:
As Cargas Diastólicas (% de medidas acima de 85 mmHg durante a vigília e 70 mmHg durante o sono) foram respectivamente de 100, 100 e 100% nos períodos de 24 horas, vigília e sono (Admite-se como anormais, valores > 50%). A maior Pressão Arterial Diastólica (PAD) obtida foi de 131 mmHg às 21:30h, sendo o menor valor registrado 87 mmHg às 02:00h. A média da PAD nas 24 horas foi de 110 mmHg (Admite-se como anormais nas 24h valores ≥ 80 mmHg).

Variações da PA entre Vigília e o Sono:
Houve aumento da PAS, entre os dois períodos acima referidos de 9% enquanto que para a PAD observou-se aumento de 9%. (Há que haver redução entre os dois períodos analisados de pelo menos 10%. A ausência ou atenuação destes percentuais, está relacionada a maior probabilidade de lesões em órgãos-alvo e/ou maior ocorrência de eventos cardiovasculares).

Correlações entre variações de Pressão Arterial, Sintomas, Atividades e uso de Medicamentos:
Não foram relatados sintomas.
Não foram relatados atividades.
Não houve relato de uso de medicamentos no período do exame.

Picos de pressão e/ou Hipotensão:
Não foram observados picos de pressão.
Não foram observadas hipotensões.

CONCLUSÕES
Comportamento ANORMAL da pressão arterial nas 24 horas.

CRM -

■ Exemplo 11 – Comentado por Dr. Vitor Paixão Dias

Análise Estatística

Nº do Exame 8KL-12802	Paciente: Data da Instalação: 16/01/2020 11:38:26	Código: 8KL-12802

1 – Dados Básicos

Total de Medições:	68	
Medições Válidas:	63 = 93%	

2 – Valores Médios · Valores Aceitáveis

Período Total:	122 / 85 mmHg	até 129 / 79 mmHg
Período da Vigília:	128 / 90 mmHg	até 134 / 84 mmHg
Período do Sono:	114 / 77 mmHg	até 119 / 69 mmHg
Pressão Matinal:	127 / 89 mmHg	
Ascenso Matinal*:	27 mmHg	
Descenso de P.A. no Sono:	11% / 14%	acima de 10% / 10%
Carga Pressórica** na Vigília:	29% / 79%	até 50% / 50%
Carga Pressórica** no Sono:	28% / 64%	até 50% / 50%
Carga Pressórica** Total:	32% / 73%	até 50% / 50%

*Ascenso Matinal: Diferença entre a média da pressão matinal e a média da menor pressão no sono.
**Carga Pressórica: Percentual de medições acima de 134/84 na vigília e 119/69 no sono.

3 – Valores Máximos em mmHg · Comentários

Período da Vigília:		
PAS:	161 mmHg às 19:03 h	JANTOU
PAD:	107 mmHg às 18:40 h	
PAM:	127 mmHg às 19:03 h	JANTOU
PP:	62 mmHg às 19:03 h	JANTOU
Período do Sono:		
PAS:	137 mmHg às 06:40 h	
PAD:	100 mmHg às 06:20 h	
PAM:	111 mmHg às 22:40 h	
PP:	54 mmHg às 01:40 h	

4 – Valores Mínimos em mmHg · Comentários

Período da Vigília:		
PAS:	99 mmHg às 15:40 h	
PAD:	66 mmHg às 15:40 h	
PAM:	81 mmHg às 15:40 h	
PP:	25 mmHg às 13:00 h	ALMOÇO
Período do Sono:		
PAS:	98 mmHg às 00:20 h	
PAD:	66 mmHg às 01:40 h	
PAM:	82 mmHg às 00:20 h	
PP:	20 mmHg às 06:20 h	

5 – Desvio Padrão das medições de P.A. em mmHg · Valores Aceitáveis

Período Total:	13,3 / 10,7	
Período da Vigília:	12,3 / 8,7	até 12,0 / 9,0
Período do Sono:	10,2 / 9,1	até 10,0 / 8,0

© 2019 - Cardio Sistemas Coml. Indl. Ltda - Todos os direitos reservados - versão 6.384 compilação 2.26

Gráfico de Tendências

Nº do Exame 8KL-12802	Paciente: Data da Instalação: 16/01/2020 11:38:26	Código: 8KL-12802

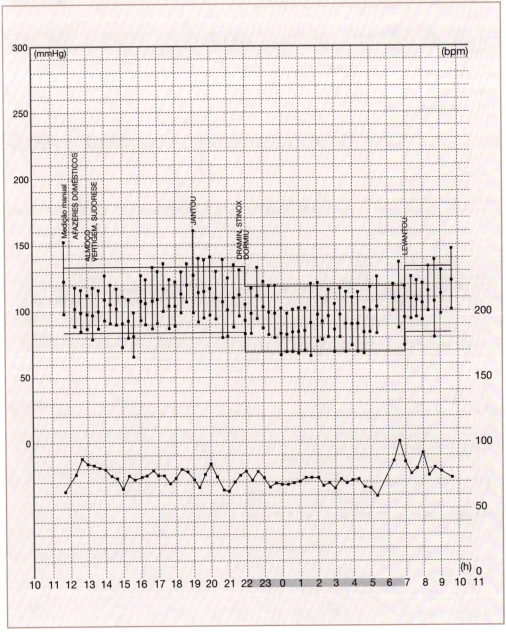

CAPÍTULO 19 — 239

Relatório de Monitorização Ambulatorial da Pressão Arterial (M.A.P.A.)

1 – Dados do Exame

Nº do Exame 8KL-12802	Data da Instalação: 16/01/2020 11:38 Término: 17/01/2020 09:43 Protocolo de Medições: 24 às 07	Código: 8KL-12802

2 – Paciente

Nome:

Sexo: F **Altura:** 1,47 **Peso:** 60 **Idade:** 59

Fumante: Não **Tel:** **Nascimento:** 24/11/1960 **Fax:**

Diagnóstico:

Motivo do Exame:

3 – Médico Solicitante

Nome: **Tel:**

Clínica: **Fax:**

4 – Laudo Médico

Qualidade do Procedimento:
Procedimento de boa qualidade técnica, tendo sido obtidas 68 medidas, com 63 delas válidas durante o período de exame, com percentagem de sucesso de 93%.

Pressões Sistólicas:
O maior valor de pressão sistólica obtido foi de 161 mmHg enquanto o menor valor foi de 98 mmHg. A média de pressão sistólica nas 24 horas foi de 122 mmHg (Admitem-se como anormais valores iguais ou superiores a 130 mmHg).

Pressões Diastólicas:
O maior valor de pressão diastólica obtido foi de 107 mmHg as enquanto o menor valor foi de 66 mmHg. A média de pressão diastólica nas 24 horas foi de 85 mmHg (Admitem-se como anormais valores iguais ou superiores a 80 mmHg).

Variação da pressão entre a vigília e o sono:
Houve redução de 11% da pressão sistólica e de 14% na pressão diastólica entre os dois períodos referidos. (Valores inferiores a 10% estão relacionados a maior probabilidade de complicações cardiovasculares).

Picos de pressão e episódios de hipotensão:
Foram observados picos de pressão.
Não foram observados episódios de hipotensão.

Correlações entre atividades, sintomas, medicamentos e variações da pressão:
As atividades relatadas não se relacionaram a alterações significativas da pressão arterial durante o exame.
Os sintomas referidos (vertigem e sudorese) não coincidem com alteração significativa da pressão arterial.
Não há registro do uso de medicamento anti-hipertensivo durante o exame.

© 2019 - Cardio Sistemas Coml. Indl. Ltda - Todos os direitos reservados - versão 6.384 compilação 2.26

Relatório de Monitorização Ambulatorial da Pressão Arterial (M.A.P.A.)

Nº do Exame 8KL-12802	Paciente: Data da Instalação: 16/01/2020 11:38:26	Código: 8KL-12802

4 – Laudo Médico (continuação)

CONCLUSÕES:

COMPORTAMENTO ANORMAL DA PRESSÃO ARTERIAL DIASTÓLICA NAS 24 HORAS

Revisado
Prof. Dr. Fernando Nobre
Cremesp 22.313

Dr. André Gambi Deienno
Cremesp 178.892

*Observação: A Monitorização Ambulatorial da Pressão Arterial, como os demais exames complementares em medicina, deve ser analisada de acordo com parâmetros clínicos a juízo do médico do paciente.

5 – Data e Assinatura

23/01/2020

DR. FERNANDO NOBRE
C.R.M.: 22313

© 2019 - Cardio Sistemas Coml. Indl. Ltda - Todos os direitos reservados - versão 6.384 compilação 2.26

■ Exemplo 12 – Comentado por Dr. Vitor Paixão

Análise Estatística

Nº do Exame 8KL-12804	Paciente: Data da Instalação: 16/01/2020 12:01:56		Código: 8KL-12804

1 – Dados Básicos

Total de Medições:	54	
Medições Válidas:	41 = 76%	

2 – Valores Médios | | | Valores Aceitáveis

		Valores Aceitáveis
Período Total:	117 / 62 mmHg	até 129 / 79 mmHg
Período da Vigília:	120 / 64 mmHg	até 134 / 84 mmHg
Período do Sono:	106 / 54 mmHg	até 119 / 69 mmHg
Pressão Matinal:	131 / 64 mmHg	
Ascenso Matinal*:	32 mmHg	
Descenso de P.A. no Sono:	12% / 15%	acima de 10% / 10%
Carga Pressórica** na Vigília:	12% / 3%	até 50% / 50%
Carga Pressórica** no Sono:	0% / 0%	até 50% / 50%
Carga Pressórica** Total:	24% / 2%	até 50% / 50%

*Ascenso Matinal: Diferença entre a média da pressão matinal e a média da menor pressão no sono.
**Carga Pressórica: Percentual de medições acima de 134/84 na vigília e 119/69 no sono.

3 – Valores Máximos em mmHg | Comentários

Período da Vigília:

PAS:	155 mmHg às 14:00 h
PAD:	112 mmHg às 13:40 h
PAM:	121 mmHg às 13:40 h
PP:	97 mmHg às 14:00 h

Período do Sono:

PAS:	114 mmHg às 04:00 h
PAD:	61 mmHg às 04:00 h
PAM:	85 mmHg às 04:00 h
PP:	60 mmHg às 02:00 h

4 – Valores Mínimos em mmHg | Comentários

Período da Vigília:

PAS:	93 mmHg às 16:03 h	
PAD:	39 mmHg às 16:03 h	
PAM:	64 mmHg às 16:03 h	
PP:	20 mmHg às 13:03 h	NO MERCADO

Período do Sono:

PAS:	96 mmHg às 02:40 h	
PAD:	47 mmHg às 01:40 h	DORMIU
PAM:	70 mmHg às 01:40 h	DORMIU
PP:	46 mmHg às 02:40 h	

5 – Desvio Padrão das medições de P.A. em mmHg | Valores Aceitáveis

		Valores Aceitáveis
Período Total:	15,2 / 11,7	
Período da Vigília:	15,4 / 12,2	até 12,0 / 9,0
Período do Sono:	6,9 / 5,5	até 10,0 / 8,0

© 2019 - Cardio Sistemas Coml. Indl. Ltda - Todos os direitos reservados - versão 6.384 compilação 2.26

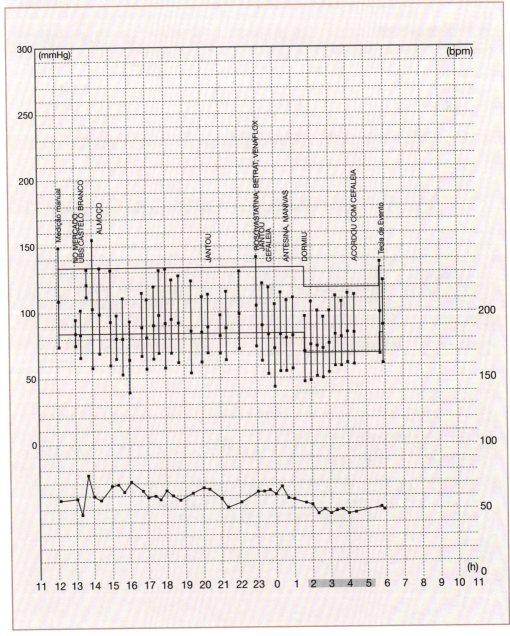

Relatório de Monitorização Ambulatorial da Pressão Arterial (M.A.P.A.)

1 – Dados do Exame

Nº do Exame 8KL-12804	Data da Instalação: 16/01/2020 12:01 Término: 17/01/2020 10:00 Protocolo de Medições: 24 às 07	Código: 8KL-12804

2 – Paciente

Nome:

Sexo: F **Altura:** 1,57 **Peso:** 79 **Idade:** 66
Fumante: Não Tel: **Nascimento:** 01/11/1953
Fax:

Diagnóstico:

Motivo do Exame:

3 – Médico Solicitante

Nome: **Tel:**

Clínica: **Fax:**

4 – Laudo Médico

Qualidade do Procedimento
Procedimento de boa qualidade técnica, tendo sido obtidas 54 medidas, com 41 delas válidas durante o período de exame, com percentagem de sucesso de 76%.

Pressões Sistólicas
O maior valor de pressão sistólica obtido foi de 155 mmHg enquanto o menor valor foi de 93 mmHg. A média de pressão sistólica nas 24 horas foi de 117 mmHg (Admitem-se como anormais valores iguais ou superiores a 130 mmHg).

Pressões Diastólicas
O maior valor de pressão diastólica obtido foi de 112 mmHg enquanto o menor valor foi de 39 mmHg. A média de pressão diastólica nas 24 horas foi de 62 mmHg (Admitem-se como anormais valores iguais ou superiores a 80 mmHg).

Variação da pressão entre a vigília e o sono
Houve redução de 12% da pressão sistólica e de 15% na pressão diastólica entre os dois períodos referidos. (Valores inferiores a 10 % estão relacionados a maior probabilidade de complicações cardiovasculares).

Picos de pressão e episódios de hipotensão
Não foram registrados picos de pressão.
Não foram registrados episódios de hipotensão.

Correlações entre atividades, sintomas, medicamentos e variações da pressão.
As atividades relatadas não se relacionaram a alterações significativas da pressão arterial durante o exame.
O sintoma referido (CEFALEIA) não coincide com alteração significativa da pressão arterial.
Há registro do uso de medicamentos anti-hipertensivos durante o exame.

© 2019 - Cardio Sistemas Coml. Indl. Ltda - Todos os direitos reservados - versão 6.384 compilação 2.26

Relatório de Monitorização Ambulatorial da Pressão Arterial (M.A.P.A.)

Nº do Exame 8KL-12804	Paciente: Data da Instalação: 16/01/2020 12:01:56	Código: 8KL-12804

4 – Laudo Médico (continuação)

CONCLUSÕES:

OS MEDICAMENTOS REFERIDOS COMO UTILIZADOS PARECEM EXERCER ADEQUADO CONTROLE DA PRESSÃO ARTERIAL NAS 24 HORAS.

Revisado
Prof. Dr. Fernando Nobre
Cremesp 22.313

Dr. André Gambi Deienno
Cremesp 178.892

*Observação: A Monitorização Ambulatorial da Pressão Arterial, como os demais exames complementares em medicina, deve ser analisada de acordo com parâmetros clínicos a juízo do médico do paciente.

5 – Data e Assinatura

23/01/2020

DR. FERNANDO NOBRE
C.R.M.: 22313

© 2019 - Cardio Sistemas Coml. Indl. Ltda - Todos os direitos reservados - versão 6.384 compilação 2.26

■ Comentários

(Foi mantida a grafia de Portugues de Portugal segundo texto do autor)

O **exemplo 11 (código 8KL-12802)** revela um aumento dos valores médios da pressão arterial durante todo o período de monitorização, mas apenas para a componente diastólica, com uma descida fisiológica dos valores pressóricos no período nocturno (perfil dipping). Estaremos provavelmente em presença dum doente jovem. Apesar do menor impacto prognóstico da pressão arterial diastólica, será necessário proceder a ajuste da terapêutica, tendo em conta o deficiente controlo.

Uma pressão arterial diastólica na MAPA superior a 85 ou 70 mmHg, respectivamente, no período diurmo ou nocturno, corresponde a uma pressão arterial no consultório superior a 90 mmHg[1]. Curiosamente, um artigo recente relativo aos valores de normalidade recomendados nas guidelines americanas de 2017 relativamente à pressão arterial no consultório, mostrou que a hipertensão diastólica isolada em estadio 1 (valores entre 80 e 89 mmHg), não se associa a um significativo aumento do risco de eventos cardiovasculares[2].

O **exemplo 12 (código 8KL-12804)** mostra valores perfeitamente controlados da pressão arterial durante todo o período de monitorização, com descida fisiológica dos valores pressóricos no período nocturno (perfil dipping). Sendo o factor mais importante na redução do risco vascular o controlo dos valores da pressão arterial, a única recomendação será a de eventualmente verificar se a medicação anti-hipertensora em curso confere adequada protecção vascular ao doente em causa, em função do seu perfil de risco vascular global.

■ Referências

1. The Task Force for the Management of Arterial Hypertension of the ESC and the ESH. 2018 ESH/ESC guidelines for the managementof arterial hypertension. European Heart Journal (2018) doi:10.1093/eurheartj/ehy339.
2. Whelton PK, et al. High Blood Pressure Clinical Practice Guidelines Hypertension 2017. doi: 10.1161/HYP.0000000000000065.

■ Exemplo 13 – Comentado por Dr. Fernando Pinto

Análise Estatística

Nº do Exame 8KL-00486	Paciente: Data da Instalação: 27/07/2017 10:32:43	Código: 8KL-00486

1 – Dados Básicos

Total de Medições:	68	
Medições Válidas:	58 = 85%	

2 – Valores Médios · Valores Aceitáveis

Período Total:	118 / 71 mmHg	até 129 / 79 mmHg
Período da Vigília:	120 / 72 mmHg	até 134 / 84 mmHg
Período do Sono:	113 / 68 mmHg	até 119 / 69 mmHg
Pressão Matinal:	107 / 77 mmHg	
Ascenso Matinal*:	***	
Descenso de P.A. no Sono:	6% / 6%	acima de 10% / 10%
Carga Pressórica** na Vigília:	13% / 8%	até 50% / 50%
Carga Pressórica** no Sono:	22% / 33%	até 50% / 50%
Carga Pressórica** Total:	16% / 16%	até 50% / 50%

*Ascenso Matinal: Diferença entre a média da pressão matinal e a média da menor pressão no sono.
**Carga Pressórica: Percentual de medições acima de 134/84 na vigília e 119/69 no sono.

3 – Valores Máximos em mmHg · Comentários

Período da Vigília:

PAS:	142 mmHg às 11:23 h
PAD:	93 mmHg às 10:40 h
PAM:	107 mmHg às 10:40 h
PP:	80 mmHg às 18:00 h

Período do Sono:

PAS:	127 mmHg às 01:40 h
PAD:	72 mmHg às 04:03 h
PAM:	97 mmHg às 04:03 h
PP:	60 mmHg às 01:40 h

4 – Valores Mínimos em mmHg · Comentários

Período da Vigília:

PAS:	101 mmHg às 08:00 h
PAD:	60 mmHg às 15:40 h
PAM:	81 mmHg às 20:00 h
PP:	15 mmHg às 08:00 h

Período do Sono:

PAS:	105 mmHg às 04:40 h
PAD:	59 mmHg às 05:00 h
PAM:	82 mmHg às 05:00 h
PP:	37 mmHg às 02:40 h

5 – Desvio Padrão das medições de P.A. em mmHg · Valores Aceitáveis

Período Total:	9,5 / 6,5	
Período da Vigília:	9,9 / 7,1	até 12,0 / 9,0
Período do Sono:	6,7 / 3,4	até 10,0 / 8,0

© 2019 - Cardio Sistemas Coml. Indl. Ltda - Todos os direitos reservados - versão 6.384 compilação 2.26

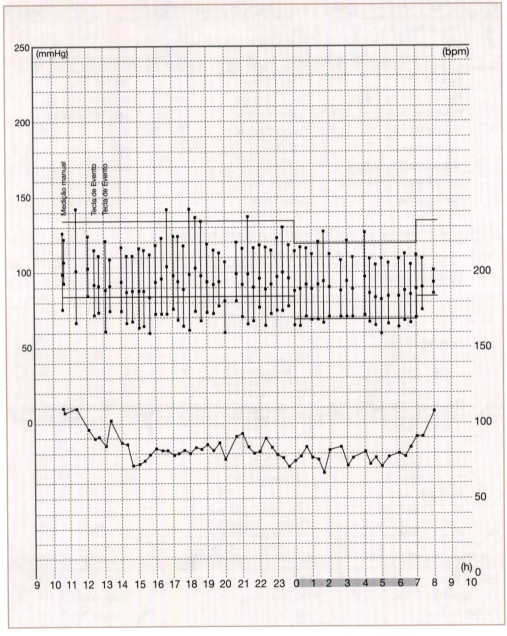

Relatório de Monitorização Ambulatorial da Pressão Arterial (M.A.P.A.)

1 – Dados do Exame

N° do Exame 8KL-00486	Data da Instalação: 27/07/2017 10:3 Término: 28/07/2017 08:15 Protocolo de Medições: 24 às 07	Código: 8KL-00486

2 – Paciente

Nome:

Sexo: F   **Altura:** 1,67   **Idade:** 30
Fumante: Não   Tel: **Peso:** 118   Fax:

Diagnóstico:

Motivo do Exame:

3 – Médico Solicitante

Nome: **Tel:**

Clínica: **Fax:**

4 – Laudo Médico

Qualidade do Procedimento
Procedimento de boa qualidade técnica, tendo sido obtidas 68 medidas, com 58 delas válidas durante período de exame, com percentagem de sucesso de 85%

Pressões Sistólicas
O maior valor de pressão sistólica obtido foi de 142 mmHg, enquanto o menor valor foi de 101 mmHg. A média de pressão sistólica nas 24 horas foi de 118 mmHg (Admitem-se como anormais valores iguais ou superiores a 130 mmHg).

Pressões Diastólicas
O maior valor de pressão diastólica obtido foi de 93 mmHg, enquanto o menor valor foi de 59 mmHg. A média de pressão diastólica nas 24 horas foi de 71 mmHg (Admitem-se como anormais valores iguais ou superiores a 80 mmHg).

Variação da pressão entre a vigília e o sono
Houve redução de 6% da pressão sistólica e de 6% na pressão diastólica entre os dois períodos referidos. (Valores inferior a 10% estão relacionados a maior probabilidade de complicações cardiovasculares).

Picos de pressão e episódios de hipotensão
Não foram observados picos de pressão.
Não foram observados episódios de hipotensão.

Correlações entre atividades, sintomas, medicamentos e variações da pressão.
As atividades relatadas não se relacionaram a alterações significativas da pressão arterial durante o exame.
Não houve relato de sintomas.
Não há registro do uso de medicamento anti-hipertensivo durante o exame.

© 2019 - Cardio Sistemas Coml. Indl. Ltda - Todos os direitos reservados - versão 6.384 compilação 2.26

■ Comentários

(Foi mantido o formato originalmente apresentado pelo autor e relativo ao português de Portugal)

Exemplo 13 **(código 8KL-00486)**

Doente jovem com obesidade grau III (IMC 42.3). No registo de MAPA apresenta valores médios nas 24 horas, diurnos (vigília) e noturnos (sono) normais, verificando-se no entanto que a descida da PA média durante o período do sono é inferior a 10%, logo poderíamos definir esta doente como tendo **valores normais de pressão arterial com padrão de queda no sono do tipo não-*dipper*.**

A MAPA é um muito melhor predictor, em comparação com a medição da pressão arterial no consultório, quer de lesões de órgão-alvo quer de eventos cardiovasculares fatais e não fatais, pelo que esta doente tem um bom prognóstico no que se refere à sua pressão arterial, já que tem valores normais de pressão arterial nas 24 horas.

Com relação à descida no período do sono inferior a 10% do valor da vigília importa ter aqui em conta vários factores:

- O valor de 10% usado para classificar em *dipper*, não-*dipper* ou *riser/inverted dipper* é um valor arbitrário, havendo estudos que demonstram que em doentes com hipertensão arterial (não é o que acontece nesta doente) o padrão *dipper* tem melhor prognóstico do que os outros padrões, nomeadamente que o não-*dipper*;

- A reduzida reproducibilidade do padrão de descida no sono: está bem demonstrado que em muitos doentes existe uma grande variação no padrão de descida no sono em MAPAs;

- Na valorização do padrão de descida no sono da pressão arterial devemos sempre interrogar o/a doente para saber a qualidade do sono na noite em que usou o equipamento de registo, visto que não é infrequente referirem um sono menos repousante pela acção de medir com a necessária compressão do antebraço;

- Existem algumas condições clínicas que se associam com uma reduzida descida da pressão arterial no sono das quais destaco a obesidade mórbida (caso desta doente) e a Síndrome da Apneia Obstrutiva do Sono (muito frequente nos doentes com obesidade, particularmente com graus elevados de obesidade e muitas vezes não diagnosticada durante anos).

■ Exemplo 14 – Comentado por Dr. Fernando Pinto

Análise Estatística

Nº do Exame 8KL-12835	Paciente: Data da Instalação: 21/01/2020 08:44:29	Código: 8KL-12835

1 – Dados Básicos

Total de Medições:	74	
Medições Válidas:	67 = 91%	

2 – Valores Médios / Valores Aceitáveis

		Valores Aceitáveis
Período Total:	135 / 80 mmHg	até 129 / 79 mmHg
Período da Vigília:	139 / 82 mmHg	até 134 / 84 mmHg
Período do Sono:	129 / 77 mmHg	até 119 / 69 mmHg
Pressão Matinal:	140 / 82 mmHg	
Ascenso Matinal*:	38 mmHg	
Descenso de P.A. no Sono:	7% / 6%	acima de 10% / 10%
Carga Pressórica** na Vigília:	52% / 45%	até 50% / 50%
Carga Pressórica** no Sono:	60% / 76%	até 50% / 50%
Carga Pressórica** Total:	57% / 49%	até 50% / 50%

*Ascenso Matinal: Diferença entre a média da pressão matinal e a média da menor pressão no sono.
**Carga Pressórica: Percentual de medições acima de 134/84 na vigília e 119/69 no sono.

3 – Valores Máximos em mmHg / Comentários

Período da Vigília:

PAS:	190 mmHg às 20:20 h
PAD:	120 mmHg às 09:20 h
PAM:	151 mmHg às 09:20 h
PP:	105 mmHg às 09:40 h

Período do Sono:

PAS:	173 mmHg às 05:00 h
PAD:	110 mmHg às 05:40 h
PAM:	138 mmHg às 05:00 h
PP:	71 mmHg às 04:40 h

4 – Valores Mínimos em mmHg / Comentários

Período da Vigília:

PAS:	89 mmHg às 11:20 h
PAD:	57 mmHg às 11:40 h
PAM:	74 mmHg às 11:20 h
PP:	20 mmHg às 15:40 h

Período do Sono:

PAS:	100 mmHg às 22:40 h
PAD:	54 mmHg às 01:00 h
PAM:	76 mmHg às 22:40 h
PP:	36 mmHg às 23:00 h

5 – Desvio Padrão das medições de P.A. em mmHg / Valores Aceitáveis

		Valores Aceitáveis
Período Total:	26,2 / 14,3	
Período da Vigília:	28,7 / 14,1	até 12,0 / 9,0
Período do Sono:	20,3 / 14,4	até 10,0 / 8,0

© 2019 - Cardio Sistemas Coml. Indl. Ltda - Todos os direitos reservados - versão 6.384 compilação 2.26

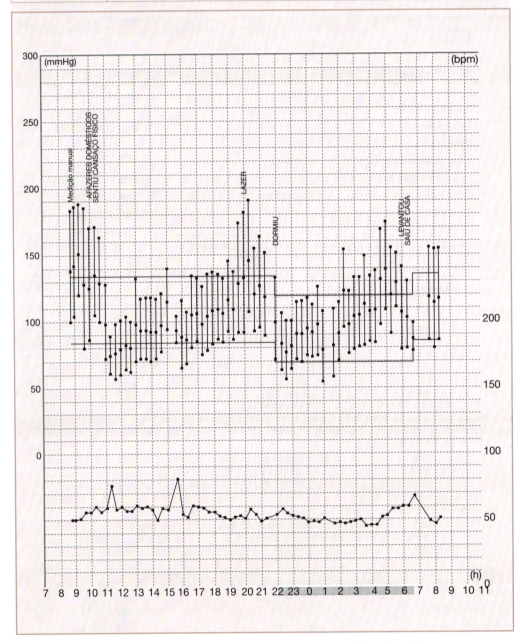

Relatório de Monitorização Ambulatorial da Pressão Arterial (M.A.P.A.)

1 – Dados do Exame

Nº do Exame 8KL-12835	**Data da Instalação:** 21/01/2020 08:44 **Término:** 22/01/2020 09:04 **Protocolo de Medições:** 24 às 07	Código: **8KL-12835**

2 – Paciente

Nome:

Sexo: F **Altura:** 1,63 **Peso:** 75 **Idade:** 79
Fumante: Não Tel: **Nascimento:** 22/09/1940
  Fax:

Diagnóstico:

Motivo do Exame:

3 – Médico Solicitante

Nome: **Tel:**

Clínica: **Fax:**

4 – Laudo Médico

Qualidade do Procedimento:
Procedimento de boa qualidade técnica, tendo sido obtidas 74 medidas, com 67 delas válidas durante o período de exame, com percentagem de sucesso de 91%.

Pressões Sistólicas:
O maior valor de pressão sistólica obtido foi de 190 mmHg enquanto o menor valor foi de 89 mmHg. A média de pressão sistólica nas 24 horas foi de 135 mmHg (Admitem-se como anormais valores iguais ou superiores a 130 mmHg).

Pressões Diastólicas:
O maior valor de pressão diastólica obtido foi de 120 mmHg as enquanto o menor valor foi de 54 mmHg. A média de pressão diastólica nas 24 horas foi de 80 mmHg (Admitem-se como anormais valores iguais ou superiores a 80 mmHg).

Variação da pressão entre a vigília e o sono:
Houve redução de 7% da pressão sistólica e de 6% na pressão diastólica entre os dois períodos referidos. (Valores inferiores a 10% estão relacionados à maior probabilidade de complicações cardiovasculares).

Picos de pressão e episódios de hipotensão:
Foram observados picos de pressão.
Não foram observados episódios de hipotensão.

Correlações entre atividades, sintomas, medicamentos e variações da pressão:
A atividade relatada (lazer) se relacionaram com aumento da pressão arterial durante o exame.
O sintoma referido (cansaço físico) coincide com o aumento da pressão arterial.
Não há registro do uso de medicamento anti-hipertensivo durante o exame.

© 2019 - Cardio Sistemas Coml. Indl. Ltda - Todos os direitos reservados - versão 6.384 compilação 2.26

Relatório de Monitorização Ambulatorial da Pressão Arterial (M.A.P.A.)

Nº do Exame 8KL-12835	Paciente: Data da Instalação: 21/01/2020 08:44:29	Código: 8KL-12835

4 – Laudo Médico (continuação)

CONCLUSÕES:

COMPORTAMENTO ANORMAL DA PRESSÃO ARTERIAL NAS 24 HORAS

Revisado
Prof. Dr. Fernando Nobre
Cremesp 22.313

Dr. André Gambi Deienno
Cremesp 178.892

*Observação: A Monitorização Ambulatorial da Pressão Arterial, como os demais exames complementares em medicina, deve ser analisada de acordo com parâmetros clínicos a juízo do médico do paciente.

5 – Data e Assinatura

23/01/2020

DR. FERNANDO NOBRE
C.R.M.: 22313

© 2019 - Cardio Sistemas Coml. Indl. Ltda - Todos os direitos reservados - versão 6.384 compilação 2.26

■ Comentários

(Foi mantido o formato originalmente apresentado pelo autor e relativo ao português de Portugal)

Exemplo 14 (código 8KL-12835)

Paciente idosa com sobrepeso (IMC 28.2). No registo de MAPA apresenta valores médios nas 24 horas, diurnos (vigília) e nocturnos (sono) elevados e com descida da PA média durante o período do sono inferior a 10%, logo poderíamos definir esta doente como tendo **hipertensão arterial com padrão de queda no sono do tipo não-*dipper*.**

Para além de permitir um diagnóstico mais correcto de hipertensão arterial, excluindo a hipertensão da bata branca e o efeito da ansiedade tão frequente nos grupos etários mais elevados quando vão ao médico, a MAPA, em comparação com a medição da pressão arterial no consultório, tem uma superioridade prognóstica no que se refere ao desenvolvimento de lesões de órgão-alvo bem como de eventos cardiovasculares fatais e não fatais. Assim nesta doente deverão ser avaliados rigorosamente outros factores de risco que possam coexistir bem como lesões de órgão mediadas pela hipertensão e eventuais antecedentes patológicos e/ou comorbilidades para decidir o *timing* e a natureza das medidas a adoptar, sendo que de imediato as alterações de estilo de vida são fundamentais.

No que se refere à descida no período do sono inferior a 10% do valor da vigília importa ter devemos ter em conta:

- Na valorização do padrão de descida no sono da pressão arterial devemos sempre interrogar o/a doente para saber a qualidade do sono na noite em que usou o equipamento de registo, visto que não é infrequente referirem um sono menos repousante pela acção de medir com a necessária compressão do antebraço;

- O valor de 10% usado para classificar em *dipper*, não-*dipper* ou *riser/inverted dipper* é um valor arbitrário, havendo algumas evidências que demonstram que em doentes com hipertensão arterial o padrão *dipper* tem melhor prognóstico do que os outros padrões, nomeadamente que o não-*dipper*. No entanto os dados não são consensuais, e nem sempre são fáceis de comparar já que nem mesmo as definições de período de vigília e de repouso que foram usadas são uniformes;

- A reduzida reproducibilidade do padrão de descida no sono: está bem demonstrado que em muitos doentes existe uma grande variação no padrão de descida no sono em MAPAs;

- Existem algumas condições clínicas que se associam com uma reduzida descida da pressão arterial no sono das quais destaco idade avançada, a hipotensão ortostática e a insuficiência renal (frequentes nos doentes deste grupo etário).

■ Referências para os exemplos 13 e 14

1. Parati G, Stergiou G, O'Brien E, Asmar R, Beilin L, Bilo G, et al., European Society of Hypertension Working Group on Blood Pressure Monitoring and Cardiovascular Variability. European Society of Hypertension practice guidelines for ambulatory blood pressure monitoring. J Hypertens 2014; 32:1359–1366.
2. O'Brien E, Parati G, Stergiou G, Asmar R, Beilin L, Bilo G, et al., on behalf of the European Society of Hypertension Working Group on Blood Pressure Monitoring. European Society of Hypertension Position Paper on Ambulatory Blood Pressure Monitoring. J Hypertens 2013; 31:1731–1767.

3. Williams B, Mancia G, Spiering W, Rosei EA, Azizi M, Burnier M, et al. The Task Force for the management of arterial hypertension of the European Society of Cardiology and the European Society of Hypertension. 2018 ESC/ESH Guidelines for the management of arterial hypertension. J Hypertens 2018; 36:1953–20417.
4. Pinto F. O perfil circadiário de descida noturna da pressão arterial na MAPA é realmente importante na prática clínica diária. Rev Port Cardiol. 2015;34(11):651-653.

Parte 4

MRPA – MAPA 5d*
na Prática Clínica

*Desde 8 de abril de 2019, quando do reconhecimento pela Associação Médica Brasileira (AMB) e a devida incorporação na tabela de Classificação Brasileira Hierarquizada de Procedimentos Médicos (CBHPM), MRPA recebeu a denominação MAPA 5d (MAPA de cinco dias).

Protocolos, Indicações, Vantagens e Limitações

Capítulo 20

• Weimar Sebba Barroso • Ana Luiza Lima Sousa

De acordo com as últimas diretrizes brasileira[1] e europeia[2], as medidas da pressão arterial realizadas fora do consultório devem ser estimuladas, pois fornecem maior número de medidas e em condições mais representativas da rotina diária. Além disso, é um modo de eliminar o efeito do avental branco e, também, pode promover maior envolvimento do paciente com o seu próprio cuidado[1-3]. As diretrizes americanas também reconhecem o papel das medidas realizadas fora de consultório, tanto para o diagnóstico da hipertensão arterial (HA), quanto para o monitoramento dos pacientes[4].

A possibilidade de múltiplas medidas realizadas durante vários dias é relevante clinicamente, pois permite a avaliação da variabilidade (PA) de médio prazo, um reconhecido valor prognóstico independente. Além disso, o valor das médias de PA ao longo de vários dias e nos períodos da manhã e tarde podem contribuir para tomada de decisões em relação ao diagnóstico e tratamento[5,6].

Vale ressaltar que, em virtude da grande variabilidade apresentada pela PA poder induzir erros no diagnóstico quando consideramos apenas medidas isoladas, cada vez mais se ampliam as indicações para o uso de medidas fora do consultório[7-9].

■ Indicações

As principais indicações para a realização da MRPA são: confirmação do diagnóstico de hipertensão arterial, a possibilidade de avaliação terapêutica da conduta anti-hipertensiva, identificação e acompanhamento do efeito do avental branco e identificação da hipertensão mascarada (Tabela 20.1)[10].

Tabela 20.1 – Indicações para a MRPA

Confirmação diagnóstica da hipertensão arterial
Identificação e seguimento da hipertensão arterial do avental branco
Identificação e quantificação do efeito do avental branco
Identificação da hipertensão mascarada
Verificação da eficácia do tratamento anti-hipertensivo
Confirmação diagnóstica da hipertensão arterial resistente

Fonte: Nobre F, et al.[11].

Comparando as indicações da MRPA e da MAPA é evidente que, salvo quando queremos avaliar o comportamento da PA durante o sono, as demais são semelhantes. Cumpre comentar que existem estudos recentes avaliando protocolos e aparelhos de MRPA que conseguem medir a PA quando o paciente se deita para dormir (imediatamente antes do sono), ou mesmo durante esse período. Esses estudos encontraram valores muito semelhantes aos encontrados pela MAPA, mas ainda carecem de dados mais robustos e replicáveis[12,13].

■ Protocolos

O protocolo utilizado para a obtenção das medidas residenciais da pressão arterial difere entre as sociedades científicas. No Brasil, o protocolo utilizado segue a recomendação da diretriz brasileira de MRPA publicada em 2018[11], que orienta realizar duas medidas no primeiro dia no consultório, desprezando essas medidas na análise da média e seis medidas ao dia, em quatro dias consecutivos, sendo três pela manhã e outras três à noite; o que totalizará vinte e quatro medidas para o cálculo da média[11].

O exame será considerado de boa qualidade técnica quando um número mínimo de 14 registros for obtido ao longo dos quatro dias e considera-se normal a média menor que 135/85 mmHg. Recomenda-se, no primeiro dia que o paciente seja orientado sobre o seu correto manuseio, assim como, sobre a técnica correta para uma medida adequada e confiável. Após, o próprio paciente é orientado a medir por duas vezes a sua pressão arterial, iniciando o protocolo de medidas descrito.

Para evitar o esquecimento em medir a PA exatamente conforme recomenda o protocolo, pode-se utilizar um diário que é dispensado junto com o aparelho para a medida residencial da PA e solicitado ao paciente que anote todas as medidas logo após a realização das mesmas (Figura 20.1). O uso desse diário funciona como um lembrete da necessidade de medir a PA, reduzindo o descarte de exames em razão de número insuficiente de medidas. Além de executar a medida, o paciente é proativo no registro dos números que encontrou[14,15].

■ Vantagens e limitações

A MRPA (MAPA 5d) pode ser útil em muitas situações, incluindo o ajuste terapêutico para pacientes em seguimento, a avaliação de polifarmácias e excessos no tratamento da hipertensão arterial[16].

Seguramente, a principal vantagem em se optar pela MRPA é a identificação de todos os fenótipos da HA, com aumento na acurácia e melhora na predição do risco cardiovascular[8,17,18].

260 ■ PARTE 4 | MRPA – MAPA 5D* NA PRÁTICA CLÍNICA

Diário de Monitorização Residencial da Pressão Arterial – MRPA

Nome: _____ Email: _____ Telefone: ( ) _____

Peso: _____ Altura: _____ Idade: _____

Médico solicitante e clínica:

Motivo: _____

Sentado, repouso de 3 minutos, intervalo de 1 minuto entre as medidas e antes da medicação anti-hipertensiva.

1º DIA: _____ / _____ / _____

PA: _____ / _____   PA: _____ / _____

PULSO: _____   PULSO: _____

HORA: _____   HORA: _____

Medicações em uso:

2º DIA

Manhã			Noite		
PA: ____/____	PA: ____/____	PA: ____/____	PA: ____/____	PA: ____/____	PA: ____/____
PULSO: _____	PULSO: _____	PULSO: _____	PULSO: _____	PULSO: _____	PULSO: _____
HORA: _____	HORA: _____	HORA: _____	HORA: _____	HORA: _____	HORA: _____

3º DIA

Manhã			Noite		
PA: ____/____	PA: ____/____	PA: ____/____	PA: ____/____	PA: ____/____	PA: ____/____
PULSO: _____	PULSO: _____	PULSO: _____	PULSO: _____	PULSO: _____	PULSO: _____
HORA: _____	HORA: _____	HORA: _____	HORA: _____	HORA: _____	HORA: _____

4º DIA

Manhã			Noite		
PA: ____/____	PA: ____/____	PA: ____/____	PA: ____/____	PA: ____/____	PA: ____/____
PULSO: _____	PULSO: _____	PULSO: _____	PULSO: _____	PULSO: _____	PULSO: _____
HORA: _____	HORA: _____	HORA: _____	HORA: _____	HORA: _____	HORA: _____

5º DIA

Manhã			Noite		
PA: ____/____	PA: ____/____	PA: ____/____	PA: ____/____	PA: ____/____	PA: ____/____
PULSO: _____	PULSO: _____	PULSO: _____	PULSO: _____	PULSO: _____	PULSO: _____
HORA: _____	HORA: _____	HORA: _____	HORA: _____	HORA: _____	HORA: _____

Figura 20.1 – **Diário para o paciente com horários de medir a pressão arterial de acordo com o protocolo da MRPA.**

Quando se compara a MRPA com a MAPA, a primeira apresenta melhor relação custo benefício, além de ser mais confortável para o paciente. Por essas razões, a tendência é de se preconizar o seu uso rotineiro, reservando a MAPA para situações específicas[2].

Uma das principais vantagens do método é estimular que o próprio indivíduo participe da avaliação de sua pressão arterial e seja ativo no tratamento. A baixa adesão ao tratamento tem sido reconhecida como um dos desafios a serem vencidos para alcançar as metas de controle da PA. Encorajar os pacientes a se tornarem ativamente envolvidos no seu próprio tratamento pode refletir sobre como percebem a doença e como devem agir[19-22].

Uma vez que haja mais informações sobre o comportamento da PA fora do ambiente de consultório, as decisões clínicas serão individualizadas e pode ser fator importante para reduzir a inércia terapêutica[19].

Por sua vez, o uso das tecnologias como fator de inclusão do paciente em seu próprio cuidado poderá refletir sobre as taxas de controle da PA[23-25]. O autocuidado deve ser estimulado, utilizando estratégias educacionais e agregando ferramentas acessíveis[19,26,27].

A melhora para se alcançar metas de controle está relacionada às taxas de adesão ao tratamento. A automedida da PA foi utilizada em estudo com 7.751 pacientes ambulatoriais em tratamento na Coreia e os valores médios de pressão identificando uma redução significativa de 142/88 mmHg para 129/80 mmHg, um aumento de controle de 32% para 59% e um aumento da adesão ao tratamento medicamentoso acima de 30%[19,28-30].

Estudo realizado na Suíça, com o envolvimento direto dos pacientes pelo uso da MRPA, mostrou melhora significativa no controle da PA e redução média da PA sistólica/diastólica de 23,8/13,2 mmHg[16].

Em metanálise realizada com objetivo de entender melhor a eficácia do automonitoramento da PA no controle e redução da PA, foi identificado que em conjunto com outras intervenções como: acompanhamento sistemático em consultório, equipes multiprofissionais, atividades educacionais, o automonitoramento pode levar a redução clinicamente significativa e persistentes da pressão arterial[21].

Portanto, um aspecto importante é que a adoção de medidas fora do consultório, pode refletir, além dos valores numéricos obtidos, aumentando o conhecimento e consciência sobre a doença, a importância do tratamento e, consequentemente, melhor adesão[31,32].

■ Limitações

A principal limitação da MRPA é a impossibilidade de medidas durante o sono.

Deve ser considerado como limitação também o uso dos dispositivos automatizados em pacientes que apresentam fibrilação atrial, com irregularidades de pulso, que também é uma limitação para a MAPA[33].

Outra limitação que deve ser considerada é o baixo conhecimento em saúde[34] e pouca instrução, que pode limitar a automedida e tornar necessária a participação de uma terceira pessoa. Mas essa condição não impede que o próprio paciente participe, segundo seu nível de entendimento, sendo sujeito ativo no seu próprio cuidado.

Por outro lado, o reconhecimento de tal limitação e aplicação de estratégias de educação e de desenvolvimento do autocuidado, utilizando a própria MRPA como instrumento, podem refletir em melhores taxas de adesão e controle da hipertensão arterial[27,35-38].

■ Referências

1. Malachias MV. 7th Brazilian Guideline of Arterial Hypertension: Presentation. Arq Bras Cardiol. 2016;107(3 Suppl 3):0.
2. Williams B, Mancia G, Spiering W, Agabiti Rosei E, Azizi M, Burnier M, et al. 2018 ESC/ESH Guidelines for the management of arterial hypertension: The Task Force for the management of arterial hypertension of the European Society of Cardiology and the European Society of Hypertension: The Task Force for the management of arterial hypertension of the European Society of Cardiology and the European Society of Hypertension. J Hypertens. 2018;36(10):1953-2041.

3. Banegas JR, Ruilope LM, de la Sierra A, Vinyoles E, Gorostidi M, de la Cruz JJ, et al. Relationship between Clinic and Ambulatory Blood-Pressure Measurements and Mortality. N Engl J Med. 2018;378(16):1509-20.

4. Whelton PK, Carey RM, Aronow WS, Casey DE, Jr., Collins KJ, Dennison Himmelfarb C, et al. 2017 ACC/AHA/AAPA/ABC/ACPM/AGS/APhA/ASH/ASPC/NMA/PCNA Guideline for the Prevention, Detection, Evaluation, and Management of High Blood Pressure in Adults: A Report of the American College of Cardiology/American Heart Association Task Force on Clinical Practice Guidelines. Hypertension. 2018;71(6):e13-e115.

5. El Mokadem M, Boshra H, Abd El Hady Y, Kasla A, Gouda A. Correlation between blood pressure variability and subclinical target organ damage in patients with essential hypertension. J Hum Hypertens. 2019.

6. Abellan-Huerta J, Prieto-Valiente L, Montoro-Garcia S, Abellan-Aleman J, Soria-Arcos F. Correlation of Blood Pressure Variability as Measured By Clinic, Self-measurement at Home, and Ambulatory Blood Pressure Monitoring. Am J Hypertens. 2018;31(3):305-12.

7. O'Brien E, White WB, Parati G, Dolan E. Ambulatory blood pressure monitoring in the 21st century. J Clin Hypertens (Greenwich). 2018;20(7):1108-11.

8. Stergiou GS, Kario K, Kollias A, McManus RJ, Ohkubo T, Parati G, et al. Home blood pressure monitoring in the 21st century. J Clin Hypertens (Greenwich). 2018;20(7):1116-21.

9. O'Brien E, Dolan E, Stergiou GS. Achieving reliable blood pressure measurements in clinical practice: It's time to meet the challenge. J Clin Hypertens (Greenwich). 2018;20(7):1084-8.

10. Alessi A, Brandao AA, Pierin A, Feitosa AM, Machado CA, de Moraes Forjaz CL, et al. [IV Guideline for ambulatory blood pressure monitoring. II Guideline for home blood pressure monitoring. IV ABPM/II HBPM]. Arq Bras Cardiol. 2005;85 Suppl 2:1-18.

11. Nobre F, Mion Jr D, Gomes MM, Barbosa EC, Rodrigues C, Neves M. 6ª Diretrizes de Monitorização Ambulatorial da Pressão Arterial e 4ª Diretrizes de Monitorização Residencial da Pressão Arterial. . Arq Bras Cardiol. 2018;110:29.

12. Asayama K, Fujiwara T, Hoshide S, Ohkubo T, Kario K, Stergiou GS, et al. Nocturnal blood pressure measured by home devices: evidence and perspective for clinical application. J Hypertens. 2019;37(5):905-16.

13. Kollias A, Ntineri A, Stergiou GS. Association of night-time home blood pressure with night-time ambulatory blood pressure and target-organ damage: a systematic review and meta-analysis. J Hypertens. 2017;35(3):442-52.

14. Barroso WKS, Feitosa ADM, Barbosa ECD, Miranda RD, Brandao AA, Vitorino PVO, et al. Prevalence of Masked and White-Coat Hypertension in Pre-Hypertensive and Stage 1 Hypertensive patients with the use of TeleMR-PA. Arq Bras Cardiol. 2019;113(5):970-5.

15. Feitosa ADM, Mota-Gomes MA, Miranda RD, Barroso WS, Barbosa ECD, Pedrosa RP, et al. Impact of 2017 ACC/AHA hypertension guidelines on the prevalence of white-coat and masked hypertension: A home blood pressure monitoring study. J Clin Hypertens (Greenwich). 2018;20(12):1745-7.

16. Spirk D, Noll S, Burnier M, Rimoldi S, Noll G, Sudano I. Effect of Home Blood Pressure Monitoring on Patient's Awareness and Goal Attainment Under Antihypertensive Therapy: The Factors Influencing Results in Anti-HypertenSive Treatment (FIRST) Study. Kidney Blood Press Res. 2018;43(3):979-86.

17. Verdecchia P, Porcellati C, Schillaci G, Borgioni C, Ciucci A, Battistelli M, et al. Ambulatory blood pressure. An independent predictor of prognosis in essential hypertension. Hypertension. 1994;24(6):793-801.

18. O'Brien E, Parati G, Stergiou G. Ambulatory blood pressure measurement: what is the international consensus? Hypertension. 2013;62(6):988-94.

19. Mule G, Sorce A, Carollo C, Geraci G, Cottone S. Self-blood pressure monitoring as a tool to increase hypertension awareness, adherence to antihypertensive therapy, and blood pressure control. J Clin Hypertens (Greenwich). 2019;21(9):1305-7.

20. Sheppard JP, Tucker KL, Davison WJ, Stevens R, Aekplakorn W, Bosworth HB, et al. Self-monitoring of blood pressure in patients with hypertension related multi-morbidity: Systematic review and individual patient data meta-analysis. Am J Hypertens. 2019.

21. Tucker KL, Sheppard JP, Stevens R, Bosworth HB, Bove A, Bray EP, et al. Self-monitoring of blood pressure in hypertension: A systematic review and individual patient data meta-analysis. PLoS Med. 2017;14(9):e1002389.

22. Souza WK, Jardim PC, Brito LP, Araujo FA, Sousa AL. Self measurement of blood pressure for control of blood pressure levels and adherence to treatment. Arq Bras Cardiol. 2012;98(2):167-74.

23. Parati G, Dolan E, McManus RJ, Omboni S. Home blood pressure telemonitoring in the 21st century. J Clin Hypertens (Greenwich). 2018;20(7):1128-32.

24. Uhlig K, Patel K, Ip S, Kitsios GD, Balk EM. Self-measured blood pressure monitoring in the management of hypertension: a systematic review and meta-analysis. Ann Intern Med. 2013;159(3):185-94.

25. Atallah A, Pham Hoang Minh A, Billy-Brissac R, Dinarque C. [Assessment at distance of a self-measurement of blood pressure education program: The PEA]. Ann Cardiol Angeiol (Paris). 2015;64(3):227-31.

26. Warren-Findlow J, Krinner LM, Vinoski Thomas E, Coffman MJ, Gordon B, Howden R. Relative and Cumulative Effects of Hypertension Self-Care Behaviors on Blood Pressure. West J Nurs Res. 2019:193945919851111.

27. Monahan M, Jowett S, Nickless A, Franssen M, Grant S, Greenfield S, et al. Cost-Effectiveness of Telemonitoring and Self-Monitoring of Blood Pressure for Antihypertensive Titration in Primary Care (TASMINH4). Hypertension. 2019;73(6):1231-9.
28. Jo SH, Kim SA, Park KH, Kim HS, Han SJ, Park WJ. Self-blood pressure monitoring is associated with improved awareness, adherence, and attainment of target blood pressure goals: Prospective observational study of 7751 patients. J Clin Hypertens (Greenwich). 2019;21(9):1298-304.
29. McCartney DE, McManus RJ. Self-monitoring and self-management: new interventions to improve blood pressure control. Curr Opin Nephrol Hypertens. 2016;25(6):502-7.
30. Lindahl C, Wagner S, Uldbjerg N, Schlutter JM, Bertelsen O, Sandager P. Effects of context-aware patient guidance on blood pressure self-measurement adherence levels. Health Informatics J. 2019;25(2):417-28.
31. Zhang Y, Li X, Mao L, Zhang M, Li K, Zheng Y, et al. Factors affecting medication adherence in community-managed patients with hypertension based on the principal component analysis: evidence from Xinjiang, China. Patient Prefer Adherence. 2018;12:803-12.
32. Melnikov S. Differences in knowledge of hypertension by age, gender, and blood pressure self-measurement among the Israeli adult population(). Heart Lung. 2019;48(4):339-46.
33. Parati G, Stergiou G, O'Brien E, Asmar R, Beilin L, Bilo G, et al. European Society of Hypertension practice guidelines for ambulatory blood pressure monitoring. J Hypertens. 2014;32(7):1359-66.
34. Wannasirikul P, Termsirikulchai L, Sujirarat D, Benjakul S, Tanasugarn C. Health Literacy, Medication Adherence, and Blood Pressure Level among Hypertensive Older Adults Treated at Primary Health Care Centers. Southeast Asian J Trop Med Public Health. 2016;47(1):109-20.
35. Javadzade H, Larki A, Tahmasebi R, Reisi M. A Theory-Based Self-Care Intervention with the Application of Health Literacy Strategies in Patients with High Blood Pressure and Limited Health Literacy: A Protocol Study. Int J Hypertens. 2018;2018:4068538.
36. Halladay JR, Donahue KE, Cene CW, Li Q, Cummings DM, Hinderliter AL, et al. The association of health literacy and blood pressure reduction in a cohort of patients with hypertension: The heart healthy lenoir trial. Patient Educ Couns. 2017;100(3):542-9.
37. Breaux-Shropshire TL, Judd E, Vucovich LA, Shropshire TS, Singh S. Does home blood pressure monitoring improve patient outcomes? A systematic review comparing home and ambulatory blood pressure monitoring on blood pressure control and patient outcomes. Integr Blood Press Control. 2015;8:43-9.
38. Franssen M, Farmer A, Grant S, Greenfield S, Heneghan C, Hobbs R, et al. Telemonitoring and/or self-monitoring of blood pressure in hypertension (TASMINH4): protocol for a randomised controlled trial. BMC Cardiovasc Disord. 2017;17(1):58.

Diagnóstico da Hipertensão Arterial com o Advento da MRPA (MAPA 5d)

Capítulo 21

• Audes Feitosa • Emilton Lima Júnior • Wilson Nadruz Junior

A hipertensão arterial (HA), ao longo do último século, vem desafiando a todos os que buscam um melhor controle dessa doença. Estratégias governamentais bem articuladas, além do apoio de sociedades médicas, escolas de medicina e dos próprios pacientes, ainda estão bastante distantes de obterem um efetivo diagnóstico e controle da doença.

O acesso à medida da pressão arterial no consultório é uma estratégia propedêutica relativamente nova, tendo pouco mais de 100 anos. Inicia-se quando Scipione Riva Roccides envolve o esfigmomanômetro para uso clínico, em 1896, equipamento bastante semelhante ao que utilizamos atualmente. A manobra propedêutica da medida das pressões sistólica e diastólica se completa em 1905, com Nicolai Sergeivich Korotkoff, quando descreve o método auscultatório dos pulsos arteriais[1].

"A medida da pressão arterial é a indagação semiológica que na clínica mais amplo emprego encontra e mais frequentes esclarecimentos oferece. Deve ser compulsoriamente realizada em todo e qualquer exame, médico ou cirúrgico, geral ou especializado." *Genival Londres – Hipertensão Arterial – 1945*[2].

A promoção da saúde é a estratégia mais adequada de prevenção até a fase clínica, a fim de interromper essa complexa interação recursiva e crônica. A despeito de claras evidências de que o risco de eventos cardiovasculares aumenta com níveis mais elevados de pressão arterial, ainda não se conseguiu estabelecer claramente um "ponto divisório" entre normalidade e anormalidade, tanto para a pressão arterial sistólica, como para a diastólica. Isso tem sido um desafio e tentativas de superá-lo são feitas ao longo do último século, como podemos identificar nas Figuras 21.1 e 21.2.

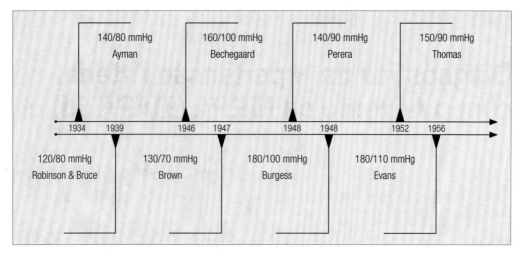

Figura 21.1 – *Timeline* dos valores "normais" da pressão arterial.

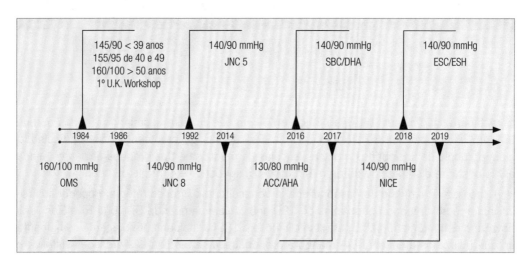

Figura 21.2 – *Timeline* dos valores "normais" da pressão arterial.

Em 2003, no relatório do JNC 7, ficou documentado que o valor normal da pressão arterial em adultos seria 120/80 mmHg. Essa evidência vinda de estudos observacionais de coorte mostrava que a partir do valor de 115/75 mmHgm o risco cardiovascular da pressão arterial é crescente, considerando que a cada incremento de 20 mmHg na pressão arterial sistólica ou de 10 mmHg na pressão arterial diastólica, o risco cardiovascular aumentaria em duas vezes[3].

Entretanto, a medida da pressão arterial em consultório, que tem sido habitualmente utilizada para classificar os pacientes como portadores ou não de hipertensão arterial, pode incorrer em alguns erros no diagnóstico. A medida da pressão arterial no consultório tem sido bastante questionada quanto à sua precisão em selecionar e classificar adequadamente os pacientes em relação ao seu nível pressórico. Além de, na maioria das vezes, essa mesma medida não representar fielmente o comportamento da PA nas atividades habituais do paciente, também pode ser considerada inadequada ou imprecisa por problemas técnicos na obtenção das medidas, ou mesmo, por limitações de habilidade do profissional que mede a pressão arterial, ou ainda pela falta de calibração do equipamento[4]. Já na década de 1940, medidas domiciliares realizada pelo próprio paciente, foram sugeridas como mais adequadas para a avaliação da PA, visto que se questionava a validade da medida da pressão arterial no consultório médico[5].

Um importante fator, no entendimento do comportamento da pressão arterial, foi descrito por Mancia, em 1983, quando descreveu hipertensão do avental branco, definindo-a pela presença de valores elevados da pressão arterial no consultório médico e normais quando medida fora desse ambiente[6]. Hoje sabe-se que este fenótipo de paciente hipertenso pode carregar um risco maior de desenvolver a hipertensão arterial, quando comparado com pacientes sem esse tipo de comportamento. Sabe-se também, que a hipertensão do avental branco é um agravante do risco cardiovascular.

Alguns anos depois, outro fenótipo de hipertensão arterial na presença do médico é descrito. Dessa vez, a medida da pressão arterial apresenta valores normais no consultório e elevados fora dele. Esses pacientes são portadores de hipertensão mascarada[4].

Estudos mostram que a prevalência da hipertensão do avental branco é de 19% e a da hipertensão mascarada é de 7%[7]. No entanto, essa prevalência pode variar conforme as características da população estudada[4].

Novos fenótipos são descritos a partir de estudos que se multiplicam nessa área. Além da avaliação para diagnóstico, leva-se em consideração o tratamento, que pode ser efetivo e inefetivo. Dessa maneira, dobra-se a possibilidade de moldagem fenotípica dos pacientes em relação ao comportamento da PA apresentado. Hoje temos as seguintes possibilidades: normotensão ou hipertensão controlada, hipertensão sustentada, hipertensão sustentada não controlada, hipertensão do avental branco ou hipertensão do avental branco não controlada e hipertensão mascarada ou hipertensão mascarada não controlada, cujas prevalências estão demonstradas na Figura 21.3.

Apesar de ser considerado fácil, o processo de diagnóstico da hipertensão arterial é bastante complexo, pois envolve uma série de procedimentos para que seja exato, preciso e reprodutível. Erros diagnósticos alarmantes podem ocorrer, por exemplo, em pacientes com valores limítrofes para diagnóstico, especialmente naqueles com diagnóstico de hipertensão arterial estágio 1 feito por meio da medida casual. Quando utilizadas medidas da pressão arterial fora do consultório, 48,9% desses pacientes com hipertensão estágio 1 no consultório são reclassificados como pacientes com hipertensão do avental branco, isso é, não tem hipertensão sustentada. Por outro lado, entre os pacientes com diagnóstico de pré-hipertensão, 20,6% tem hipertensão mascarada[8], necessitando assim de tratamento para hipertensão, visto terem um aumento de risco em eventos cardiovasculares quase três vezes maior em relação à população com normotensão, ou mesmo aos com hipertensão controlada[9].

A hipertensão mascarada, especialmente pelo fato de o paciente ter no consultório PA valores de PA inferiores aos obtidos fora dele, apresenta-se como uma grande preocupação. Abre-se mão do diagnóstico preciso e de uma melhor avaliação do estadiamento clínico da doença hipertensiva. Diante de pacientes com HA em tratamento, quando não identificada a hipertensão mascarada, perde-se a oportunidade de ajuste do tratamento.

Devido à relevância das medidas fora do consultório, outras estratégias foram experimentadas e se mostraram bastante efetivas e com um papel complementar e até substitutiva no

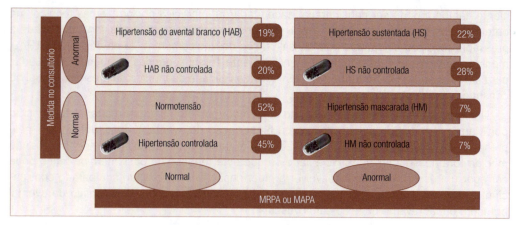

Figura 21.3 – Diversos tipos de fenótipos em hipertensão arterial[13].

caso de ausência da MAPA de 24 horas, por questões principalmente econômicas. As medidas da pressão arterial fora do consultório como a automedida da pressão arterial (AMPA) e a MRPA, embora ainda limitadas pela falta da medida da pressão arterial durante o sono, apresentam uma correlação com lesão de órgão-alvo ou preditora de eventos que se comparam a monitorização da pressão de 24 horas[10].

No final dos anos 1980, a MAPA 24 h passou a ser utilizada clinicamente no diagnóstico e acompanhamento dos pacientes com hipertensão arterial. Posteriormente, em 2001, foi publicada a I Diretriz para uso de MRPA no Brasil. Com isso, passou a ser aceita e consagrada como método científico e de diagnóstico[11], chegando suas diretrizes à IV edição, em 2018[12]. Em 8 de maio de 2019, a Comissão Nacional de Honorários Médicos e Sociedades de Especialidade comunicou a aprovação, pela Câmara Técnica Permanente da CBHPM, da introdução na Classificação Brasileira Hierarquizada de Procedimentos Médicos (CBHPM) da MRPA, com a denominação Monitorização Ambulatorial da Pressão Arterial de 5 dias – MAPA 5d e Código: 2.01.02.16-0[13].

A MRPA vem se estabelecendo como uma excelente opção de avaliação e de acompanhamento dos pacientes com hipertensão arterial. A diretriz de hipertensão da Sociedade Europeia de Cardiologia e da Sociedade Europeia de Hipertensão (ESC/ESH) faz uma comparação entre os dois métodos principais (Tabela 21.1).

As últimas diretrizes de HA têm dedicado um espaço de destaque para recomendar o uso da MRPA e também sugerem valores para serem considerados como anormais para esse exame (Tabela 21.2). Isso vem se consolidando na medida em que os protocolos para a realização e indicação da MRPA foram validados e equipamentos mais adequados para o uso e com tecnologia de ponta no registro e tratamento dos dados obtidos vêm sendo desenvolvidos.

De maneira geral, as diretrizes sobre HA se posicionam positivamente sobre a utilização da MRPA. A 7ª Diretriz Brasileira[4] faz a seguinte recomendação: "As medições da pressão arterial fora do consultório devem ser estimuladas, podem ser realizadas por equipamento semiautomático do próprio paciente ou dos serviços de saúde". As principais vantagens da medição da pressão arterial fora do consultório são: maior número de medidas obtidas, refletem as atividades usuais dos examinados, abolição ou sensível redução do efeito de

Tabela 21.1 – Comparação entre MAPA 24 h e MRPA (MAPA 5d)

MAPA 24 h	MRPA (MAPA 5d)
• Pode identificar hipertensão do avental branco e mascarada	• Pode identificar hipertensão do avental branco e mascarada
• Melhor evidência prognóstica	• Baixo custo e amplamente disponível
• Leituras noturnas	• Medição em um ambiente doméstico, que pode ser mais relaxado do que o do consultório
• Medição em condições de vida real	
• Fenótipos de PA prognósticas adicionais	• Envolvimento do paciente na medição da PA
• informações abundantes de uma única sessão de medição, incluindo a variabilidade de curto prazo	• Facilmente repetido e usado por períodos mais longos para avaliar a variabilidade da PA no dia a dia
• Custo elevado e disponibilidade por vezes limitada	• Somente PA em repouso
• Pode ser desconfortável	• Potencial para erro de medição
	• Não tem leitura noturna*

Técnicas estão sendo desenvolvidas para permitir a medição da PA no sono com dispositivos de MRPA.

Tabela 21.2 – Valores normais de pressão arterial no consultório, MAPA e MRPA sugeridos pelas principais diretrizes

Diretriz	Técnica	PA sistólica		PA diastólica
7ª DBH (2016)	Consultório	≥ 140 mmHg	e/ou	≥ 90 mmHg
	MAPA (24 h)	≥ 130 mmHg	e/ou	≥ 80 mmHg
	MRPA	≥ 135 mmHg	e/ou	≥ 85 mmHg
ACC/AHA (2017)	Consultório	≥ 130 mmHg	e/ou	≥ 80 mmHg
	MAPA (24 h)	≥ 125 mmHg	e/ou	≥ 75 mmHg
	MRPA	≥ 130 mmHg	e/ou	≥ 80 mmHg
ESC/ESH (2018)	Consultório	≥ 140 mmHg	e/ou	≥ 90 mmHg
	MAPA (24 h)	≥ 130 mmHg	e/ou	≥ 80 mmHg
	MRPA	≥ 135 mmHg	e/ou	≥ 85 mmHg
NICE (2019)	Consultório	≥ 140 mmHg	e/ou	≥ 90 mmHg
	MAPA (24 h)	≥ 130 mmHg	e/ou	≥ 80 mmHg
	MRPA	≥ 135 mmHg	e/ou	≥ 85 mmHg

7ª DBH = 7ª Diretriz Brasileira de Hipertensão Arterial; ACC/AHA = 2017 Guideline for the Prevention, Detection, Evaluation, and Management of High Blood Pressure in Adults – A report of the American College of Cardiology/American Heart Association; ESC/ESH = 2018 Guidelines for the management of arterial hypertension – The Task Force for the management of arterial hypertension of the European Society of Cardiology (ESC) and the European Society of Hypertension (ESH); NICE = National Institute for Health and Care Excellence – Hypertension in adults: diagnosis and management; MAPA = Monitorização Ambulatorial da Pressão Arterial de 24 horas; MRPA = Monitorização Residencial da Pressão Arterial.

avental branco e maior engajamento dos pacientes com o diagnóstico e o seguimento". A Diretriz ACC/AHA[14] coloca a indicação I-A para as medidas fora do consultório e estabelece a seguinte recomendação: "A medida fora do consultório está recomendada para confirmar o diagnóstico da hipertensão e o ajuste do tratamento das drogas anti-hipertensivas, em conjunto com estratégias de aconselhamento por telemedicina". A ESC/ESH[15] estabelece as seguintes recomendações: "Comparada com a medida de consultório, a MRPA fornece maior reprodutibilidade dos dados de PA e está mais intimamente ligada ao risco de lesão de órgão-alvo, particularmente, a hipertrofia ventricular esquerda. Uma recente metanálise de estudos prospectivos indica que a MRPA prediz melhor a morbidade de mortalidade cardio-vascular, que a medida casual de consultório. Há também evidências que a monitorização por automedida possui efeito benéfico na adesão e consequentemente, maior efeito no controle da PA, especialmente quando combinado com estratégias educativas e de aconselhamento." E recentemente, a Diretriz inglesa do NICE[16], fez as seguintes recomendações: "Se a medida casual da pressão arterial no consultório estiver entre 140/90 mmHg e 180/120 mmHg, considerar fazer uma MAPA 24 h para confirmar o diagnóstico da hipertensão arterial. Se a MAPA 24 h não estiver disponível ou o paciente for incapaz de tolerar o exame, considere a MRPA para confirmar o diagnóstico de hipertensão."

A correlação de valores normais para a MRPA, com os valores obtidos em medidas casuais de consultórios, também tem sido estabelecida de maneira arbitrária. Entretanto, quando analisados dados obtidos em populações brasileiras, os valores de MRPA equivalentes aos valores obtidos em medidas casuais são inferiores aos propostos pelas diretrizes atuais[17] (Tabela 21.3). Esses dados indicam que valores de corte da normalidade pressórica, obtidos por meio da MRPA, em pacientes tratados e não tratados possam ser inferiores aos que são recomendados atualmente pelas Diretrizes de hipertensão.

Tabela 21.3 – Valores de pressão arterial da MRPA em pacientes tratados e não tratados para definir a normalidade das principais diretrizes[14,17].

Consultório	MRPA ACC/AHA[14]	MRPA[17] Não tratados	MRPA[17] Tratados
≥ 140/90 mmHg	≥ 135/85 mmHg	≥ 129/82 mmHg	≥ 130/82 mmHg
≥ 130/80 mmHg	≥ 130/80 mmHg	≥ 123/76 mmHg	≥ 12576 mmHg

Conclui-se, de acordo com os dados apresentados, a necessidade de se rever as estratégias para o diagnóstico da hipertensão arterial. À semelhança do que foi proposto nas diretrizes internacionais de hipertensão arterial[18,19], e, em revisões sobre o assunto[18], esse é o momento de estabelecer a utilização de medidas domiciliares como uma rotina na prática clínica, tanto para o diagnóstico, quanto para o acompanhamento dos pacientes (Figura 21.4).

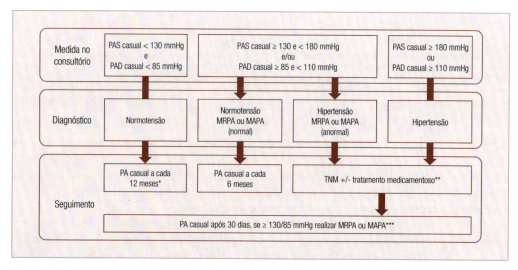

Figura 21.4 – Fluxograma para diagnóstico e seguimento de hipertensão arterial[19].

PA casual = PA medida no consultório; PAS = pressão arterial sistólica; PAD = pressão arterial diastólica; TNM = tratamento não medicamentoso.
*Se PA casual < 120/80 mmHg, as medições podem ser a cada três anos, ou menos, se houver oportunidade.
**Em alguns casos pode-se aguardar três a seis meses de TNM antes de iniciar a medicação anti-hipertensiva.
***Se anormal, ajustar tratamento e considerar repetir medida domiciliar após 30 dias da mudança no tratamento.

Pontos-chave

- Existe um grande desafio: aumentar o número de pacientes diagnosticados com hipertensão arterial;
- Deve-se considerar buscar mais precocemente o diagnóstico no paciente com hipertensão arterial;
- A busca por estratégias para o diagnóstico mais precisas deve ser estimulada e a MRPA tem se mostrado uma excelente alternativa à MAPA 24 h, quando esta não está disponível;
- No acompanhamento do controle da PA do paciente com hipertensão arterial em tratamento, a MRPA tem se mostrado equivalente à MAPA 24 h;
- É possível que os valores de corte da normalidade pressórica obtidos por meio da MRPA em pacientes tratados e não tratados sejam inferiores aos que são recomendados atualmente pelas diretrizes de hipertensão.

Referências

1. Kotchen TA, Historical Trends and Milestones in Hypertension Research: A Model of the Process of Translational Research Hypertension. 2011;58:522-538.
2. Londres G. Importância Clínica e Social da Hipertensão Arterial. In: Londres G, Hipertensão Arterial. Rio de Janeiro: Livraria Agir Editora, 1945. P.1-6.
3. Chobanian AV. et al. Seventh Report of the Joint National Committee on Prevention, Detection, Evaluation, and Treatment of High Blood Pressure. Hypertension. 2003;42:1206–1252.
4. Casey Jr DE, et al. 2019 AHA/ACC Clinical Performance and Quality Measures for Adults With High Blood Pressure - A Report of the American College of Cardiology/American Heart Association Task Force on Performance Measures.Circ Cardiovasc Qual Outcomes. 2019;12:e000057. 1-47.
5. Ayman D.; Goldshine AD. Blood pressure determinations by patients with essential hypertension: The differences between clinic and home readings before treatment. American Journalof Medicine Science, 1940; 200 465-74.
6. Mancia G. et al. Effects of blood pressure measurement bythe doctor on patient's blood pressure and heart rate. Lancet 1983; 24;2(8352):695-8.
7. Feitosa ADM et al. Impact of 2017 ACC/AHA hypertension guidelines on the prevalence of white-coat and masked hypertension: A home blood pressure monitoring study. J ClinHypertens. 2018.12;1745-1747.
8. Barroso WKS, Feitosa ADM, Barbosa ECD, Miranda RD, Vitorino PVO, Brandão AA, Mota-Gomes MA. Arq Bras Cardiol. 2019 Aug 15. pii: S0066-782X2019005014104. doi: 10.5935/abc.20190147.
9. Banegas JR et al. Relationship between Clinic and Ambulatory Blood-Pressure Measurements and Mortality. N Engl J Med 2018;378:1509-20.
10. Hara A, et al.Ambulatory Versus Home Versus Clinic Blood Pressure-The Association With Subclinical Cerebrovascular Diseases: The Ohasama Study.Hypertension. 2012;59:22-28.
11. I Diretrizes para uso da Monitorização Residencial da Pressão Arterial. RevBrasHipertens 2001, 8 (1); 153-159.
12. Nobre F, Mion Jr. D, Gomes MAM, Barbosa ECD, Rodrigues CIS, Neves MFT et al. 6ª Diretrizes de Monitorização Ambulatorial da Pressão Arterial e 4ª Diretrizes de Monitorização Residencial da Pressão Arterial. ArqBrasCardiol 2018; 110(5Supl.1):1-29.
13. https://amb.org.br/wp-content/uploads/2019/05/RN-CNHM-040_2019.pdf. Acessadoem 06/02/2020.
14. Whelton PK, et al. 2017 ACC/AHA/AAPA/ABC/ACPM/AGS/APhA/ASH/ ASPC/NMA/PCNA Guideline for the Prevention, Detection, Evaluation, and Management of High Blood Pressure in Adults - A Report of the American College of Cardiology/American Heart Association Task Force on Clinical Practice Guidelines. Hypertension. 2018;71:e13-e115.
15. Williams B, et al. 2018 ESC/ESH Guidelines for the management of arterial hypertension The Task Force for the management of arterial hypertension of the European Society of Cardiology (ESC) and the European Society of Hypertension (ESH). J Hypertens. 2018 Oct;36(10):1953-204.
16. NICE: National Institute for Health and Care Excellence - Hypertension in adults: diagnosis and management. www.nice.org.uk/guidance/ng136. Published: 28 August 2019.

17. Feitosa ADM, et al. Correlation between office and home blood pressure in clinical practice: a comparison with 2017 American College of Cardiology/American Heart Association Hypertension Guidelines recommendations. J Hypertension 2020, 38:176–181.
18. George S. Stergiou; Gianfranco Parati; Richard J. McManus; Geoffrey A. Head; Martin G. Myers; Paul K. Whelton. Guidelines for blood pressure measurement: development over 30 years. J. Clin. Hypertens 2018;20;1089-1091.
19. Feitosa, ADM. et al. O melhor tratamento começa pelo diagnóstico bem feito – MRPA no diagnóstico e controle da hipertensão arterial. 1. ed. São Paulo: DDS Comunicação e Serviços Editoriais, 2019.

Tratamento e Prognóstico da Hipertensão Arterial com o Advento da MRPA (MAPA 5d)

Capítulo 22

• Eduardo Costa Duarte Barbosa • Bruna Eibel

A avaliação do risco de doença arterial coronariana (DAC) e acidente vascular encefálico (AVE) foi determinada por equações de risco de *Framingham* e a redução esperada pela adição de anti-hipertensivo foi baseada em dados de uma metanálise[1]. Considerou-se a probabilidade de normotensos se tornarem hipertensos ao longo do seguimento, atendendo a uma periodicidade de reavaliação da pressão arterial (PA) de cinco anos. A MRPA, constitui-se em três medidas de PA pela manhã e outras três no início da noite. As medidas são feitas durante cinco ou sete dias. Há um treinamento prévio ao paciente e à família, para que o aparelho seja utilizado de modo adequado. Com base nos dados registrados ao longo da MRPA, o médico faz uma média para determinar o valor da PA do paciente[2].

Estudos brasileiros mostraram que 21% de pacientes com pré-hipertensão no consultório, apresentam Hipertensão Arterial Sistêmica (HAS) mascarada e 49% dos pacientes com hipertensão estágio I apresentam hipertensão do avental branco[3]. Quando utilizados *Guidelines* do AHA/ACC de hipertensão para pacientes sem diagnóstico de HAS ocorre uma diminuição de normotensão(52% para 24%), a prevalência de hipertensão sustentada aumenta (22% para 42%), aumenta a prevalência de hipertensão do avental branco (19% para 31%) e ocorre diminuição da hipertensão mascarada (7% para 3%). Nos pacientes hipertensos o fenômeno é semelhante, ocorrendo aumento da hipertensão sustentada não controlada (28% para 48%), o controle da hipertensão reduz (45% para 19%), a hipertensão do avental branco não controlada aumenta (20% para 29%) e a hipertensão mascarada não controlada reduz (7% para 4%)[4]. Outro estudo do grupo TELE MRPA mostrou que os *cuttoffs* para reação do avental branco e efeito de hipertensão mascarada, na população brasileira são diferentes em relação aos apresentados nos *Guidelines* AHA/ACC e ESH[5]. Evidências sugerem que a MRPA tem boa relação com tomada de decisão em tratamento e prognóstico da HAS. Dentre os motivos, pode-se destacar: diagnóstico da hipertensão do avental branco evitando o uso desnecessário de medicamentos anti-hipertensivos e suas possíveis complicações; obtenção de melhor controle de PA e consequente prevenção de eventos cardiovasculares; redução do número de consultas médicas, dentre outros[5].

Recente análise de custo-efetividade concluiu que MRPA é mais eficaz do que a avaliação convencional da PA em consultório e requer menor investimento financeiro e humano do que a MAPA[6]. Na avaliação do tratamento anti-hipertensivo, a MRPA apresenta importante vantagem em relação às medidas do consultório. Uma das indicações da MRPA é para o acompanhamento em longo prazo de pacientes hipertensos em tratamento[7]. A detecção precoce da HAS evita tratamentos desnecessários, avalia efeitos colaterais e reduz custos com cuidados em saúde.

Obtêm-se melhor controle da HAS com a utilização da MRPA[6-10], mas os efeitos em longo prazo ainda não estão claros[10,11]. Outras medidas (educacionais, comunicações, telemedicina, orientações e outros) podem ser empregadas para tal finalidade[10,12]. O emprego da MRPA resulta, geralmente, em uso de menor quantidade de drogas do que a empregada em pacientes controlados apenas com medida de PA de consultório, sendo possível, também, que esteja relacionada a efeito na adesão ao tratamento[13-15].

Dentre as vantagens, destaca-se o grande número de medidas obtidas fora do ambiente de consultório, por vários dias consecutivos e em diferentes momentos, refletindo as atividades usuais dos examinados; boa reprodutibilidade; bom valor prognóstico; baixo custo; boa aceitação pelos pacientes, inclusive entre os idosos e muito idosos; valor educacional, pelo envolvimento do paciente no manejo da HAS; possibilidade de registro dos dados, impresso ou em mídia eletrônica, e de teletransmissão dos valores de PA; potencial melhora da adesão ao tratamento anti-hipertensivo; potencial melhora nas taxas de controle da HAS[16].

As medidas de PA obtidas pela MRPA apresentam melhores correlações com lesões de órgãos-alvo e prognóstico de eventos cardiovasculares (CV) que as obtidas por meio de medidas casuais. Além disso, é, em geral, bem aceita e tem custo acessível[17-19]. Dentre as limitações da MRPA, pode-se destacar a presença de arritmias significativas como a fibrilação atrial, extrassistolia frequente e bradicardia importante, situações nas quais pode haver maior possibilidade de erro nas medidas[17-19,20].

■ Avaliação do prognóstico de pacientes com HAS

Atualmente, dispõe-se de dados do valor preditivo de eventos cardiovasculares por MRPA obtidos em oito grandes estudos populacionais prospectivos que avaliaram no total 17.688 indivíduos[21-28]. Todos eles mostraram que a MRPA pode auxiliar na avaliação de um prognóstico de eventos cardiovasculares, e na maioria deles os eventos tiveram melhor correlação coma MRPA do que com as medidas de consultório. O melhor valor preditivo da MRPA permaneceu mesmo após ser usado para comparação o mesmo número de medidas de PA pelos dois métodos, sugerindo que a diferença não ocorre apenas por maior número de medidas obtidas pela MRPA.

No entanto, devem ser consideradas importantes diferenças metodológicas entre os estudos, tais como diferenças na população estudada, nos aparelhos para medição da PA, no período em que foram feitas as medidas, na definição dos eventos primários e nos métodos de ajuste estatístico. Diversos estudos[22,24-26,28] avaliaram a população geral, dois[8,21,49] estudaram sujeitos hipertensos tratados e outro[23], uma população de atenção primária, excluindo-se doenças cardiovasculares prévias. Com relação ao número de medidas, os estudos Finn-Home[28], Ohasama[24] e Bobrie[21] analisaram 20 a 28 medidas de PA, enquanto o estudo de Didima[26] utilizou 12 medidas e o PAMELA[22], duas leituras, não havendo uma padronização. A despeito dessas diferenças, a comparação do valor prognóstico da MRPA com as medidas de consultório pode ser feita, visto que em todos os estudos os dois métodos foram realizados sem todos os pacientes.

Atualmente, há dados populacionais consistentes sobre o valor preditivo de eventos cardiovasculares em relação aos dados obtidos por MRPA baseados em 9 grandes estudos populacionais prospectivos que avaliaram no total quase 40 mil indivíduos[21-24,26,28,29]. Na Tabela 22.1 são apresentados os dados mais relevantes de oito desses estudos, mostrando que as medidas de PA pela MRPA auxiliam na avaliação do prognóstico de eventos cardiovasculares, tendo melhor correlação com os eventos do que as medidas de consultório na maioria deles.

Tabela 22.1 – Estudos que avaliaram o valor prognóstico da MRPA para eventos cardiovasculares[30]

Estudos	Número de indivíduos	Seguimento (em anos)	País		Eventos CV	Razão de chance para 1 mmHg de aumento da PAS e PAD	
Ohasama	1.789	6,6	Japão	52	Morte CV	1,021 / 1,015	1,005 / 1,008
Sheap	4.932	3,2	França	324	Morte CV, IAM, AVE, angina ou IC, RM, APC, AIT	1,015 / 1,020	1,005 / 1,005
Pamela	2.051	10,9	Itália	56	Morte CV	1,046 / 1,055	1,038 / 1,045
Flanders	391	10,9	Bélgica	86	Morte CV, IAM, AVE	1,012 / 1,034	1,006 / 1,004
Didima	652	8,2	Grécia	67	Morte CV, IAM, AVE, angina ou IC, RM, AIT, edema pulmonar, ruptura aneurisma aorta	1,003 / 1,011	1,012 / 1,034
Finn-Home	2.081	6,8	Finlândia	162	Morte CV, IAM, AVE, IC, APC, RM, AIT	1,021 / 1,034	1,012 / 1,025
Honest	21591	2,02	Japão	280	AVE, IAM, RM, APC, MS.		

CV = cardiovasculares; PAS = pressão arterial sistólica; PAD = pressão arterial diastólica; MRPA = monitorização residencial da pressão arterial; IAM = infarto agudo do miocárdio; AVE = acidente vascular encefálico; IC = insuficiência cardíaca; RM = revascularização miocárdica; APC = angioplastia coronariana; AIT = ataque isquêmico transitório; MS = morte súbita.

Evidências também mostraram que MRPA reflete as lesões de órgãos-alvo com confiabilidade semelhante à MAPA[31-33]. Há demonstrações de que a variabilidade da PA dia a dia detectada pela MRPA tem valor preditivo de risco de doenças cerebrovasculares e cardiovasculares[34,35]. Em algumas populações especificas, a MRPA também mostrou melhor valor preditivo que a medida de consultório para eventos cardiovasculares, como demonstrado em idosos e em pacientes com doença renal[35,36].

Estudo em indivíduos com doença renal mostrou que a MRPA teve melhor valor preditivo para eventos CV do que a medida obtida em consultório[36]. Dentre pacientes idosos, aqueles que apresentam PA elevada na MRPA e baixa no consultório (hipertensão mascarada) têm o mesmo risco da hipertensão arterial não controlada[21]. Na comparação com a MAPA, o valor preditivo da MRPA para eventos cardiovasculares parece ser um pouco inferior[37].

■ Avaliação da terapêutica anti-hipertensiva

Uma das mais importantes indicações da MRPA é para o acompanhamento em longo prazo de hipertensos em tratamento. Ela permite maior segurança para perseguir as metas preconizadas nas diversas situações especiais. Como para realização da MRPA são necessários o envolvimento e a cooperação do paciente, esta pode aumentar a sua percepção sobre seu problema, melhorando a adesão à terapia anti-hipertensiva[37].

A boa aceitabilidade do método permite sua repetição, tornando esta possível. Com a identificação do efeito do avental branco, podem-se evitar titulações desnecessárias de anti-hipertensivos, diminuindo o risco em decorrência dessa atitude e o custo do tratamento. A identificação da hipertensão mascarada permite, ao contrário, aperfeiçoar o tratamento. Como essas situações são altamente prevalentes em hipertensos tratados e muito difíceis de serem identificadas em consultório, a MRPA pode ser aplicada em todos os hipertensos sempre que possível[21,38,39].

A MRPA permite a obtenção de grande número de medidas de modo simples, eficaz e pouco dispendioso, contribuindo para o diagnóstico e o seguimento da HAS. A MRPA não deve ser confundida com auto-medida da pressão arterial, que é o registro não sistematizado realizado de acordo com a orientação do médico[40]. As indicações da MRPA segundo a 4ª Diretriz Brasileira de MRPA são: identificação e seguimento do hipertenso do avental branco, identificação do efeito do avental branco, identificação da hipertensão mascarada e avaliação da terapêutica anti-hipertensiva, todos os itens com grau de recomendação B. São consideradas anormais na MRPA as médias de pressão arterial maior ou igual a 135/85 mmHg[2,41-43].

É provável que o uso da MRPA para a avaliação rotineira do paciente hipertenso, ou não, continue crescendo ao longo do tempo[16]. A certeza dessa afirmação decorre de diversos fatores: o reconhecimento da fragilidade das medidas realizadas em consultório (medidas casuais da PA); a crescente disponibilização de equipamentos de baixo custo, validados e calibráveis, com boa capacidade de armazenamento, organização de dados e transmissão a longas distâncias; a incorporação à prática clinicadas medidas fora do consultório para refinar o diagnóstico e seguimento de hipertensão arterial, com a identificação da hipertensão do avental branco e da mascarada; a publicação de diversos e robustos ensaios clínicos revelando o valor prognóstico da MRPA; o reconhecimento nacional e internacional pelas diversas diretrizes do valor da MRPA[16].

Até agora, a transmissão eletrônica de dados das medidas realizadas em casa a um centro especializado utilizada no Brasil pelo grupo TELE MRPA, essa plataforma pode ser aplicada em todo território nacional e é utilizada para atendimento clínico e pesquisa. Espera-se, entretanto, que isso mude em um futuro próximo e que essas experiências pontuais já desenvolvidas no Brasil possam ser difundidas. Em país continental como o nosso, em que o atendimento pelo Sistema Único de Saúde (SUS) é prevalente, uma estratégia desse tipo pode melhorar o controle da HAS e a adesão ao tratamento com a incorporação da MRPA ao rol de procedimentos rotineiramente recomendados[16]. Dados não publicados do grupo

TELE MRPA com a estratégia de família da cidade de Campos do Jordão demonstraram um aumento no controle da hipertensão arterial de 25% para 39%. Dentre os 1.129 pacientes estudados, 118 repetiram a MRPA em um intervalo de 138 ± 87 dias. Nesse subgrupo, ao se comparar a primeira com a segunda medida de PA, houve aumento do controle da HAS (14% *vs.* 43%; p < 0,001) e redução da PAS no consultório (148 ± 23 vs. 135 ± 22 mmHg; p < 0,001) e na MRPA (139 ± 16 *vs.* 129 ± 15 mmHg; p < 0,001).

Usualmente, na maioria dos indivíduos foram encontrados valores de PA mais elevados na medida de consultório comparativamente às medidas residenciais de PA, com concordância moderada entre os métodos (75%)[44]. No entanto, apesar de o estudo *Japan Home versus Office Blood Pressure Measurement Evaluation* (J-HOME)[45] ter demonstrado que uma parcela dos casos de HAS de difícil controle é explicada pelo efeito do avental branco, nem sempre a medida da PA no consultório apresenta valores maiores do que os da MRPA.

Em 528 hipertensos que estavam em uso de três ou mais medicações anti-hipertensivas de diferentes classes, os indivíduos foram classificados da seguinte maneira: (a) com PA controlada (MRPA < 135 x 85 mmHg e casual < 140 x 90 mmHg) n = 94, 17,8%; (b) com HAS refratária no consultório isoladamente (MRPA < 135 x 85 mmHg e casual ≥ 140 x 90 mmHg) n = 85, 16,1%; (c) com HAS refratária pela MRPA isoladamente (MRPA ≥ 135 x 85 mmHg e casual < 140 x 90 mmHg) n = 124, 23,5%; (d) com HAS refratária mantida (MRPA ≥ 135 x 85 mmHg e casual ≥ 140 x 90 mmHg) n = 225, 42,6%[45]. Embora o significado clínico desses achados não possa ser avaliado, apenas com esse estudo, o estudo de Bobrie et al.[21] foi categórico em mostrar que o mais importante, do ponto de vista prognóstico, é a PA estar controlada no domicílio, independentemente dos valores da PA de consultório.

■ MRPA e hipertensão arterial sistêmica

A HAS é um problema de saúde pública reconhecido e é considerada a principal causa de morte em todo o mundo[42,46,47]. É particularmente responsável para a ocorrência de doenças cardiovasculares fatais e não fatais eventos e mortes, incluindo AVE e doença coronariana[42,47]. É uma doença crônica com estimativa de prevalência de 40%-45% em adultos[48-50], que na maioria dos casos requer monitoramento periódico, tratamento não medicamentoso e com uso de medicamentos por toda a vida[42,47-50]. O diagnóstico está associado a distúrbios sociais e econômicos com uma notável impacto para o paciente, para o sistema de saúde e para o sociedade[42,47-50].

Os clínicos gerais têm um importante papel na abordagem global da HAS, quanto ao diagnóstico, tratamento e seguimento continuado. A grande maioria dos pacientes com HAS é diagnosticada e cuidada pelos clínicos gerais nos programas de atenção básica à saúde. Agora é geralmente reconhecido que a PA no consultório tem várias limitações. Nos últimos anos, tem sido demonstrado que a avaliação da PA com MRPA tem várias vantagens em relação do consultório, com maiores reprodutibilidade, valor preditivo de mortalidade e eventos cardiovasculares não fatais[49,51-60].

Pressão arterial não controlada resulta em risco aumentado de infarto agudo do miocárdio (IAM), AVE, e insuficiência cardíaca (IC)[61-64]. A redução da PA demonstrou reduzir a ocorrência desses eventos[65]. Apesar das intervenções terapêuticas eficazes para controlar a PA, pelo menos um quarto dos pacientes com HAS não recebem tratamento medicamentoso. Novos modelos de cuidados que utilizam o MRPA demonstrara melhor controle da pressão arterial[66-72].

■ CAPÍTULO 22

Com esses benefícios, e boa relação custo-benefício esses programas poderão contribuir para estratégias de melhor cuidados pelos médicos e estabelecimento de políticas publicas de atenção à saúde[73]. Investigadores da *Kaiser Permanent Colorado* (KPCO)[68] conduziram um estudo randomizado e controlado para avaliar a eficácia de uma intervenção domiciliar de monitoramento da pressão arterial que utilizava a *Web Heart 360* da *American Heart Association* (www.heart360.org) para enviar leituras de PA para um especialista que gerenciava a terapia medicamentosa do paciente via comunicação por telefone ou e-mail[68].

Em um futuro não distante, nosso país tem plenas possibilidades e corpo clínico para fazer uso dessas ferramentas de maneira rotineira e eficaz, trabalhando no conceito dos oito fenótipos da HAS, utilizando-se precocemente da pressão casual, MAPA e MRPA (Figura 22.1). A incorporação da tecnologia (5G, inteligência artificial) em cenário nacional deve proporcionar agilidade na obtenção de resultados na saúde pública quanto ao comportamento da pressão arterial e definição de diagnóstico.

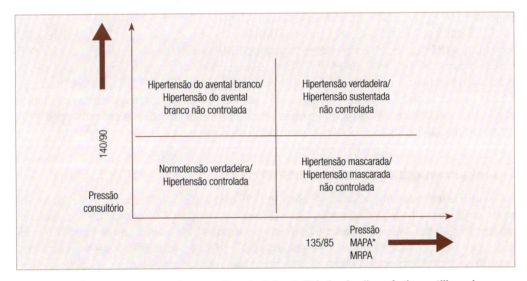

Figura 22.1 – Comportamentos da pressão arterial e definição de diagnóstico, utilizando-se pressão casual, *MAPA na vigília e MRPA[74].

Referências

1. Law MR, Morris JK, Wald NJ. Use of blood pressure lowering drugs in the prevention of cardiovascular disease: meta-analysis of 147 randomized trials in the context of expectations from prospective epidemiological studies. BMJ 2009; 338:b1665.
2. Nobre F, Mion Júnior D, Gomes MAM, et al. 6ª Diretrizes de Monitorização Ambulatorial da Pressão Arterial e 4ª Diretrizes de Monitorização Residencial da Pressão Arterial. Arq Bras Cardiol 2018;110(5Supl.1):1-29.
3. Barroso WKS, Feitosa ADM, Barbosa ECD, et al. Prevalence of Masked and White-Coat Hypertension in Pre-Hypertensive and Stage 1 Hypertensive patients with the use of TeleMRPA. Arq Bras Cardiol. 2019;113(5):970-975.
4. Feitosa ADM, Mota-Gomes MA, Barroso WS, et al. Correlation between office and home blood pressure in clinical practice: a comparison with 2017 American College of Cardiology/American Heart Association Hypertension Guidelines recommendations. J Hypertens. 2020;38(1):179-18.
5. Feitosa ADM, Mota-Gomes MA, Barroso WS, et al. Blood pressure cutoffs for white coat and masked effects in a large population undergoing home blood pressure monitoring. Hypertens Res. 2019;42(11):1816-1823.

6. LovibondK, JowettS, BartonP, et al. Cost-effectiveness of options for the diagnosis of high blood pressure in primary care: a modelling study. Lancet 2011;378(9798):1219-30.
7. Cappuccio FP, Kerry SM, Forbes L, et al. Blood pressure control by home monitoring: meta-analysis of randomized trials. BMJ 2004;329(7458):145.
8. McManus RJ, Mant J, Bray EP, et al. Telemonitoring and self-management in the control of hypertension (TASMINH2): a randomized controlled trial. Lancet 2010;376(9736):163-72.
9. Bray EP, Holder R, Mant J, et al. Does self-monitoring reduce blood pressure? Meta-analysis with meta-regression of randomized controlled trials. Ann Med 2010;42(5):371-86.
10. Uhlig K, Patel K, Ip S, et al. Self-measured blood pressure monitoring in the management of hypertension: a systematic review and meta-analysis. Ann Intern Med 2013;159(3):185-94.
11. Yi SS, Tabaei BP, Angell SY, et al. Self-blood pressure monitoring in an urban, ethnically diverse population: a randomized clinical trial utilizing the electronic health record. Circ Cardiovasc Qual Outcomes 2015;8(2):138-45.
12. Hebert PL, Sisk JE, Tuzzio L, et al. Nurse-led disease management for hypertension control in a diverse urban community: a randomized trial. J Gen Intern Med 2012;27(6):630-9.
13. Kario K, Pickering T. Guidelines for home- and office-based blood pressure monitoring. JAMA 2004;291(19):2315-6.
14. Staessen JA, Den Hond E, Celis H, et al. Antihypertensive treatment based on blood pressure measurement at home or in the physician's office: a randomized controlled trial. JAMA 2004;291(8):955-64.
15. Verberk WJ, Kroon AA, Lenders JW, et al. Self-measurement of blood pressure at home reduces the need for antihypertensive drugs: a randomized, controlled trial. Hypertension 2007;50(6):1019-25.
16. V Diretrizes Brasileiras de Monitorização Ambulatorial da Pressão Arterial (MAPA) e III Diretrizes Brasileiras de Monitorização Residencial da Pressão Arterial (MRPA). Rev Bras Hipertens vol.18(1):18-25, 2011.
17. Parati G, Stergiou GS, Asmar R, et al. ESH Working Group on Blood Pressure Monitoring. European Society of Hypertension Practice Guidelines for home blood pressure monitoring. J Hum Hypertens. 2010;
18. Parati G, Stergiou GS, Asmar R, et al. ESH Working Group on Blood Pressure Monitoring. European Society of Hypertension guidelines for blood pressure monitoring at home: a summary report of the Second International Consensus Conference on Home Blood Pressure Monitoring. J Hypertens. 2008;26:1505-26.
19. Pickering TG, Miller NH, Ogedegbe G, et al. American Heart Association; American Society of Hypertension; Preventive Cardiovascular Nurses Association. Call to action on use and reimbursement for home blood pressure monitoring: a joint scientific statement from American Heart Association, American Society of Hypertension, Preventive Cardiovascular Nurses Association. Hypertension. 2008;52:10-29.
20. Stewart MJ, Gough K, Padfield PL. The accuracy of automated blood pressure measuring devices in patients with controlled atrial fibrillation. J Hypertens. 1995;13:297-300.
21. Bobrie G, Chatellier G, Genes N, et al. Cardiovascular prognosis of 'masked hypertension' detected by blood pressure self-measurement in elderly treated hypertensive patients. JAMA. 2004;291:1342-9.
22. Sega R, Facchetti R, Bombelli M, et al. Prognostic value of ambulatory and home blood pressures compared with office blood pressure in the general population: follow-up results from the Pressioni Arteriose Monitorate e Loro Associazioni (PAMELA) study. Circulation. 2005;111:1777-83.
23. Fagard RH, Van Den Broeke C, et al. Prognostic significance of blood pressure measured in the office, at home and during ambulatory monitoring in older patients in general practice. J Hum Hypertens. 2005;19:801-7.
24. Ohkubo T, Imai Y, Tsuji I, et al. Home blood pressure measurement has a stronger predictive power for mortality than does screening blood pressure measurement: a population-based observation in Ohasama. J Hypertens. 1998;16:971-5.
25. Okumiya K, Matsubayashi K, Wada T, et al. A U-shaped association between home systolic blood pressure and four-year mortality in community-dwelling older men. J Am Geriatr Soc. 1999;47:1415-21.
26. Stergiou GS, Baibas NM, Kalogeropoulos PG. Cardiovascular risk prediction based on home blood pressure measurement: the Didima study. J Hypertens. 2007;25:1590-6.
27. Shimada K, Fujita T, Ito S, et al. The importance of home blood pressure measurement for preventing stroke and cardiovascular disease in hypertensive patients: a sub-analysis of the Japan Hypertension Evaluation with Angiotensin II Antagonist Losartan Therapy (JHEALTH) study, a prospective nationwide observational study. Hypertens Res. 2008;31:1903-11.
28. Niiranen T, Hnninen MR, Johansson J, et al. Home-measured blood pressure is a stronger predictor of cardiovascular risk than office blood pressure: the Finn-Home study. Hypertension. 2010;55:1346-51.
29. Kario K, Saito I, Kushiro T, et al. Home blood pressure and cardiovascular outcomes in patients during antihypertensive therapy: primary results of HONEST, a large-scale prospective, real-world observational study. Hypertension. 2014;64(5):989-96.
30. Nobre F, Mion Júnior D, Gomes MAM, et al. 6ª Diretrizes de Monitorização Ambulatorial da Pressão Arterial e 4ª Diretrizes de Monitorização Residencial da Pressão Arterial. Arq Bras Cardiol 2018; 110(5Supl.1):1-29.

31. Gaborieau V, Delarche N, Gosse P. Ambulatory blood pressure monitoring versus self-measurement of blood pressure at home: correlation with target organ damage. J Hypertens. 2008;26(10):1919-27.
32. Stergiou GS, Argyraki KK, Moyssakis I, et al. Home blood pressure is as reliable as ambulatory blood pressure in predicting target-organ damage in hypertension. Am J Hypertens. 2007;20(6):616-21.
33. Shimbo D, Pickering TG, Spruill TM. The relative utility of home, ambulatory, and office blood pressures in the prediction of end-organ damage. Am J Hypertens. 2007;20(5):476-82. doi: 10.1016/j.amjhyper.2006.12.011
34. Kikuya M, Ohkubo T, Metoki H, et al. Day-by-day variability of blood pressure and heart rate at home as a novel predictor of prognosis: the Ohasama study. Hypertension. 2008;52(6):1045-50.
35. Parati G, Bilo G. Clinical relevance of day-by-day blood pressure and heart rate variability: new information from home self-measurements. Hypertension. 2008;52(6):1006-8.
36. Agarwal R, Andersen MJ. Prognostic importance of clinic and home blood pressure recordings in patients with chronic kidney disease. Kidney Int. 2006;69:406-11.
37. Gosse P, Coulon P. Ambulatory or home measurement of blood pressure? J Clin Hypertens (Greenwich). 2009;11:234-7.
38. Edmonds D, Foerster E, Groth H, et al. Does self-measurement of blood pressure improve patient compliance in hypertension? J Hypertens. 1985;3(Suppl):S31-4.
39. Rogers MA, Small D, Buchan DA, et al. Home monitoring service improves mean arterial pressure in patients with essential hypertension: a randomized, controlled trial. Ann Intern Med. 2001;134:1024-32.
40. Cappuccio FP, Kerry SM, Forbes L, et al. Blood pressure control by home monitoring: meta-analysis of randomized trials. BMJ. 2004;329:493-9.
41. IV Diretriz para uso da monitorização ambulatorial da pressão arterial / II Diretriz para o uso da monitorização residencial da pressão arterial. Arq Bras Cardiol 2005;85(supl. II):5-18.
42. The Seventh Report of the Joint National Committee on Prevention, Detection, Evaluation, and Treatment of High Blood Pressure. The JNC 7 Report. JAMA 2003;289(19):2560-72.
43. Thijs L, Staessen JA, Celis H, et al. Reference values for self-recorded blood pressure. A meta-analysis of summary data. Arch Intern Med 1998; 158:481-8.
44. Niiranen TJ, Jula AM, Kantola IM, Reunanen A. Comparison of agreement between clinic and home-measured blood pressure in the Finnish population: The Finn-HOME study. J Hypertens 2006;24:1549-55.
45. Oikawa T, Obara T, Ohkubo T, et al. Characteristics of resistant hypertension determined by self-measurement blood pressure at home and Office blood pressure measurements: the J-HOME study. J Hypertens 2006;24:1737-43.
46. Pessanha P. Diagnostic value and cost-benefit analysis of 24 hours ambulatory blood pressure monitoring in primary care in Portugal. BMC Cardiovascular Disorders 2013;13:57.
47. Mancia G, De Backer G, Dominiczak A, et al. European society of hypertension-European society of cardiology guidelines for the management of arterial hypertension. J Hypertens 2007; 25:1105-1187.
48. MacDonald MB, Laing GP, Wilson MP. Prevalence and predictors of white-coat response in patients with treated hypertension [see comments]. Cmaj 1999; 161(3):265-269.
49. Kario K, Pickering TG. Survey of white coat hypertension: definition differs from others [letter; comment]. BMJ 1999; 318(7182):535.
50. Pickering TG, James GD, Boddie C, et al. How common is white coat hypertension? Jama 1988; 259(2):225-228.
51. Aylett MJ. Ambulatory or self-blood pressure measurement? Improving the diagnosis of hypertension. Fam Pract 1994; 11(2):197-200.
52. Feola M, Boffano GM, Procopio M, et al. Ambulatory 24-hour blood pressure monitoring: correlation between blood pressure variability and left ventricular hypertrophy in untreated hypertensive patients. G Ital Cardiol 1998; 28(1):38-44.
53. Imai Y. Prognostic significance of ambulatory blood pressure. Blood Press Monit 1999; 4(5):249-256.
54. Kario K, Matsuo T, Kobayashi H, et al. Nocturnal fall of blood pressure and silent cerebrovascular damage in elderly hypertensive patients: advanced silent cerebrovascular damage in extreme dippers. Hypertension 1996; 27(1):130-135.
55. Mancia G, et al. Ambulatory blood pressure is superior to clinic blood pressure in predicting treatment-induced regression of left ventricular hypertrophy. SAMPLE Study Group. Circulation 1997; 95(6):1464-1470.
56. Omboni S, Ravogli A, Parati G, et al. Prognostic value of ambulatory blood pressure monitoring. J Hypertens Suppl 1991; 9(3):S25-S28.
57. Staessen JA, Asmar R, De Buyzere M, et al. Task Force II: blood pressure measurement and cardiovascular outcome. Blood Press Monit 2001; 6(6):355-370.
58. Staessen JA, Beilin L, Parati G, et al. Task force IV: clinical use of ambulatory blood pressure monitoring: participants of the 1999 consensus conference on ambulatory blood pressure monitoring. Blood Press Monit 1999; 4(6):319-331.

59. Abasolo Galdos RM, Aizpuru Barandiaran F, Mar Medina J, et al White coat and non-dipper hypertension in patients recently diagnosed with mild hypertension. Aten Primaria 1999; 23(6):332-338.
60. Cihak R, Widimsky J. 24-hour ambulatory monitoring of blood pressure and the diagnosis of resistant hypertension. Cas Lek Cesk 1989; 128(46):1456–1460.
61. Go AS, Mozaffarian D, Roger VL, et al; American Heart Association Statistics Committee and Stroke Statistics Subcommittee. Heart disease and stroke statistics 2013 update: a report from the American Heart Association. Circulation. 2013;127(1):e6-e245.
62. Logan AG, McIsaac WJ, Tisler A, et al. Mobile phone-based remote patient monitoring system for management of hypertension in diabetic patients. Am J Hypertens. 2007;20(9):942-948.
63. McManus RJ, Mant J, Bray EP, et al. Telemonitoring and self-management in the control of hypertension (TAS-MINH2): a randomized controlled trial. Lancet. 2010;376(9736):163-172.
64. Kidney Disease Outcomes Quality Initiative (K/DOQI). K/DOQI clinical practice guidelines on hypertension and antihypertensive agents in chronic kidney disease. Am J Kidney Dis. 2004;43(5 suppl 1):s1-s290.
65. Chobanian AV, Bakris GL, Black HR, et al; National Heart, Lung, and Blood Institute Joint National Committee on Prevention, Detection, Evaluation, and Treatment of High Blood Pressure; National High Blood Pressure Education Program Coordinating Committee. The Seventh Report of the Joint National Committee on Prevention, Detection, Evaluation, and Treatment of High Blood Pressure: the JNC 7 Report. JAMA. 2003;289(19):2560-2571.
66. Green BB, Cook AJ, Ralston JD, et al. Effectiveness of home blood pressure monitoring, Web communication, and pharmacist care on hypertension control: a randomized controlled trial. JAMA. 2008;299(24):2857-2867.
67. Magid DJ, Ho PM, Olson KL, et al. A multimodal blood pressure control intervention in 3 healthcare systems. Am J Manag Care. 2011;17(4):e96-e103.
68. Magid DJ, Olson KL, Billups SJ, Wagner NM, Lyons EE, Kroner BA. A pharmacist-led, American Heart Association Heart 360 Web-enabled home blood pressure monitoring program. Circ Cardiovasc Qual Outcomes. 2013;6(2):157-163.
69. Mehos BM, Saseen JJ, MacLaughlin EJ. Effect of pharmacist intervention and initiation of home blood pressure monitoring in patients with uncontrolled hypertension. Pharmacotherapy. 2000;20(11):1384-1389.
70. Rudd P, Miller NH, Kaufman J, et al. Nurse management for hypertension. A system approach. Am J Hypertension. 2004;17(10):921-927.
71. Bosworth HB, Powers BJ, Olsen MK, et al. Home blood pressure management and improved blood pressure control: results from a randomized controlled trial. Arch Intern Med. 2011;171(13):1173-1180.
72. Artinian NT, Flack JM, Nordstrom CK, et al. Effects of nurse-managed telemonitoring on blood pressure at 12-month follow-up among urban African Americans. Nurs Res. 2007;56(5):312-322.
73. Sarah J. Billups, PharmD, et al. Cost-effectiveness Evaluation of a Home Blood Pressure Monitoring Program. Am J Manag Care. 2014;20(9):e380-e387.
74. Nobre F. MAPA-Monitorização Ambulatorial da Pressão Arterial. Cardios. https://cardios.com.br/noticias_detalhes.asp?idNoticia=78&IdSecao=30&IdTipoNoticia=10. Acesso jan20.

MRPA (MAPA 5d) em Idosos e Crianças

Capítulo 23

- Mariana Bellaguarda de Castro Sepulvida
- Roberto Dischinger Miranda • Fabiana Gomes Aragão Magalhães Feitosa

A possibilidade de medida da pressão arterial (PA) com aparelhos oscilométricos e automáticos fora do consultório é fundamental para o diagnóstico e seguimento e controle da PA em populações especiais, que possuem particularidades na apresentação clínica da hipertensão arterial (HA) pois, valer-se apenas da medida da PA em consultório pode ser insuficiente[1-3]. As principais diretrizes recomendam o uso da Monitorização Ambulatorial da Pressão Arterial (MAPA) e da Monitorização Residencial da Pressão Arterial (MRPA) na avaliação clínica, seja para diagnóstico, seja para seguimento do tratamento do indivíduo hipertenso[1-4].

■ MRPA (MAPA 5d) nos idosos

Estima-se que mais de 60% dos idosos brasileiros e até 80% das mulheres com mais de 75 anos sejam portadores de HA[5]. Além disso, o risco de um indivíduo normotenso entre 55 a 65 anos de idade tornar-se hipertenso ao longo dos próximos 20 anos de vida é de 90%[6].

O envelhecimento promove alterações vasculares que propiciam a elevação da PA, especialmente devido ao aumento da rigidez arterial[7]. Isso não significa que a HA não deva ser adequadamente tratada nessa população. Além de estar associada a todas as doenças cardiovasculares, trata-se do principal fator de risco para anos de vida perdidos ou vividos com dependência[8]. Estudos clássicos demonstraram que o controle da PA no idoso pode reduzir o risco em até 47% de Acidente Vascular Encefálico (AVE), 33% de Infarto do Miocárdio (IM) e até 43% de mortalidade cardiovascular e global[9,10], mesmo em octogenários[11].

Por sua vez, a população idosa apresenta-se cada vez mais heterogênea e tornou-se inviável diagnosticar e tratar idosos robustos e funcionais da mesma maneira que idosos frágeis e dependentes[12].

A 7ª Diretriz Brasileira de Hipertensão, de 2016, recomenda iniciar tratamento em idosos com expectativa de vida superior a 1 ano e PAS ≥ 140 mmHg com meta inicial < 140 mmHg. Nos muito idosos (maiores de 80 anos), a diretriz sugere tratamento a partir de 160 mmHg, com alvo inicial < 150 mmHg[1].

Se o tratamento for bem tolerado, pode-se tentar metas mais rígidas (p. ex.: PAS < 130 mmHg em idosos jovens)[1]. Contudo, deve-se evitar a redução da PA diastólica a valores inferiores a 65 mmHg especialmente em portadores de doença coronária clinicamente manifesta, pelo maior risco de eventos cardiovasculares nessa condição[13]. Em octogenários, a meta inicial é mais permissiva (PAS entre 140 e 150 mmHg), porém, os estudos vêm demonstrando benefício em estabelecer metas rígidas, até mesmo com PAS inferior a 130 mmHg[11,14]. Para idosos frágeis e com baixa expectativa de vida, o início do tratamento, o número de medicações e a meta proposta devem ser avaliados individualmente[12].

Apesar de evidências favoráveis ao controle intensivo da PA, acredita-se que, em idosos, níveis muito baixos também possam ser prejudiciais[15], especialmente em octogenários[13]. As metas rígidas estabelecidas em estudos relevantes foram associadas a redução significativa de morte por doenças cardiovasculares, AVE, insuficiência cardíaca (IC) e mortalidade por todas as causas. Porém, apesar da incidência baixa, houve maior taxa de hipotensão e bradicardia sintomática, síncope, hipocalemia e elevação da creatinina[14]. Estudo que acompanhou octogenários hipertensos em tratamento, por mais de cinco anos, demonstrou associação entre a PAS inferior a 125 mmHg e o aumento de mortalidade[13].

A Tabela 23.1 resume as recomendações das principais diretrizes para controle da PA no consultório. A diretriz americana de 2017, traz uma sugestão de valores de correspondência entre a medida de PA casual do consultório com a MRPA. Na Figura 23.1 está demonstrada a correspondência em uma grande casuística brasileira com quase 20 mil indivíduos[16].

Na prática, a monitorização da PA fora do consultório torna-se cada vez mais necessária para o acompanhamento da tolerância e da resposta terapêutica. Conhecer as particularidades do envelhecimento e do comportamento da PA nessa população é fundamental para que o médico seja capaz de interpretar corretamente os resultados obtidos, sem superestimar ou subestimar a verdadeira PA e comprometer o sucesso do tratamento.

Tabela 23.1 – Recomendações de alvo de pressão arterial para idosos conforme as principais diretrizes[1,17,18]

Referência	Recomendação
SBC 2016	HAS estágios 1 e 2, com risco CV baixo e moderado ou HAS estágio 3 < 140 × 90 mmHg; HAS estágios 1 e 2 com alto risco CV < 130 × 80 mmHg
ESH/ESC 2018	65-80 anos: alvo de PAS 130-139 × 70-79 mmHg > 80 anos: alvo de PAS 130-139 × 70-79 mmHg
ACC/AHA 2017	> 65 anos: não institucionalizado e da comunidade: PAS ≤ 130 mmHg; demais: individualizar

SBC = Sociedade Brasileira de Cardiologia; ESH = European Society of Hypertension; ESC = European Society of Cardiology; AHA = American Heart Society; ACC = American College of Cardiology; HAS = hipertensão arterial sistêmica; CV = cardiovascular; PAS = pressão arterial sistólica.

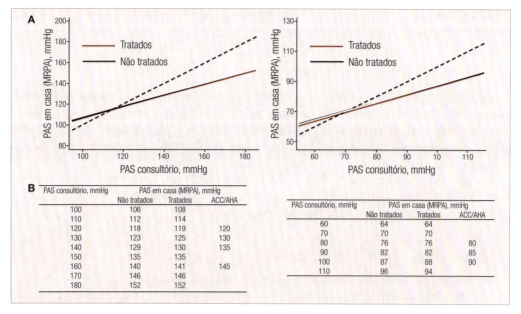

Figura 23.1 – Correlação entre a pressão de consultório e a MRPA na prática clínica e comparação com a diretriz ACC/AHA 2017.

PAS = pressão arterial sistólica; MRPA = medida residencial da pressão arterial; ACC = American College of Cardiology; AHA = American Heart Association.
Fonte: Adaptado de Feitosa et al., 2020[16].

Peculiaridades da HAS no idoso e papel da MRPA

– Rigidez arterial

O principal mecanismo fisiopatológico, associado a HA no idoso, é a rigidez arterial. A artéria mais rígida é menos complacente e sofre maior variação da PA para um mesmo volume ejetado, elevando a PAS. A onda de pulso se propaga com maior velocidade e faz com que a onda reflexa produzida retorne à aorta ascendente durante a sístole, contribuindo para o aumento da PAS. Devido à perda da onda reflexa na protodiástole, a PAD, que aumenta até os 50-60 anos de idade, atinge um platô e tende a cair com o envelhecimento. Assim, a principal forma de HAS no idoso é a Hipertensão Sistólica Isolada (HSI), presente em até 65% de todos os casos de HA não controlada e em até 80% daqueles com mais de 50 anos[19].

Outro fenômeno decorrente da arteriosclerose pronunciada é a pseudo-hipertensão. A calcificação da parede arterial e o enrijecimento vascular não permitem que a artéria braquial colabe durante a insuflação do manguito, superestimando a pressão real intra-arterial. Nesses casos, o paciente apresenta pouca lesão de órgão-alvo (LOA) e, ao ser submetido a MAPA ou MRPA, apresenta valores elevados de PA, mas associados a sintomas de hipotensão ou hipersensibilidade ao tratamento anti-hipertensivo ainda que em doses baixas. O diagnóstico diferencial pode ser feito a partir da realização da manobra de Osler durante a medida com o método auscultatório ou por meio da aferição direta da pressão intra-arterial[20].

A rigidez arterial também pode comprometer a PA, subestimando e superestimando a PA sistólica e diastólica, respectivamente, nos casos em que apresentar o hiato auscultatório[20].

Nas medidas pelo método oscilométrico, utilizado na MRPA e na MAPA, não há impacto desse fenômeno.

– Hipotensão ortostática e pós-prandial

Idosos estão mais susceptíveis a Hipotensão Ortostática (HO) e a Hipotensão pós-Prandial (HPP)[21], tanto por alterações decorrentes do envelhecimento, quanto pela interação medicamentosa e pela polifarmácia[22]. A HO está associada ao aumento do risco de quedas, infarto do miocárdio e Ataque Isquêmico Transitório (AIT)[23]. A MRPA não é capaz de garantir o diagnóstico dessas condições devido ao fato de os protocolos preconizados atualmente avaliarem a PA em posições e horários determinados. Desse modo, o método de escolha para realizar esses diagnósticos é a MAPA ou a comparação das medidas da PA, aferida por um profissional capacitado, nas posições e períodos preconizados.

– Hipertensão do avental branco e hipertensão mascarada

A Hipertensão do Avental Branco (HAB) e a Hipertensão Mascarada (HM) são condições que acometem frequentemente os idosos e seu diagnóstico só pode ser confirmado a partir da medida fora de consultório com a MAPA e/ou MRPA.

A HAB ocorre quando a pressão se eleva no consultório, porém se mantém normal durante as atividades rotineiras. Seu mecanismo fisiopatológico não é completamente elucidado, mas relaciona-se com aumento da atividade simpática, é mais prevalente em mulheres e acomete 15 a 25% dos idosos[24,25]. O diagnóstico dessa condição é fundamental, visto que o tratamento medicamentoso anti-hipertensivo nesses casos aumenta o risco de quedas e de efeitos adversos principalmente em pacientes frágeis e com limitação física e/ou cognitiva. Não há indícios de que tratar essa condição reduza o risco de eventos desfavoráveis, porém, o risco de um indivíduo com HAB desenvolver HAS é quase três vezes maior, e o risco cardiovascular é pouco maior que o de normotensos[24,26,27].

Estudo populacional brasileiro reuniu mais de 19 mil resultados de MRPA de pacientes hipertensos ou não, e constatou, que quanto maior a PA de consultório, maior era a diferença da PA em relação à monitorização residencial, ou seja, maior era o efeito do avental branco[16]. Dessa maneira, mesmo em idosos com diagnóstico de HAS em tratamento, deve-se considerar o efeito do avental branco antes de otimizar as medicações baseando-se apenas no resultado de consultório.

A suspeita da HM deve ser aventada, quando a PA se apresentar limítrofe ou normal em consultório, mas houver indícios de LOA ou outras doenças cardiovasculares. Em idosos, sua prevalência é de 16% naqueles sem tratamento anti-hipertensivo e de até 18% naqueles em uso de medicação[24].

No estudo SHEAF, mais de 4.900 idosos realizaram a MRPA e foram acompanhados durante 3,2 anos. A HM associou-se ao dobro de risco CV em comparação aos normotensos, o que foi semelhante ao risco dos hipertensos sustentados[27].

Como a prevalência de HA é muito alta em idosos, consideramos justificável a indicação da MRPA para aqueles com PA normal no consultório como método de rastreio, visto que a HM aumenta muito o risco CV e o método apresenta baixo custo e boa tolerabilidade[28].

Papel da MRPA em idosos

Devido às alterações fisiológicas do envelhecimento, o idoso apresenta grande variabilidade da PA ao longo do dia, assim como maior prevalência de HAB e HM, o que torna a medida seriada da PA fora do consultório fundamental para o diagnóstico e tratamento da HA. Essas condições, além da própria HA, também estão associadas a maior risco cardiovascular, mortalidade e declínio cognitivo[24,29]. Atualmente, tanto a MAPA quanto a MRPA são indicadas para esse propósito[1,4,30]. Apesar da aparente semelhança entre os métodos, a MRPA não deve ser confundida com a automedida da pressão arterial (AMPA), visto que esta não utiliza necessariamente um aparelho validado ou um protocolo sistemático reprodutível[4].

Os valores considerados normais, $< 135 \times 85$ mmHg, são semelhantes para adultos e idosos[4,31] porém estudos prospectivos são necessários para identificar se em muito idoso deve haver alguma diferença[32].

Em idosos com a cognição e funcionalidade preservadas, a participação ativa do paciente no controle da PA, quando associada à educação terapêutica, mostra-se benéfica também para a adesão e a eficácia do tratamento[4,33]. Em comparação com a MAPA, apresenta maior aceitabilidade entre os pacientes por não interferir no sono e ocupar menos períodos do dia durante a medição, sem interferir significativamente nas atividades do dia a dia ou causar desconforto local[34,35]. Estudo que avaliou a aceitação e aplicabilidade do método em idosos, com idade superior a 73 anos, demonstrou que 96% dos participantes aprovaram e foram capazes de realizar o exame de maneira eficaz, com treinamento mínimo. Apesar de encontrar associação entre a falha do método, quanto maior a idade e menor a funcionalidade e escolaridade, a prevalência de insucesso foi inferior a 10%[36].

Em idosos com comprometimento cognitivo, o médico deve ponderar qual o método de escolha baseando-se na capacidade do paciente entender as orientações de como portar-se durante as medidas. Em quadros demenciais, a realização da MRPA com o auxílio de um cuidador é uma alternativa a MAPA e mostrou-se igualmente eficaz em um estudo que comparou os métodos em idosos dementados com 75 anos ou mais[37]. Vale destacar que 10% dos participantes foram excluídos da análise por não serem capazes de realizar a MAPA de maneira eficaz.

Acredita-se que um protocolo de pelo menos três dias consecutivos seja o mínimo necessário para fornecer um resultado superior à PA de consultório e semelhante à obtida com a MAPA[38,39]. Por sua vez, protocolos que utilizam maior número de medidas realizadas de maneira sistemática aumentam a eficácia do método[40]. As Diretrizes Brasileiras sugerem o protocolo de 24 medidas a partir de três medições pela manhã, antes do desjejum e da tomada da medicação, e três a noite, antes do jantar, durante cinco dias consecutivos, de maneira que as medidas do primeiro dia (realizada no consultório) sejam excluídas da média, porém analisadas para identificação da reação de alarme[1,4].

■ Crianças

Numerosos estudos mostraram que a pressão arterial elevada na infância aumenta o risco de hipertensão arterial e síndrome metabólica no adulto[41,42]. O grande obstáculo consiste em estabelecer o diagnóstico de hipertensão na infância e, uma vez que este tenha sido estabelecido, fazer o controle adequado.

MRPA tem vantagens sobre a medida de consultório, incluindo facilidade, uma vez que no ambiente domiciliar a criança geralmente fica mais tranquila que no consultório, além da capacidade de obter medições repetidas ao longo do tempo[43]. Além disso, a viabilidade da MRPA em crianças e adolescentes tem sido relatada em diferentes populações étnicas, inclusive na brasileira[44-47]. Alguns estudos mostraram que a MRPA correlaciona-se fortemente com a MAPA na vigília e tem reprodutibilidade superior à medida de consultório, assemelhando-se a da MAPA[47-49].

Outrossim, existem evidências preliminares de que a MRPA em crianças correlaciona-se melhor com a LOA do que a pressão arterial no consultório e que também possa refletir melhor o efeito dos fatores de risco, como história familiar ou obesidade[50-52].

O desafio atual consiste em obter valores de normalidade para as faixas etárias avaliadas na pediatria. Estudo escolar forneceu os únicos dados de normalidade para a MRPA em crianças e adolescentes que são atualmente aceitos[44,45]. Porém, esses valores são limitados à crianças maiores que 120 cm de altura, o que restringe a sua utilização.

Define-se HA, com base na MRPA, quando os valores obtidos forem maiores ou iguais ao percentil 95 para sexo e altura, desde que, sejam inferiores aos valores aceitos para adultos, ou seja, média menor que 135/85 mmHg (Tabela 23.2)[44,45,53] ou utilizar o app PedH, antigo PA KIDS, conforme orientado em diretriz[4], disponível em *android* e iOS. Para obter valores de referência mais robustos para pressão arterial em domicílio e ambulatorial, com base em uma população pediátrica, são necessários mais estudos que aumentem o conhecimento atualmente restrito.

Com relação ao protocolo de medidas, aspectos metodológicos e recomendações para o uso da MRPA, existe muita controvérsia na literatura. Tem-se recomendado medidas de pressão arterial por até 6-7 dias, em duplicata de manhã e à noite. O exame de três dias foi considerado o protocolo mínimo confiável, quando comparado aos protocolos de seis dias[53]. No Brasil é utilizado o protocolo de cinco dias, com três medidas pela manhã e três medidas a noite[4].

As indicações clínicas para o uso da MRPA, atualmente aceitas, na pediatria são: todos os pacientes recebendo medicação anti-hipertensiva, suspeita de hipertensão do avental branco, condições em que seja necessário controle rígido da pressão arterial (pacientes de alto risco) e ensaios clínicos[53].

Tabela 23.2 – **Valores de MRPA (sistólica e diastólica) em crianças e adolescentes segundo estatura e gênero**

Altura (cm)	Percentil para meninos (n. 347)		Percentil para meninas (n. 420)	
Percentil	p 50	p 95	p 50	p 95
120–129	105/64	119/76	101/64	119/74
130–139	108/64	121/77	103/64	120/76
140–149	110/65	125/77	105/65	122/77
150–159	112/65	126/78	108/66	123/77
160–169	115/65	128/78	110/66	124/78
170–179	117/66	132/78	112/66	125/79
180–189	121/67	134/79	114/67	128/80

Adaptado de: Stergiou GS, et al.[44].

■ Referências

1. Malachias MVB, Souza WKSB, Plavnik FL, Rodrigues CIS, Brandão AA, Neves MFT, et al. 7ª Diretriz Brasileira de Hipertensão Arterial. Arq Bras Cardiol. 2016;107(3 Supl.3):1-83.
2. Whelton PK, Carey RM, Aronow WS, et al. 2017 ACC / AHA / AAPA / ABC / ACPM / AGS / APhA / ASH / ASPC / NMA / PCNA guideline for the prevention, detection, evaluation and management of high blood pressure in adults J Am Coll Cardiol (2017 Nov 7)
3. Williams B, Mancia G, Spiering W, Agabiti Rosei E, Azizi M, Burnier M, et al. 2018 ESC/ESH Guidelines for the management of arterial hypertension. Eur Heart J. 2018;39(33):3021-104.
4. Nobre F, Mion Jr D, Gomes MAM, Barbosa ECD, Rodrigues CIS, Neves MFT, et al. 6ª Diretrizes de Monitorização Ambulatorial da Pressão Arterial e 4ª Diretrizes de Monitorização Residencial da Pressão Arterial. Arq Bras Cardiol. 2018;110(5Supl.1):1-29.
5. Ferreira C, Luna Filho B, Pinto ESAL, et al. Estudo de prevenção de doenças cardiovasculares para servidores da Unifesp-2000 (Estudo PrevServ-UNIFESP - 2000). Disponível em: http://www.epm.br/medicina/cardio/ch/index.htm. Acessado em março de 2017.
6. Vasan RS, Beiser A, Seshadri S, Larson MG, Kannel WB, D'Agostino RB, et al. Residual lifetime risk for developing hypertension in middle-aged women and men: The Framingham Heart Study. JAMA. 2002;287(8):1003-10.
7. Sun, Z. Aging, arterial stiffness, and hypertension. Hypertension. 2014;65:252–256.
8. Lim SS, Vos T, Flaxman AD, Danaei G, Shibuya K, Adair-Rohani H, et al. A comparative risk assessment of burden of disease and injury attributable to 67 risk factors and risk factor clusters in 21 regions, 1990–2010: a systematic analysis for the Global Burden of Disease Study 2010. Lancet. 2012;380:2224–60.
9. Dahlöf B, Lindholm LH, Hansson L, Scherstén B, Ekbom T, Wester Po. Morbity and mortality in the Swedish Trial in Older Patients with Hypertension (STOP-Hypertension) Lancet 1991;338:1281-5.
10. Prevention of Stroke by Antihypertensive Drug Treatment in Older Persons With Isolated Systolic Hypertension Final Results of the Systolic Hypertension in the Elderly Program (SHEP). JAMA. 1991;265(24):3255–3264.
11. Beckett NS, Peters R, Fletcher AE, Staessen JA, Liu L, Dumitrascu D, et al. Treatment of hypertension in patients 80 years of age or older. N Engl J Med. 2008;358(18):1887-98.
12. Sepulvida, MBC; Gravina, CS; Miranda, RD. Hipertensão Arterial no Idoso. In:Consolim-Colombo, FM; Saraiva, JFK; Izar, MCO. Tratado de Cardiologia SOCESP.4ª Edição. Manole, 2019.545-552.
13. Aparicio LS, Thijs L, Boggia J, et al. Defining thresholds for home blood pressure monitoring in octogenarians. Hypertension. 2015;66(4):865–873.
14. Williamson JD, Supiano MA, Applegate WB, Berlowitz DR, Campbell RC, Chertow GM, et al. Intensive vs. Standard Blood Pressure Control and Cardiovascular Disease Outcomes in Adults Aged ≥75 Years: A Randomized Clinical Trial. JAMA. 2016;315(24):2673-82.
15. Böhm M, Schumacher H, Teo KK, Lonn EM, Mahfoud F, Mann JFE, Mancia G, Redon J, Schmieder RE, Sliwa K, Weber MA, Williams B, Yu- suf S. Achieved blood pressure and cardiovascular outcomes in high- risk patients: results from ONTARGET and TRANSCEND trials. Lancet. 2017;389:2226–2237.
16. Feitosa ADM, Mota-Gomes MA, Barroso WS, et al. Correlation between office and home blood pressure in clinical practice: a comparison with 2017 American College of Cardiology/American Heart Association Hypertension Guidelines recommendations. J Hypertens. 2020;38(1):179–181.
17. 2017 ACC/AHA/AAPA/ABC/ACPM/AGS/APhA/ASH/ASPC/NMA/PCNA Guideline for the Prevention, Detection, Evaluation, and Management of High Blood Pressure in Adults: A Report of the American College of Cardiology/American Heart Association Task Force on Clinical Practice Guidelines. J Am Coll Cardiol 2018;71:e127-e248.
18. Williams B, Mancia G, Spiering W, et al. 2018 ESC/ESH Guidelines for the management of arterial hypertension. Eur Heart J. 2018;39(33):3021–3104.
19. Burt VL, Whelton P, Roccella EJ, et al. Prevalence of hypertension in the US adult population. Results from the Third National Health and Nutrition Examination Survey, 1988-1991. Hypertension. 1995;25(3):305-13.
20. Miranda RD, Perrotti TC, Bellinazzi VR, Nóbrega TM, Cendoroglo MS, Toniolo-Neto J. Hipertensão arterial no idoso: peculiaridades na fisiopatologia, diagnóstico e tratamento. Rev Bras Hipertens. 2002; 9 (3): 293-300.
21. Wajngarten M. Serro-Azul JB., Maciel LG. Abordagem das hipotensões ortostática e pós-prandial. Rev Bras Hipertens vol.14(1): 29-32, 2007.
22. Hiitola P, Enlund H, Kettunen R, Sulkava, Hartikainen RS. Postural changes in blood pressure and the prevalence of orthostatic hypotension among homedwelling elderly aged 75 years or older. J Hum Hypertens. 2009; 23: 33-9).
23. Rutan GH, Hermanson B, Bild DE, Kittner SJ, LaBaw F, Tell GS. Orthostatic hypotension in older adults. The Cardiovascular Health Study. CHS Collaborative Research Group. Hypertension. 1992;19(6 Pt 1):508–519.
24. Ohkubo T, Kikuya M, Hirohito Metoki H, Obara T, Hashimoto J, Tatsune K, et al. Prognosis of "Masked" hypertension and "White-Coat" hypertension detected by 24-h ambulatory blood pressure monitoring,10-year follow-up from the Ohasama Study. J Am Coll Cardiol. 2005(3);46:508-15

25. Aronow WS, Fleg JL, Pepine CJ, Artinian NT, Bakris G, Brown AS, Ferdinand KC, Forciea MA, Frishman WH, Jaigobin C, Kostis JB, Mancia G, Oparil S, Ortiz E, Reisin E, Rich MW, Schocken DD, Weber MA, Wesley DJ. ACCF/AHA 2011 expert consensus document on hypertension in the elderly: a report of the American College of Cardiology Foundation Task Force on Clinical Expert Consensus Documents. Circulation. 2011;123:2434–2506.
26. Mancia G, Bombelli M, Brambilla G, et al. Long-term prognostic value of white coat hypertension: an insight from diagnostic use of both ambulatory and home blood pressure measurements. Hypertension. 2013;62(1):168–174.
27. Bobrie G, Chatellier G, Genes N, et al. Cardiovascular prognosis of "masked hypertension" detected by blood pressure self-measurement in elderly treated hypertensive patients. JAMA. 2004;291(11):1342–1349.
28. Vaisse B, Genes N, Vaur L, et al. Faisabilité de l'automesure tensionnelle à domicile chez le sujet hypertendu âgé [The feasibility of at-home self-monitoring blood pressure in elderly hypertensive patients]. Arch Mal Coeur Vaiss. 2000;93(8):963–967.
29. Oishi E, Ohara T, Sakata S, et al. Day-to-Day Blood Pressure Variability and Risk of Dementia in a General Japanese Elderly Population: The Hisayama Study. Circulation. 2017;136(6):516–525.
30. Fagard RH, Van Den Broeke C, De Cort P. Prognostic significance of blood pressure measured in the office, at home and during ambulatory monitoring in older patients in general practice. J Hum Hypertens. 2005;19(10):801–807.
31. Nomura K, Asayama K, Thijs L, et al. Thresholds for conventional and home blood pressure by sex and age in 5018 participants from 5 populations. Hypertension. 2014;64(4):695–701.
32. Barochiner J, Aparicio LS, Cuffaro PE, et al. Home blood pressure profile in very elderly hypertensives: should we use the same thresholds as in younger patients?. J Am Soc Hypertens. 2015;9(3):184–190.
33. Tucker KL, Sheppard JP, Stevens R, Bosworth HB, Bove A, Bray EP, et al. Self-monitoring of blood pressure in hypertension: a systematic review and individual patient data meta-analysis. PLoS Med. 2017;14(9):e1002389.
34. Beltman FW, Heesen WF, Smit AJ, May JF, Lie KI, Meyboom-de Jong B. Acceptance and side effects of ambulatory blood pressure monitoring: evaluation of a new technology. J Hum Hypertens. 1996;10 Suppl 3:S39-42.
35. Little P, Barnett J, Barnsley L, Marjoram J, Fitzgerald-Barron A, Mant D. Comparison of acceptability of and preferences for different methods of measuring blood pressure in primary care. BMJ 2002; 325:258–259.
36. Cacciolati C, Tzourio C, Dufouil C, Alpe - rovitch A, Hanon O. Feasibility of home blood pressure measurement in elderly individuals: cross-sectional analysis of a population-based sample. Am J Hypertens 2012; 25:1279–1285.
37. Plichart M, Seux ML, Caillard L et al. Home blood pressure measurement in elderly patients with cognitive impairment: comparison of agreement between relative-measured blood pressure and automated blood pressure measurement. Blood Press Monit 2013;18: 208–14.
38. Stergiou GS, Skeva II, Zourbaki AS, Mountokalakis TD. Self-monitoring of blood pressure at home: how many measurements are needed? J Hypertens. 1998;16(6):725-31.
39. Mallion JM, Genès N, Vaur L, et al. Detection of masked hypertension by home blood pressure measurement: is the number of measurements an important issue?. Blood Press Monit. 2004;9(6):301–305.
40. Johansson JK, Niiranen TJ, Puukka PJ, Jula AM. Optimal schedule for home blood pressure monitoring based on a clinical approach. J Hypertens. 2010;28(2):259-64.
41. Juhola J, Oikonen M, Magnussen CG, et al. Childhood physical, environmental, and genetic predictors of adult hypertension: the cardiovascular risk in young Finns study. Circulation. 2012;126(4):402–409.
42. Sun SS, Grave GD, Siervogel RM, Pickoff AA, Arslanian SS, Daniels SR. Systolic blood pressure in childhood predicts hypertension and metabolic syndrome later in life. Pediatrics. 2007;119(2):237–246.
43. Woroniecki RP, Flynn JT. How are hypertensive children evaluated and managed? A survey of North American pediatric nephrologists. Pediatr Nephrol. 2005;20(6):791–797.
44. Stergiou GS, Yiannes NG, Rarra VC, Panagiotakos DB. Home blood pressure normalcy in children and adolescents: the Arsakeion School study. J Hypertens 2007; 25:1375–1379.
45. Salgado CM, Jardim PC, Viana JK, Jardim T de S, Velasquez PP. Home blood pressure in children and adolescents: a comparison with office and ambulatory blood pressure measurements. Acta Paediatr 2011; 100:163–168.
46. Asayama K, Staessen JA, Hayashi K, Hosaka M, Tatsuta N, Kurokawa N, et al. Mother-offspring aggregation in home versus conventional blood pressure in the Tohoku Study of Child Development (TSCD). Acta Cardiol 2012; 67:449–456.
47. Póvoa TIR et al. Monitorização Residencial da Pressão Arterial (MRPA) como alternativa para confirmação diagnóstica de Hipertensão Arterial em Crianças e Adolescentes. Arq Bras Cardiol. 2017; 109(3):241-247.
48. Stergiou GS, Nasothimiou EG, Giovas PP, Rarra VC. Long-term reproducibility of home vs. office blood pressure in children and adolescents: the Arsakeion school study. Hypertens Res 2009; 32:311–315.
49. Stergiou GD, Karpettas N, Kapoyiannis A, Stefanidis CJ, Vazeou A. Home blood pressure monitoring in children and adolescents: a systematic review. J Hypertens 20009; 27:1941–1947.

50. Kollias A, Dafni M, Poulidakis E, Ntineri A, Stergiou GS. Out-of-office blood pressure and target organ damage in children and adolescents: a systematic review and meta-analysis. J Hypertens 2014; 32:2315–2331.
51. Karatzi K, Protogerou A, Rarra V, Stergiou GS. Home and office blood pressure in children and adolescents: the role of obesity. The Arsakeion School Study. J Hum Hypertens 2009; 23:512–520.
52. Stergiou GS, Giovas PP, Kollias A, Rarra VC, Papagiannis J, Georgakopoulos D, et al. Relationship of home blood pressure with target organ damage in children and adolescents. Hypertens Res 2011; 35:640–644.
53. Lurbe E, Agabiti-Rosei E, Cruickshank JK, Dominiczak A, Erdine S, Hirth A, et al. 2016 European Society of Hypertension guidelines for the management of high blood pressure in children and adolescents. J Hypertens 2016; 34:1887–1920.

MRPA (MAPA 5d) na Hipertensão Arterial e Algumas Comorbidades

Capítulo **24**

• Annelise Machado Gomes de Paiva • Maria Eliane Campos Magalhães • Andréa Araujo Brandão

Nas últimas décadas, evidências consideráveis sobre a MRPA acumularam-se e as diretrizes atuais recomendam sua ampla aplicação na prática clínica[1-4]. A MRPA tem grande valor e benefícios comprovados, seja pela sua contribuição para o diagnóstico preciso, utilidade no ajuste do tratamento, bem como, no acompanhamento em longo prazo, levando como consequência a um melhor controle da hipertensão arterial (HA), quanto por sua capacidade prognóstica e pelo fato de ser um método de ampla disponibilidade, baixo custo e boa aceitação[5]. Além disso, a MRPA pode ser amplamente utilizada no tratamento de diversas doenças crônicas, nas quais o controle da PA tem um papel crítico no prognóstico.

■ O papel da MRPA na hipertensão secundária

A hipertensão secundária é definida como elevação da pressão arterial (PA) devido a uma causa possível de identificação, que pode ser tratável com uma intervenção específica. A detecção e o tratamento precoces de causas secundárias de hipertensão são importantes para minimizar/prevenir alterações irreversíveis na vasculatura sistêmica, que podem originar hipertensão persistente com desfechos desfavoráveis em longo prazo[4].

Apenas 5% a 15% dos pacientes que têm HA apresentam uma causa para a elevação da PA (hipertensão secundária), enquanto a grande maioria possui hipertensão primária[6]. A triagem de todos os pacientes, com a finalidade de identificar formas secundárias não é economicamente viável; no entanto, na presença de determinadas características sugestivas, o rastreamento deve ser considerado, após a confirmação da elevação da PA[4]. A confirmação diagnóstica da elevação da pressão arterial deve ser obtida por meio de medidas realizadas fora do consultório (MAPA/MRPA)[1].

A MRPA é uma ferramenta valiosa na abordagem de causas secundárias, tanto para confirmação da elevação da PA sustentada, como para confirmação do controle terapêutico da HAS, seja medicamentosos ou por intervenções específicas conforme a causa da hipertensão arterial.

■ O papel da MRPA na hipertensão resistente

A hipertensão arterial é definida como resistente ao tratamento quando a estratégia de tratamento com três medicamentos em doses otimizadas, sendo um diurético falha em reduzir os valores de pressão arterial sistólica (PAS) e pressão arterial diastólica (PAD) no consultório para < 140 mmHg e/ou < 90 mmHg, respectivamente, e o controle inadequado da pressão arterial é confirmado pela MAPA ou MRPA em pacientes cuja adesão ao tratamento medicamentoso foi confirmada[4]. Admite-se que a hipertensão do avental branco é uma causa frequente de pseudorresistência, com uma prevalência de 20% a 30%[7]. Estudos de prevalência de hipertensão arterial resistente (HAR) são limitados e as taxas de prevalência relatadas variam de 5% a 30%, mas é provável que a verdadeira prevalência de HAR seja < 10% dos doentes tratados[8].

Assim, quando houver suspeita de HAR, nos pacientes com pressão de consultório aparentemente não controlada, é importante verificar se no domicílio está adequadamente controlada (pseudorresistência). É possível identificar pelo menos alguns desses pacientes pela MRPA, embora a MAPA seja a técnica preferida. De maneira semelhante, na avaliação do controle da PA de pacientes com HAR sem sinais de dano em órgãos-alvo, o primeiro passo pode ser o uso da MRPA e, na sequência a MAPA poderá ser indicada para confirmar o grau de controle[9]. Dados de Bobrie et al.[10] demonstraram que foi mais importante, do ponto de vista prognóstico, que a pressão arterial estivesse controlada no domicílio, independentemente dos valores da pressão arterial de consultório.

Várias causas possíveis de hipertensão pseudorresistente devem ser avaliadas e descartadas antes de concluir pelo real diagnóstico de hipertensão arterial resistente. O efeito do avental branco não é incomum nesses pacientes, portanto, a recomendação da MAPA ou MRPA antes de confirmar o diagnóstico de hipertensão resistente é mandatória.

A baixa adesão ao tratamento também deve ser considerada nesse contexto, mas sua identificação pode ser desafiadora na prática clínica de rotina[11]. Para tal, dispõem-se de alguns métodos mais simples e de fácil utilização, mas de valor limitado (por exemplo, questionários padronizados), enquanto outros, como o rastreamento de medicamentos na urina ou no sangue, são de valor considerável, mas ainda não estão amplamente disponíveis[12].

■ O papel da MRPA na insuficiência cardíaca

A hipertensão arterial é a principal condição relacionada à insuficiência cardíaca (IC), tanto por aumentar o risco de infarto do miocárdio, quanto por levar a anormalidades na estrutura e na função cardíacas, em decorrência do aumento da pós-carga[13,14]. A terapia anti-hipertensiva reduz de maneira acentuada a incidência de IC e reduz o risco de hospitalização e morte em hipertensos previamente assintomáticos[13,15-17].

Estudo mostrou, pela primeira vez, em população com IC, que maiores valores de pressão sistólica, diastólica e de pulso estavam associados a uma maior taxa de eventos adversos, fornecendo suporte para a importância do controle otimizado da PA, como parte do tratamento integral dos pacientes com IC[18]. Conforme diretrizes atuais, o tratamento cuidadoso da HA faz parte do manejo da insuficiência cardíaca com fração de ejeção preservada, considerando-se os fenótipos mais comuns e as comorbidades, para diminuir sintomas ou progressão da doença[19,20].

Pacientes com IC classes funcionais I e II podem apresentar comportamento diferenciado relacionado à PA domiciliar e padrão de descenso durante o sono, mas não ao comportamento da PA de consultório[21]. Assim, a MAPA e MRPA podem ser indicadas para aprimorar o tratamento de pacientes com insuficiência cardíaca cujos sintomas estejam relacionados a alterações da pressão arterial.

Em estudo prospectivo, realizado em pacientes com IC grave (classes III e IV) houve correlação significativa da gravidade clínica com a PA ambulatorial e variabilidade circadiana[22]. Nessa direção, vale destacar que a MRPA foi considerada um bom método para detectar a variabilidade da PA na prática[23].

■ Papel da MRPA no diabetes *mellitus*

A doença cardiovascular induzida pela coexistência de HA e diabetes *mellitus* tipo 2 (DM2) assola diversos países, devido à alta prevalência mundial dessas duas condições, que estão interligadas por vínculos epidemiológicos, fisiopatológicos e clínicos. De 70% e 80% dos pacientes com DM2 têm HA, enquanto o diabetes *mellitus* é encontrado em até 40% dos hipertensos, principalmente nos idosos[24-29].

A nefropatia diabética é uma complicação muito grave e representa a principal causa de doença renal terminal. Assim, além do controle da glicemia e do tratamento da dislipidemia geralmente associada, as estratégias terapêuticas anti-hipertensivas em pacientes com nefropatia diabética requerem controle rigoroso da pressão arterial (PA) para retardar a progressão da microalbuminúria à proteinúria e a redução progressiva da taxa de filtração glomerular[30-32].

A utilização da MRPA no tratamento de pacientes com DM2 é recomendada pela *International Diabetes Federation*[33.] Estudo mostrou que em pacientes com DM2, elevação da pressão arterial na manhã logo após o despertar, está fortemente relacionada a complicações micro e macrovasculares, principalmente nefropatia. Assim, acredita-se que o controle da hipertensão matinal pode prevenir complicações vasculares nesses pacientes[34]. Já em indivíduos com diabetes tipo 1 (DM1), uma diminuição exagerada ou ausente da pressão arterial durante o sono, é um preditor do aumento do risco de complicações cardiovasculares graves[35]. Em pacientes pré-diabéticos, achados sugerem que o risco cardiovascular em longo prazo deve ser avaliado com base na pressão arterial domiciliar, não na pressão arterial do consultório[36].

Há evidências crescentes de que o controle rigoroso da pressão arterial reduz as complicações cardiovasculares e microvasculares do diabetes, e a MRPA se apresenta como um método adicional de avaliação da PA, garantindo fiel informação sobre o seu adequado controle[9].

A MRPA, como parte do autocuidado no diabetes *mellitus*, tem muitos recursos atraentes. O desenvolvimento de tecnologia para o monitoramento residencial da pressão arterial pela

■ CAPÍTULO 24 **295**

telemetria direta, que permite aos médicos orientar a terapia à distância, já se encontra disponível e tem se mostrado promissora[37]. Além disso, a utilização da MRPA estimula a implementação de estratégias educacionais, mudança comportamental e autogestão, que podem aumentar a adesão do paciente ao tratamento e, assim, melhorar o seu prognóstico[38,39].

Achados prévios de amostras populacionais, confirmam que a prevalência de hipertensão mascarada (HM) é maior entre os homens, com idade ≥45 anos, diabéticos e, especialmente, aqueles com pré-hipertensão[40]. Portanto, é prudente realizar a medida da PA fora do consultório por meio da MAPA/MRPA em pessoas com alto risco de ter HM, dado o aumento do risco de eventos cardiovasculares e mortalidade associados a esse fenótipo.

Estudo conduzido por Mahfouz et al.[41], trouxe novas hipóteses sobre a associação entre hipertensão mascarada e fluxo coronariano e função cardíaca nos filhos de pacientes com diabetes. A hipertensão mascarada é prevalente na prole de pacientes com DM e está associada a comprometimento do fluxo coronariano e disfunção diastólica do ventrículo esquerdo. História familiar de HA, proteína C reativa de alta sensibilidade aumentada, microalbuminúria e PA sistólica no sono são preditores independentes de hipertensão mascarada nos filhos de pacientes com diabetes *mellitus*. Esses resultados sugerem uma possível ligação entre hipertensão mascarada e outros fatores de risco, colocando os filhos desses pacientes em alto risco. Nesses casos, prevalece a importância da MAPA na estratificação de riscos em filhos de pacientes com DM pela possibilidade de avaliação da PA durante o sono.

Dados prévios[42], demonstraram haver grande incidência de padrões de PA alterados em indivíduos com DM1, padrões esses que não teriam sido detectados apenas pela medida da PA no consultório. A principal descoberta foi, no entanto, que um quarto dos participantes dessa análise apresentava hipertensão mascarada, bem como, sinais de rigidez arterial, uma condição conhecida por preceder a hipertensão arterial manifestada e a doença cardiovascular. Portanto, a avaliação detalhada dos padrões da PA pela MAPA ou MRPA pode ser clinicamente significativa, a fim de melhorar o diagnóstico e o manejo da HA nesse grupo de pacientes.

■ Papel da MRPA na doença renal crônica

A doença renal crônica (DRC) é frequentemente acompanhadas de hipertensão arterial, sendo o maior fator de risco para a progressão da nefropatia[43]. Em pacientes com DRC, a MRPA tem se mostrado superior à medida no consultório para a classificação da PA[44]. Discrepâncias entre a pressão arterial no consultório e a ambulatorial podem ser observadas em quase um terço dos pacientes com DRC. Os pacientes que foram classificados incorretamente apresentaram parâmetros elevados de lesão cardíaca e vascular nos órgãos-alvo[45]. Além disso, o registro de pressão arterial fora do consultório é um preditor superior DRC em estágio terminal e morte[46,47].

Na população em geral, o risco de desenvolvimento de doença renal crônica parece ser alto em pacientes com hipertensão mascarada, conforme determinado pelas medidas domiciliares da pressão arterial[43]. Outras avaliações, como a presença de proteinúria tem se mostrado um importante marcador de risco cardiovascular em pacientes com[48] e sem DRC[49] Nos pacientes com DRC, o acompanhamento domiciliar da PA correlaciona-se melhor com a proteinúria, quando comparado com a PA obtida no consultório[50].

Em pacientes submetidos a hemodiálise (HD), a causa mais importante de mortalidade e complicações é a doença cardiovascular e o manejo da hipertensão é extremamente importante. No entanto, a PA medida no centro de diálise flutua amplamente, e não reflete com precisão a realidade. Sabe-se que a pressão arterial em casa reflete mais verdadeiramente a PA em pacientes em hemodiálise[51]. Além disso, as medidas domiciliares de PA em pacientes em tratamento dialítico demonstraram contribuir para um melhor controle da pressão arterial[52,53].

Dados de estudo[54], indicaram que a hipertensão mascarada, particularmente a hipertensão mascarada no sono, pode estar associada a um risco aumentado de DRC, mas não ao declínio rápido da função renal. Atualmente, não há dados disponíveis para indicar se a medicação anti-hipertensiva reduz o risco de desfechos renais adversos ou doença cardiovascular entre pessoas com hipertensão mascarada. Como a prevalência de HM e DRC é alta, a identificação de fatores de risco modificáveis e a avaliação do tratamento dessa condição podem ajudar a reduzir a carga geral da DRC.

Observou-se uma associação prospectiva entre diminuição do descenso no sono da PA e aumento da incidência de DRC em uma amostra comunitária de afro-americanos. Isso representa um achado clínico importante para apoiar o uso da MAPA em populações de alto risco como essa; nesse caso, a PA medida na clínica pode ser inadequada. Além disso, destaca a importância de pesquisas futuras sobre os mecanismos de descenso da PA durante o sono e como a sua modificação pode levar a terapias eficazes que reduzam a incidência de DRC[55].

Em resumo, em algumas populações especificas como em pacientes com DRC, a MRPA mostrou melhor valor preditivo que a medida de consultório para eventos cardiovasculares[47, 56].

■ Papel da MRPA na síndrome da apneia obstrutiva do sono

A MAPA, historicamente, é o exame padrão-ouro para a medida da PA no sono. Esse método possui algumas limitações como o alto custo, desconforto e alteração do sono em função das frequentes insuflações do manguito. Recentemente, equipamentos e procedimentos foram desenvolvidos para permitirem, pelos disparos programados automaticamente, a verificação da pressão arterial durante o sono com equipamentos de MRPA (Medinote; Omron Healthcare, Inc, Kyoto, Japan)[47]. O equipamento se mostrou comparável à MAPA na medida da pressão arterial no sono[48].

A síndrome da apneia obstrutiva do sono (SAOS) é causa frequente do não controle da HA e a MRPA nesse contexto pode ser útil para avaliar o controle da PA. Dados preliminares sugerem que a MRPA, realizada usando um dispositivo que permite o monitoramento acordado e adormecido parece ser uma alternativa interessante para avaliação de pacientes com SAOS[49].

A hipertensão mascarada foi muito prevalente nos pacientes com SAOS. O tratamento com CPAP (*Continuous Positive Airway Pressure*) por um ano, no entanto, não afetou a prevalência de hipertensão mascarada, embora tenha havido um efeito positivo do tratamento com CPAP sobre a pressão arterial em todos os intervalos avaliados da MAPA, com exceção da pressão arterial sistólica durante a vigília[50].

A terapia com CPAP promove uma redução significativa na frequência de pré-hipertensão e hipertensão mascarada, promovendo reduções significativas da pressão arterial em pacientes com apneia obstrutiva do sono grave[51].

■ CAPÍTULO 24

■ Comentários finais

Condições clínicas associadas à hipertensão arterial representam, em geral, situações de alto risco cardiovascular e demandam uma abordagem e acompanhamento mais rigorosos do indivíduo com hipertensão arterial. A MRPA pode ser aplicada como ferramenta para o diagnóstico e avaliação de tratamento, propiciando um melhor cuidado ao paciente com co-morbidades. A boa tolerabilidade ao método permite a sua repetição em tempo mais curto, e mesmo por mais tempo (semanas ou meses); mais ainda, com o surgimento de informações fruto de protocolos diferenciados que analisam a variabilidade da pressão arterial, será possível também uma avaliação mais detalhada da relação manhã/sono. Dispositivos que fazem disparos durante o sono poderão ser incorporados à prática clínica e informarão, também, a presença ou não de descenso vigília-sono da pressão arterial. O futuro aponta para uma MRPA capaz de avaliação ampla das condições hemodinâmicas, com destaque para o comportamento da pressão arterial.

■ Referências

1. Nobre F, Mion Jr. D, Gomes MAM, et al. 6ª Diretrizes de Monitorização Ambulatorial da Pressão Arterial e 4ª Diretrizes de Monitorização Residencial da Pressão Arterial. Arq Bras Cardiol 2018; 110(5Supl.1):1-29.
2. Y Imai et al. The Japanese Society of Hypertension Guidelines for Self-monitoring of Blood Pressure at Home (Second Edition). Hypertension Research (2012) 35, 777–795.
3. Muntner et al. on behalf of the American Heart Association Council on Hypertension; Council on Cardiovascular Disease in the Young; Council on Cardiovascular and Stroke Nursing; Council on Cardiovascular Radiology and Intervention; Council on Clinical Cardiology; and Council on Quality of Care and Outcomes Research. Measurement of blood pressure in humans: a scientific statement from the American Heart Association. Hypertension. 2019;73:e35–e66.
4. Williams B et al. ESC Scientific Document Group. 2018 ESC/ESH guidelines for the management of arterial hypertension [published correction appears in Eur Heart J. 2019; 40:475]. Eur Heart J. 2018; 39:3021–3104.
5. Stergiou GS, Kollias A, Zeniodi M, Karpettas N, Ntineri A. Home blood pressure monitoring: primary role in hypertension management. Curr Hypertens Rep. 2014;16(8):462.
6. Rimoldi SF, Scherrer U, Messerli FH. Secondary arterial hypertension: when, who, and how to screen? Eur Heart J 2014; 35:1245–1254.
7. Verdecchia P, Schillaci G, Borgioni C, et al. White coat hypertension and white coat effect. Similarities and differences. Am J Hypertens 1995; 8:790–798.
8. Daugherty SL, Powers JD, Magid DJ, et al. Incidence and prognosis of resistant hypertension in hypertensive patients. Circulation 2012; 125:1635–1642.
9. O'Brien E, Asmar R, Beilin L, et al. European Society of Hypertension recommendations for conventional, ambulatory and home blood pressure measurement. J Hypertens. 2003;21(5):821–848.
10. Bobrie G, Chatellier G, Genes N, et al. Cardiovascular prognosis of "masked hypertension" detected by blood pressure self-measurement in elderly treated hypertensive patients. JAMA 2004; 291:1342-9.
11. Fagard RH. Resistant hypertension. Heart 2012; 98:254–261.
12. Laurent S, Schlaich M, Esler M. New drugs, procedures, and devices for hypertension. Lancet 2012; 380:591–600.
13. Major cardiovascular events in hypertensive patients randomized to doxazosin vs. chlorthalidone. ALLHAT Collaborative Research Group. JAMA 2000;283: 1967–1975.
14. Fernandes-Silva MM, Shah AM, Hegde S, et al. Race-Related differences in left ventricular structural and functional remodeling in response to increased afterload: the ARIC study. JACC Heart Fail. 2017;5(3):157-65.
15. Kostis JB, et al. Prevention of heart failure by antihypertensive drug treatment in older persons with isolated systolic hypertension. SHEP Cooperative Research Group. JAMA. 1997;278(3):212-6.
16. Beckett NS, Peters R, Fletcher AE, et al. Treatment of hypertension in patients 80 years of age or older. N Engl J Med. 2008;358(18):1887-98.
17. Sciarretta S, Palano F, Tocci G, Baldini R, Volpe M. Antihypertensive treatment and development of heart failure in hypertension: a Bayesian network meta-analysis of studies in patients with hypertension and high cardiovascular risk. Arch Intern Med. 2011;171(5):384-94.

18. Lip GYH, Skjøth F, Overvad K, Rasmussen LH, Larsen TB. Blood pressure and prognosis in patients with incident heart failure: the Diet, Cancer and Health (DCH) cohort study. Clin Res Cardiol 2015; 104:1088–1096.
19. Comitê Coordenador da Diretriz de Insuficiência Cardíaca. Diretriz Brasileira de Insuficiência Cardíaca Crônica e Aguda. Arq Bras Cardiol. 2018; 111(3):436-539.
20. Ponikowski P, Voors AA, Anker SD, et al. 2016 ESC Guidelines for the diagnosis and treatment of acute and chronic heart failure: The Task Force for the diagnosis and treatment of acute and chronic heart failure of the European Society of Cardiology (ESC). Developed with the special contribution of the Heart Failure Association (HFA) of the ESC. Eur J Heart Fail. 2016;18(8):891–975.
21. Sawamura A, Okumura T, Takeshita K, et al. Abnormal Circadian Blood Pressure Profile as a Prognostic Marker in Patients with Nonischemic Dilated Cardiomyopathy. Cardiology. 2017;136(1):1–9.
22. Portaluppi F, Montanari L, Ferlini M, et al. Consistent changes in the circadian rhythms of blood pressure and atrial natriuretic peptide in congestive heart failure. Chronobiol Int. 1991;8(5):432- 9.
23. Kario K. Morning surge in blood pressure in hypertension: clinical relevance, prognostic significance and therapeutic approach. In: Special Issues in Hypertension (AE Berbari, G Mancia , eds). Springer Inc ., pp. 71-89,2012 .
24. Mancia G, de Backer G, Dominiczak A, et al. Guidelines for the Management of Arterial Hypertension. The Task Force for the Management of Arterial Hypertension of the European Society of Hypertension and of the European Society of Cardiology. J Hypertens 2007; 25:1105–87.
25. Mancia G, Laurent S, Agabiti-Rosei E, et al. European Society of Hypertension (ESH). Reappraisal of European guidelines on hypertension management: a European Society of Hypertension Task Force document. J Hypertens 2009; 27:2121–58.
26. Mancia G, Fagard R, Narkiewicz K, et al. ESH/ESC Guidelines for the management of arterial hypertension. The Task Force for the management of arterial hypertension of the European Society of Hypertension (ESH) and of the European Society of Cardiology (ESC). J Hypertens 2013; 31:1281–357.
27. Weber MA, Schiffrin EL, White WB, et al. Clinical Practice Guidelines for the Management of Hypertension in the Community. A Statement by the American Society of Hypertension and the International Society of Hypertension. J Hypertens 2014; 32:3–15.
28. Buse JB, Ginsberg HN, Bakris GL, et al.Stone NJ. Primary prevention of cardiovascular diseases in people with diabetes mellitus: a scientific statement from the American Heart Association and the American Diabetes Association. Circulation 2007; 115:114–26.
29. American Diabetes Association. Standards of medical care in diabetes-2013. Diabetes Care 2013; 36 (Suppl 1):s11–s66.
30. UK Prospective Diabetes Study Group. Tight blood pressure control and risk of macrovascular and microvascular complications in type 2 diabetes: UKPDS 38. BMJ 1998; 317:703–13.
31. Patel A, MacMahon S, Chalmers J, et al. Intensive blood glucose control and vascular outcomes in patients with type 2 diabetes. N Engl J Med 2008; 358:2560–72.
32. Ismail-Beigi F, Craven T, Banerji MA, et al. Effect of intensive treatment of hyperglycaemia on microvascular outcomes in type 2 diabetes: an analysis of the ACCORD randomised trial. Lancet 2010; 376:419–30.
33. Working Party of the International Diabetes Federation (European Region). Hypertension in people with type 2 diabetes: knowledge-based diabetes-specific guidelines. Diabet Med 2003; 20: 972–87.
34. Kamoi K, Miyakoshi M, Soda S, Kaneko S, Nakagawa O. Usefulness of home blood pressure measurement in the morning in type 2 diabetic patients. Diabetes Care. 2002;25(12):2218–23.
35. Sturrock ND, George E, Pound N, Stevenson J, Peck GM, Sowter H. Non-dipping diurnal blood pressure and renal impairment are associated with increased mortality in diabetes mellitus. Diabet Med 2000; 17:360–4.
36. Noguchi Y, Asayama K, Staessen JA, et al. Predictive power of home blood pressure and clinic blood pressure in hypertensive patients with impaired glucose metabolism and diabetes. J Hypertens. 2013;31(8):1593–1602.
37. McManus RJ, Mant J, Bray EP et al. Telemonitoring and self-management in the control of hypertension (TASMINH2): a randomised controlled trial. Lancet. 2010; 376:163–172.
38. Green BB, Cook AJ, Ralston JD et al. Effectiveness of home blood pressure monitoring, Web communication, and pharmacist care on hypertension control: a randomized controlled trial. JAMA 2008;299(24): 2857–2867.
39. McCant F, McKoy G, Grubber J et al. Feasibility of blood pressure telemonitoring in patients with poor blood pressure control. J. Telemed. Telecar. 2009;15(6):281–285.
40. Wang YC, Shimbo D, Muntner P, Moran AE, Krakoff LR, Schwartz JE. Prevalence of Masked Hypertension Among US Adults With Nonelevated Clinic Blood Pressure. Am J Epidemiol. 2017;185(3):194–202.
41. Mahfouz RA, Gouda M, Alawady W. Determinants and impact of masked hypertension in offspring of patients with diabetes: relation with coronary flow and cardiac function. Blood Press. 2019;28(1):57–63.
42. Lithovius R, Gordin D, Forsblom C, et al. Ambulatory blood pressure and arterial stiffness in individuals with type 1 diabetes. Diabetologia. 2018;61(9):1935–1945.)

■ CAPÍTULO 24

43. Terawaki H, Metoki H, Nakayama M, et al. Masked hypertension determined by self-measured blood pressure at home and chronic kidney disease in the Japanese general population: the Ohasama study. Hypertens Res 2008; 31: 2129–35.

44. Andersen MJ, Khawandi W, Agarwal R:Home blood pressure monitoring in CKD.Am J Kidney Dis 2005; 45: 994–1001.

45. Scheppach JB, Raff U, Toncar S, et al. Blood Pressure Pattern and Target Organ Damage in Patients With Chronic Kidney Disease. Hypertension. 2018;72(4):929–36.

46. Agarwal R, Andersen MJ: Prognostic importance of ambulatory blood pressure recordings in patients with chronic kidney disease. Kidney Int 2006; 69: 1175–80.

47. Agarwal R, Andersen MJ: Prognostic importance of clinic and home blood pressure recordings in patients with chronic kidney disease. Kidney Int 2006; 69: 406–11.

48. de Zeeuw D, Remuzzi G, Parving HH, et al. Albuminuria, a therapeutic target for cardiovascular protection in type 2 diabetic patients with nephropathy. Circulation 2004; 110: 921–7.

49. Klausen K, Borch-Johnsen K, Feldt-Rasmussen B, et al: Very low levels of microalbuminuria are associated with increased risk of coronary heart disease and death independently of renal function, hypertension, and diabetes. Circulation 2004; 110: 32–35.

50. Agarwal R, Andersen MJ: Correlates of systolic hypertension in patients with chronic kidney disease. Hypertension 2005; 46: 514–20.

51. Agarwal R, Andersen MJ, Bishu K, Saha C. Home blood pressure monitoring improves the diagnosis of hypertension in hemodialysis patients. Kidney Int 2006; 69: 900–6.

52. da Silva GV, de Barros S, Abensur H, et al. Home blood pressure monitoring in blood pressure control among haemodialysis patients: an open randomized clinical trial. Nephrol Dial Transplant 2009; 24: 3805–11.

53. Agarwal R. Managing hypertension using home blood pressure monitoring among haemodialysis patients–a call to action. Nephrol Dial Transplant 2010; 25:1766–177.

54. Mwasongwe S, Min YI, Booth JN 3rd, et al. Masked hypertension and kidney function decline: the Jackson Heart Study. J Hypertens. 2018;36(7):1524–32.

55. McMullan CJ, Hickson DA, Taylor HA, Forman JP. Prospective analysis of the association of ambulatory blood pressure characteristics with incident chronic kidney disease. J Hypertens. 2015;33(9):1939–46.

56. Kikuya M, Ohkubo T, Metoki H, et al. Day-by-day variability of blood pressure and heart rate at home as a novel predictor of prognosis: the Ohasama study. Hypertension. 2008;52(6):1045-50.

57. Kario K. Evidence and perspectives on the 24-hour management of hypertension: hemodynamic biomarker--initiated 'anticipation medicine' for zero cardiovascular event. Prog Cardiovasc Dis. 2016; 59:262–81.

58. Ishikawa J, Hoshide S, Eguchi K, Ishikawa S, Shimada K, Kario K; Japan Morning Surge-Home Blood Pressure Study Investigators Group. Nighttime home blood pressure and the risk of hypertensive target organ damage. Hypertension. 2012; 60:921–8.

59. Stergiou et al. Asleep home blood pressure monitoring in obstructive sleep apnea: a pilot study. Blood Pressure Monitoring 2013, 18:21–6.

60. Sova M, Sovova E, Hobzova M, et al. The effect of continuous positive airway pressure therapy on the prevalence of masked hypertension in obstructive sleep apnea patients. Biomed Pap Med Fac Univ Palacky Olomouc Czech Repub. 2015;159(2):277–82.

61. Drager LF, Pedrosa RP, Diniz PM, et al. The effects of continuous positive airway pressure on prehypertension and masked hypertension in men with severe obstructive sleep apnea. Hypertension. 2011;57(3):549–55.

MRPA (MAPA 5d) – como Interpretar e Produzir Relatórios

Capítulo 25

• Marco Mota • Annelise Machado Gomes de Paiva

Antecede a interpretação e produção do relatório, o entendimento sobre o processo de introdução do método na prática clínica. A Monitorização Residencial da Pressão Arterial (MRPA), já construiu mais de 20 anos de história no Brasil, com trabalhos iniciados por um grupo de pesquisadores em 1998[1]. A grande dificuldade de instituição do método, reside no fato dele não constar no rol de procedimentos do sistema único de saúde (SUS), como também, no sistema de saúde suplementar[2]. O primeiro passo já foi dado, desde o dia 8 de abril de 2019, quando do reconhecimento pela Associação Médica Brasileira (AMB) e a devida incorporação na tabela de Classificação Brasileira Hierarquizada de Procedimentos Médicos (CBHPM), onde a MRPA recebeu a denominação MAPA 5d (MAPA de cinco dias), e essa deve ser a forma pela qual deverá ser solicitada pelos profissionais, após a aceitação da Agência Nacional de Saúde (ANS) e a Comissão nacional de incorporação de tecnologias no SUS (CONITEC), cujos requerimentos já foram devidamente formalizados. O valor atribuído pela AMB para a MAPA 5d, corresponderá a 70% do valor estabelecido para a MAPA 24 h[3].

Outra importante consideração, reside no tempo de duração na realização da MRPA, já que existem diferentes protocolos recomendados (variando entre quatro a sete dias de monitoramento) pelas diversas diretrizes[2,4-10]. Alguns serviços existentes no Brasil, realizam, ainda, MRPA utilizando um protocolo de três dias. No Brasil, a 4ª Diretriz de MRPA[2] sugere um período de verificação de não menos que cinco dias, com 24 medidas válidas, considerado como padrão mínimo de qualidade o registro de, pelo menos, 14 medidas válidas, distribuídas entre os vários dias de exame. Os outros critérios de medidas consideradas não válidas (espúrias) estão descritas na Figura 25.1. Com a aprovação dessa nova denominação MAPA 5d, a quantidade de dias na realização desse procedimento, em território nacional, fica estabelecida.

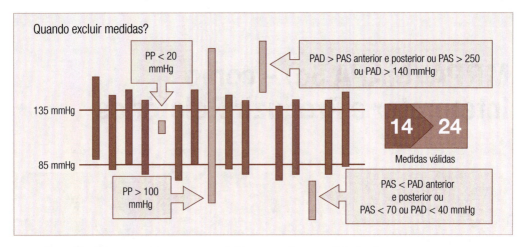

Figura 25.1 – **Medidas que devem ser excluídas para boa qualidade do exame.**
Fonte: Feitosa AM.

A informação mais importante que a MRPA oferece, sem nenhuma dúvida, é a análise da média (quatro dias) de pressão arterial sistólica e/ou diastólica, que define o critério de normalidade (< 135 × 85 mmHg), e anormalidade (≥ 135 × 85 mmHg)[2].

Na definição dos diversos fenótipos de hipertensão, faz-se necessário atentar para as medidas realizadas no consultório, no primeiro dia de monitorização (que não devem entrar para cálculo da média de cinco dias)[2]. Informações para estabelecimento de efeito do avental branco e de mascaramento foram estabelecidos por pesquisas nacionais[11]. Onde, os pontos de corte de 15/9 e -1/-1 mmHg mostraram os melhores desempenhos para detectar pacientes hipertensos tratados com hipertensão do avental branco não controlada (HABNC) e hipertensão mascarada não controlada (HMNC), respectivamente, e, portanto, podem ser marcadores de efeitos do avental branco e de mascaramento significativos, e podem ser úteis para identificar alvos preferenciais para medidas mais rotineiras de MRPA.

Diferentemente da MAPA, na MRPA não se utiliza um relatório de atividades e sintomas, já que os horários de verificação das medidas da pressão arterial (PA) acontecem em momentos preestabelecidos. O paciente deve ser esclarecido que o método não se destina a avaliar sintomas que ocorram durante a realização do exame.

Embora a utilização de um relatório de medidas não receba uma indicação relevante, pois foi demonstrado que medidas relatadas pelos pacientes, frequentemente, diferem dos valores realmente medidos automaticamente e armazenados na memória do dispositivo (subnotificação)[4-10]. O registro das leituras em um diário, de acordo com as recomendações, pode contribuir para melhorar a adesão ao exame[9]. A qualidade da MRPA deve ser assegurada por equipamentos que armazenam automaticamente todas as leituras de pressão arterial na memória; no download do computador ou com telemonitoramento[4-6,8].

Outro parâmetro que pode ser avaliado pela a MRPA (MAPA 5d) é a variabilidade da pressão arterial (VPA) na prática clínica (Figura 25.2)[12]. Sabe-se da importância das medidas de PA no despertar matinal, favorecendo a avaliação prognóstica, como também a diferença manhã/noite[13-16]. A análise dessas medidas, pode sugerir modificações importantes no tratamento com medicamentos, incluindo a modificação da hora e a divisão de dose durante o dia (manhã/noite).

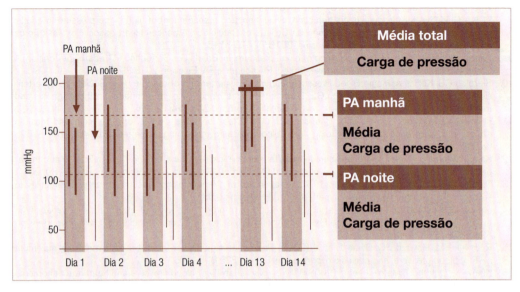

Figura 25.2 – **Variabilidade da pressão arterial.**
Fonte: Adaptado In: Special Issues in Hypertension (AE Berbari, G Mancia, eds). Springer Inc., pp. 71-89, 2012.

Considerações finais

O relatório deve constar:

- Estabelecimento da situação de normalidade ou anormalidade do exame da MRPA (MAPA 5d) (veja exemplos de laudos no Capítulo 26);
- Avaliação da qualidade do exame (quantidade de medidas válidas);
- Descrição do tipo de protocolo utilizado (supressão das medidas da clínica);
- Uso ou não de medicação anti-hipertensiva.

Referências

1. Gomes MAM, Pierin AMG, Segre CA, Mion Jr D. Monitorização Residencial da Pressão Arterial e Monitorização Ambulatorial da Pressão Arterial versus Medida de Pressão Arterial no Consultório. Arq Bras Cardiol. 1998;71(4): 581-5.
2. Sociedade Brasileira de Cardiologia. V Diretrizes Brasileiras de Monitorização Ambulatorial da Pressão Arterial (MAPA) e III Diretrizes de Monitorização Residencial da Pressão Arterial (MRPA). Arq Bras Cardiol. 2011; 97(3 Supl 3):1-24.
3. Associação Médica Brasileira – AMB. Resolução Normativa CNHM Nº 040/2019.
4. Parati G, Stergiou GS, Asmar R, et al. European Society of Hypertension guidelines for blood pressure monitoring at home: a summary report of the Second International Consensus Conference on Home Blood Pressure Monitoring. J Hypertens.2008;26:1505-26.
5. Parati G, Stergiou GS, Asmar R, et al. European Society of Hypertension practice guidelines for home blood pressure monitoring. J Hum Hypertens. 2010; 24:779-85.

6. Pickering TG, Miller NH, Ogedegbe G, et al. Call to action on use and reimbursement for home blood pressure monitoring: a joint scientific statement from the American Heart Association, American Society of Hypertension, and Preventive Cardiovascular Nurses Association. Hypertension. 2008; 52:10-29.

7. Shimamoto K, Ando K, Fujita T, et al. The Japanese Society of Hypertension Guidelines for the Management of Hypertension (JSH 2014). Hypertens Res. 2014; 37:253-390.

8. Whelton PK, Carey RM, Aronow WS, et al. ACC/AHA/AAPA/ABC/ACPM/AGS/APhA/ASH/ASPC/NMA/PCNA Guideline for the prevention, detection, evaluation, and management of high blood pressure in adults: executive summary: a Report of the American College of Cardiology/American Heart Association Task Force on Clinical Practice Guidelines. Hypertension. 2018;71:e13-e115.

9. Stergiou GS, Kollias A. Home monitoring of blood pressure. In: Bakris GL, Sorrentino MJ, eds. Hypertension: A Companion to Braunwald's Heart Disease, 3rd ed. Philadelphia, PA: Elsevier; 2018:89-95.

10. Stergiou GS, Kollias A. Home Blood Pressure. Manual of Hypertension of the European Society of Hypertension, 3rd ed. 2018; in press. Stergiou GS, Bliziotis IA. Home blood pressure monitoring in the diagnosis and treatment of hypertension: a systematic review. Am J Hypertens. 2011;24:123-34.

11. Feitosa, A.D.M., Mota-Gomes, M.A., Barroso, W.S. et al. Blood pressure cutoffs for white-coat and masked effects in a large population undergoing home blood pressure monitoring. Hypertens Res 42, 1816–1823 (2019).

12. Kario K. Morning surge in blood pressure in hypertension: clinical relevance, prognostic significance and therapeutic approach. In: Special Issues in Hypertension (AE Berbari, G Mancia, eds). Springer Inc, pp. 71-89, 2012.

13. Parati G, Pomidossi G, Albini F et al (1987) Relationship of 24-hour blood pressure mean and variability to severity of target-organ damage in hypertension. J Hypertens 5:93–98.

14. Mancia G, Bombelli M, Facchetti R et al (2007) Long-term prognostic value of blood pressure variability in the general population: results of the Pressioni Arteriose Monitorate e Loro Associazioni Study. Hypertension 49:1265–1270.

15. Rothwell PM, Howard SC, Dolan E et al (2010) Prognostic significance of visit-to-visit variability, maximum systolic blood pressure, and episodic hypertension. Lancet 375:895–905.

16. Kikuya M, Ohkubo T, Metoki H et al (2008) Day-by-day variability of blood pressure and heart rate at home as a novel predictor of prognosis: the Ohasama study. Hypertension 52:1045–1050.

Exemplos Comentados de MRPA (MAPA 5d)

Capítulo 26

- Carlos Alberto Machado • Emilton Lima Júnior
- Marco Antonio Alves • Rodrigo Pinto Pedrosa
- Rui Povoa • Vanildo Guimarães • Wilson Nadruz Junior

■ MRPA (MAPA 5d) – Caso 1

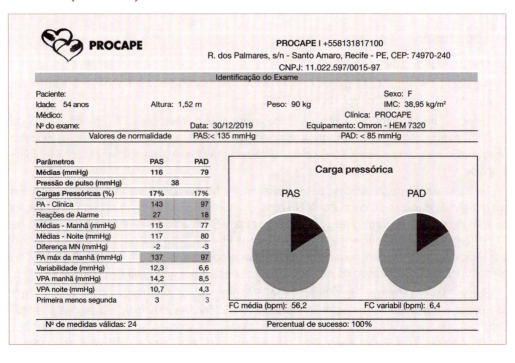

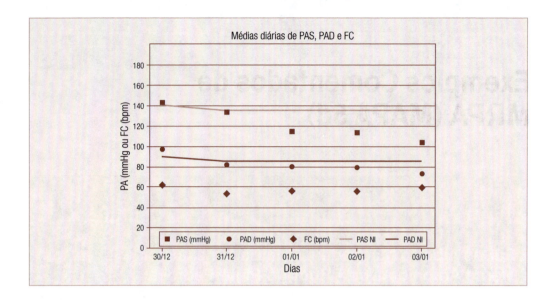

■ Conclusões

1. O comportamento da pressão arterial durante os quatro dias de monitorização foi NORMAL.
2. Informado uso de medicação anti-hipertensiva durante a realização do exame.
3. O protocolo atual suprime as medidas realizadas no primeiro dia (clínica): nesse caso houve reação de alarme.

■ Comentário

Carlos Alberto Machado

A paciente avaliada mostrou comportamento normal na MRPA, configurando Hipertensão do Avental Branco não Controlada – HABNC.

Um caso muito comum na prática, onde a paciente apresentava PA no consultório de 143/97 mmHg, em uso de losartana e anlodipino. Então, a primeira hipótese e conduta: hipertensão não controlada e acrescentar uma terceira classe de medicamentos anti-hipertensivos.

Nesta avaliação do tratamento anti-hipertensivo, a MRPA apresenta importante vantagem em relação às medidas do consultório. No caso em questão, a paciente apresenta uma reação de alarme de 27 e 18 mmHg respectivamente para a PA sistólica e diastólica, com MRPA de 116/79 mmHg. Recebendo então o diagnóstico de HABNC, isto é, a paciente estava em uso de medicação anti-hipertensiva mostrando adequado controle da PA em casa e PA elevada no consultório, não necessitando de adição de uma terceira medicação anti-hipertensiva.

Segundo a IV Diretrizes Brasileiras de MRPA, o método é destinado a fazer os registros da PA, por um período de tempo maior, fora do consultório. As principais indicações e vantagens são que as medidas da PA obtidas por esse método apresentam melhores correlações com lesões de órgãos-alvo e eventos cardiovasculares, em comparação com as medidas obtidas em consultório, sendo também mais adequadas para a confirmação do diagnóstico da hipertensão arterial, identificação e seguimento da hipertensão do avental branco, identificação e quantificação do efeito do avental branco e avaliação da eficácia do tratamento anti-hipertensivo.

Conforme observado no caso, o maior número de medidas da PA em diferentes dias minimiza a reação de alarme, tem boa reprodutibilidade e baixo custo em comparação com a MAPA, além de boa aceitação e melhora a adesão medicamentosa, aumentando as taxas de controle da PA e auxiliando na avaliação do prognóstico.

Existem evidências que MRPA reflete as lesões de órgãos-alvo com confiabilidade semelhante a MAPA. Existem demonstrações de que a variabilidade dia a dia da PA detectada pela MRPA tem valor preditivo de risco de doenças cerebrovasculares e cardiovasculares.

Em algumas populações especificas, a MRPA também mostrou melhor valor preditivo que a medida de consultório para eventos cardiovasculares, como demonstrado em idosos e em pacientes com doença renal.

MRPA (MAPA 5d) – Caso 2

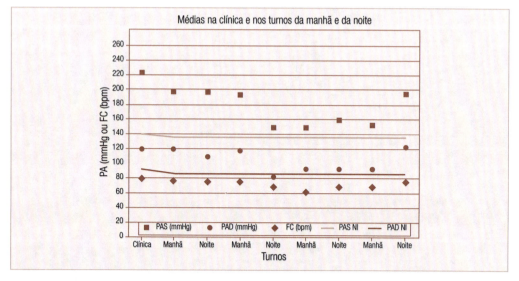

Conclusões

1. O comportamento da pressão arterial durante os quatro dias de monitorização foi anormal.
2. Informado uso de medicação anti-hipertensiva durante a realização do exame.
3. O protocolo atual suprime as medidas realizadas no primeiro dia (clínica): nesse caso houve reação de alarme.

■ Comentário

Emilton Lima Júnior

MRPA de uma paciente de 62 anos com obesidade grau I, presumidamente com hipertensão arterial (HA), uma vez que está em uso de cinco classes de medicamentos (hidroclorotiazida, enalapril, atenolol, anlodipino e espironolactona) com propriedades anti-hipertensivas.

As indicações da MRPA são basicamente as mesmas da MAPA; porém, em pacientes com a PA muito elevada, a MRPA pode ser mais bem tolerada. Também é capaz de identificar o efeito do avental branco, e assim afastar ou confirmar hipertensão arterial resistente (HAR).

A paciente tinha PA no consultório de 223/119 mmHg, a MRPA revelou média nos quatro dias de 174/103 mmHg, com reação de alarme de 49 e 16 mmHg respectivamente para a PA sistólica e diastólica. A MRPA poderia ser indicada como investigação ou acompanhamento de paciente com HA de difícil controle, o que é aplicável nesse caso específico.

Por se tratar de paciente com obesidade, existem alguns cuidados técnicos importantes a serem considerados na realização do exame. O emprego de manguito adequado para a circunferência do braço é um deles. O aspecto fusiforme do braço impede a colocação adequada do manguito e consequentemente favorece a uma obtenção de valores de pressão arterial (PA) imprecisos na medição da pressão. Além disso, o manguito menor que o ideal tende a superestimar esses valores.

A paciente apresenta quadro clínico compatível com hipertensão refratária, pois está em uso de cinco classes de medicamentos anti-hipertensivos. Apesar de não sabermos a dose dos medicamentos que utiliza, se considerarmos que são administradas as máximas indicadas e/ou toleradas, a paciente mantém PA de vigília bastante elevada.

Cerca de 50% dos pacientes portadores de hipertensão refratária são portadores de hipertensão secundária. A principal causa de hipertensão secundária é a síndrome de apneia-hipopneia obstrutiva do sono, especialmente em pacientes obesos.

Os 24 registros obtidos nos quatro dias de exame confirmam o que provavelmente já se sabia: A paciente é hipertensa refratária ao tratamento, cujo comportamento da PA revela a pressão sistólica desproporcionalmente mais elevada do que a diastólica, apresentando a pressão de pulso de 71 mmHg e importante reação de alarme.

Especulando, dois mecanismos fisiopatológicos podem estar envolvidos nesse caso:

1. Se é portadora de síndrome metabólica, ela poderia apresentar um processo de envelhecimento vascular acelerado e consequente aumento da rigidez das artérias com elevação da PA central e velocidade da onda de pulso arterial, contribuindo para esse padrão.

2. Outra possibilidade seria um aumento da atividade simpática nas 24 horas causada pela síndrome de apneia-hipopneia obstrutiva do sono. Essa condição somada a síndrome metabólica contribuiria para esse comportamento e nesse caso, a perda de peso e o uso de CPAP seriam fundamentais.

MRPA (MAPA 5d) – Caso 3

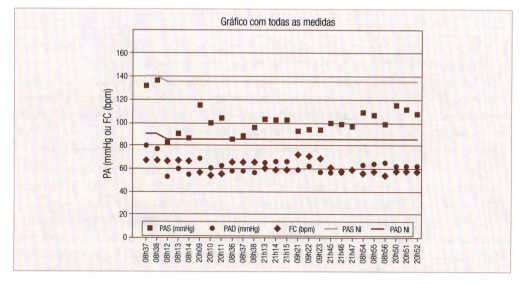

Conclusões

1. O comportamento da pressao arterial durante os 4 dias de monitorização foi NORMAL.
2. Informado uso de medicação anti-hipertensiva durante a realização do exame.
3. O protocolo atual suprime as medidas realizadas no primeiro dia (clínica): nesse caso houve reação de alarme.

■ Comentário

Marco Antônio Alves

Nesse caso temos uma MRPA com hipertensão arterial (HA) realizada em paciente de 70 anos, já em uso de medicações anti-hipertensivas (valsartana, atenolol e clortalidona), indicada para avaliação da terapêutica anti-hipertensiva adotada.

Cada vez mais são identificados fatores ambientais, comportamentais e neuro-humorais na avaliação da pressão arterial e a utilização de medida de pressão arterial (PA) fora do consultório se faz necessária. MAPA e MRPA, visam criar condições que permitam avaliar a PA com segurança e fidelidade, impactando no adequado controle e no prognóstico.

Quase sempre as medidas obtidas em consultório diferem das encontradas na MRPA. Por ter boa reprodutibilidade e baixo custo, além de uma melhor aceitação, possibilita melhor controle da PA e redução de complicações.

No caso em questão, devemos ressaltar algo importante, que é a avaliação da pressão arterial em indivíduos idosos. De forma geral, a aplicação da MRPA neste grupo de pacientes, resulta em menor uso de medicações anti-hipertensivas, melhorando a adesão.

Ao avaliarmos as medidas encontradas no exame em discussão, percebemos exatamente o que já ressaltamos. O real motivo foi avaliar a terapêutica anti-hipertensiva adotada. A Diretriz Europeia de Hipertensão sinaliza para o cuidado que devemos ter com os alvos terapêuticos, sugerindo não mantermos a PA abaixo de 120/70 mmHg. O diagnóstico de hipotensão arterial exige, pareado a reduções expressivas da PA, a ocorrência de sintomas, como: fraqueza, perda de força, tontura, baixa energia, visão turva, sudorese fria, dentre outros; que podem piorar a qualidade de vida além de concorrer para piora do prognóstico. Diante do exposto, é possível, a juízo clínico, a necessidade de adequação da medicação. Com o ajuste da terapêutica anti-hipertensiva objetivando evitar-se eventuais episódios de hipotensão arterial melhorando a qualidade de vida e reduzindo riscos.

Enfim, fica-nos claro a importância da MRPA na prática clínica, sendo exame apropriado para a avaliação da terapêutica (nesse caso específico) além de fornecer outras relevantes informações.

MRPA (MAPA 5d) – Caso 4

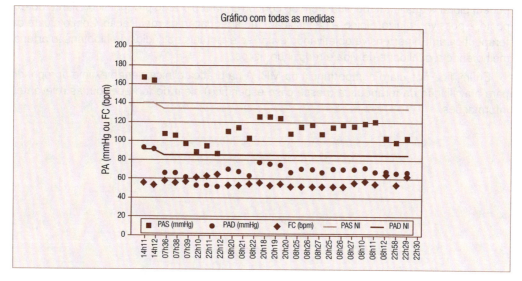

Conclusões

1. O comportamento da pressão arterial durante os quatro dias de monitorização foi NORMAL.
2. Informado uso de medicação anti-hipertensiva durante a realização do exame.
3. O protocolo atual suprime as medidas realizadas no primeiro dia (clínica): nesse caso houve reação de alarme.

■ Comentário

Rodrigo Pinto Pedrosa

MRPA solicitada para avaliação do diagnóstico de hipertensão arterial resistente, em paciente usando: enalapril, hidroclorotiazida e atenolol e pressão arterial no consultório de 166/93 mmHg.

Comportamento NORMAL da pressão arterial na MRPA, configurando quadro de pseudo-hipertensão resistente com importante efeito do avental branco (56 mmHg de reação de alarme na PA sistólica e 25 mmHg para a diastólica).

Considera-se efeito do avental branco significativo quando a diferença entre a medida da PA no consultório e a média da MRPA (ou do período de vigília pela MAPA) for superior ou igual a 20 e 10 mmHg, respectivamente, nas pressões sistólica e diastólica.

A hipertensão arterial resistente (HAR) é definida quando a PA permanece acima das metas recomendadas com o uso de três medicamentos anti-hipertensivos com ações sinérgicas em doses máximas preconizadas e bem toleradas, sendo um deles preferencialmente um diurético, ou quando em uso de quatro ou mais anti-hipertensivos, mesmo com a PA controlada. Hipertensão Arterial Resistente verdadeira deve ser diferenciada da pseudorresistência, que ocorre em razão de não adesão ao tratamento, medidas inadequadas da PA, uso de doses ou esquemas terapêuticos não apropriados, ou presença do efeito do avental branco, como ocorreu neste caso.

■ MRPA (MAPA 5d) – Caso 5

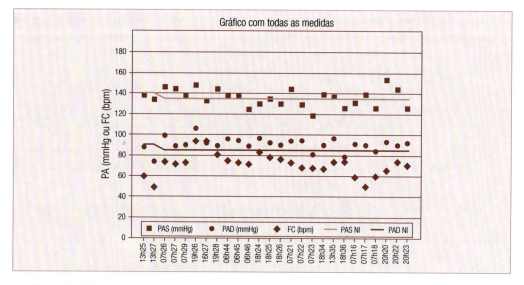

■ Conclusões

1. O comportamento da pressão arterial durante os quatro dias de monitorização foi ANORMAL.
2. Informado uso de medicação anti-hipertensiva durante a realização do exame.
3. O protocolo atual suprime as medidas realizadas no primeiro dia (clínica): nesse caso não houve reação de alarme.

■ Comentário

Rui Povoa

A MRPA é ferramenta de grande utilidade na avaliação da pressão arterial fora do consultório, muito similar a MAPA, com exceção da falta do registro durante o sono. Importante na avaliação da hipertensão do avental branco, efeito do avental branco e da hipertensão mascarada, com acurácia semelhante a MAPA. Além disso, promove uma melhor adesão a terapêutica anti-hipertensiva. No caso em questão, a média das medidas nos quatro dias foi de 136/92 mmHg, valores superiores aos considerados normais (< 135/85 mmHg) configurando hipertensão arterial não controlada com as medicações em uso podendo até ser tipificado como hipertensão refratária (cinco fármacos ou mais) e afastando o efeito do avental branco.

Chama a atenção a PA no consultório com média de duas medidas de 136/81 mmHg, em uso de losartana, atenolol, anlodipino, espironolactona e hidroclorotiazida com aparente controle da pressão arterial. Esse exame indica hipertensão mascarada não controlada e assim, ajuste medicamentoso se faz necessário.

MRPA (MAPA 5d) – Caso 6

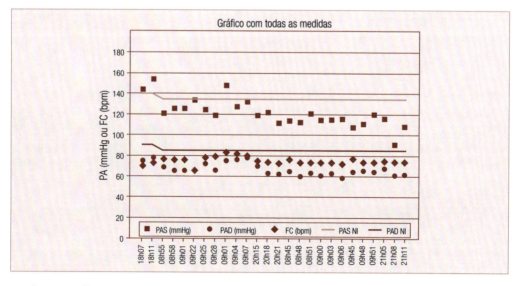

Conclusões

1. O comportamento da pressão arterial durante os 4 dias de monitorização foi NORMAL.
2. Informado uso de medicação anti-hipertensiva durante a realização do exame.
3. O protocolo atual suprime as medidas realizadas no primeiro dia (clínica): nesse caso houve reação de alarme.

■ Comentário

Vanildo Guimarães

MRPA de paciente com hipertensão arterial de 80 anos, fazendo uso de duas medicações anti-hipertensivas (BRA + diurético). A pressão arterial (PA) no consultório, média de duas medidas, foi 149/77 mmHg.

Este caso é um exemplo clássico de hipertensão do avental branco não controlada (paciente em uso de medicação anti-hipertensiva, PA elevada no consultório e normal pela MRPA). A média da PA de 119/66 mmHg durante os quatro dias de MRPA, significa que a PA está controlada. Percebe-se uma diferença entre as medidas da PAS e PAD de 30 e 11 mmHg respectivamente, determinando efeito do avental branco. Observa-se que esta diferença não muda o diagnóstico, ela continua sendo classificada com hipertensão do avental branco não controlada. Do ponto de vista de manejo medicamentoso, esse exame de MRPA foi fundamental, pois se fosse considerada apenas a medida de consultório, poderia ter havido mudança no tratamento anti-hipertensivo com eventual hipotensão arterial e consequente aumento do risco de quedas, piora da função cognitiva, da função renal, evento coronariano, entre outros.

MRPA (MAPA 5d) – Caso 7

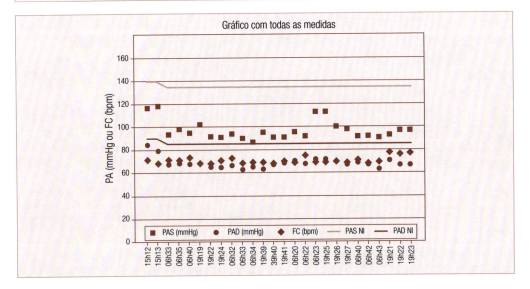

Conclusões

1. O comportamento da pressão arterial durante os quatro dias de monitorização foi NORMAL.
2. Informado uso de medicação anti-hipertensiva durante a realização do exame.
3. O protocolo atual suprime as medidas realizadas no primeiro dia (clínica): nesse caso houve reação de alarme.

■ Comentário

Wilson Nadruz Junior

Trata-se de uma paciente em uso de medicações anti-hipertensivas (losartana e hidroclorotiazida), cujos valores médios da pressão arterial (PA) na MRPA e no consultório foram 96/68 e 118/82 mmHg, respectivamente. Estas medidas estão normais de acordo com os valores de corte recomendados pelas Diretrizes Brasileiras de Hipertensão Arterial vigentes (< 135/85 mmHg na MRPA e < 140/90 mmHg no consultório), classificando então a paciente como tendo hipertensão arterial controlada.

Chama a atenção, contudo, que a diferença entre a PA medida no consultório e na MRPA foi de 22/14 mmHg, configurando efeito do avental branco significativo (diferença entre medida no consultório e na MRPA ≥ 20/10 mmHg). Nota-se também uma carga de PA de 0%, tanto para a PA sistólica quanto para a PA diastólica com valores marcadamente abaixo de 100 mmHg para a PA sistólica. Assim, como os valores de PA na MRPA são bem mais baixos do que no consultório, é interessante investigar a presença de sintomas de hipotensão e, de acordo com avaliação clínica, o devido ajuste medicamentoso.

Índice Remissivo

A

Adaptações fisiológicas na gestação, 67
Adolescentes
  diabetes *mellitus*, 62
  doença renal crônica, 62
  hipertensão
    do avental branco, 63
    mascarada, 63
  MAPA nas, 53
    equipamento e técnica de medida, 61
    indicações, 61
  síndrome de apneia obstrutiva do sono, 63
Aparelhos de registro da pressão arterial, 19
Apneia obstrutiva do sono, 124
  hipertensão arterial sistêmica e, 126
  MAPA e, 123, 129
Arteriosclerose, 169
Ascensão matinal, 187
Aterosclerose latente, 160
Atividade física, 44
Avaliação do ritmo circadiano da pressão arterial, 5

B

Bebidas alcoólicas, 44

C

Calibração de equipamento de MAPA, 26
Cargas de pressão arterial, 187, 196
Constituição de um serviço de MAPA, 26
Contraceptivos orais, 44
Crianças
  diabetes *mellitus*, 62
  doença renal crônica, 62
  hipertensão
    do avental branco, 63
    mascarada e, 63
  MAPA nas, 53
    equipamento e técnica de medida, 61
    indicações, 61
  MRPA em, 283, 287
  síndrome de apneia obstrutiva do sono, 63
Cronoterapia, 143

D

Descenso da pressão arterial durante o sono em idosos, 80
Diabetes *mellitus*
  crianças e adolescentes com, 62
  hipertensão mascarada, 45
  MRPA no, 295

tipo 1, 97

tipo 2, 98

Dieta hiperssódica, 44

Disfunção diastólica, 90

Disponibilidade de manguitos, 27

Distúrbios hipertensivos da gestação, 67

Doença(s)

cerebrovasculares, rigidez arterial e, 175, 177

de Cushing, 120

renal crônica, 118

crianças e adolescentes com, 62

cronoterapia, 143

hipertensão mascarada, 45

MAPA na, 137, 139

MRPA na, 296

rigidez arterial e, 176

renovascular, 119

E

Efeito do avental branco, 38

Elevação matinal precoce, 82

Enrijecimento arterial, 171

Envelhecimento

do sistema cardiovascular, 169

modificações arteriais, 170

vascular

fisiopatogênese do, 170

rigidez arterial e, 171

Episódios de hipotensão, 195

Escolha do local de um serviço de MAPA, 27

Esfigmomanômetro de Riva-Rocci, 160

Estenose da artéria renal, 119

Estresse psíquico, 44

F

Feocromocitoma, 120

G

Gestação

adaptações fisiológicas na, 67

distúrbios hipertensivos da, 67

hipertensão

do avental branco na, 73

mascarada na, 73

no sono na, 74

MAPA na, 67, 69

aparelhos, 69

desfechos, 74

posicionamento internacional sobre a, 70

rigidez arterial e, 178

H

Hemodinamômetro de Poiseuille, 158

Hiperparatireoidismo, 121

Hipertensão arterial

apneia obstrutiva do sono e, 126

como fator de risco para insuficiência cardíaca, 88

do avental branco, 33

crianças e adolescentes com suspeita de, 63

idosos, 79, 286

implicações para o prognóstico da, 35

indicação e intervalo de tempo apropriado para repetir a MAPA, 111

na gestação, 73

prevalência e quando suspeitar de, 34

tratamento da, 37

fenótipos em, 268

mascarada, 41

condições clínicas, 45

crianças e adolescentes, 63

definição, 41

diabetes *mellitus*, 45

doença renal crônica, 45

fatores de risco para, 45

fatores relacionados à, 43
  consumo de bebidas alcoólicas, 44
  fatores demográficos, 43
  gênero, 44
  hábitos de vida, 43, 44
  idade, 43
  tabagismo, 44
  uso de contraceptivos orais, 44
idosos, 81
manejo clínico, 46
na gestação, 73
prevalência da, 42
prognóstico da, 46
matutina, 82
MRPA, 277, 293
  avaliação
    da terapêutica anti-hipertensiva, 276
    do prognóstico, 274
  diagnóstico da, 265
  tratamento e prognóstico, 273
na doença renal crônica, 137
na gestação, 68
no sono, 102
  na gestação, 74
no transplante renal, 144
resistente
  MRPA na, 110, 294
  indicação e intervalo de tempo apropriado para repetir a MAPA, 111
  novo perfil da pressão arterial em 24 horas pela MAPA, 113
secundária
  MAPA na, 117
  MRPA na, 293
Hipotensão
  ortostática, 80, 286
  pós-prandial, 286
  postural, 98

I

Idosos
  hipertensão do avental branco, 79, 286
  hipotensão
    ortostática, 286
    pós-prandial, 286
  MAPA nos, 77
    comportamento e valor prognóstico, 77
    normalidade e envelhecimento, 78
    valor clínico, 82
    variabilidade, 78
  MRPA em, 283, 287
    peculiaridades da HAS, 285
Insuficiência cardíaca
  comportamento circadiano da pressão arterial na, 90
  controle na pressão arterial, 92
  MRPA na, 294

M

MAPA (monitorização ambulatorial da pressão arterial), 20
  avaliações após a colocação do monitor, 29
  calibração de equipamento, 26
  constituição de um serviço de, 26
  de 24 horas, limitações relativas, 20
  disponibilidade de manguitos, 27
  escolha do local, 27
  indicações, 20
  médico responsável, 28
  na apneia obstrutiva do sono, 123, 129
  na doença renal crônica, 137, 139
    avaliação dos fenômenos de consultório, 140
    comportamento pressórico durante o sono, 141
  na gestação, 67, 69
    aparelhos para gestantes, 69
    desfechos, 74

posicionamento internacional sobre a, 70

na hipertensão arterial

  resistente, 105, 110

    como usar monitorização ambulatorial, 108

    prevalência e características clínicas, 106

  secundária, 117

na insuficiência cardíaca, 87, 93

nas crianças e adolescentes, 53

  equipamento e técnica de medida, 61

  indicações, 61

no diabetes *mellitus*, 97

no transplante renal, 137, 145

nos idosos, 77

  comportamento e valor prognóstico, 77

  normalidade e envelhecimento, 78

  valor clínico, 82

  variabilidade, 78

orientações indispensáveis

  instalação do equipamento, 28

  marcação do exame, 28

sugestão para colocação do monitor, 29

treinamento da equipe, 27

validação de equipamentos, 24

  e calibração, 27

Marcadores de lesão renal, 137

Mecanismos reguladores do ritmo circadiano da pressão arterial, 5

Médico responsável de um serviço de MAPA, 28

Microalbuminúria, 97

Modelo do diário de atividades, 30

MRPA (monitorização residencial de pressão arterial)

  em crianças, 283, 287

  em idosos, 283, 287

  hipertensão arterial e, 277, 293

    avaliação da terapêutica anti-hipertensiva, 276

avaliação do prognóstico, 274

diagnóstico da, 265

resistente e, 110, 294

secundária e, 293

tratamento e prognóstico, 273

indicações, 259, 260

limitações, 262

na doença renal crônica, 296

na insuficiência cardíaca, 294

na síndrome da apneia obstrutiva do sono, 297

no diabetes *mellitus*, 295

protocolos, 260

vantagens e limitações, 260

N

Nefropatia diabética, 295

Neuropatia autonômica, 101

O

Obesidade, 63

Orientações

  instalação do equipamento de MAPA, 28

  marcação do exame de MAPA, 28

P

Padrão circadiano da pressão arterial, 6

Período do sono, 123

Picos de pressão, 195

Pré e pós-operatório de coarctação de aorta, 62

Pré-eclâmpsia, 68

Pressão

  arterial, 90

    alterações no sono, 98

    áreas sob as curvas de, 199

    cargas de, 187, 196

    controle na insuficiência cardíaca, 92

diastólica, 89

durante o sono, 113

elevação matutina da, 113

em 24 horas como marcador de prognóstico, 92

ganhos e avanços da medida fora do consultório, 163

média da, 185

padrão circadiano da, 6

ritmo circadiano da

avaliação do, 5

importância clínica das alterações do, 6

mecanismos reguladores do, 5

sistólica, 89

descenso durante o sono, 186

variabilidade da, 7, 188, 198

dia a dia, 10, 11

em curto período de tempo, 8

em longo período de tempo, 10

visita-a-visita, 11

variações

circadianas da, 3

entre períodos de vigília e o sono, 193

visita do médico e variações da, 164

de pulso, 89, 198

diastólica, 193

sistólica, 193

Processo de envelhecimento vascular, 169

Pseudo-hipertensão, 285

R

Redução da resistência vascular periférica na ICFER, 91

Rigidez arterial, 285

doença(s)

cardiovasculares e, 177

cerebrovasculares e, 175

renal crônica e, 176

efeitos em órgãos-alvo, 174

envelhecimento vascular e, 171

gravidez e, 178

Ritmo circadiano da pressão arterial, 6

alterações do, 6

hipotensão postural e, 101

nefropatia diabética e, 99

avaliação do, 5

importância clínica das alterações do, 6

mecanismos reguladores do, 5

na insuficiência cardíaca, 90

S

Síndrome apneia obstrutiva do sono, 121

crianças e adolescentes com, 63

MRPA na, 297

T

Tabagismo, 44

Transplante

de órgãos sólidos, 63

renal

hipertensão arterial no, 144

MAPA no, 137, 145

Treinamento da equipe de um serviço de MAPA, 27

V

Validação de equipamentos de MAPA, 24

e calibração, 27

Variabilidade da pressão arterial, 7, 188, 198

dia a dia, 10, 11

em curto período de tempo, 8

em longo período de tempo, 10

visita-a-visita, 11

Variações circadianas da pressão arterial, 3

Visita do médico e variações da pressão arterial, 164

IMPRESSÃO:

PALLOTTI
GRÁFICA

Santa Maria - RS | Fone: (55) 3220.4500
www.graficapallotti.com.br